Kohlhammer | *Pflege*

Wissen und Praxis

Die Autoren:

Dr. med. Horst Isermann, Facharzt für Neurologie und Psychiatrie, Psychotherapie, Rotenburg/Wümme

Dr. med. Martin Bonse, Facharzt für Neurologie und Psychiatrie, leitender Oberarzt der Neurologischen Klinik Gilead in den von Bodelschwinghschen Anstalten Bielefeld/Bethel

Horst Isermann
Martin Bonse

Neurologie und neurologische Pflege

Lehrbuch für Pflegeberufe

7., vollständig überarbeitete
und erweiterte Auflage

Verlag W. Kohlhammer

Die Deutsche Bibliothek – CIP-Einheitsaufnahme

Isermann, Horst:
Neurologie und neurologische Pflege : Lehrbuch für Pflegeberufe /
Horst Isermann ; Martin Bonse. - 7., vollst. überarb. und erw. Aufl. .
- Stuttgart ; Berlin ; Köln : Kohlhammer, 2001
    (Kohlhammer Pflege : Wissen und Praxis)
    ISBN 3-17-016660-3

7., vollständig überarbeitete und erweiterte Auflage 2001

Alle Rechte vorbehalten
© 1980/2001 W. Kohlhammer GmbH
Stuttgart Berlin Köln
Verlagsort: Stuttgart
Umschlag: Gestaltungskonzept Peter Horlacher
Gesamtherstellung: W. Kohlhammer
Druckerei GmbH + Co. Stuttgart
Printed in Germany

Vorwort zur 7. Auflage

In allen medizinischen Einrichtungen – von den Universitätskliniken über alle Akut- und Fachkrankenhäuser, Rehabilitationskliniken, Tages- und Praxiskliniken bis in die Einrichtungen der stationären und ambulanten Pflege – gehört die Erfahrung des Umbruchs und Fortschritts zum Alltag aller dort Tätigen.

In Medizin und Pflege erleben wir einen ungebrochenen Zuwachs an neuen Verfahren der Therapie und Pflege, der diagnostischen Möglichkeiten und technischen Hilfen und damit verbunden ein stetiges Anwachsen des Wissens und der Spezialisierung. Die Vielfalt des Wissens und die erhöhten Ansprüche an die Qualität der Arbeit müssen in die tägliche Arbeit Eingang finden. Neues Wissen will mit gewachsenen Erfahrungen und bewährten Kenntnissen verknüpft werden. Dies erfordert Offenheit und Neugier und die Bereitschaft zur Neuorientierung.

In dieser Situation will das Buch »Neurologie und neurologische Pflege« konkrete Hilfen geben, indem es in klarer Form aktuelles, fachliches Grundwissen zum systematischen Lernen und Nachschlagen bietet und dabei in spezieller Weise die Bedürfnisse der Pflege berücksichtigt. Es kann nicht ausreichen, faktisches Wissen zu vermitteln, vielmehr soll ein Verständnis für die Entstehungsbedingungen und das Wesen neurologischer Erkrankungen geweckt werden. Nur das Verstehen der neurologischen Erkrankungen, die ja nicht selten auch mit Wahrnehmungs- und Hirnleistungsstörungen oder Wesensänderungen einhergehen, kann einen menschlichen, freundlichen, aufmerksamen und verstehenden Umgang mit den Erkrankten und ihren Bedürfnissen ermöglichen. Freude und Befriedigung in der Arbeit werden wir anders kaum finden können.

Die nun vorliegende 7. Auflage ist erneut gründlich überarbeitet worden, einige Kapitel wurden vollständig neu verfasst, Bildmaterial und Grafiken wurden wesentlich ergänzt. Das Lehrbuch bietet in übersichtlicher Weise einen aktuellen Überblick über das im Alltag erforderliche Fachwissen nicht nur für die Neulinge – es hält auch für die Erfahrenen wichtiges Ergänzungswissen und interessante »neue« Aspekte bereit.
Nach Teil 1 mit einem Überblick über die Grundlagen der Neurologie und die wesentlichen diagnostischen Verfahren werden in Teil 2 alle Krankheiten hinsichtlich Entstehung, Symptomatik, Diagnostik und Therapie besprochen. Dabei nehmen die häufigen Erkrankungen breiten Raum ein. Die seltenen werden nach Möglichkeit erwähnt, weil sie immer wieder zu beobachten sind oder differenzialdiagnostisch erwogen werden müssen

und weil die Leserinnen und Leser sie in einer systematischen Krankheitslehre nicht vermissen sollen. Die Einbettung des Faches in seine Nachbardisziplinen (in erster Linie Allgemein- und Innere Medizin, Psychiatrie, Neuropsychologie, Neurochirurgie, Physio- und Ergotherapie und verschiedene Diagnostische Fächer) wird erkennbar.

Die besonderen Aspekte der neurologischen Pflege werden in Teil 3 besprochen, allerdings finden sich auch im 2. Teil über die Krankheitslehre bereits zahlreiche Hinweise auf Ansatzpunkte und Aspekte neurologischer Fachkrankenpflege.

Wir haben uns um eine klare Darstellung allgemein gültiger und akzeptierter Inhalte in ihrer aktuellsten Fassung bemüht, sind uns allerdings darüber klar, dass es Variationen und Abweichungen von unserer Auffassung geben kann: Viele »Überzeugungen« und Gepflogenheiten sind (noch) nicht wissenschaftlich überprüft, und prinzipiell kann der Fortschritt alles wandeln. Wichtig ist auch eine abteilungsbezogene Übereinkunft, ein gemeinsames Überzeugtsein und Handeln, also die Pflege eigener Standards. Für Anregungen, Verbesserungsvorschläge und Rückmeldungen aus der Praxis werden wir ein offenes Ohr haben, bitte wenden Sie sich gern direkt oder über den Verlag an uns.

Das Buch richtet sich in erster Linie an Pflegepersonal in der Neurologie, wird jedoch auch den entsprechend spezialisierten Arzthelferinnen, Röntgen- und FunktionsassistentInnen sowie Physio- und ErgotherapeutInnen eine gute Hilfe sein.

Die 7. Auflage hat nun erstmals zwei Autoren. Ihre Gemeinsamkeit ist die Arbeit in der Neurologie des großen Akutkrankenhauses der von Bodelschwinghschen Anstalten Bethel (früher Neurologisch-Psychiatrische Klinik der Krankenanstalten des Westf. Diakonissenmutterhauses Sarepta und nun Neurologische Klinik der Krankenanstalten Gilead). Eine Reihe ärztlicher Kollegen dieser Klinik haben zum Gelingen der aktuellen Auflage beigetragen. Besonders möchten wir Dr. Uwe Dietrich (Ltd. Arzt Neuroradiologie), Dres. Michael Rauch und Angela Schacker (Oberärzte der Neurologie), H. W. Dorbath (Gesundheitsmarketing), Prof. Dr. R. Lahl und OA Dr. R. Villagran (Neuropathologie) danken.

Unser besonderer Dank gilt dem Kohlhammer Verlag, insbesondere Frau Sabine Mann vom Lektorat Pflege, für die Begleitung und großzügige Gestaltung des Buches.

Rotenburg (Wümme) und Bielefeld im Frühjahr 2001

Horst Isermann   Martin Bonse

Aus dem Vorwort zur 6. Auflage

Die Neurologie umfasst das Erkennen (Diagnostik), die nicht-operative Behandlung (Therapie), vorbeugende Maßnahmen (Prävention) und die Wiedereingliederung in das gesellschaftliche Leben (Rehabilitation) bei Erkrankungen des zentralen, peripheren und vegetativen Nervensystems sowie der Muskulatur. Das sind keineswegs nur ärztliche Aufgaben. Mitarbeiterinnen und Mitarbeiter der Krankenpflege und der medizinisch-technischen Assistenzberufe leisten in der Beobachtung, Betreuung, Versorgung und Behandlung von Menschen mit neurologischen Erkrankungen einen wesentlichen Beitrag. Für diese nicht-ärztlichen Mitarbeiterinnen und Mitarbeiter soll das vorliegende Lehrbuch eine Einführung in die Neurologie unter besonderer Berücksichtigung der neurologischen Pflege sein.

Gute Pflege kann nur geleistet werden, wenn die Ursachen, Entstehungsbedingungen und Erscheinungsbilder sowie die diagnostischen und therapeutischen Maßnahmen der Erkrankungen, unter denen die Patienten leiden, verstanden werden. Dazu bedarf es einer umfassenden Kenntnis der Krankheitsbilder, die entsprechend ihrer Häufigkeit und Bedeutung für die Pflege in diesem Buch besprochen werden.

Rotenburg/Wümme, im März 1997 Horst Isermann

Inhaltsverzeichnis

Vorwort zur 7. Auflage 5
Aus dem Vorwort zur 6. Auflage 7
Einleitung 21

Teil 1:
Grundlagen und Diagnostik

1	**Aufbau und Funktion des Nervensystems**	24
1.1	Einteilung des Nervensystems	24
1.1.1	Gehirn	24
1.1.2	Rückenmark	28
1.1.3	Peripheres Nervensystem	29
1.1.4	Vegetatives Nervensystem	30
1.2	Bauelemente des Nervensystems	32
1.2.1	Nervenzelle	32
1.2.2	Stützzellen	34
1.3	Nervenleitung und Informationsübermittlung	34
1.3.1	Aktionspotenzial	34
1.3.2	Informationsübermittlung	35
	Zusammenfassung	37
2	**Allgemeine Untersuchung und Beobachtung des Patienten**	38
2.1	Erste Kontaktaufnahme mit dem Patienten	38
2.2	Motorische Störungen	40
2.2.1	Muskelkraft	40
2.2.2	Muskeltonus	41
2.2.3	Abnorme Bewegungen	42
2.2.4	Koordination	43
2.2.5	Beschaffenheit der Muskulatur	44
2.3	Reflexe	45
2.3.1	Muskeleigenreflexe	45
2.3.2	Fremdreflexe	47
2.4	Sensible Störungen	48
2.4.1	Oberflächensensibilität	49
2.4.2	Tiefensensibilität	50
2.4.3	Lokalisation der Sensibilitätsstörungen	50
2.5	Vegetative Störungen	51

2.5.1	Sympathische Nervenfasern	52
2.5.2	Parasympathische Nervenfasern	53
2.6	Hirnnervenstörungen	53
2.7	Nystagmus	59
2.8	Neuropsychologische Störungen	59
2.8.1	Aphasien	60
2.8.2	Weitere neuropsychologische Störungen	61
2.8.3	Neglect	61
2.9	Anfallsartige Störungen	62
2.9.1	Epileptische Anfälle	62
2.9.2	Myoklonien	63
2.9.3	Ohnmacht	63
2.9.4	Migräne	63
2.9.5	Hörsturz	63
2.9.6	Schwindel	64
2.10	Psychische Störungen	64
2.10.1	Erkennen psychischer Auffälligkeiten	64
2.10.2	Beurteilung psychischer Aufälligkeiten	65
	Zusammenfassung	68
3	**Technische Zusatzuntersuchungen**	69
3.1	Neuroradiologie	70
3.1.1	Röntgenuntersuchung	71
3.1.2	Computertomographie	72
3.1.3	Kernspintomographie	73
3.1.4	Hirnszintigraphie	75
3.1.5	Zerebrale Angiographie	76
3.1.6	Interventionelle Angiographie	78
3.1.7	Venöse digitale Subtraktionsangiographie	78
3.1.8	Spinale Angiographie	78
3.1.9	Myelographie	78
3.2	Elektroenzephalographie (EEG)	80
3.2.1	Durchführung	81
3.2.2	Typische Befunde	82
3.3	Elektromyographie und -neurographie	84
3.3.1	Die Anfänge	84
3.3.2	Die neuromuskuläre Funktionseinheit	85
3.3.3	Nadel-Elektromyographie (EMG)	86
3.3.4	Elektroneurographie (ENG)	89
3.4	Evozierte Potenziale (EP)	92
3.4.1	Visuell evozierte Potenziale (VEP)	93
3.4.2	Akustisch evozierte Potenziale (AEP)	94
3.4.3	Sensibel evozierte Potenziale (SEP)	94
3.4.4	Magnetstimulation Magnetisch evozierte (motorische) Potenziale (MEP)	95
3.5	Bioptische Untersuchungsmethoden	96
3.6	Ultraschall-Untersuchungen	98
3.6.1	Echoenzephalographie	98
3.6.2	Doppler-Sonographie	98
3.6.3	B-Bild-Sonographie	101

3.6.3.1 Restharnbestimmung 102
3.6.3.2 Farbkodierte Duplexsonographie 103
3.6.3.3 Muskelsonographie 104
3.7   Liquoruntersuchung 104
3.7.1   Lumbalpunktion (LP) 105
3.7.2   Subokzipitalpunktion (SOP) 108
3.7.3   Liquordruckmessung 108
3.7.4   Liquorbefunde 108
3.8   Laborchemische Untersuchungen 109
3.8.1   Routine-Laboruntersuchungen 109
3.8.2   Antikonvulsiva-Blutspiegel-Bestimmungen 110
3.8.3   Bakteriologisch-serologische Untersuchungen 110
3.8.4   Hinweise auf Kollagenosen 111
3.8.5   Hinweise auf seltene Polyneuropathien 111
3.8.6   Hinweise auf Stoffwechselerkrankungen 111
3.8.7   Genetische Untersuchungen 112
         Zusammenfassung 112

Teil 2:
Krankheitslehre mit speziellen Pflegehinweisen

4   **Erkrankungen der Hirngefäße** 113
4.1   Grundlagen 113
4.1.1   Anatomie der hirnversorgenden Arterien und Venen ... 113
4.1.1.1   Extrakranielle hirnversorgende Arterien 113
4.1.1.2   Intrakranielle hirnversorgende Arterien 115
4.1.1.3   Hirnvenen und Sinusvenen 116
4.1.1.4   Kollateralversorgung und Reserveblutflüsse 116
4.1.2   Durchblutung, Stoffwechsel und Hirnfunktion 117
4.2   Der Schlaganfall 119
4.2.1   Definitionen 119
4.2.2   Einteilung der Schlaganfälle 121
4.2.2.1   Einteilung nach der Ursache 121
4.2.2.2   Einteilung der ischämischen Schlaganfälle nach ihrer
           Konfiguration 121
4.2.2.3   Einteilung nach der Arteriengröße 123
4.2.2.4   Einteilung nach Verlauf und Schweregrad 123
4.2.3   Schlaganfallsyndrome der Gefäßbezirke 124
4.2.4   Schlaganfallstationen/Stroke Units 126
4.3   Ischämische Schlaganfälle 128
4.3.1   Ursachen 128
4.3.2   Risikofaktoren 132
4.3.3   Therapieprinzipien 133
4.3.3.1   Primärprävention 133
4.3.3.2   Akuttherapie 134
4.3.3.3   Sekundärprävention 148
4.4   Intrakranielle Blutungen 150
4.4.1   Intrazerebrale Blutung 151

4.4.2	Subarachnoidalblutung (SAB)	154
4.5	Hirnvenenthrombosen	157
4.6	Subcortikale arteriosklerotische Enzephalopathie SAE (Vaskuläre Enzephalopathie)	159
4.7	Pflegerische Maßnahmen	160
4.7.1	Kontaktaufnahme	160
4.7.2	Aufstellung des Krankenbetts	161
4.7.3	Hirnorganisches Psychosyndrom	161
4.7.4	Syndrom der zentralen Lähmung	162
4.7.5	Förderung der gestörten Motorik	164
4.7.5.1	Minderung des spastischen Muskeltonus	165
4.7.5.2	Steigerung des schlaffen Muskeltonus/ Fazilitationstechniken	166
4.7.5.3	Lagerung	167
4.7.5.4	Mobilisierung	167
4.7.6	Besonderheiten bei der Körperpflege	168
4.7.7	Ergotherapie-Ansätze	169
	Zusammenfassung	170
5	**Bewegungsstörungen**	171
5.1	Parkinson-Syndrom	173
5.1.1	Diagnostik des Morbus Parkinson	175
5.1.2	Verlauf	177
5.1.3	Medikamentöse Therapie	178
5.1.4	Operative Therapieverfahren	180
5.1.5	Pflegerische Maßnahmen	181
5.1.6	Krankengymnastik	184
5.1.7	Ergotherapie	185
5.1.8	Pseudo-Parkinson-Syndrome	185
5.2	Tremor	186
5.2.1	Verstärkter physiologischer Tremor	188
5.2.2	Essenzieller Tremor	188
5.2.3	Tremor beim Parkinson-Syndrom	188
5.2.4	Zerebellärer Tremor	188
5.2.5	Mittelhirntremor	189
5.2.6	Psychogener Tremor	189
5.2.7	Therapie des Tremors	189
5.3	Dystonien	190
5.3.1	Zervikale Dystonie/Torticollis spasmodicus	191
5.3.2	Blepharospasmus	191
5.3.3	Meige-Syndrom	192
5.3.4	Seltenere Dystonien	192
5.3.5	Dystonien bei einer Neuroleptikabehandlung	192
5.3.6	Therapie	193
5.4	Chorea	194
5.4.1	Chorea Huntington	194
5.4.2	Neuroakanthozytose	195
5.4.3	Paroxysmale Choreoathetosen	195
5.4.4	Symptomatische Choreaformen	195
5.4.5	Therapie	196

5.5	Tics und Tourette-Syndrom	196
5.5.1	Tourette-Syndrom	197
5.5.2	Spasmus hemifazialis	197
5.6	Restless-legs-Syndrom	198
5.7	Ataxie	198
5.7.1	Morbus Friedreich	199
5.7.2	Autosomal-dominante zerebelläre Ataxie (ADCA)	199
5.7.3	Primäre (idiopathische) zerebelläre Ataxie	200
5.7.4	Symptomatische toxische Ataxie	200
5.7.5	Paraneoplastisch bedingte Kleinhirndegeneration	200
5.7.6	Therapie der Ataxien	200
	Zusammenfassung	201
6.	**Degenerative Hirnerkrankungen**	202
6.1	Natürliche Hirnatrophie	202
6.2	Pathologische Hirnatrophie	202
6.2.1	Alzheimer-Krankheit	203
6.2.2	Pick-Krankheit	205
	Zusammenfassung	206
7	**Hirntumoren**	207
7.1	Wachstumsverhalten und Hirndruck	208
7.2	Symptomatik	210
7.3	Diagnostik	212
7.4	Therapieprinzipien	214
7.5	Besonderheiten einzelner Hirntumoren	219
7.6	Pflegerische Prinzipien	223
	Zusammenfassung	225
8	**Schädel-Hirn-Verletzungen**	226
8.1	Einteilung von Schädel-Hirn-Verletzungen	228
8.1.1	Schädelprellung	228
8.1.2	Schädelbrüche	228
8.1.3	Leichte Hirnschädigung (Grad I)	228
8.1.4	Mittelschwere Hirnschädigung (Grad II)	229
8.1.5	Schwere Hirnschädigung (Grad III)	229
8.1.6	Offene Hirnverletzung	231
8.1.7	Akutes Mittelhirnsyndrom	231
8.1.8	Akutes Bulbärhirnsyndrom	231
8.1.9	Apallisches Syndrom	232
8.2	Zerebrale Komplikationen bei Schädel-Hirn-Verletzungen	232
8.2.1	Traumatische intrakranielle Hämatome	233
8.2.2	Traumatisches Hirnödem	234
8.2.3	Posttraumatische Epilepsie	235
8.2.4	Posttraumatischer Hydrozephalus	235
8.3	Neurologische Spätschäden nach Schädel-Hirn-Verletzungen	235
8.4	Psychische Spätschäden nach Schädel-Hirn-Verletzungen	236

8.5	Hirntod	236
8.6	Therapie und Pflege	237
8.7	Rehabilitation	240
8.7.1	Physiotherapie	241
8.7.2	Ergotherapie	241
	Zusammenfassung	242
9	**Entzündliche Erkrankungen des zentralen Nervensystems**	243
9.1	Erscheinungsformen	244
9.1.1	Meningitis	244
9.1.2	Enzephalitis	245
9.1.3	Myelitis	247
9.2	Infektionen durch Bakterien	247
9.2.1	Meningokokkenmeningitis	248
9.2.2	Pneumokokkenmeningitis	249
9.2.3	Hirnabszess	249
9.2.4	Tuberkulöse Meningitis	250
9.2.5	Embolische Herdenzephalitis	250
9.2.6	Lues des zentralen Nervensystems	251
9.2.7	Neuroborreliose	253
9.2.8	Listerien-Meningitis/Enzephalitis	255
9.3	Infektionen durch Parasiten	255
9.3.1	Toxoplasmose	255
9.3.2	Malaria	256
9.3.3	Wurmerkrankungen	256
9.4	Infektionen durch Pilze	256
9.5	Infektionen durch Viren	256
9.5.1	Frühsommer-Meningoenzephalitis (FSME)	258
9.5.2	Herpes-simplex-Enzephalitis	259
9.5.3	Zoster-Radikulitis	260
9.5.4	AIDS/HIV-Infektion	261
9.6	Infektionen durch Prione	264
	Zusammenfassung	266
10	**Metabolische Erkrankungen und Intoxikationen**	267
10.1	Angeborene Stoffwechselerkrankungen	267
10.2	Erworbene Stoffwechselerkrankungen	268
10.3	Intoxikationen	269
	Zusammenfassung	270
11	**Häufige unspezifische zentrale Beschwerden**	272
11.1	Kopfschmerzen und Gesichtsschmerzen	272
11.1.1	Migräne	273
11.1.2	Spannungskopfschmerz	274
11.1.3	Cluster-Kopfschmerz	275
11.1.4	Symptomatischer Kopfschmerz	275
11.1.5	Neuralgien	276
11.1.6	Atypischer Gesichtsschmerz	278
11.2	Schwindel	278
11.2.1	Physiologischer Reizschwindel	281

11.2.2 Benigner paroxysmaler Lagerungsschwindel 281
11.2.3 Neuropathia vestibularis 281
11.2.4 Morbus Menière 282
11.2.5 Akustikusneurinom 282
11.2.6 Vestibularisparoxysmie 282
11.2.7 Zentral-vestibulärer Schwindel 283
11.2.8 Nichtvestibulärer Schwindel 283
11.2.9 Phobischer Schwankschwindel 283
11.2.10 Therapie 283
Zusammenfassung 285

12 **Multiple Sklerose (Enzephalomyelitis disseminata)** 286
12.1 Geschichtliches und Namensgebung 286
12.2 Pathologische Befunde 286
12.3 Häufigkeit 287
12.4 Ursachen und Entstehungsbedingungen 288
12.5 Symptomatik 289
12.6 Verlauf 292
12.7 Diagnostik 293
12.8 Therapie 296
12.8.1 Behandlung mit Kortison 296
12.8.2 Immunmodulatorische Stufentherapie (Prophylaxe) ... 297
12.8.3 Symptomatische Therapie und Pflege 298
Zusammenfassung 302

13 **Epilepsien** 303
13.1 Allgemeines 303
13.2 Diagnostik 308
13.3 Fokale Anfälle 309
13.3.1 Einfache fokale Anfälle 309
13.3.2 Jackson-Anfall 310
13.3.3 Adversiv-Anfall 310
13.3.4 Rolando-Epilepsie 310
13.3.5 Komplexe fokale Anfälle 311
13.4 Generalisierte Anfälle 312
13.4.1 Grand-mal-Anfälle 312
13.4.2 Blitz-Nick-Salaam-Anfälle (BNS-Krämpfe, West-Syndrom) 313
13.4.3 Lennox-Gastaut-Syndrom 313
13.4.4 Impulsiv-Petit-mal-Anfälle 314
13.4.5 Absencen 314
13.5 Unklassifizierbare Anfälle 314
13.6 Status epilepticus 315
13.7 Psychogene Anfälle 315
13.8 Psychische Veränderungen bei Epilepsie 316
13.9 Therapie 317
13.9.1 Medikamentöse Therapie 317
13.9.2 Epilepsiechirurgie 321
13.10 Pflege 322
13.11 Hilfe zur Lebensführung 323

13.12   Sozialmedizinische Gesichtspunkte 324
13.13   Ergebnisse der Anfallsbehandlung 325
         Zusammenfassung 325

14   Erkrankungen des Rückenmarks 326
14.1   Durchblutungsstörungen des Rückenmarks 329
14.2   Rückenmarktumoren 330
14.3   Enger Spinalkanal/Zervikale Myelopathie 332
14.4   Rückenmarkverletzungen 333
14.4.1   Rückenmarkprellung (Commotio spinalis) 333
14.4.2   Schleudertrauma der Halswirbelsäule 333
14.4.3   Traumatische Querschnittlähmung (Contusio spinalis) . 333
14.5   Rückenmarkentzündungen 336
14.5.1   Rückenmarkabszess 337
14.5.2   Myelitis 337
14.5.3   Poliomyelitis (spinale Kinderlähmung) 337
14.6   Degenerative Rückenmarkerkrankungen 337
14.6.1   Degeneration des motorischen Bahnsystems 338
14.6.1.1 Spastische Spinalparalyse 338
14.6.1.2 Spinale Muskelatrophie 338
14.6.1.3 Progressive Bulbärparalyse 338
14.6.1.4 Amyotrophe Lateralsklerose (ALS) 339
14.6.2   Degeneration verschiedener Bahnsysteme mit Klein-
         hirnbeteiligung (Spinozerebellare Heredoataxie) 340
14.7   Stoffwechselstörungen des Rückenmarks 341
14.8   Fehlbildungen des Rückenmarks 342
14.8.1   Syringomyelie 342
14.8.2   Basiläre Impression 343
         Zusammenfassung 344

**15   Spinale Wurzelkompressionen und Schmerzsyndrome
         der Wirbelsäule** 345
15.1   Zervikobrachialgie/Zervikozephalgie 345
15.2   Lumbago/Lumbalgie 346
15.3   Ischialgie 347
15.4   Spinale Wurzelsyndrome 348
15.5   Bandscheibendegeneration 353
15.6   Claudicatio spinalis bei engem Spinalkanal 354
15.7   Zervikale Myelopathie bei engem Spinalkanal 355
15.8   Ileosakralgelenk-Syndrom 355
15.9   Facettensyndrom 356
15.10   Diszitis 356
15.11   Spondylolísthesis 357
15.12   Osteoporose 357
15.13   Konservative Therapie 358
15.14   Neurochirurgische Therapie 363
         Zusammenfassung 364

16   Schädigungen peripherer Nerven 365
16.1   Wurzelausriss 369

16.2	Plexusschädigungen	369
16.2.1	Armplexusschädigung (C 5-Th 1)	370
16.2.1.1	Obere Plexuslähmung	370
16.2.1.2	Untere Plexuslähmung	370
16.2.1.3	Engpass-Syndrome der oberen Thoraxapertur	370
16.2.2	Beinplexusschädigung (L 1-S 3)	370
16.3	Schädigung des N. axillaris (C 5/C 6)	371
16.4	Schädigung des N. radialis (C 5-C 8)	371
16.5	Schädigung des N. medianus (C 5-Th 1)	372
16.6	Schädigung des N. ulnaris (C 8-Th 1)	372
16.7	Schädigung des N. femoralis (L 2-L 4)	373
16.8	Schädigung des N. ischiadicus (L 4-S 3)	373
16.8.1	Schädigung des N. peronaeus (L 4-S 2)	374
16.8.2	Schädigung des N. tibialis (L 4-S 3)	374
16.9	Fazialislähmung	375
	Zusammenfassung	376
17	**Polyneuropathien**	377
17.1	Grundlagen	377
17.1.1	Anatomie	378
17.1.2	Klinisches Syndrom	380
17.1.3	Ursachen	380
17.1.4	Diagnostik	382
17.2	Die wichtigsten Polyneuropathien	384
17.2.1	Hereditäre Polyneuropathien	384
17.2.2	Diabetische Polyneuropathie	385
17.2.3	Critical-illness-Polyneuropathie	386
17.2.4	Alkoholische Polyneuropathie	386
17.2.5	Medikamentös-toxische Polyneuropathie	387
17.2.6	Vaskuläre Polyneuropathie	387
17.2.7	Paraneoplastische Polyneuropathie	387
17.2.8	Akute Polyneuritis (Guillain-Barré-Syndrom, GBS)	387
17.2.9	Chronische inflammatorische demyelinisierende Polyneuritis (CIDP)	389
17.2.10	Multifokale motorische Neuropathie (MMN)	390
17.2.11	Polyneuritis bei Borreliose	390
17.2.12	Polyneuritis bei Herpes zoster	390
17.2.13	Polyneuritis bei Diphtherie	391
17.3	Therapie- und Pflegeprinzipien der Polyneuropathien	391
	Zusammenfassung	395
18	**Muskelerkrankungen**	396
18.1	Progressive Muskeldystrophie	398
18.2	Myotonie	398
18.3	Dystrophia myotonoca	399
18.4	Entzündliche Myopathie (Myositis)	399
18.4.1	Polymyositis	400
18.4.2	Dermatomyositis	400
18.4.3	Polymyalgia rheumatica	400
18.5	Endokrine Myopathie	401

18.6	Medikamentös-toxische Myopathie	401
18.7	Myasthenie	401
	Zusammenfassung	402
19	**Entwicklungsstörungen des zentralen Nervensystems und frühkindliche Hirnschädigung**	**403**
19.1	Geistige Behinderung	404
19.2	Zerebrale Bewegungsstörungen	407
19.3	Epileptische Anfälle	407
19.4	Dysraphische Störungen	408
19.5	Alkohol-Embryopathie	409
19.6	Neurokutane Störungen	409
19.6.1	Neurofibromatose	409
19.6.2	Tuberöse Sklerose	409
19.6.3	Sturge-Weber-Krankheit	409
19.7	Chromosomale Störungen	410
19.8	Frühkindliche Hirnschädigung	411
19.9	Hydrozephalus	412
	Zusammenfassung	414

Teil 3:
Spezielle Pflegehinweise

20	**Besonderheiten der Pflege bei neurologisch kranken Menschen**	**415**
20.1	Einleitung und Grundlagen: der Pflegeprozess	415
20.2	Erstkontakt	417
20.3	Lagerung	419
20.3.1	Lagerunf auf der betroffenen Seite	420
20.3.2	Lagerung auf der nichtbetroffenen Seite	422
20.3.3	Lagerung auf dem Rücken	422
20.4	Drehen im Bett	423
20.5	Beckenanheben, »Bridging«	423
20.6	Im Bett »nach oben« bewegen	424
20.7	Aufrechtes Sitzen im Bett	424
20.8	Bewegen an den Bettrand/Sitzen auf der Bettkante	425
20.9	Transfer auf einen Stuhl	425
20.10	Sitzen und Lagern im Stuhl	426
20.11	Stehtraining	427
20.12	Gehen mit gelähmtem Patienten	428
20.13	Kontrakturprophylaxe	428
20.14	Dekubitusprophylaxe	429
20.15	Pneumonieprophylaxe	431
20.16	Thromboseprophylaxe	431
20.17	Nahrungs- und Flüssigkeitszufuhr	432
20.18	Obstipation	433
20.19	Harnentleerungsstörung	434
20.20	Selbsthilfetraining	436

20.21	Basale Stimulation	436
	Zusammenfassung	437

21 **Umgang mit neurologisch kranken Menschen** 438
21.1 Der alte Patient 438
21.2 Der depressive Patient 440
21.3 Der verwirrte Patient 441
21.4 Der aggressive Patient 441
21.5 Der schwierige Patient 442
21.6 Der Schmerzpatient 442
21.7 Der bewegungseingeschränkte Patient 443
21.8 Der bewusstlose Patient 444
21.9 Der geistig behinderte Patient 444
21.10 Der sterbende Patient 445
Zusammenfassung 446

Stichwortverzeichnis 447

Einleitung

Wesentliche Voraussetzung für das menschliche Leben ist ein ausgewogenes Funktionieren des Nervensystems. Die **Funktion** ist gekennzeichnet durch

Aufgabe und Leistung des Nervensystems

- die Aufnahme von Reizen aus der Umwelt über die sensiblen und sensorischen Nerven sowie von den inneren Organen über die vegetativen Nerven (Wahrnehmung),
- das Sammeln, Koordinieren und Speichern der Reize im Gehirn (Gedächtnis, Denken, Erfahrung) und
- die Abgabe zweckentsprechender Impulse (Wille, Affektivität, Handeln).

Störungen des Nervensystems können in den speichernden, koordinierenden und steuernden Zentren des Zentralorgans oder in den zu- und wegführenden (afferenten und efferenten) Leitungsbahnen erfolgen, welche dem Zentrum Reize und Informationen bringen und Befehle (Impulse) an die peripheren Organe abgeben. Aus der Art der Funktionsstörung kann auf den Ort der Schädigung im zentralen oder peripheren Nervensystem geschlossen werden.

Das Nervensystem nimmt Reize über Rezeptoren auf, leitet sie zur »Verarbeitung« ins zentrale Nervensystem und beantwortet sie mit entsprechenden Impulsen für die Erfolgsorgane.

Die **Leistung** des Nervensystems erstreckt sich aber nicht nur auf körperliche Funktionen. Auch seelisches Befinden und Verhalten ist von Struktur und Funktion des Nervensystems abhängig, fast ausschließlich von der des Gehirns. In bestimmten Hirnregionen, insbesondere im Bereich des Zwischenhirns, finden an die Struktur gebundene biochemische Prozesse der miteinander verschalteten Nervenzellen statt, bei deren Störung zum Beispiel Angst, Depression, Bewusstseins-, Denk- oder Wahrnehmungsstörungen in Erscheinung treten können. Diese psychobiologischen Erscheinungen können durch psychodynamische und soziale Einflüsse angestoßen, mitgeprägt und ausgeformt werden. Dabei ist aber davon auszugehen, dass die Grundlage des seelischen Zustandes im Wesentlichen an die für jede Person individuelle und genetisch bedingte Verschaltung der Nervenzellen gebunden ist. Diese entwickelt sich bis zur Pubertät und erfährt während dieser Zeit und im nicht geringen Maße auch später noch eine Überformung durch zusätzliche neuronale Verschaltungen, die von psychosozialen Faktoren beeinflusst werden.

Bewusste und unbewusste seelische Vorgänge sind von der Funktion des zentralen Nervensystems abhängig.

Das zentrale und weniger auch das periphere Nervensystem ist nach Abschluss seiner Entwicklung kein unveränderbares Organ, sondern kann unter bestimmten Bedingungen neue neuronale Verschaltungen bilden und damit die Regeneration geschädigter Nerven fördern (Neuroplastizität).

Neuroplastizität

Auch psychotische Krankheitsbilder sowie seelische Reaktionen und Entwicklungen sind wie organische Hirnerkrankungen Ausdruck neurobiologischer Vorgänge, die durch psychosoziale Beeinflussung ihre besondere Ausgestaltung erfahren.

Neurologie im medizinischen Kontext

Diese Darstellung macht deutlich, wie eng die Hirnphysiologie mit **Psychologie** und **Psychiatrie** verbunden ist und dass beide ohne Kenntnis der Hirnfunktion nicht zu verstehen sind.

Die Beziehungen der Neurologie zu weiteren Fachgebieten sind vielfältig. Viele Erkrankungen des Nervensystems werden durch Leiden der **Inneren Medizin** mitgeprägt. Hingewiesen sei auf die Polyneuropathie beim Diabetes mellitus, bei Nierenerkrankungen und Intoxikationen sowie auf die zerebralen Durchblutungsstörungen infolge von Herzkrankheiten, arterieller Hypertonie und Arteriosklerose. Ferner sind der Vitamin-B12-Mangel und endokrine Störungen zu nennen, die auch zu psychischen Auffälligkeiten führen können.

Für viele organisch anmutende Krankheitsbilder (z. B. Kopfschmerzen, Schwindel, Mißempfindungen, Lähmungen) sind pathologische Organveränderungen nicht nachzuweisen. Diese Krankheitsbilder werden durch psychische Leiden (Neurose, Depression) verursacht und deshalb als **psychosomatische Krankheiten** bezeichnet.

Auch die **Allgemeine Chirurgie** hat enge Verbindungen zur Neurologie, wenn Schädelverletzungen mit einer Hirnbeteiligung oder Extremitätenbrüche mit Nervenverletzungen einhergehen oder wenn Stenosen und Verschlüsse der hirnversorgenden Arterien gefäßchirurgisch zu behandeln sind.

Für viele neurologische Erkrankungen ist die Hilfe der **Neurochirurgie** erforderlich. Vor allem handelt es sich um die operative Behandlung der Hirntumoren, der Nervenkompressionssyndrome einschließlich der Bandscheibenvorfälle, der überwiegend traumatisch bedingten Hirnblutungen, des Hydrozephalus, der Parkinsonschen Erkrankung und der Epilepsie.

Zur Abklärung und Behandlung von Wirbelsäulenleiden ist eine enge Zusammenarbeit mit der **Orthopädie** erforderlich. Der Wirbelsäulenschmerz ist nicht immer auf eine Nervenwurzelkompression, sondern häufiger auf Abnutzungserscheinungen, Gefügestörungen und Fehlhaltungen der Wirbelsäule zurückzuführen.

Enge Verbindungen der Neurologie bestehen ferner zur **Augenheilkunde.** Hirnprozesse können sich am Sehnerv auswirken, wie z. B. als Neuritis mit Ablassung der Papille bei der Multiplen Sklerose oder als Stauungspapille beim Hirntumor. Lähmungen der Augenmuskeln gehen in der Regel auf eine neurologische Erkrankung zurück. Umgekehrt kann für heftige Kopfschmerzen ein Glaukom in Frage kommen.

Zur **Hals-Nasen-Ohrenheilkunde** bestehen enge Beziehungen über Erkrankungen des Ohres bei bestimmten Schwindelzuständen, Ohrgeräuschen und Nystagmusformen. Andererseits kann sich das Akustikusneurinom zuerst mit Hörstörungen bemerkbar machen.

Gynäkologische und **urologische Erkrankungen** können die Ursache von Lumboischialgien sein, sodass der Neurologe auch diese Fachgebiete konsiliarisch in Anspruch nehmen muss.

Die **neurologische Krankenpflege** hat diese vielfältigen Beziehungen der Neurologie zu anderen Fachbereichen zu berücksichtigen. So ist bei bestimmten neurologischen Krankheitsbildern auf die Herz-, Kreislauf-, Atem- und Nierenfunktion, bei anderen Krankheitsbildern auf psychische Auffälligkeiten zu achten. Diese engen Verbindungen machen deutlich, dass die Pflege immer den ganzen Menschen zu beachten hat und sich nicht auf einzelne Funktionsstörungen spezialisieren darf. Ein gelähmter Patient ist nicht nur gewissenhaft zu lagern, er benötigt auch verständnisvolle und aufmunternde Zuwendung. Bei einem Anfallskranken sind nicht nur die Anfälle zu beobachten und zu beurteilen, sondern es muss gegebenenfalls auf seine Wesensart und seine psychosozialen Verhältnisse eingegangen werden, damit der Patient sich verstanden fühlt. Nicht selten können allein durch psychologische und heilpädagogische Methoden sowie durch soziale Hilfen und Verbesserungen körperliche Beschwerden gelindert werden. Das persönliche Schicksal des kranken Menschen ist neben der eigentlichen Erkrankung nicht zu vernachlässigen.

Krankenpflege ist Hilfe und Betreuung bei körperlichen und seelischen Störungen unter Berücksichtigung sozialer Einflüsse.

Die Pflege, insbesondere die neurologische Krankenpflege, darf also nicht nur Körperpflege sein; sie ist **körperliche und seelische Betreuung des Menschen** zugleich. Dabei beschränkt sich die körperliche Betreuung nicht nur auf das Betten, Lagern, Saubermachen und evtl. Essengeben, sondern berücksichtigt auch die individuelle Versorgung unter Beachtung bestimmter Reizqualitäten. Angenehme Raumtemperatur und Bettwäsche, bequeme Lagerung und eine individuelle, freundliche Zimmergestaltung tragen dazu bei, Grundgefühle zu stimulieren und den Kranken in eine zufriedene, heilungsfördernde Stimmung und Haltung zu bringen. Die Erkenntnisse der **basalen Stimulation** sind ebenfalls in die Pflege mit einzubeziehen.

Krankenpflege ist zugleich körperliche und seelische Betreuung. Sie orientiert sich an den individuellen Bedürfnissen der Patienten.

Teil 1: Grundlagen und Diagnostik

1 Aufbau und Funktion des Nervensystems

1.1 Einteilung des Nervensystems

Zentrales, peripheres und vegetatives Nervensystem

Das Nervensystem besteht aus zentralen und peripheren Anteilen.

- Das **zentrale Nervensystem** umfasst **Gehirn** (lateinisch: Cerebrum; griechisch: Encephalon) und **Rückenmark** (lateinisch: Medulla spinalis).
- Als **peripheres Nervensystem** werden alle Nervenzellen und Nervenbahnen außerhalb von Gehirn und Rückenmark bezeichnet. Es dient der Leitung von Reizen aus der Peripherie (Umgebung) zum zentralen Nervensystem (zuführende oder **afferente Bahnen**) und umgekehrt vom Zentralorgan in die Peripherie (herausführende oder **efferente Bahnen**).
- Eng verbunden mit dem peripheren Nervensystem ist das **vegetative Nervensystem,** das der Regulation verschiedener Organe dient.

1.1.1 Gehirn

Das Gehirn des erwachsenen Menschen wiegt zwischen 1350 und 1500 Gramm. Es setzt sich neben den Stützzellen aus ungefähr 100 Milliarden Nervenzellen zusammen, etwa so viele Zellen wie die Milchstraße Sterne hat.

Folgende Hirnabschnitte werden unterschieden (☞ Abb. 1.1):
- Großhirn
- Zwischenhirn
- Hirnstamm
- Kleinhirn.

Das Gehirn wird von der knöchernen Schädelkapsel umschlossen.

Großhirn

Anatomie der Großhirnhälften

Das **Großhirn** besteht aus zwei symmetrischen Hälften, den **Hemisphären,** die durch ein dickes Faserbündel, den Hirnbalken (**Corpus callosum**), verbunden sind. Die Oberfläche des Großhirns erinnert an eine aus der Schale gelöste Walnuss mit Windungen (**Gyri**), die durch tiefe Furchen (**Sulci**) voneinander getrennt sind. Durch die Furchung wird die Oberfläche des Gehirns deutlich vergrößert.

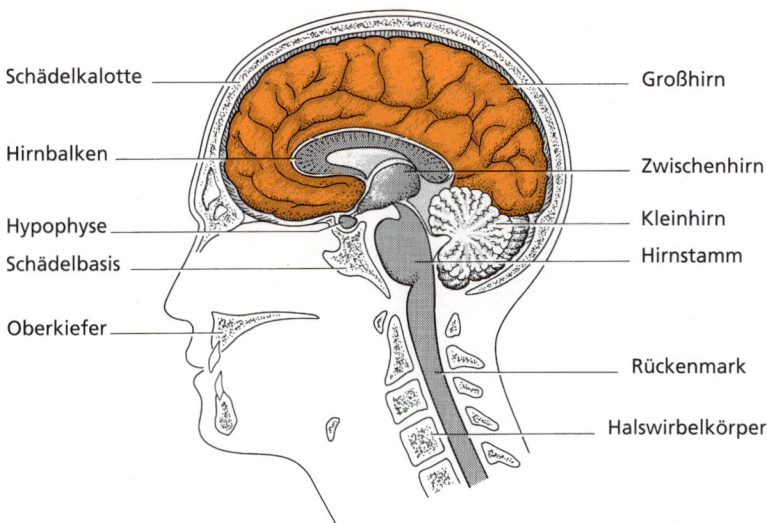

Schädelkalotte

Hirnbalken

Hypophyse

Schädelbasis

Oberkiefer

Großhirn

Zwischenhirn

Kleinhirn

Hirnstamm

Rückenmark

Halswirbelkörper

Abb. 1.1: Medianschnitt durch den Kopf

Jede Großhirnhemisphäre ist in vier **Hirnlappen** aufgeteilt (☞ Abb. 1.2, S. 26) Wenn auch das Gehirn nur in seiner Ganzheit voll funktionsfähig ist, kommen den einzelnen Hirnlappen doch besondere Aufgaben zu:

- **Stirnlappen,** Lobus frontalis: Er wird durch den Sulcus centralis vom Scheitellappen getrennt. Vor dem Sulcus befindet sich im Gyrus praecentralis (vordere Zentralwindung) das motorische Zentrum. Von hier aus gehen die motorischen Bahnen zum Rückenmark. Im Stirnlappen befindet sich auch das motorische Sprachzentrum. Außerdem kontrolliert der Stirnlappen (Stirnhirn) die Handlungsabläufe für ein angemessenes sozial-ethisches Verhalten.
- **Scheitellappen,** Lobus parietalis: Angrenzend an den Sulcus centralis befindet sich der Gyrus postcentralis (hintere Zentralwindung) mit dem sensiblen Zentrum. Hier gehen die Körperempfindungen aus der Peripherie ein.
- **Hinterhauptlappen,** Lobus occipitalis: Hier befindet sich das Sehzentrum.
- **Schläfenlappen,** Lobus temporalis: Dieser beherbergt Zentren für die Hör- und Geruchswahrnehmung sowie die Spracherinnerung. Zusammen mit dem limbischen System des Hirnstamms wird im Schläfenlappen die Affektivität gestaltet und gesteuert.

Die verschiedenen Hirnabschnitte repräsentieren bestimmte motorische, sensible und psychische Funktionen.

Die Hirnwindungen sind von einer eng anliegenden weichen Hirnhaut (**Pia mater**) bedeckt. Über die Furchen und Windungen hinweg zieht eine zarte Spinnwebenhaut mit Blutgefäßen (**Arachnoidea**). Der Raum zwischen beiden Häuten, der Subarachnoidalraum, enthält Nervenwasser (**Liquor**). Weiter nach außen, direkt unter der Schädelkalotte, spannt sich die harte Hirnhaut (**Dura mater**), welche als Hirnsichel (**Falx cerebri**) zwischen den beiden Hemisphären in die Tiefe reicht und in der hinteren Schädelgrube als Kleinhirnzelt (**Tentorium cerebelli**) das Großhirn vom Kleinhirn trennt (☞ Abb. 7.1, S. 209).

Anatomie der Hirnhäute

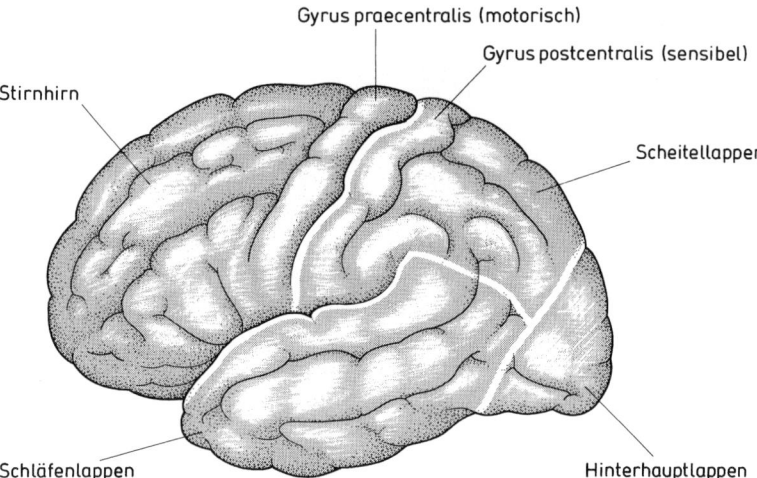

Gyrus praecentralis (motorisch)

Gyrus postcentralis (sensibel)

Stirnhirn

Scheitellappen

Abb. 1.2: Lappeneinteilung des Großhirns

Schläfenlappen

Hinterhauptlappen

Die stark gefurchte Oberfläche des Großhirns ist angereichert mit Nervenzellen und erscheint dadurch als **graue Substanz** (☞ Abb. 1.3). Diese nur etwa 2 mm dicke Rinde hat infolge der zahlreichen Falten eine Fläche von etwa 1,5 Quadratmeter (Großhirnrinde). Unterhalb der Rinde befindet sich das Marklager oder auch die **weiße Substanz,** die überwiegend aus den Leitungsbahnen der Nervenzellen besteht.

Zwischenhirn (Dienzephalon)

In der Tiefe beider Großhirnhemisphären, im unteren Abschnitt des Marklagers in der Nähe des Ventrikelsystems, befindet sich das **Zwischenhirn** mit seinen paarig und symmetrisch angeordneten unterschiedlichen **Kerngebieten** (☞ Abb. 5.1, S. 172):

Das Zwischenhirn ist für die Regulation der vegetativen, endokrinen und affektiven Funktionen zuständig.

- Im vorderen Anteil dieser basalen Kerngebiete (**Basalganglien**) liegt der **Hypothalamus**, ein Zentrum des vegetativen Nervensystems. Der Hypothalamus ist über einen Stiel mit der an der Schädelbasis gelegenen **Hypophyse** verbunden, der so genannten Hirnanhangdrüse, von der das Drüsensystem gesteuert wird. Der Hypothalamus ist der Hypophyse funktionell übergeordnet und reguliert mit dieser zusammen (neurohormonelles System) die Körpertemperatur, den Elektrolythaushalt, die endokrinen Organe und schließlich auch das Gefühls- und Stimmungsleben. Der Hypothalamus sorgt also für ein ausgewogenes Funktionieren der Organe und ein harmonisches Lebensgefühl.
- Der hintere Anteil der basalen Kerngebiete besteht im Wesentlichen aus dem **Thalamus**, einem wichtigen Schaltzentrum für die aus der Peripherie zum Großhirn geleiteten Reizinformationen. Weitere Kerngebiete sind für den harmonischen Bewegungsablauf zuständig.

Im hinteren Abschnitt des Zwischenhirns befindet sich in der Mittellinie die **Zirbeldrüse (Epiphyse),** die ebenfalls regulierend in die Körperfunktion eingreift.

Hirnstamm

Der **Hirnstamm** stellt die Verbindung zwischen dem Zwischenhirn und dem Rückenmark dar. Mit dem Zwischenhirn gehört der Hirnstamm zu den entwicklungsgeschichtlich älteren Anteilen des Gehirns. Viele lebensnotwendigen Zentren für die Kreislauf- und Atemfunktion sowie für

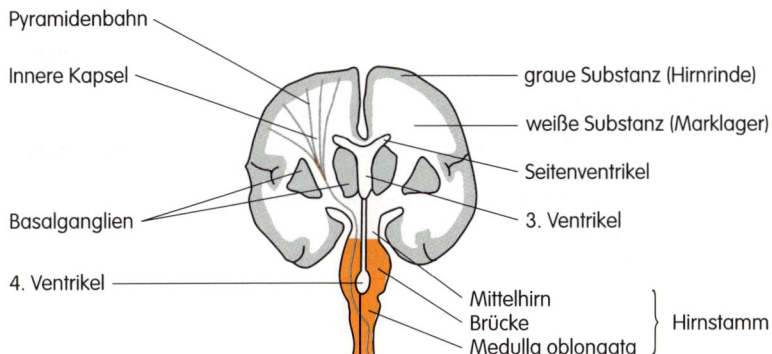

Pyramidenbahn

Innere Kapsel

graue Substanz (Hirnrinde)

weiße Substanz (Marklager)

Seitenventrikel

Basalganglien

3. Ventrikel

4. Ventrikel

Mittelhirn
Brücke   } Hirnstamm
Medulla oblongata

Abb. 1.3: Frontalschnitt durch das Gehirn mit grauer und weißer Substanz, Innerer Kapsel und Hirnstamm

das Bewusstsein sind hier lokalisiert. Im Laufe der Entwicklung hat sich das mächtige Groß- oder Endhirn, das u. a. die hochqualifizierten geistigen Leistungen des Menschen ermöglicht, so über den Hirnstamm gestülpt, dass dieser nur an der Basis in einem kleinen Bezirk sichtbar wird. Der Hirnstamm besteht aus dem **Mittelhirn** (Mesencephalon), das sich an das Zwischenhirn anschließt, der **Brücke** (Pons) und dem **verlängerten Mark** (Medulla oblongata, ☞ Abb. 1.3).

Im Mittelhirn und verlängerten Mark haben die zehn unteren Hirnnerven ihre Ursprungs- und Einmündungsgebiete. Die beiden ersten Hirnnerven (N. olfactorius und N. opticus) sind herausgestülpte Hirnteile.

Durch den gesamten Hirnstamm ziehen auf- und absteigende Nervenbahnen, die das Groß- und Kleinhirn sowie das Rückenmark miteinander verbinden. Zwischen den Hirnnervenkernen und den Bahnsystemen existiert noch ein besonderes Netzwerk aus längs- und querverlaufenden Nervenfasern und Ganglienzellen, die **Formatio reticularis.** Dieses Netzwerk erhält Informationen (Afferenzen) aus dem Rückmark, dem Groß- und Kleinhirn und von den Hirnnervenkernen und gibt entsprechende Impulse (Efferenzen) an diese Strukturen ab. Die Formatio reticularis nimmt u. a. Einfluss auf die Wachheit, die Bewusstseinslage und steuert viele wichtige Körperfunktionen wie z. B. Atmung, Kreislauf, Nahrungsaufnahme, Schluck-, Husten- und Niesreflex sowie den Spannungszustand der Muskulatur.

Das **Kleinhirn** besteht wie das Großhirn aus zwei stark gefalteten Hemisphären und vereinigt sich in der Mitte zum Wurm, der die Verbindung zum Hirnstamm herstellt. Charakteristisch sind die vielen schmalen, parallel verlaufenden Windungen (☞ Abb. 1.1, S. 25). Die Rinde des Kleinhirns ist aber dünner als die Großhirnrinde (< 1 mm). Da sie fast ebensoviele Nervenzellen wie die Großhirnrinde hat, liegen die Nervenzellen enger zusammen. Sie sind im Gegensatz zum Großhirn über die Mittellinie hinweg untereinander verknüpft.

Im Kleinhirn laufen viele Sinneseindrücke zusammen. Vorwiegend koordiniert es die Bewegungsabläufe und sorgt für die Zielgenauigkeit der Bewegungen sowie das Gleichgewicht. Es reguliert ferner die Feinbewegungen.

Im Frontalschnitt durch das Gehirn (☞ Abb. 1.3) erkennt man als **graue Substanz** die Zellkörper der zentralen Neurone entweder bandförmig an

Im Hirnstamm sind die Zentren für die Kreislauf- und Atemfunktion sowie das Bewusstsein lokalisiert.

Kleinhirn (Zerebellum)

Graue und weiße Substanz sowie innere Kapsel

der Oberfläche des Gehirns als Hirnrinde (Cortex) oder gruppenförmig in der Tiefe als basale Ganglien. Die **weiße Substanz** stellt die von Markscheiden umgebenen Nervenbahnen (Neuriten) dar. Die Nervenbahnen laufen fächerförmig zusammen und bilden als Strang die **innere Kapsel.** Die Bahnen ziehen also zwischen den basalen Kerngebieten und den Hirnstamm hindurch und kreuzen in der Medulla oblongata zum überwiegenden Teil auf die Gegenseite. Bemerkenswert ist, dass im Rückenmark graue und weiße Substanzen genau umgekehrt angeordnet sind, also graue Substanz innen um den Zentralkanal herum und weiße Substanz außen (☞ Abb. 1.4).

1.1.2 Rückenmark

Das Rückenmark befindet sich als ein 40–45 cm langer und im Querschnitt etwa 15 mm messender schmaler Stab im Wirbelkanal und wiegt beim Erwachsenen nur 34 bis 38 Gramm. Es geht kopfwärts (kranial) im Bereich des Hinterhauptlochs (Foramen occipitale magnum) ohne feste Begrenzung aus dem verlängerten Mark hervor. Das Rückenmark endet fußwärts (kaudal) in Höhe des ersten bis zweiten Lendenwirbelkörpers kegelförmig als Conus medullaris (☞ Abb. 14.1, S. 327).

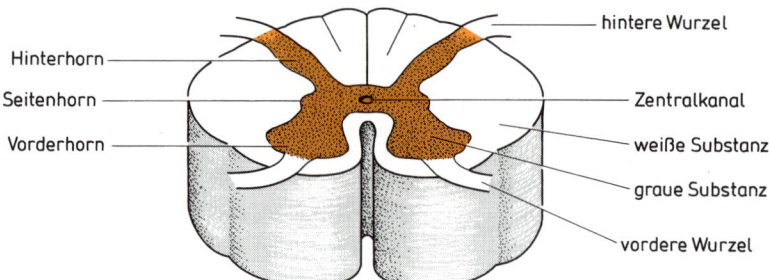

Abb. 1.4: Querschnitt durch das Rückenmark

Der Aufbau des Rückenmarks ist durch die den Zentralkanal umschließende schmetterlingsförmige **graue Substanz** und die sie umgebende **weiße Substanz** gekennzeichnet (☞ Abb. 1.4). Die Säule der grauen Substanz enthält vorwiegend Nervenzellen, die Säule der weißen Substanz die von Mark (**Myelin**) umscheideten auf- und absteigenden Nervenfasern. Innerhalb der grauen Substanz unterscheidet man:

- Vorderhorn
- Hinterhorn
- Seitenhorn.

Das Rückenmark verbindet Gehirn und verlängertes Mark mit dem peripheren Nervensystem und leitet sensible und sensorische Reize aus der Peripherie zum Gehirn und umgekehrt motorische Impulse in die Peripherie. Außerdem steuert es das Reflexverhalten.

Das **Vorderhorn** enthält die für die motorische Funktion zuständigen Vorderhornzellen, deren Nervenfasern das Rückenmark durch die vorderen Wurzeln zu den Skelettmuskeln verlassen (**efferente Nervenfasern**). Im **Hinterhorn** erreichen die für die sensiblen Funktionen zuständigen Nervenfasern aus der Peripherie durch die hinteren Wurzeln das Rückenmark (**afferente Nervenfasern**). Dabei liegen die Nervenzellen der afferenten Nerven neben dem eigentlichen Rückenmark im Spinalganglion. Vorder- und Hinterwurzel bilden gemeinsam die Nervenwurzel, die zur Peripherie hin in den gemischten Nerv übergeht (☞ Abb. 1.5, S. 30). Das **Seitenhorn** reicht vom unteren Halsmark bis zum mittleren Lendenmark (C 8 bis L 3). Die Nervenfasern dieser Seitenhornzellen verlassen als **sympathischer Anteil des vegetativen Nervensystems** mit der vorderen Wurzel das Rückenmark. Sie bilden den **Grenzstrang** und drei große Nervenzellknoten im Bereich der großen Eingeweidearterien direkt vor der Wirbelsäule, **prävertebrale Ganglien**, ☞ Abb. 1.5, S. 30). Der **parasympathische Anteil des vegetativen Nervensystems** entspringt oberhalb des für den Sympathikus zuständigen Seitenhorns im Hirnstamm (Mittelhirn und verlängertes Mark) sowie unterhalb des Seitenhorns im Kreuzbeinabschnitt des Rückenmarks (**Sakralmark**). Die **weiße Substanz** des Rückenmarks ist der Leitungsapparat für die sensiblen und sensorischen Reize aus der Peripherie zum Gehirn. Der hintere Anteil zwischen den Hinterhörnern stellt die **Hinterstränge** für die Leitung der Berührungsempfindung, der seitliche Anteil zwischen Hinter- und Vorderhörnern die **Seitenstränge** für die Leitung der Schmerz- und Temperaturempfindung dar (☞ Abb. 14.4, S. 339).

Vorderhorn

Hinterhorn

Seitenhorn

Der Sympathikus entspringt im Seitenhorn, der Parasympathikus im Hirnstamm und Sakralmark.

Weiße Substanz

1.1.3 Peripheres Nervensystem

Das periphere Nervensystem stellt die Leitungsbahnen außerhalb der zentralen Nervenorgane Gehirn und Rückenmark dar. Die Leitungsbahnen bestehen aus mehreren Bündeln von Nervenfasern, die durch ein lockeres Bindegewebe (**Epineurium**) zusammengehalten werden (☞ Abb. 17.1, S. 378).

Vom Zentralorgan fort führen mit Reizsignalen für die peripheren Muskeln die **motorischen** oder **efferenten Nerven**, deren Zellkörper im Hirnstamm und in den Vorderhörnern des Rückenmarks liegen. Zum Zentralorgan hin führen für Informationen aus den peripheren Sinneszellen die **sensiblen** oder **afferenten** Nerven, deren Zellkörper in Verdickungen der Hinterwurzeln, den Spinalganglien, neben der Wirbelsäule liegen (☞ Abb. 1.5, S. 30).

Während der motorische Anteil der peripheren Nerven mit der vorderen Wurzel dem Rückenmark entspringt und der sensible Anteil mit der hinteren Wurzel in das Rückenmark mündet, verlaufen über weite Strecken motorische und sensible Nerven gemeinsam in einem Nervenstrang, dem so genannten **gemischten Nerv**.

Der Mensch hat 31 paarig angeordnete Rückenmarksnerven (☞ Abb. 14.1, S. 327):

- 8 Halsnervenpaare (zervikale Nerven)
- 12 Brustnervenpaare (thorakale Nerven)

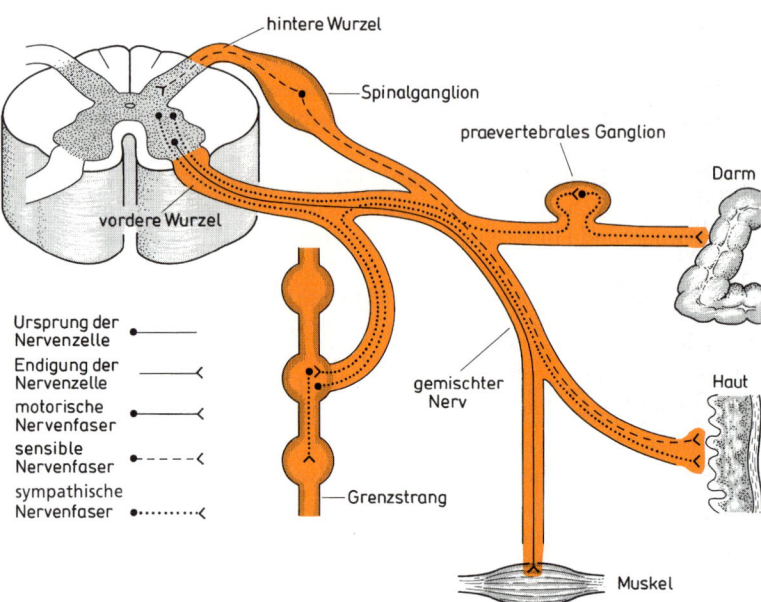

hintere Wurzel

Spinalganglion

praevertebrales Ganglion

Darm

vordere Wurzel

Ursprung der
Nervenzelle

Endigung der
Nervenzelle

motorische
Nervenfaser

sensible
Nervenfaser

sympathische
Nervenfaser

gemischter
Nerv

Haut

Grenzstrang

Muskel

Abb. 1.5: Peripheres
Nervensystem

- 5 Lendennervenpaare (lumbale Nerven)
- 5 Kreuzbeinnervenpaare (sakrale Nerven)
- 1 Steißbeinnervenpaar (kokzygeale Nerven).

Die einzelnen Nervenpaare gehen mit benachbarten Paaren nahe der Wirbelsäule Verbindungen ein und bilden einen **Plexus** (☞ Abb. 16.1, S. 366):

- Plexus cervicalis C1 – C4
- Plexus brachialis C5 – Th1
- Plexus lumbosacralis L1 – S3.

Bei anatomischer Betrachtung scheint das periphere Nervensystem an der äußeren Hülle des Rückenmarks oder des Hirnstamms zu beginnen bzw. zu enden. Unter funktionellen Gesichtspunkten jedoch entspringen die peripheren motorischen Nerven im Vorderhorn des Rückenmarks und die Nervenzellen der Hirnnerven im Hirnstamm; die peripheren sensiblen Nerven enden ebenfalls im Rückenmark und Hirnstamm (☞ Abb. 1.5). Zentrales und peripheres Nervensystem sind also eng miteinander verknüpft. So ist es zu erklären, dass bei einigen Erkrankungen des Rückenmarks auch das periphere Nervensystem mitbetroffen ist.

1.1.4 Vegetatives Nervensystem

Anteile des vegetativen Nervensystems sind in zentralen und peripheren Abschnitten des Nervensystems zu finden und setzen sich aus zwei gegensätzlich wirkenden Systemen, dem **Sympathikus** und dem **Parasympathikus,** zusammen:

- **Sympathisches System** mit adrenergen Überträgerstoffen (z. B. Adrenalin bzw. **Noradrenalin**) an den Erfolgsorganen.
- **Parasympathisches System** mit cholinergen Überträgerstoffen (z. B. **Acetylcholin**) an den Erfolgsorganen.

Sympathikus und Parasympathikus verlaufen in der Peripherie über weite Strecken mit den motorischen und sensibel-sensorischen Nervenbahnen zusammen (☞ Abb. 1.5).

Die **sympathischen Nervenzellen** verlassen – aus dem Seitenhorn des Brustmarks kommend – segmental gegliedert das Rückenmark über die vorderen Wurzeln und bilden seitlich der Wirbelsäule als Ansammlung in einer Kette den **Grenzstrang** und vor der Wirbelsäule drei größere Ansammlungen (**prävertebrale Ganglien**, Sonnengeflecht). In den Ganglien des Grenzstrangs und vor der Wirbelsäule erfolgt eine Umschaltung der aus dem Rückenmark kommenden präganglionären Neurone auf die postganglionären Neurone, die zu den Erfolgsorganen (z. B. Herz, Darm, Drüsen) verlaufen (☞ Abb. 1.6).

Die **parasympathischen Nervenzellen** bestehen ebenfalls aus zwei Neuronen, die in einem Ganglion umgeschaltet werden. Der obere (kraniale) Teil des Parasympathikus versorgt die Speichel- und Tränendrüsen, die Pupillen der Augen sowie über den Nervus vagus viele innere Organe. Der untere (kaudale) Teil ist vorwiegend für Blase, Mastdarm und Sexualorgane zuständig.

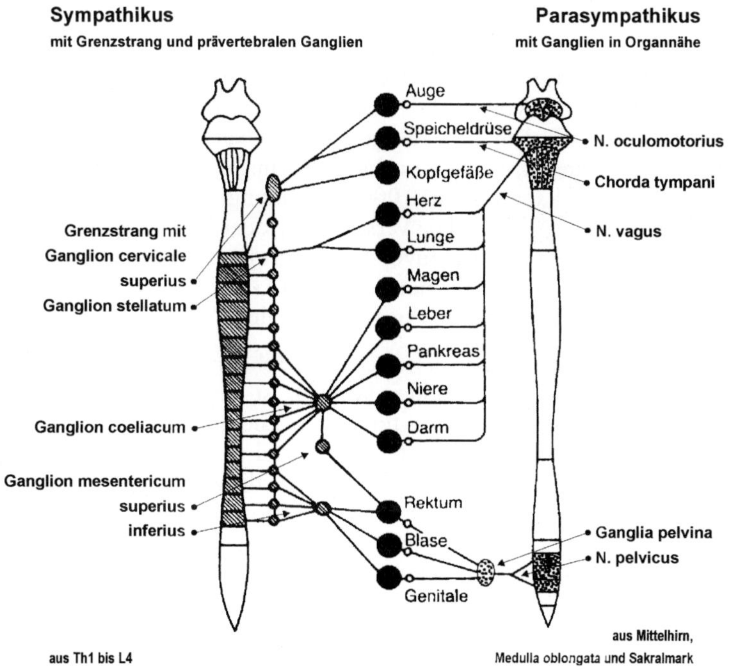

> Sympathikus und Parasympathikus regeln lebenswichtige Funktionen wie Verdauung, Harnblase, Herzschlag, Auge.

Abb. 1.6: Schematischer Aufbau des vegetativen Nervensystems

Das Wirken des vegetativen Nervensystems ist dem Willen weitgehend entzogen; es wird deshalb auch als **unwillkürliches** oder **autonomes Nervensystem** bezeichnet. Gesteuert wird es im Wesentlichen von der Hypophyse.

1.2 Bauelemente des Nervensystems

Das Nervengewebe besteht im Wesentlichen aus

- **Nervenzellen** (Ganglienzellen, Neuronen), die an der Zelloberfläche eintreffende Informationen aufnehmen, sie in elektrische Impulse umsetzen und an zentrale oder periphere Strukturen weiterleiten, sowie aus
- **Stützzellen** (Gliazellen, Neuroglia), die die Nervenzellen und ihre Fortsätze stützen und ernähren.

Die eng miteinander verknüpften Nervenzellen befinden sich in einem Gerüst aus Stützzellen.

1.2.1 Nervenzelle

Die **Nervenzelle** (das **Neuron**) besteht aus

- dem Nervenzellkörper mit Kern und
- den Fortsätzen: Neurit und Dendriten (☞ Abb. 1.7).

Der Mensch hat etwa 100 Milliarden Nervenzellen. Eine Nervenzelle ist so groß wie ein rotes Blutkörperchen. Die Nervenzelle hat in der Regel einen langen Fortsatz (Neurit) und mehrere kurze Fortsätze (Dendriten). Über Synapsen stehen die Nervenzellen miteinander in Verbindung.

Sie ist etwa so groß wie ein rotes Blutkörperchen und wird so alt wie ihr Träger. Sie kann sich nicht wie andere Körperzellen im Laufe ihres Lebens weiter teilen und sich nach ihrer Zerstörung nicht wieder neu bilden.

Das gesamte Nervensystem setzt sich aus etwa 100 Milliarden Nervenzellen zusammen, davon befinden sich etwa 10 Milliarden in der Groß- und Kleinhirnrinde. Um diese riesige Zahl von Nervenzellen in der Hirnrinde unterzubringen, ist diese zur Vergrößerung der Oberfläche gefaltet. Jede Nervenzelle kann bis zu 10 000 Verbindungen (Synapsen) zu anderen Nervenzellen eingehen. Die Verschaltung oder Verknüpfung der Nervenzellen untereinander ist unvorstellbar groß. Die Leistungsfähigkeit des Gehirns hängt also nicht nur von seiner Größe oder der Anzahl der Nervenzellen ab, sondern auch von der Güte ihrer Vernetzung.

Die Verschaltung der Nervenzellen kann auch nach beendeter Hirnreifung noch beeinflusst werden.

Während Nervenzellkörper sich nach einer Schädigung nicht mehr erholen, weiter teilen oder neu bilden können, ist dies bei den für die Verschaltung wichtigen Dendriten und ihren Endigungen, den Synapsen, anders. Entgegen früherer Vorstellungen sind die Fortsätze (Dendriten und Neurite) durchaus in der Lage – solange die Zellkörper nicht völlig zerstört sind – neu auszuwachsen und verlorene Funktionen wiederzuerlangen (wichtig für die Rehabilitation). Somit ist das Gehirn auch nach Abschluss seiner Entwicklung noch in der Lage, seine neuronalen Verschaltungen durch innere (Blut, Hormone) oder äußere (psychosoziale Einflüsse) Reize zu verändern (**Neuroplastitizität**).

Die Weiterleitung von Reizen vom zentralen zum peripheren Organ und umgekehrt erfolgt über die Neuriten. Dabei entscheidet der **Axonhügel** (Ursprungsort des Neuriten am Zellkörper, ☞ Abb. 1.7), ob ein Signal weitergeleitet wird oder nicht. Nur bei einer entsprechend hohen elektrischen Spannung kommt es zu einem Aktionspotenzial.

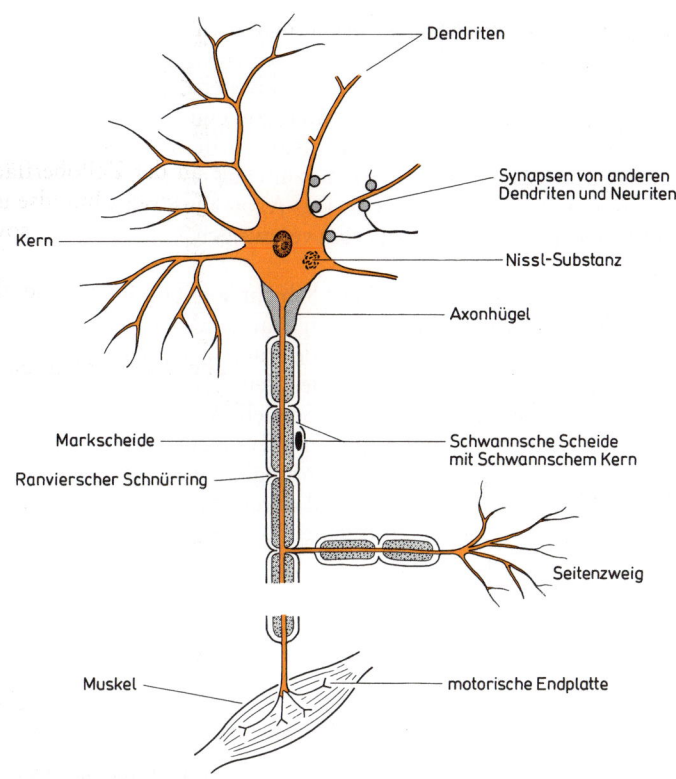

Dendriten

Synapsen von anderen Dendriten und Neuriten

Kern

Nissl-Substanz

Axonhügel

Markscheide

Schwannsche Scheide mit Schwannschem Kern

Ranvierscher Schnürring

Seitenzweig

Muskel

motorische Endplatte

Abb. 1.7: Nervenzelle (Neuron)

Der **Nervenzellkörper** wird von Protoplasma, einer eiweißreichen, halbflüssigen, feinkörnigen Masse und dem Kern (Nucleus) gebildet. Zur lichtmikroskopischen Untersuchung kann man die einzelnen Bestandteile der Nervenzellen durch besondere Färbung sichtbar machen.

Nervenzellkörper

- Durch Färbung mit Toluidinblau kommt die **Tigroid-** oder **Nissl-Substanz** zur Darstellung, die einen hohen Gehalt an Ribonucleinsäure (RNS) hat und sich bei Schädigung der Nerven und im hohen Alter zurückbildet. Die Nissl-Substanz ist wahrscheinlich für die Bildung der Plasma-Strukturen verantwortlich.
- Für den Stoffwechsel der Zelle sind die **Mitochondrien** wichtig. Es sind strangförmig strukturierte Organellen, die auch Adenosintriphosphorsäure (ATP) bilden und damit die Energielieferanten für die Zelle sind.
- Der **Golgi-Apparat** soll wichtige Zellfermente produzieren.
- Der **Zellkern** selbst besteht vorwiegend aus Nukleinsäure, enthält die **Chromosomen** und ist von einer doppelten Kernmembran umhüllt.

Histologie der Nervenzelle

Die **Nervenfasern** werden lichtmikroskopisch durch Färbung mit Metallsalzen (Chrom-Osmiumsäure und Chrom-Silber) sichtbar gemacht.

Nervenfasern

- Die meisten Nervenzellen verfügen über viele kurze Fortsätze, die **Dendriten,** die sich wie Äste eines Baumes verzweigen und mit anderen Zellkörpern und deren Dendriten zahlreiche Verbindungen eingehen.

Histologie der Nervenfaser

- Andere Nervenzellen verfügen neben mehreren Dendriten auch über einen langen Fortsatz, den **Neurit.** Neuriten dienen der Reizweiterleitung vom und zum Zentralorgan und bestehen aus einem **Achsenzylinder** (Axon), der wie die Dendriten von einer Markscheide (s. u.) umhüllt ist. Ein solcher Neurit kann bis zu einem Meter lang sein, wenn er zum Beispiel vom Rückenmark bis zum Fuß oder von der Hirnrinde bis ins untere Rückenmark reicht. Das Axon kann Seitenzweige (Kollaterale) abgeben, die sich wiederum verzweigen.

Markscheide
(Myelinscheide)

Die Markscheide ist aus regelmäßigen Schichten fettähnlicher Stoffe (Lipoide) und Eiweißkörper (Proteine) aufgebaut und wird nach außen von Gliazellen umgeben, die die Markscheide ernähren. Am peripheren Nerv wird die Gliazelle als **Schwannsche Zelle** (Neurolemm) bezeichnet.

Die Dicke der Markscheide ist für die Schnelligkeit der **Reizleitung** verantwortlich. Diese erfolgt im peripheren Nerv nicht gleichförmig wie in einer elektrischen Leitung, sondern sprunghaft von Marksegment zu Marksegment. Die Marksegmente sind durch **Ranviersche Schnürringe** voneinander getrennt. Jedes Marksegment wird von einer Schwannschen Zelle mit Kern gebildet.

1.2.2 Stützzellen

Die Stützzellen (**Gliazellen**) bilden das stützende Gerüst (**Neuroglia**) für die Nervenzellen im zentralen Nervensystem. Gleichzeitig versorgen sie die Nervenzellen mit Energie aus der Blutbahn und führen die Stoffwechselprodukte ab. Gehen Nervenzellen zugrunde, wird der Defekt durch Gliazellen ausgefüllt.

Es gibt verschiedene Arten von Gliazellen:

- **Astrozyten** (vorwiegend Energieversorgung),
- **Oligodendroglia** (vorwiegend Aufbau und Versorgung der Markscheiden) und
- **Mikroglia** (vorwiegend Abbau degenerierter Nervenzellen).

Hirntumoren bestehen überwiegend aus wuchernden Gliazellen (Gliome, Glioblastome).

1.3 Nervenleitung und Informationsübermittlung

1.3.1 Aktionspotenzial

Die Nervenzelle erhält über ihre Dendriten aus dem Nervenzellverbund Informationen, sammelt und speichert sie. Eine Weitergabe der Information erfolgt erst dann, wenn der Reiz eine bestimmte Stärke erreicht hat

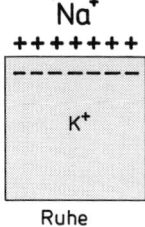 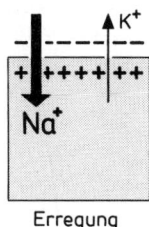

Abb. 1.8: Membran-depolarisierung bei Zellreizung

und im **Axonhügel** eine entsprechende Entscheidung getroffen wird. Reize, die unterschwellig bleiben, werden offenbar nicht weitergeleitet.

Eine Nervenzelle im Ruhezustand hat eine »Ruhespannung« oder ein **Ruhepotenzial,** das durch feinste intrazelluläre Ableitungen messbar ist. Dabei findet sich im Inneren der Zelle eine negative und außerhalb eine positive Spannung (☞ Abb. 1.8), die dadurch zustande kommt, dass sich außerhalb wesentlich mehr positive Natrium-Ionen als positive Kalium-Ionen innerhalb der Zelle befinden. Dieser Zustand bleibt erhalten, weil die Zellmembran im Ruheszustand keine positiven Natriumionen hineinlässt.

Ruhepotenzial:
innerhalb der Zelle negative Spannung

Bei einer Erregung kommt es plötzlich zu einem schnellen Einbruch von Natrium-Ionen in die Zelle und einer nur langsamen Wanderung von Kalium-Ionen aus der Zelle. Dadurch überwiegen im ersten Moment der Erregung positive Ionen innerhalb der Zelle, sodass es zu einer Umpolung der Spannung an der Zellmembran kommt, die jetzt innen positiv und außen negativ ist (**Depolarisation**). Ein elektrischer Reiz, das **Aktionspotenzial,** ist entstanden. Es dauert etwa eine Millisekunde.

Aktionspotenzial:
innerhalb der Zelle positive Spannung

Im Anschluss an den Natrium-Einstrom wird das Natrium durch aktive, Energie verbrauchende Tätigkeit der Zelle wieder heraustransportiert (Na^+-K^+-Pumpe), bis das Ruhepotenzial wiederhergestellt ist. Dieser Vorgang wird **Repolarisation** genannt. Da das Erregungs- oder Aktionspotenzial dem Ruhepotenzial entgegengesetzt gepolt ist, kommt ein zweiphasiges Aktionspotenzial mit einer auf- und abwärts gerichteten Zacke zur Darstellung (☞ Abb. 1.9, S. 36).

Repolarisation der Zelle

1.3.2 Informationsübermittlung

Ein Aktionspotenzial wird in einem Nerv (oder auch Muskel) über eine Spannungsdifferenz zwischen einem erregten, depolarisierten und einem benachbarten Zellabschnitt mit Ruhepotenzial fortgeleitet. Ein kontinuierliches Fortleiten der elektrischen Spannung ist also dann gewährleistet, wenn immer wieder ein neues Aktionspotenzial neben einem unerregten Abschnitt aufgebaut wird. Die Geschwindigkeit der Fortleitung des Aktionspotenzials hängt vom Markgehalt der Nerven ab. Nerven mit dicken Markscheiden leiten im Allgemeinen schneller.

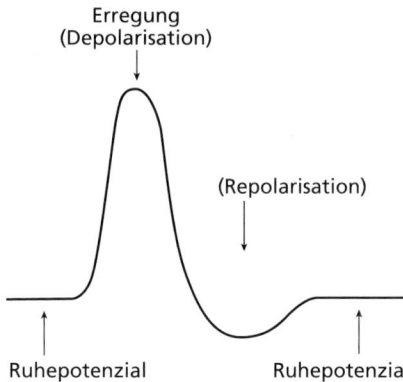

Abb. 1.9: Aktionspotenzial

Die Synapse ist die »gemeinsame Berührungsstelle« zwischen zwei Nervenzellen oder einer Nervenzelle mit dem Erfolgsorgan. Je nach dem Überträgerstoff kann das Erfolgsorgan stimuliert oder gehemmt werden.

Die Informationsübermittlung zwischen den Nervenzellen oder zwischen Nervenzellen und Organzellen erfolgt an Schaltstellen, den so genannten Synapsen.

Synapsen sind nicht nur einfache Kontaktstellen zwischen zwei Zellen, sondern Abschnitte besonderer Informationsübertragung, die im Bereich der Nervenzellen vorwiegend mit chemischen Vorgängen verknüpft sind (**chemische Synapse**). Die Informationsübermittlung zwischen Nervenfasern und vielen anderen »Nicht-Nervenzellen« erfolgt überwiegend auf elektrischem Wege (**elektrische Synapse**).

Chemische Synapse

Bei der **chemischen Synapse** gelangt die Information von der präsynaptischen zur postsynaptischen Zelle mit Hilfe eines **Überträgerstoffs** (**Transmitters**). Das Ende einer Nervenfaser wird von einer kolbigen Auftreibung gebildet, die mit einer sehr dünnen Membran abschließt. Dieser präsynaptische Abschnitt enthält die für den Stoffwechsel wichtigen Mitochondrien sowie zahlreiche Bläschen, in denen Überträgerstoffe gebildet und gespeichert werden (☞ Abb. 1.10). Kommt es nun zu einer elektrischen Aktivität, werden bestimmte Überträgerstoffe aus den synaptischen Bläschen freigesetzt. Sie gelangen in den synaptischen Spalt und beeinflussen die Empfänger (**Rezeptoren**) der postsynaptischen Zelle. Werden dort die Rezeptoren erregt, wird ein neues Aktionspotenzial aufgebaut und dadurch die Information von einer Zelle auf die andere weitergeleitet. Die Informationsübertragung kann mit Hilfe spezieller Überträgerstoffe aber auch gehemmt werden.

Die Überträgerstoffe sind Hauptangriffspunkt vieler Arzneimittel, insbesondere der Psychopharmaka.

Elektrische Synapse

Ein anderes Prinzip der Informationsübermittlung ist die **elektrische Synapse**. Zwischen zwei aneinanderliegenden Zellen befindet sich eine Membran mit geringem Widerstand, die es ermöglicht, dass der Strom zur Nachbarzelle fließt und diese ebenfalls depolarisiert. Dieser besondere Membrankontakt wird durch gegenüberstehende Kanäle der Membranwände ermöglicht. Werden die benachbarten Zellen verletzt oder durch Stoffwechselstörungen beeinträchtigt, funktionieren die Kanäle der

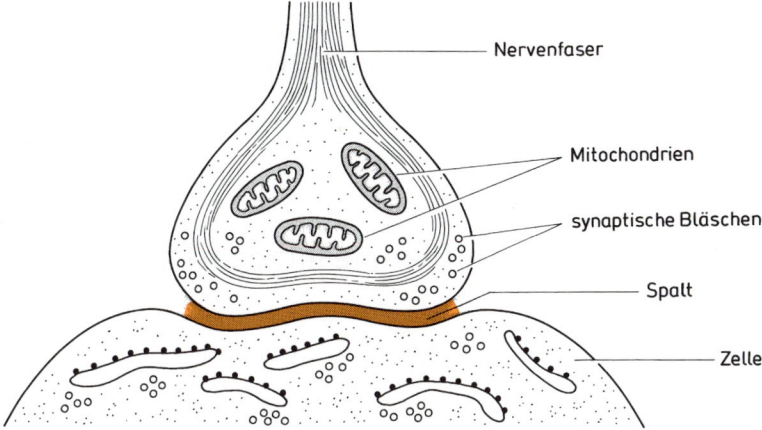

Nervenfaser

Mitochondrien

synaptische Bläschen

Spalt

Zelle

Abb. 1.10: Synapse einer Nervenzelle

Membran nicht mehr. Elektrische Synapsen finden sich vor allem im Herzmuskel und in der glatten Muskulatur, aber auch im Zentralnervensystem.

Zusammenfassung

Das **Nervensystem** besteht aus zentralen (Gehirn und Rückenmark), peripheren und vegetativen Anteilen. Das Großhirn überlappt die entwicklungsgeschichtlich älteren Hirnabschnitte von Zwischenhirn und Hirnstamm. Der Hirnstamm geht in das Rückenmark über, das bis etwa zum ersten Lendenwirbelkörper reicht. In der hinteren Schädelgrube liegt mit Verbindung zum Hirnstamm das Kleinhirn.
Gehirn und Rückenmark nehmen über die sensiblen und sensorischen Bahnen Reize und Informationen auf. Diese werden im Gehirn gesammelt, koordiniert und gespeichert. Bei Bedarf werden zweckentsprechende Impulse über die motorischen Bahnen und psychischen Reaktionen über das Zwischenhirn geäußert. Das unserem Willen weitgehend entzogene vegetative Nervensystem reguliert die Funktion zahlreicher Organe, wie Gefäße, Magen-Darm-Trakt, Herz, Ausscheidungsorgan, Haut und Drüsen.
Bauelemente des Nervensystems sind die Nervenzellen (auch Ganglienzellen oder Neurone) sowie die Stützzellen oder Gliazellen. Die Nervenzellen sind über ihre Fortsätze (Neuriten und Dendriten) miteinander verbunden. Die Informationsübermittlung erfolgt an den Synapsen, den Kontaktstellen zwischen den Zellen, auf elektrischem oder chemischem Weg. Dabei stimulieren Überträgerstoffe (Transmitter) die Empfänger (Rezeptoren) der Nachbarzellen.

2 Allgemeine Untersuchung und Beobachtung des Patienten

2.1 Erste Kontaktaufnahme mit dem Patienten

Die Pflegeperson nimmt den kranken Menschen so an, wie er ist. Sie stellt sich auf seine individuelle Art ein. Zurechtweisungen und erzieherische Maßnahmen sind nicht angebracht. Dabei verfolgt die Pflegeperson aber konsequent ihr pflegerisches Konzept. Sie muss sich gegebenenfalls mit Überzeugungskraft geschickt durchsetzen.

Die erste Begegnung der Pflegeperson mit dem Patienten ist für beide bedeutungsvoll. Der Patient begibt sich ängstlich und erwartungsvoll in einer verunsicherten Situation in medizinisch-pflegerische Betreuung. Die Pflegeperson sieht sich einem ihr bisher unbekannten kranken Menschen gegenüber, den sie zunächst so nehmen und akzeptieren muss, wie er ist – auch mit unangenehmen Eigenschaften. Seine Krankheit steht ganz im Vordergrund der Begegnung. Bei aller Zurückhaltung und Distanz wird die Pflegende bemüht sein, Persönlichkeit und Krankheitsgeschichte des Patienten zu erfassen.

Erste Stunden auf der Station

Der Patient muss schnell das Gefühl bekommen, auf der Station willkommen zu sein und angenommen zu werden. Der Patient und die Angehörigen werden in den Stationsablauf eingeweiht. Auf Toilette, Tagesraum, Dienstzimmer und Telefon sowie Regelung der Besuchsmöglichkeiten wird hingewiesen. Die Mitarbeiterinnen und Mitarbeiter des Pflege- und Stationsdienstes sowie Stations-, Ober- und Chefarzt werden benannt. Hilfreich für die Patienten und Angehörigen ist die Bereitstellung von Informationsmaterial über das Krankenhaus. Die Pflegekraft kümmert sich nach der Begrüßung um die Bedürfnisse und die pflegerische Versorgung des Patienten und hält diese Information in der **Pflegeanamnese** fest.

Begleiterkrankungen

Neben der neurologischen Erkrankung können weitere ernsthafte krankhafte Störungen bestehen.

Bei der Pflege neurologischer Patienten sind häufig internistische Probleme mit zu berücksichtigen. Bei Diabetes-, Nieren- und Herzkranken ist auf eine besondere Diät zu achten. Viele internistische Leiden (z. B. Herz- und Kreislauferkrankungen, Diabetes mellitus) müssen medikamentös weiterbehandelt werden. Auf allgemein-körperliche Störungen, wie Unregelmäßigkeiten der Verdauungs- und Ausscheidungsorgane, der Herz-, Kreislauf- und Atemtätigkeit ist ebenso zu achten wie auf Verletzungen und Missbildungen. Viele neurologische Erkrankungen gehen mit psychischen Störungen einher, die erkannt und beschrieben werden müssen. Alle diese Informationen sind auf dem betreffenden Stammblatt des Patienten zu notieren und sind als Basis für die **Pflegeplanung** Teil der **Pflegedokumentation.**

Umgang mit dem Patienten

Die Pflegeperson sollte ruhig und einfühlsam auf den Patienten eingehen. Sie sollte versuchen, ängstlichen Patienten sachlich, aber nicht überbesorgt Mut und Hoffnung zuzusprechen. Bei älteren Patienten ist oft auf deren Ratlosigkeit, Schwerhörigkeit, Sehbehinderung und Verlangsamung der Auffassung und des Handelns einzugehen. Geistig behinderten Patienten ist mit klaren und einfachen Aussagen zu begegnen und ihnen entsprechend ihrer Behinderung zu helfen. Kranke Kinder benötigen Geborgenheit, fürsorglichen Zuspruch und ablenkende Beschäftigung.

Für die Pflegenden ist es hilfreich, wenn sie für ihr pflegerisches Handeln Normen und Richtmaße, also **Pflegestandards,** vorfinden, an denen sie sich orientieren können. Diese können in den verschiedenen stationären und ambulanten Kranken- und Pflegeeinrichtungen unterschiedliche Ziele oder Leitbilder haben. Die Pflegestandards müssen sich aber auch an den Bedürfnissen der zu pflegenden Patienten orientieren.

Pflegestandards

Wichtig ist der Austausch mit dem behandelnden Arzt. Die Pflegenden müssen von diesem Angaben zur Vorgeschichte erhalten, die für die Pflege und Betreuung wichtig sind. Auch müssen sie klare Anweisungen zur richtigen Lagerung, Ernährung und Belastung erhalten und über das Krankheitsbild informiert werden. Worauf ist bei der Pflege zu achten, was muss kontrolliert (z. B. Kreislauf, Atmung, Stuhlgang, Beweglichkeit) und gemessen (z. B. Blutdruck, Puls, Urinausscheidung) werden?

Klare Anweisungen des Arztes, evtl. Anordnungen schriftlich übermitteln

Durch Beobachtung und erste Fragen ist zu prüfen, wie Bewusstseinslage, Orientierung und Auffassung sind.

Auch sollte sich die Pflegeperson einen Eindruck von der psychosozialen Situation des Patienten verschaffen:

- Wie sind die Beziehungen zu Angehörigen und Begleitpersonen?
- Sind Spannungen und Konflikte erkennbar?
- Wie erlebt der Patient seine Beschwerden, wie stellt er sie dar?
- Wie bewegt er sich auf oder außerhalb der Station?
- Was wird ihm mitgebracht (Medikamente, Alkohol)?

Die Pflegeperson kann während der ersten Stunden bei einem neuen Patienten wertvolle Beobachtungen machen, die sie ggf. mit dem Arzt oder der Stationsleitung besprechen muss. Nicht selten vertrauen sich Patienten und deren Angehörige eher dem Pflegepersonal als dem Arzt an, sodass dieser auf Informationen und Beobachtungen aller Mitarbeiterinnen und Mitarbeiter einer Station angewiesen ist. Mindestens einmal wöchentlich durchgeführte **Stationsbesprechungen** im Sinne der Teamarbeit verbessern den Kontakt zwischen den Pflegenden, Ärzten, Psychologen, Sozialarbeitern, Physio- und Ergotherapeuten, dem Krankenhausseelsorger sowie dem hauswirtschaftlichen Dienst. Diese Gespräche beziehen sich nicht nur auf die Patienten, sondern auch auf die Zusammenarbeit der verschiedenen Mitarbeiterinnen und Mitarbeiter.

Therapeutisches Team

Stationsbesprechungen

2.2 Motorische Störungen

Motorisches System

Die Bewegungsvorgänge des Menschen werden als **Motorik** bezeichnet. Sie beinhalten:

- Muskelkraft
- Muskeltonus
- abnorme Bewegungen
- Koordination
- Beschaffenheit der Muskulatur.

Verlauf der motorischen Bahn von der Praezentralregion des Großhirns durch die innere Kapsel. Kreuzung auf die Gegenseite im Hirnstamm. Weiterer Verlauf im Rückenmark zu den motorischen Vorderhornzellen. Umschaltung auf das periphere motorische Neuron (☞ Abb. 2.1).

Motorik entwickelt sich aus Impulsen, die in der motorischen Hirnrinde (Gyrus praecentralis, ☞ Abb. 1.2, S. 26) entstehen. Nach Abstimmung mit anderen Neuronen, insbesondere mit Informationen aus der Körperperipherie und der Umwelt über das sensibel-sensorische System, geht der Impuls als Reiz vom Zellkörper des **ersten** oder **zentralen motorischen Neurons** in der motorischen Hirnrinde aus, dessen Neurit zwischen den Basalganglien hindurch (innere Kapsel) zunächst in die Medulla oblongata des Hirnstamms zieht, um hier die Seite zu wechseln (☞ Abb. 2.1). Der Neurit zieht dann im Rückenmark als Vorderstrang (Tractus corticospinalis) zum Vorderhorn. Die im Marklager des Gehirns fächerförmig zusammenlaufenden motorischen Bahnen haben die Form einer Pyramide. Dies führt auch zur Bezeichnung **Pyramidenbahn** für das erste oder zentrale motorische Neuron. Im Vorderhorn des Rückenmarks geht der Reiz auf das **zweite** oder **periphere motorische Neuron** über, dessen Neurit durch die vordere Wurzel das Rückenmark verlässt und in der Peripherie zum Muskel als Erfolgsorgan zieht.

2.2.1 Muskelkraft

Eine **verminderte Muskelkraft** wird als **Lähmung** bezeichnet. Ist sie unvollständig, wird von einer **Parese**, ist sie total, von einer **Paralyse** gesprochen.
Lähmungen können folgendermaßen verteilt sein:

- Monoparese: Lähmung einer einzelnen Gliedmaße
- Hemiparese: halbseitige Lähmung zweier Gliedmaßen
- Paraparese: beidseitige Lähmung zweier Gliedmaßen, besonders der Beine
- Tetraparese: Lähmung aller vier Gliedmaßen.

Lähmungen

Beobachtung der Beweglichkeit

Lähmungen fallen schon bei Beobachtung der Bewegung auf. Beim Gehen wird z. B. ein Bein nachgezogen oder steif bewegt; der Patient stolpert oder bleibt mit der Fußspitze hängen; es sind mangelnde oder fehlende Mitbewegungen eines Armes oder das Hängen einer Gesichtshälfte zu beobachten. Lähmungen der Beine und Hüftmuskeln fallen beim Aufstehen von einer Liege oder vom Stuhl z. B. dadurch auf, dass der Patient zum Aufrichten seine Arme an den Oberschenkeln oder naheliegenden Gegenständen (z. B. Armlehnen) abstützt. Beim Treppensteigen zieht er sich

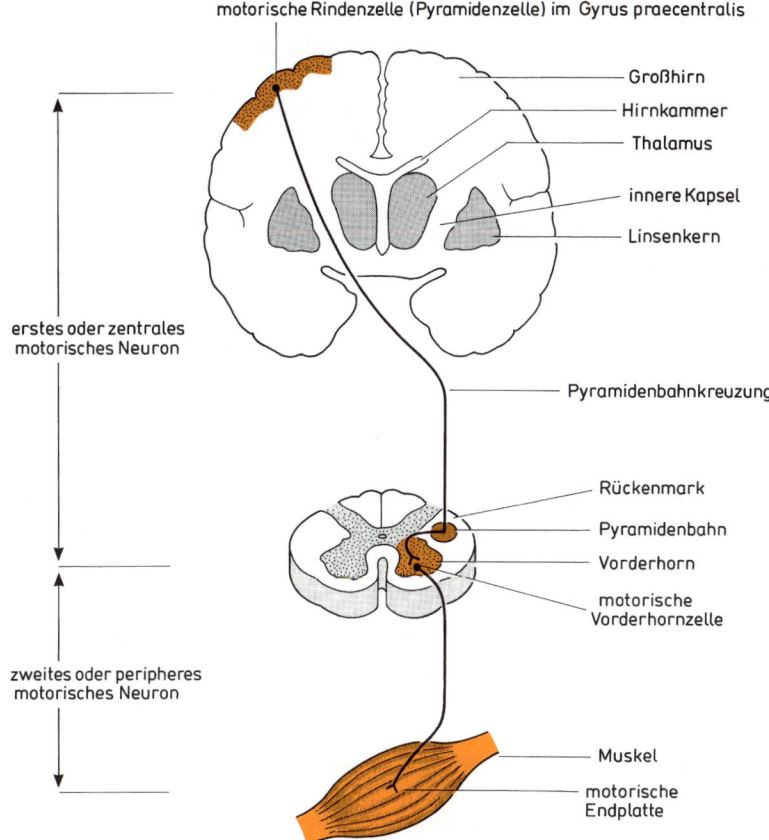

motorische Rindenzelle (Pyramidenzelle) im Gyrus praecentralis

Großhirn
Hirnkammer
Thalamus
innere Kapsel
Linsenkern

erstes oder zentrales motorisches Neuron

Pyramidenbahnkreuzung

Rückenmark
Pyramidenbahn
Vorderhorn
motorische Vorderhornzelle

zweites oder peripheres motorisches Neuron

Muskel
motorische Endplatte

Abb. 2.1: Aufbau des motorischen Systems

wegen einer Beinschwäche am Geländer hinauf. Beim Hinuntergehen einer Treppe neigt er dazu, mit dem Bein einzuknicken. Bei leichten Lähmungen der Hände und Arme hat der Patient Mühe, seine Schuhe zuzubinden, die Strümpfe an- oder auszuziehen, die Jacke zuzuknöpfen, seine Haare zu kämmen oder den Schlüssel umzudrehen sowie beim Essen Messer, Gabel und Löffel zu halten. Auch das Schlucken, Öffnen der Augenlider und Sehen kann durch Lähmungen der entsprechenden Muskeln beeinträchtigt sein.

Die Patienten sind in ihrer Bewegung auch außerhalb der Station zu beobachten. Einige zeigen bewusst oder unbewusst Bewegungsstörungen, die ein Begehren (z. B. Rentenwunsch) oder einen seelischen Konflikt zum Ausdruck bringen können.

2.2.2 Muskeltonus

Als **Tonus** wird die Grundspannung der Skelettmuskulatur bezeichnet. Eine Erhöhung des Tonus tritt als **Spastik** oder **Rigor** in Erscheinung. Die Tonusverminderung wird als **Hypotonie** bezeichnet.

Spastik

Kontraktur

Unter **Spastik** wird eine anhaltende **Muskelverkrampfung** in Arm und/oder Bein, die zu einer Versteifung der Gelenke durch Muskelverkürzung (**Kontraktur**) führt, verstanden.

Der spastische Arm ist an den Oberkörper gepresst, im Ellenbogen und Handgelenk gebeugt. Das spastische Bein ist im Knie- und Fußgelenk (Spitzfuß) gestreckt.

Die Spastizität ist gekennzeichnet durch
- Steifheit der Gelenke durch Muskelverkürzung
- Schmerzen bei Bewegung

Klonus

- **Klonus:** Anhaltende und unwillkürliche rhythmische Muskelzuckungen bei ruckartiger Dehnung der verkürzten Sehnen weisen auf eine Schädigung des ersten motorischen Neurons hin (unerschöpflicher Klonus).

Entstehung der Spastik

Bei der Erklärung der Spastik geht man davon aus, dass der Muskeltonus im Wesentlichen vom Reflexverhalten des Muskels selbst abhängt. Die Muskelreflexe erreichen über die Hinterwurzeln des Rückenmarks das zentrale Nervensystem. Hier werden die Muskelreflexe von zentralen Impulsen aus der motorischen Hirnrinde, den Basalganglien und der Formatio reticularis gesteuert. Fällt durch eine Schädigung die zentrale Steuerung aus, wird der Muskelreflex ungenügend oder gar nicht gehemmt, sodass der Muskeltonus gesteigert bzw. erhöht erscheint. Beim passiven Durchbewegen spürt man einen **federnden Widerstand,** der im weiteren Bewegungsablauf nachlässt.

Nachlassender federnder Widerstand

Rigor

Gleichbleibender oder zunehmender Widerstand

Zentrale Einflüsse einer gestörten Basalganglienfunktion, die das Rückenmark mit der Pyramidenbahn erreichen, bewirken bei passiver Durchbewegung einen gleichbleibenden oder eher zunehmenden Widerstand der Muskulatur, der als **Rigor** bezeichnet wird. Der Rigor kann während der durchgeführten passiven Bewegung immer wieder nachlassen, sodass der Eindruck entsteht, in das sich bewegende Gelenk sei ein Zahnrad eingebaut (Zahnradphänomen). Der Rigor wird beim Parkinson-Syndrom beobachtet.

Hypotonie

Ein verminderter Muskeltonus, eine **Hypotonie,** ergibt sich aus einer Schädigung des zweiten oder peripheren motorischen Neurons und einer Unterbrechung zentraler Bahnen aus dem Kleinhirn zu den Vorderhornzellen des Rückenmarks, ferner bei komatösen Patienten und zu Beginn eines akuten Schlaganfalls. Bei passiver Durchbewegung ist kein Widerstand erkennbar.

Kein Widerstand

2.2.3 Abnorme Bewegungen

Bewegungen können in ihrem Ablauf gestört sein:

Ruhetremor

- Rhythmische Zitterbewegungen, besonders peripherer Muskelgruppen, werden als **Ruhetremor** bezeichnet. Vorwiegend ist er Ausdruck einer Störung der Basalganglien und wird geringer oder verschwindet ganz, wenn der Bewegungsablauf einem Ziel zustrebt (Tasse zum Mund führen). Im Schlaf ist er nicht zu beobachten.

- Ein Tremor, der sich bei zielgerichteten Bewegungen vor dem Ziel verstärkt und ausgesprochen wackelig wirkt, wird als **Intentionstremor** bezeichnet. Er ist auf eine Kleinhirnstörung zurückzuführen.

Intentionstremor

- Nicht rhythmische, ungeordnete und ziellose Bewegungen werden als **Hyperkinese** bezeichnet.

Hyperkinese

- Treten gleichzeitig blitzartige, schnelle Bewegungen und Zuckungen auf, handelt es sich um eine **Chorea.**

Chorea

- Langsame, schraubende, kreisende und drehende Bewegungen werden als **Athetose** bezeichnet.
Choreatische und athetotische Bewegungsstörungen sind auf Schädigungen der Basalganglien zurückzuführen.

Athetose

- **Myoklonien** sind blitzartige, schüttelnde und unwillkürliche Kontraktionen einzelner oder mehrerer Muskeln.

Myoklonien

- **Tics** zählen zu den häufigsten abnormen Bewegungen. Es handelt sich um kurzdauernde, ruck- und krampfartige Bewegungen einzelner Muskeln oder Muskelgruppen, die z. B. das Gesicht verzerren und den Kopf zu bizarren Dreh- und Schleuderbewegungen führen können. Tics sind häufig seelisch bedingt oder werden unter seelischer Belastung ausgelöst oder verstärkt.

Tics

2.2.4 Koordination

Die Koordination der Bewegungsabläufe ist Aufgabe des Kleinhirns. Das Kleinhirn ist funktionell über den Hirnstamm eng mit den motorischen Zentren der Großhirnrinde, dem Gleichgewichtsapparat im Mittelohr und den Hintersträngen des Rückenmarks verbunden. Bei intakter Muskelkraft kann der Bewegungsablauf durch eine Störung dieses umfangreichen Koordinationssystems beeinträchtigt werden.

Das Zusammenspiel der Bewegungsabläufe

Ein koordinierter Bewegungsablauf setzt voraus, dass die Informationen über Stellung und Haltung der Gliedmaßen unbeeinflusst über den Kleinhirnseitenstrang (Tractus spinocerebellaris) und den Hinterstrang zum Kleinhirn gelangen und dass andererseits die Verbindungen von der motorischen Großhirnrinde (Tractus corticopontini cerebellaris) und vom Gleichgewichtsorgan intakt sind (☞ Abb. 14.4, S. 339). Aus diesen verschiedenen Informationen veranlasst das Kleinhirn dann eine geordnete und zielgerichtete Bewegung, deren Feinabstimmung durch die Basalganglien erfolgt.

Die Störung der Bewegungskoordination wird allgemein als **Ataxie** bezeichnet. Bezüglich der Schädigung innerhalb des Koordinationssystems werden zwei Arten der Ataxie unterschieden:

Ataxie

- **Hinterstrangataxie (spinale Ataxie):**
Die für die Aufrechterhaltung des Gleichgewichts notwendigen Impulse aus dem Beinstand werden infolge einer Hinterstrangerkrankung nicht oder nur mangelhaft ins Gehirn, besonders ins Kleinhirn, geleitet. Der Patient lässt einen stampfenden und ausfahrenden Gang erkennen. Dieser

Hinterstrangataxie

wird beim Schließen der Augen noch unsicherer, weil dann die Kontrolle der Kleinhirnfunktion über das korrigierende Sehen wegfällt. Die Zielübungen sind nur mäßiggradig gestört.

Kleinhirnataxie

• **Kleinhirnataxie (zerebellare Ataxie):**
Die durch eine Kleinhirnerkrankung bedingte Unsicherheit der Bewegungen wird durch Sichtkontrolle der Augen nicht gebessert. Das Gangbild ist breitbeinig torkelnd, äußerst unsicher und von erheblicher Fallneigung begleitet. Dabei werden die Zielübungen grob verwackelt.
Eine besondere Form der Kleinhirnataxie ist die **Rumpfataxie.** Bei geöffneten oder geschlossenen Augen lässt der Patient beim Sitzen und Stehen ohne weitere Untersuchungstechnik bereits ein deutliches Schwanken erkennen.

Überprüfung der Koordination

Standsicherheit

Die Prüfung der Standsicherheit geschieht durch den **Romberg-Versuch.** Der Patient wird aufgefordert, mit enger Fußstellung, vorgestreckten Armen und geschlossenen Augen aufrecht zu stehen. Kommt es zu einer nicht zu beherrschenden Fallneigung, ist der Romberg-Versuch positiv. Zur Beurteilung der Gangsicherheit wird der Patient aufgefordert, wie auf einem Balken oder Seil zu gehen, indem er einen Fuß vor den anderen setzt. Erschwert wird die Untersuchung durch das Schließen der Augen (Strichgang).

Gangsicherheit

Zielübungen

Die Sicherheit der Zielübungen wird mit dem **Finger-Nase-Versuch** und dem **Knie-Hacke-Versuch** geprüft. Kommt es erst kurz vor dem Ziel zu einem Wackeln, so wird von einem Intensionswackeln oder **Intensionstremor** gesprochen. Eine Ungeschicklichkeit beim schnellen Öffnen und Schließen der Faust oder bei Drehbewegungen der Hand wie beim Einschrauben einer Glühbirne wird als **Dysdiadochokinese** bezeichnet.

Beobachtung von Bewegungsabläufen

Die Beobachtung der Bewegungsabläufe durch das Pflegepersonal ist äußerst wichtig. Es ist darauf zu achten, wie der Patient sich auf der Station bewegt, ob er an der Wand Halt sucht, wie er das Bett oder den Stuhl verlässt, wie er Feinbewegungen beim Anziehen der Kleidung und beim Essen ausführt und wie er sich in Gegenwart der Angehörigen bewegt. Auch ist zu erwägen, ob eine Gangunsicherheit Folge einer Medikamentenüberdosierung (durch verordnete oder heimlich genommene Medikamente) oder gar eine seelische Fehlhaltung ist.

2.2.5 Beschaffenheit der Muskulatur

Zur Beurteilung des motorischen Systems gehört auch die Betrachtung der Muskulatur mit der Fragestellung, ob ein **Schwund der Muskulatur (Atrophie, Amyotrophie)** oder eine **Zunahme der Muskelmasse (Hypertrophie)** vorliegt.

Muskelatrophie

Stärkere Muskelatrophien weisen immer auf eine Störung der peripheren Nerven (**neurogene Atrophie**) oder eine Erkrankung der Muskulatur (**myogene Atrophie**) hin. Ist zusätzlich noch ein unregelmäßig auftretendes spontanes Muskelwogen, das an Muskelzuckungen erinnert, erkenn-

bar, so ist dieses **Faszikulieren** häufig Ausdruck einer Erkrankung der motorischen Vorderhornzellen im Rückenmark. Faszikulationen werden nicht selten auch bei völlig gesunden Personen beobachtet.
Muskelatrophien geringeren Ausmaßes sind im Alter normal und sind auch bei zentralen Lähmungen zu beobachten. Außer bei neurologischen Erkrankungen kommen Muskelatrophien auch nach längerer Inaktivität, z. B. nach Extremitätenbrüchen (**Inaktivitätsatrophie),** oder in der Nachbarschaft erkrankter Gelenke (**arthrogene Muskelatrophie**) vor.

Muskelhypertrophien sind selten. Sie sind bei gewissen Muskelerkrankungen (z. B. Myotonia congenita) zu beobachten.

Muskelhypertrophien

2.3 Reflexe

Reflexe sind vom Willen unabhängige Reaktionen auf einen Reiz. Der Reiz (z. B. Schlag mit dem Reflexhammer auf die Patellarsehne) löst einen Impuls aus, der auf afferenten Bahnen das Reflexzentrum im zentralen Nervensystem (Rückenmark oder Gehirn) erreicht. Das Reflexzentrum wird von übergeordneten Zentren der motorischen Hirnrinde, den Basalganglien und der Formatio reticularis gesteuert (☞ Abb. 2.2, S. 46).

Reflexzentrum

Das Reflexverhalten gibt wichtige Hinweise auf die Funktionsbereitschaft des zentralen und peripheren Nervensystems.

Vom Reflexzentrum geht die Reizantwort auf efferenten Bahnen an das Erfolgsorgan. Diesen Erregungsablauf nennt man **Reflexbogen.** Da jeder Reflexbogen einem bestimmten Abschnitt im zentralen oder peripheren Nervensystem zugeordnet werden kann, sind bei gestörter Reflexantwort Rückschlüsse auf den Ort der Schädigung möglich.
Für die neurologische Untersuchung ist das Verhalten der Muskelreflexe von Bedeutung. Dabei können Reflexe im Muskel selbst (**Muskeleigenreflexe**) oder von der Haut ausgelöst werden (**Hautreflexe oder Fremdreflexe**).

Reflexbogen

2.3.1 Muskeleigenreflexe

Bei den Muskeleigenreflexen erfolgt die Reizung im Erfolgsorgan selbst. Der Reflexbogen besteht aus einer afferenten sensiblen und aus einer efferenten motorischen Bahn (☞ Abb. 2.2, S. 46). Im Reflexzentrum ist nur ein Neuron zwischengeschaltet (**monosynaptischer Reflexbogen**).

Beim Beklopfen der Patellarsehne mit dem Reflexhammer entsteht ein Dehnungsreiz der Sehne des Unterschenkelstreckers. Dieser Reiz gelangt auf der sensiblen Bahn zum Hinterhorn des Rückenmarks und über ein Schaltneuron zur motorischen Vorderhornzelle. Hier verlässt der Reiz über die motorische Bahn das Rückenmark und bewirkt eine Kontraktion der Quadrizepsmuskulatur. Dieser spinale **Reflexbogen** wird normalerweise durch zentrale motorische Neurone sowie Bahnen der Basalganglien und der Formatio reticularis derart gehemmt, dass ein mittellebhafter

Beispiel: Reflexprüfung

Der bekannteste Muskelreflex ist der Patellarsehnenreflex (PSR)

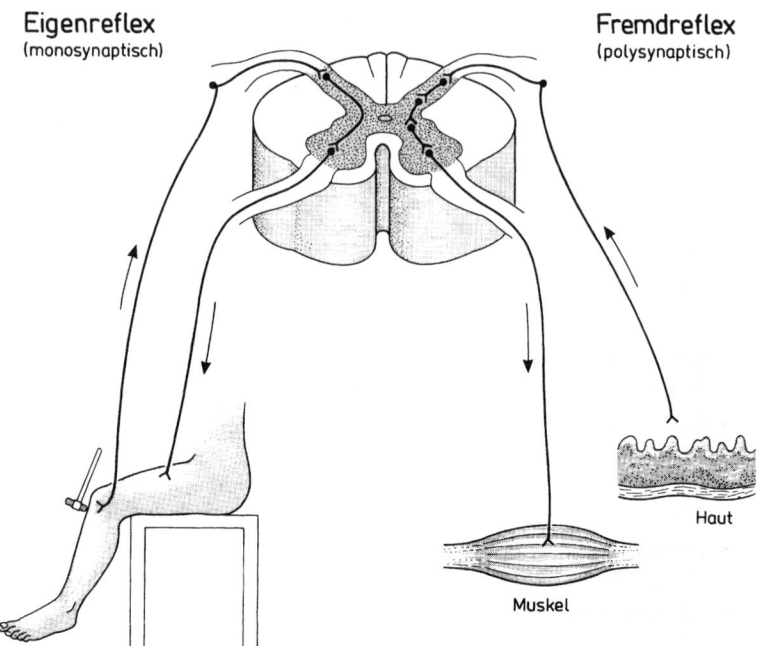

Abb. 2.2: Eigen- und Fremdreflex

Reflex zustande kommt. Fällt die Hemmung durch eine zentrale Erkrankung im Gehirn oder im Rückenmark aus, ist der Reflex gesteigert und damit pathologisch. Bei einer Schädigung des peripheren Nervs wird die Erregung nur vermindert oder gar nicht wirksam; der Reflex ist abgeschwächt oder erloschen. Auch das ist ein pathologischer Befund. Einige Menschen können aber anlagebedingt, d.h. konstitutionell abgeschwächte Muskeleigenreflexe haben, was nicht pathologisch ist.

Weitere Muskeleigenreflexe sind:

- **Fingerbeuger-Reflex** (C8, Trömner-Reflex): Die Hand des Patienten wird zangenartig vom Untersucher unter leichtem Zug nach oben gehalten. Beim Schlag von unten gegen die Fingerkuppen machen diese eine ruckartige Beugebewegung. Eine kräftige, vor allem einseitige Beugung ist pathologisch. Zu einer ähnlichen Fingerbeugung kommt es, wenn der Fingernagel nach unten geknipst wird (Knipsreflex).
- **Handschluss-Reflex** (C8). Mit dem Reflexhammer schlägt man in die Handinnenfläche direkt oberhalb des Handgelenks. Eine deutliche Beugung aller Finger zum Handschluss ist pathologisch.
- **Zehenbeuger-Reflex** (S1). Beim Beschlagen der Zehenkuppen von unten mit dem Reflexhammer oder den Fingern des Untersuchers kommt es bei einer Pyramidenbahnschädigung zu einer deutlichen Beugung der Zehen (Rossolimo-Reflex).

Gesteigertes Reflexverhalten   **Gesteigerte Muskeleigenreflexe** sind nur dann als pathologisch zu bezeichnen, wenn die Reflexsteigerung sehr ausgeprägt oder einseitig ist. Bei vegetativ leicht erregbaren Menschen können die Muskeleigenreflexe normalerweise sehr lebhaft sein. Pathologisch gesteigerte Muskeleigenreflexe weisen auf eine zentrale Schädigung, insbesondere der Pyramidenbahn hin. Sie gehen mit einer **Spastik** der Skelettmuskulatur einher. Insbesondere beim gesteigerten PSR und ASR (☞ Übersicht 2.1) sind oft lang anhaltende rhythmische Muskelkontraktionen nach rascher Dehnung zu beobachten, die als **Klonus** bezeichnet werden. Man prüft diesen Klonus, indem man z. B. die Kniescheibe am gestreckten Knie ruckartig nach unten stößt oder den Fuß ruckartig dorsal flektiert, d. h. nach oben drückt. Bei hochgradiger Spastik kann schon bei Berührung des gestreckten Beines ein Fußklonus auftreten. Ein schnell erschöpflicher Klonus ist meistens nicht pathologisch.

• Masseter-Reflex (N. trigeminus)		MR	Beklopfen des Unterkiefers
• Radiusperiost-Reflex (Brachioradialis-Reflex)	(C6)	RPR	Beklopfen des unteren Radiusdrittels
• Bizepssehnen-Reflex (Biceps brachii-Reflex)	(C5)	BSR	Beklopfen der Bizepssehne in der Ellenbeuge
• Trizepssehnen-Reflex (Triceps brachii-Reflex)	(C7)	TSR	Beklopfen der Trizepssehne oberhalb des Ellenbogengelenks
• Patellarsehnen-Reflex (Quadrizeps-Reflex)	(L4)	PSR	Beklopfen der Patellarsehne unterhalb der Kniescheibe
• Achillessehnen-Reflex (Triceps surae-Reflex)	(S1)	ASR	Beklopfen der Achillessehne im Bereich der Ferse.

Übersicht 2.1: Wichtige Muskeleigenreflexe

2.3.2 Fremdreflexe

Bei den Fremdreflexen (☞ Übersicht 2.2) erfolgt der Reiz nicht im Erfolgsorgan, sondern in einem anderen benachbarten Organ, häufig der Haut. Die Übertragung des Reizes im Reflexzentrum erfolgt aufgrund des Organwechsels über mehrere Neurone, **polysynaptischer Reflexbogen,** hinweg (☞ Abb. 2.2). Wird z. B. die Haut der Bauchdecke gereizt, so erfolgt normalerweise eine Kontraktion der Bauchdeckenmuskulatur (Bauchhautreflex). Die Reizerregung springt vom Organ Haut auf das Organ Muskel über.

Der bekannteste Fremdreflex ist der Fußsohlenreflex (Babinski-Reflex).

• Korneal-Reflex (N. trigeminus)	Bei Berührung der Hornhaut des Auges mit einem Wattebausch, ohne die Wimpern zu irritieren, kommt es reflektorisch zu einem Zusammenkneifen der Augenlider.
• Bauchhaut-Reflex (Th6-Th12, BHR)	Ein sanftes Bestreichen der Bauchhaut mit einem Holzspatel oder einer Nadel führt bei einem entspannt liegenden Patienten zu einer Kontraktion der Bauchmuskeln. Eine einseitige Abschwächung ist als pathologisch zu bezeichnen (Pyramidenbahnschädigung).
• Fußsohlenhaut-Reflex (Babinski-Reflex)	Durch Bestreichen der lateralen Fußsohle kommt es zu einer Dorsalbewegung der Großzehe als Ausdruck einer Pyramidenbahnschädigung.

Übersicht 2.2: Wichtige Fremdreflexe

2.4 Sensible Störungen

Sensibles System

Empfindungen der Haut (**Oberflächensensibilität**) sowie der Muskeln, Knochen und Gelenke (**Tiefensensibilität**) werden von speziellen Rezeptoren aufgenommen, in den afferenten Nervenbahnen zum Rückenmark und von dort zu bestimmten Kerngebieten des Hirnstamms, insbesondere zum Thalamus geleitet. Schmerz- und Temperaturreize kreuzen schon in Rückenmarkhöhe zur Gegenseite, während Berührungs- und Druckreize erst in der Medulla oblongata zur Gegenseite wechseln. Vom Thalamus ziehen die Bahnen zur Postzentralregion der Hirnrinde, wo die eingehenden sensiblen Reize gesammelt und gespeichert werden, um bei Bedarf entsprechende Informationen, insbesondere an das motorische System abzugeben (☞ Abb. 2.3).

Zu den **Berührungsempfindungen** gehören auch die subjektiv wahrgenommenen Missempfindungen wie Kribbeln oder das Gefühl des Ameisenlaufens. Sie werden als **Parästhesien** bezeichnet. Kommt bei der Wahrnehmung ein schmerzhaft-brennender Charakter hinzu, spricht man von **Dysästhesien**. Es handelt sich um eine Übererregbarkeit sensibler Rezeptoren oder Nervenfasern.

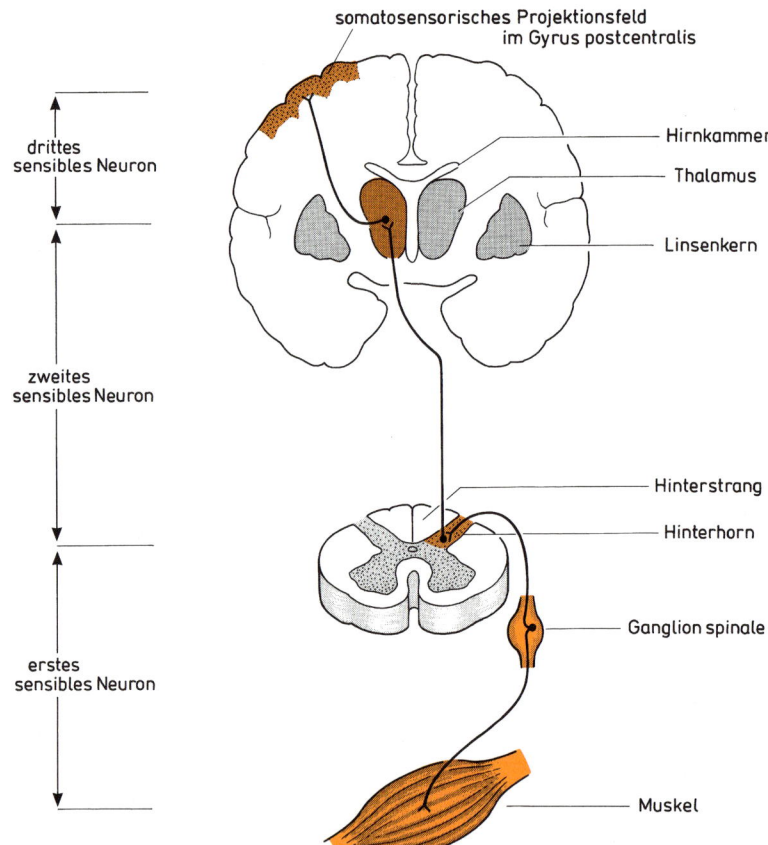

Abb. 2.3: Aufbau des sensiblen Systems (Berührungsempfindung) Verlauf der sensiblen Bahn vom Rezeptor durch die Hinterwurzel des Rückenmarks. Die aufsteigende Bahn kreuzt im Hirnstamm auf die Gegenseite und wird im Thalamus auf das dritte Neuron umgeschaltet. Dieses erreicht durch die innere Kapsel die Postzentralregion des Großhirns.

somatosensorisches Projektionsfeld im Gyrus postcentralis

drittes sensibles Neuron

zweites sensibles Neuron

erstes sensibles Neuron

Hirnkammer

Thalamus

Linsenkern

Hinterstrang

Hinterhorn

Ganglion spinale

Muskel

Das sensible System setzt sich aus mindestens drei hintereinander-geschalteten Neuronen zusammen:

- Das erste Neuron, dessen Kern im Ganglion spinale neben der Wirbelsäule liegt, zieht vom Rezeptor zur Hinterwurzel des Rückenmarks.
- Das zweite Neuron zieht von dort weiter zum Thalamus und
- das dritte Neuron schließlich von dort durch die innere Kapsel (Capsula interna) zur sensiblen Großhirnrinde hinter der Zentralfurche.

Folgende Empfindungsqualitäten werden unterschieden:

- **Oberflächensensibilität:** Berührungsempfindung, Schmerz- und Druckempfindung, Temperaturempfindung,
- **Tiefensensibilität:** Bewegungs- und Lageempfindung, Vibrationsempfindung.

2.4.1 Oberflächensensibilität

Die Prüfung der **Berührungsempfindung** geschieht mit einem feinen Pinsel oder Wattebausch. Auch durch Berührung mit der untersuchenden oder pflegenden Hand kann man sich einen Eindruck von der Berührungsempfindlichkeit verschaffen. Ist sie vermindert, spricht man von einer **Hypästhesie,** ist sie aufgehoben, von einer **Anästhesie.** Werden unangenehme Reize kribbelnder, schmerzender oder elektrisierender Art wahrgenommen, handelt es sich um Missempfindungen (**Parästhesien, Dysästhesien).**
Die Prüfung der Berührungsempfindung kann durch die Beurteilung des räumlichen Auflösungsvermögens erweitert werden, indem Zahlen, Buchstaben oder Figuren auf die Haut geschrieben werden. Sie sollen erkannt werden.

Berührungsempfindung

Die **Schmerzempfindung** wird durch mehrere Stiche mit einer Nadel oder durch leichtes Kneifen geprüft. Eine verminderte Schmerzempfindung wird als **Hypalgesie,** eine Schmerzunempfindlichkeit als **Analgesie** und ein schon auf leichte Berührung hin entstehender, unangenehmer, brennender und elektrisierender Schmerz als **Hyperpathie** bezeichnet. Bei der Beurteilung der Schmerzempfindung ist auch die Qualität des Schmerzes zu berücksichtigen. Es werden die meist gut zu lokalisierenden hellen und brennenden Schmerzen von den diffusen, dumpfen, aus der Tiefe kommenden Organschmerzen unterschieden.
Bei einer **Kausalgie** treten anfallsweise sehr quälende, brennende und stechende Schmerzen auf. **Phantomschmerzen** sind von der Art einer Kausalgie und werden in einem Körperabschnitt empfunden, der objektiv nicht mehr vorhanden ist (z. B. bei Amputationen). **Neuralgien** sind immer wiederkehrende, äußerst heftige und bohrende Schmerzattacken im Versorgungsgebiet eines peripheren Nervs (z. B. Trigeminusneuralgie).

Schmerzempfindung

Temperaturempfindung

Auf eine gestörte **Temperaturempfindung** kann die Angabe des Patienten hinweisen, dass er beim Baden oder Duschen die wirkliche Temperatur des Wassers nicht empfindet. Die Prüfung der Temperatur geschieht mit zwei Reagenzgläsern, von denen das eine mit heißem, das andere mit kaltem Wasser gefüllt ist. Der Patient muss erkennen und angeben, ob er vom kalten oder warmen Reagenzglas berührt wird. Eine Überempfindlichkeit gegenüber Kältereizen wird als **Kältehyperpathie** bezeichnet.

2.4.2 Tiefensensibilität

Lageempfindung

Durch passives Bewegen einzelner Glieder soll der Patient bei geschlossenen Augen die Richtungsänderung erkennen und die Position des bewegten Körperteils richtig benennen (**Lageempfindung**).

Vibrationsempfindung

Die **Vibrationsempfindung** (Pallästhesie) wird durch das Aufsetzen einer schwingenden Stimmgabel auf einen Knochenvorsprung geprüft. Ist z. B. die verminderte Empfindung (**Pallhypästhesie**) am Knöchel ausgeprägter als am Beckenkamm, so spricht dies für eine Schädigung des peripheren Nervs, der den Vibrationsreiz verzögert oder nicht weiterleitet. Ist die Vibrationsempfindung am Beckenkamm und am Knöchel etwa gleichermaßen gestört, weist dieser Befund auf eine Erkrankung des Rückenmarks hin.

2.4.3 Lokalisation der Sensibilitätsstörungen

Lage und Ausdehnung der Sensibilitätsstörungen erlauben Rückschlüsse auf den Ort des Krankheitsprozesses.

Die Bestimmung der Ausdehnung der Sensibilitätsstörungen ist für die nähere Lokalisation des Krankheitsprozesses hilfreich. Jedes Rückenmarksegment entlässt eine Nervenwurzel in die Peripherie, wo sie ein bestimmtes Hautareal versorgt. Die Sensibilitätsstörung in einem bestimmten Hautbezirk (☞ Abb. 2.4) erlaubt Rückschlüsse auf die betroffene Nervenwurzel und das entsprechende Segment im Rückenmark. Segmentale Sensibilitätsstörungen sind also immer Ausdruck einer Erkrankung des Rückenmarks oder der entsprechenden Nervenwurzel. Die Sensibilitätsstörung kann auch handschuh- und/oder strumpfförmig wie bei der Polyneuropathie oder im Sinne einer Reithose wie bei einem Konus-Kauda-Syndrom des unteren Rückenmarks (z. B. infolge eines Bandscheibenvorfalls, ☞ S. 352) angeordnet sein (☞ Abb. 2.5, S. 52).

Bei einer halbseitigen Rückenmarkschädigung kann die bereits auf Rückenmarkhöhe kreuzende Temperaturempfindung gestört sein, während die Berührungsempfindung unbehelligt kranialwärts geleitet wird, um erst in der Medulla oblongata auf die Gegenseite zu kreuzen. In dem vom geschädigten Rückenmarksegment versorgten Körperteil kommt es daher lediglich zu einer Störung der Temperaturwahrnehmung, während die Berührungsempfindung erhalten bleibt. Eine solch geteilte Wahrnehmung wird als **dissoziierte Empfindungsstörung** bezeichnet (☞ S. 328).

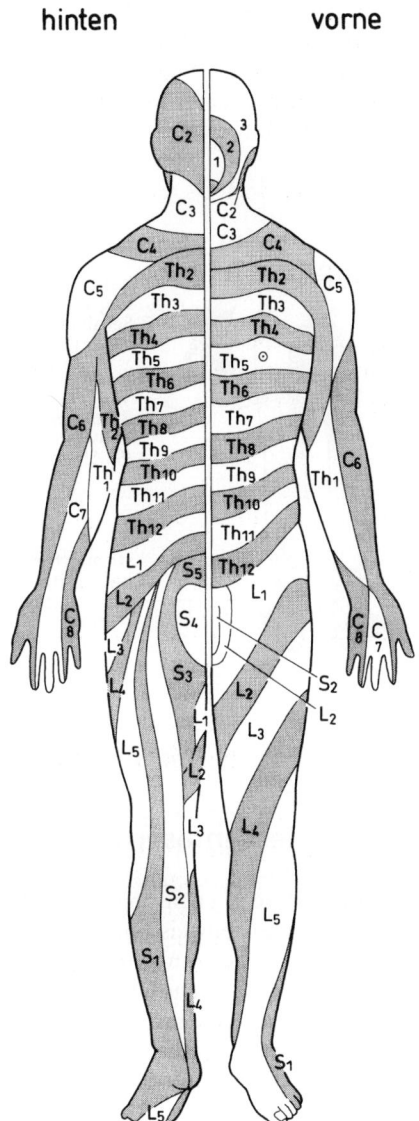

hinten   vorne

Abb. 2.4: Segmente bzw. radikuläre Bereiche der sensiblen Hautversorgung

2.5 Vegetative Störungen

Das vegetative Nervensystem steuert mit seinen sympathischen und parasympathischen Nervenfasern zahlreiche Organe und Drüsen. So werden Herz, Lungen und Darm zusammen vom Sympathikus und Parasympathikus innerviert. Die Schilddrüse und der überwiegende Teil des Kreislaufs werden im Wesentlichen vom Sympathikus; Pupillenreaktion und urogenitale Funktionen dagegen vom Parasympathikus gesteuert. Das Zentrum der vegetativen Innervation ist der Hypothalamus (☞ Abb. 1.6, S. 31).

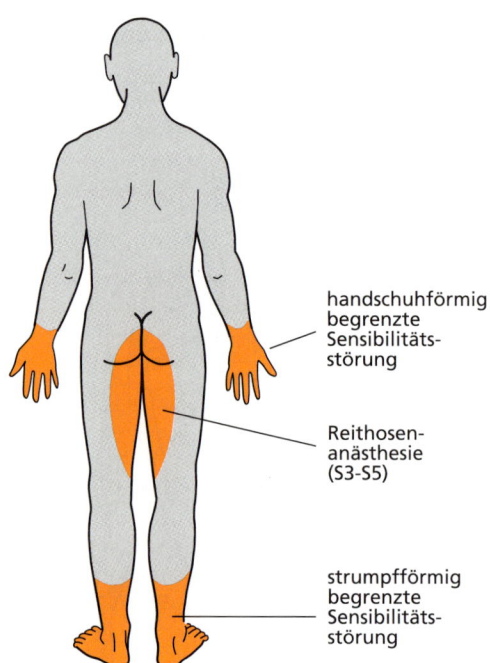

handschuhförmig
begrenzte
Sensibilitäts-
störung

Reithosen-
anästhesie
(S3-S5)

strumpfförmig
begrenzte
Sensibilitäts-
störung

Abb. 2.5: Peripher betonte,
symmetrisch auftretende
Sensibilitätsstörungen der
Haut

2.5.1 Sympathische Nervenfasern

*Sympathikus – Adrenalin,
Noradrenalin.*

Die **sympathischen Nervenfasern** entspringen den Seitenhörnern des
Brust- und Lendenmarks, werden teilweise im Grenzstrang umgeschaltet,
und ziehen mit den motorischen Nervenbahnen und den Blutgefäßen zu
verschiedenen Organen. Der wesentliche Überträgerstoff an den Endun-
gen ist das **Adrenalin** bzw. **Noradrenalin.** Deshalb wird auch von adrenergen Fasern bzw. einer adrenergen Wirkung derselben gesprochen.
Diese besteht u. a. in einer Beschleunigung des Herzschlags, einer Hemmung der Magen-Darm-Peristaltik, einer Harnverhaltung, einer Erweiterung der Pupillen, einer Verengung der peripheren Blutgefäße und einer
verminderten Schweißsekretion.

*Störung der Schweiß-
sekretion*

Schädigungen der peripheren Nerven wirken sich – weil die sympathischen Nerven teilweise mit ihnen verlaufen – auch in einer Beeinträchtigung der sympathischen oder adrenergen Funktion aus. Beispielsweise ist
die Schweißsekretion bei peripheren Nervenschädigungen gestört.
Bei der Untersuchung kann man mit der Außenseite des gekrümmten
Zeige- oder Mittelfingers beim Berühren der Haut die Feuchtigkeit derselben wahrnehmen. Auch beim Anfassen der Hände und Füße ist eine
besonders trockene oder feuchte Haut zu erkennen. Auf eine gesteigerte
Funktion des Sympathikus weist eine fleckige Rötung der Haut beim
leichten Kratzen oder bei psychischer Erregung hin.

2.5.2 Parasympathische Nervenfasern

Die **parasympathischen Nervenfasern** kommen aus dem Mittelhirn, dem verlängerten Mark und dem Sakralbereich des Rückenmarks. Die Umschaltung auf das zweite Neuron erfolgt unmittelbar vor oder im zu versorgenden Organ. Ein großer Teil der parasympathischen Nerven verläuft im **N. vagus,** dem 10. Hirnnerv. Dieser Nerv versorgt die meisten inneren Organe, vor allem Herz, Lungen und Magen-Darmtrakt. Die Wirkung des **N. vagus** entspricht etwa der entgegengesetzten Funktion des Sympathikus. Ein anderer Teil der parasympathischen Nerven verläuft mit den ebenfalls aus dem Hirnstamm kommenden **N. oculomotorius, N. facialis** und **N. glossopharyngeus.** Insbesondere werden die Pupillen sowie verschiedene Drüsen im Kopfgebiet wie Tränen- und Speicheldrüsen reguliert. Der sakrale Teil der parasympathischen Nerven ist für die Blasen-Mastdarmfunktion und die Sexualorgane zuständig. Die Überträgersubstanz an den Endigungen der parasympathischen Nerven ist das **Acetylcholin.** Deshalb werden diese Nerven auch cholinerge Fasern genannt.

Schädigungen des N. vagus und der anderen genannten Hirnnerven lassen sich an einer Beeinträchtigung der von ihnen regulierten Funktionen erkennen.

Parasympathikus – Acetylcholin

2.6 Hirnnervenstörungen

Die zwölf Hirnnerven gelten als Teil des peripheren Nervensystems. Die beiden ersten Hirnnerven (N. olfactorius und N. opticus) sind jedoch Ausstülpungen des Gehirns. Einige Hirnnerven haben nur sensorische (Empfindungen für Riechen, Schmecken, Sehen oder Hören) oder nur motorische, die meisten aber gemischte Funktionen (☞ Tab. 2.1, S. 54). Bei der neurologischen Untersuchung wird jeder Hirnnerv einzeln geprüft.

Die Rezeptoren für die Geruchswahrnehmung befinden sich in der Nasenschleimhaut. Die Riechfäden ziehen durch feine Öffnungen der vorderen Schädelbasis zum Bulbus olfactorius, der an der Basis des Stirnhirns gelegen ist. Hier findet die Umschaltung auf das zweite Neuron statt, das als Tractus olfactorius zum Schläfenlappen zieht, dem eigentlichen Riechzentrum.

N. olfactorius (I.)

Eine Herabsetzung des Riechvermögens wird als **Hyposmie,** ein Verlust als **Anosmie** bezeichnet. Diese Riechstörungen können bei Schädelbasisfrakturen, kontusionellen Hirnschädigungen und Tumoren der vorderen Schädelbasis auftreten.

Hyposmie bei basalen Stirnhirnverletzungen und Stirnhirntumoren

Geprüft wird mit aromatischen Stoffen (Lavendel, Terpentinöl, Zimt, Vanille). Die Wahrnehmung ätzender und beißender Geruchsstoffe (Essigsäure, Salmiakgeist) erfolgt durch den N. trigeminus, der auch die Nasenschleimhaut versorgt.

Der **Sehnerv** ist eine Ausstülpung des Gehirns und mündet als **Papille** am Augenhintergrund. Er kann hier durch die Pupille mit einem Augen-

N. opticus (II.)

Tab. 2.1: Untersuchung der Hirnnerven

	Hirnnerven	Funktion	Was wird untersucht?
I.	N. olfactorius	sensorisch	Geruch
II.	N. opticus	sensorisch	Sehkraft, Gesichtsfeld, Pupillen-, Licht- und Konvergenzreaktion
III.	N. oculomotorius	motorisch/vegetativ	Augenbewegungen, Pupillen
IV.	N. trochlearis	motorisch	Augenbewegungen
V.	N. trigeminus	sensibel/motorisch	Empfindungen im Gesicht, Kornealreflex, Kaumuskulatur
VI.	N. abducens	motorisch	Augenbewegungen
VII.	N. facialis	motorisch/sensibel/ sensorisch/vegetativ	Gesichtsmuskulatur, Geschmack
VIII.	N. statoacusticus	sensorisch	Gleichgewicht, Hören
IX.	N. glossopharyngeus	motorisch/sensibel/ sensorisch/vegetativ	Schlucken, Geschmack
X.	N. vagus	motorisch/sensibel/ vegetativ	Schlucken
XI.	N. accessorius	motorisch	Kopfdrehung, Heben der Schultern
XII.	N. hypoglossus	motorisch	Beweglichkeit der Zunge

spiegel betrachtet werden. Normalerweise ist die Papille scharf begrenzt und rötlich gefärbt.

Die schematische ☞ Abb. 2.6 zeigt die Augen und die dazugehörenden Sehbahnen, deren innere Anteile vor der Sella kreuzen und mit den äußeren Anteilen des anderen Auges in den Hinterhauptlappen des Gehirns ziehen. Alles, was beim Blick nach links wahrgenommen wird, gelangt an der rechten Seite des Augenhintergrundes zur Wahrnehmung und wird in den rechten Hinterhauptlappen geleitet. Reize aus dem rechten Gesichtsfeld gelangen in den linken Hinterhauptslappen.

Papillenveränderungen

Eine **Degeneration des Sehnervs** führt zur Abblassung und schließlich zur **Atrophie der Papille,** die dann porzellanweiß erscheint. Ein Ödem bei Hirndrucksteigerung führt zur Anschwellung der Papille, die unscharf und erhaben wirkt (**Stauungspapille**). Einschränkungen der **Gesichtsfelder** sind auf eine Schädigung der Sehbahn zurückzuführen. Aus der Art des Gesichtsfelddefektes kann auf den Ort der Schädigung geschlossen werden.

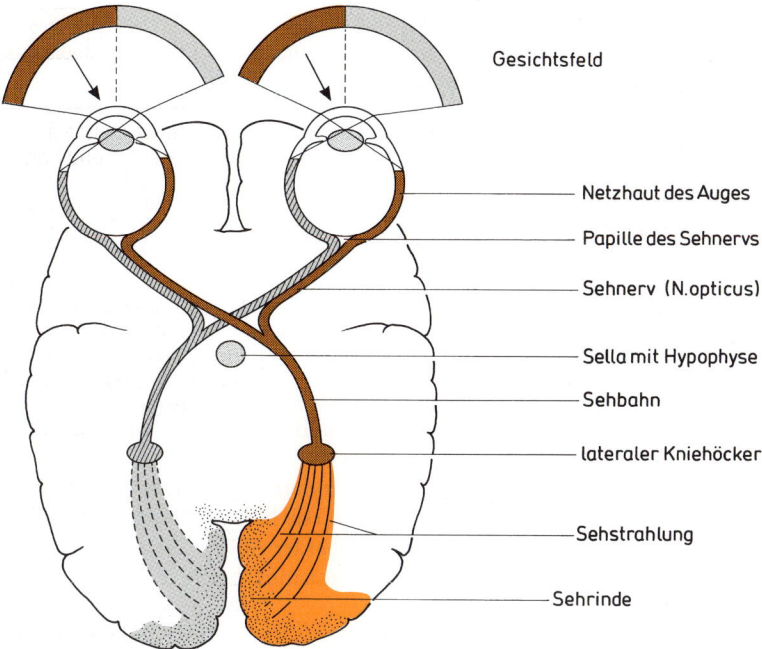

Gesichtsfeld

Netzhaut des Auges

Papille des Sehnervs

Sehnerv (N. opticus)

Sella mit Hypophyse

Sehbahn

lateraler Kniehöcker

Sehstrahlung

Sehrinde

Abb. 2.6: Schematische Darstellung des N. opticus und der Sehbahn

Es werden folgende Gesichtsfelddefekte unterschieden:

- **Hemianopsie:** Ausfall einer Gesichtsfeldhälfte
- **homonyme Hemianopsie:** Ausfall der gleichseitigen (rechten oder linken) Gesichtsfeldhälften für beide Augen
- **heteronyme Hemianopsie:** Ausfall der äußeren (bitemporale Hemianopsie) oder inneren (binasale Hemianopsie) Gesichtsfeldhälften beider Augen.

Gesichtsfelddefekte bei zerebralen Durchblutungsstörungen und Hypophysentumoren.

Die **Sehkraft** wird orientierend mit der Aufforderung getestet, vorgehaltene Gegenstände wie einen Kugelschreiber oder die Finger des Untersuchers zu erkennen. Exakt geschieht das mit besonderen Zeichen und Figuren auf Sehtafeln, deren Erkennen für jedes Auge (auch mit Brille) geprüft wird.

Untersuchung der Sehkraft

Die **Pupillen** sind in der Regel gleich weit (Durchmesser 2 – 4 mm) und rund. Enge Pupillen werden als **Miosis** (Durchmesser unter 2 mm), weite Pupillen als **Mydriasis** (Durchmesser über 4 mm) bezeichnet. Die Pupillen reagieren auf Lichteinfall (**Lichtreaktion**) normalerweise mit einer Verengung, indem parasympathische Anteile des N. oculomotorius aktiviert werden. Man prüft die Lichtreaktionen, indem man mit einer Lampe einzeln in jedes Auge leuchtet. Dabei schirmt man mit der Handfläche den Lichteinfall in das andere Auge ab, um an diesem nichtbelichteten Auge ein Mitreagieren der Pupille zu beobachten (konsensuelle Reaktion). Auch bei der **Konvergenzreaktion,** bei der der Patient aufgefordert wird, einen nahen Gegenstand zu fixieren, kommt es normalerweise zu einer Pupillenverengung.

Pupillenreaktion und Untersuchungsmethoden

Bei gesunden alten Menschen können Licht- und Konvergenzreaktion verzögert und weniger deutlich sein. Eine Ungleichheit der Pupillenweite (Pupillendifferenz mehr als 1 mm) wird als **Anisokorie** bezeichnet.

Ist nur eine Pupille erweitert und lichtstarr, weist dies auf ein gleichseitiges akutes hirnorganisches Geschehen (z. B. Hirnblutung, Hirndruck) hin. Sind beide Pupillen lichtstarr und weit, ist bei entsprechender klinischer Symptomatik an einen akuten Hirnstammprozeß zu denken.

Augenbewegungen

Für die Beweglichkeit der Augen sind drei Hirnnerven zuständig:

- N. oculomotorius (III.),
- N. trochlearis (IV.) und
- N. abducens (VI.).

Der dazwischenliegende 5. Hirnnerv (N. trigeminus) hat mit der Augenmuskulatur nichts zu tun und wird deshalb erst nach dem 6. Hirnnerv (N. abducens) besprochen.

Die Augenbeweglichkeit wird geprüft, indem der Patient aufgefordert wird, dem vorgehaltenen Finger des Untersuchers in alle Richtungen zu folgen. Abweichungen eines Auges oder beider Augen weisen auf Augenmuskellähmungen oder ein Schielen (Strabismus) hin.

N. oculomotorius (III.)

Dieser Nerv versorgt motorisch Heber, Senker und Dreher des Augenbulbus sowie die Heber der Augenlider.

Bei einer Parese weicht beim Blick geradeaus das Auge auf der gelähmten Seite nach außen und unten ab. Beim Blick nach oben kann der Augenbulbus nicht gehoben werden. Beim Blick nach unten bleibt der Augenbulbus zurück.

Okulomotoriuslähmung bei Diabetes mellitus und beim basalen Hirnaneurysma.

Bei einer Schädigung des N. oculomotorius nimmt der Patient schrägstehende Doppelbilder wahr. Außerdem hängt das Augenlid auf der gelähmten Seite. Liegt die Schädigung des N. oculomotorius im Hirnstammbereich, kommt es über eine Beeinträchtigung des Parasympathikus zu einer Erweiterung der Pupille (Mydriasis).

N. trochlearis (IV.)

Dieser Nerv ist rein motorisch und versorgt den Senker und Dreher des Augenbulbus.

N. abducens (VI.)

Auch dieser Nerv ist rein motorisch und versorgt den seitlichen Augenmuskel, der den Augenbulbus nach außen zieht. Ist der Nerv gelähmt, weicht das Auge beim Blick geradeaus nach innen ab; der Patient gibt nebeneinanderstehende Doppelbilder an. Der N. abducens wird von allen Augenmuskelnerven am häufigsten geschädigt (z. B. durch Hirndruck).

Abduzenslähmung bei Hirndruck.

N. trigeminus (V.)

Der dreigeteilte Nerv ist ein gemischter Nerv mit sensiblen und motorischen Anteilen. Überwiegend ist er für die Empfindungswahrnehmung im Gesicht zuständig (☞Abb. 2.7).

Die drei Äste sind:

- **N. ophthalmicus** versorgt Stirnhaut, Augenoberlid, Schleimhäute der Nasenhöhlen und im Augenbereich Horn- und Augenbindehaut. Die Reaktion des Nervs kann an der Hornhaut (Kornea) durch Berührung mit einem Wattebausch, die zu einem Lidschluss führt, geprüft werden (**Kornealreflex**).

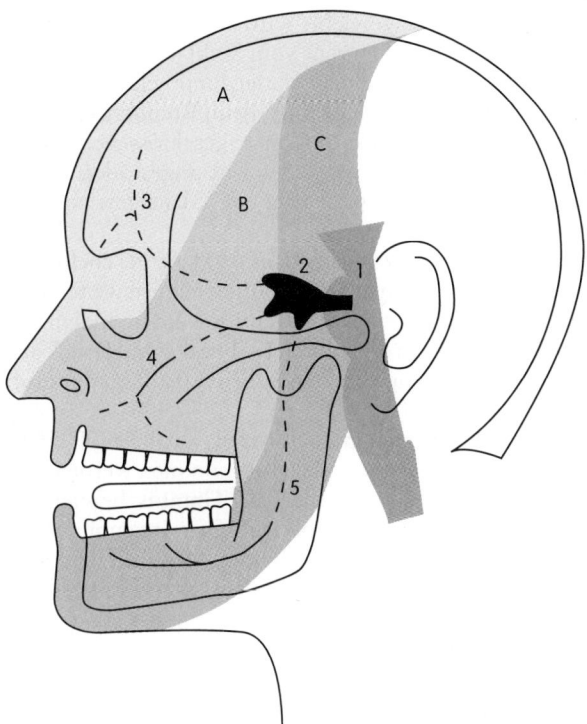

Abb. 2.7: Schematische Darstellung des N. trigeminus mit Kerngebiet im Hirnstamm (1), Ganglion trigeminale (2) und seinen drei sensiblen Versorgungsbereichen A, B und C
1 Kerngebiet des N. trigeminus im Hirnstamm
2 Ganglion trigeminale (Gasseri)
3 N. ophthalmicus mit Versorgungsbereich A
4 N. maxillaris mit Versorgungsbereich B
5 N. mandibularis mit Versorgungsbereich C

- **N. maxillaris** versorgt Gesichtswangen, Oberlippe mit Nasenflügeln sowie die Schleimhäute der Nasenneben- und der Kieferhöhlen, Gaumen und Oberkiefer. Bei der **Trigeminusneuralgie** ist der N. maxillaris am häufigsten irritiert.
- **N. mandibularis** versorgt mit seinem sensiblen Anteil die Schleimhäute des Mundbodens, die vorderen zwei Drittel der Zunge, den Unterkiefer sowie die Haut des Kinns und der Unterlippe.
  Der **motorische Anteil** versorgt die Kaumuskulatur.

Die häufigste Trigeminusirritation ist die Trigeminusneuralgie.

Der Nerv hat eine motorische und eine sensible Wurzel.

N. facialis (VII.)

- Der **motorische Anteil** versorgt die Gesichtsmuskulatur. Um die Kraft zu prüfen, wird der Patient aufgefordert, die Augenlider zu schließen, die Stirn zu runzeln, die Zähne zu zeigen und den Mund zu spitzen. Eine Lähmung ist durch das »Hängen« einer Gesichtshälfte zu erkennen. Dabei wird der Mund besonders beim Trinken nicht kraftvoll geschlossen, sodass Flüssigkeit herauslaufen kann.
- Der **sensible Anteil** des N. facialis ist für die Geschmackswahrnehmung in den vorderen zwei Dritteln der Zunge zuständig. Das hintere Drittel der Zunge wird vom N. glossopharyngeus versorgt.

Schädigung des Fazialisnervs führt zur einseitigen Gesichtslähmung.

Der Nerv hat zwei Anteile

N. statoacusticus (VIII.)

- Der »statische« Anteil ist der **N. vestibularis,** der Signale aus dem Gleichgewichtsorgan, das sich im Innenohr befindet, zum Gehirn leitet. Häufigstes Symptom einer Gleichgewichtsstörung ist der **Schwindel** (☞ S. 64).

Beeinträchtigung des
N. statoacusticus beim
Akustikusneurinom, bei der
Menière-Krankheit und
beim Hörsturz.

Bei der Untersuchung des Gleichgewichts wird zunächst auf Haltung und Gang geachtet. Wie steht der Patient vom Stuhl auf, wie läuft er, muss er sich festhalten? Kann er auf einer geraden Linie gehen, indem er einen Fuß vor den anderen setzt (**Strichgang**)? Beim **Romberg-Versuch** wird der Patient, der mit vorgestreckten Armen, geschlossenen Füßen und geschlossenen Augen steht, leicht von der Seite angestoßen. Deutliches Schwanken und Fallneigung weisen auf eine Gleichgewichtsstörung hin.

- Der »akustische« Anteil des N. statoacusticus wird als **N. cochlearis** bezeichnet. Er leitet Informationen aus dem Ohr ins Gehirn weiter. Das Gehör kann einfach mit der Flüstersprache geprüft werden, indem das nicht zu prüfende Ohr zugehalten oder durch Reiben des und Druck auf den Tragus (knorpelige Erhebung vor dem äußeren Gehörgang) taub gemacht wird.

Tinnitus

Ständige Ohrgeräusche, die meistens als Schwirren, Rauschen, Pfeifen, Brausen oder Kingeln nur vom Patienten wahrgenommen werden und objektiv nicht nachzuweisen sind, werden als **Tinnitus** bezeichnet. Diese subjektiven Ohrgeräusche gehen oft mit einer Innenohr- oder Altersschwerhörigkeit einher. Rund drei Millionen Menschen leiden in Deutschland an diesen ständigen Ohrgeräuschen, deren Entstehung noch ungeklärt ist. Es werden sowohl eine Schädigung der Haarzellen im Innenohr als neuerdings auch eine Störung zentraler Verarbeitungsprozesse im Gehirn erwogen. Auslöser können Stress und andere psychische Faktoren sein.

N. glossopharyngeus (IX.)

Der Zungenschlundnerv versorgt **motorisch** die oberen Schlundmuskeln und die Gaumensegel, die mit dem **Würgreflex** zu prüfen sind. **Sensorisch** ist er für die Geschmacksempfindung im hinteren Drittel der Zunge und im Bereich des Rachens zuständig.

N. vagus (X.)

Der »herumschweifende« Nerv enthält vegetative (parasympathische) Fasern für Herz, Lungen und Magen-Darm-Trakt sowie motorische Anteile für die mittlere und untere Schluckmuskulatur (eigentlicher Schluckakt) und die Stimmbänder des Kehlkopfes.

N. accessorius (XI.)

Dieser rein motorische Nerv stammt bereits aus dem oberen bis mittleren Halsmark und versorgt den M. sternocleidomastoideus, der den Warzenfortsatz mit dem Schlüsselbein verbindet (Kopfdreher), und den M. trapezius (Schultermuskel).

N. hypoglossus (XII.)

Der motorische Zungennerv versorgt die gesamte Zunge, die zum Bewegen der Nahrung, zum Schlucken und zum Sprechen erforderlich ist. Eine Schädigung des Nervs führt nicht nur zur Lähmung, sondern auch zur Atrophie der Zunge. Diese wirkt dann runzelig und lässt ein Faszikulieren (unregelmäßiges Muskelwogen) erkennen.

2.7 Nystagmus

Der Nystagmus (Augenzittern) stellt eine unwillkürliche, sich rhythmisch wiederholende, meist ruckartige Bewegung der Augenbulbi dar. Die ruckartige schnelle Bewegung wird von einer langsameren abgelöst. Die Richtung des Nystagmus wird nach der schnellen Phase angegeben (nach links oder rechts – also horizontal, aber auch nach oben oder unten – vertikal oder auch rotierend). Es gibt ferner einen gleichförmigen Nystagmus, wenn die Phasen etwa gleich schnell bzw. langsam sind. Der Nystagmus kann schon beim Geradeausblick (**Spontannystagmus**), erst beim Blick in die Endstellungen (**Blickrichtungsnystagmus**) oder bei besonderer Kopflage (**Lagenystagmus**) zu beobachten sein. Er kann durch Reizung des Gleichgewichtsorgans provoziert werden.

In seltenen Fällen ist der Nystagmus angeboren und harmlos. Meistens jedoch weist er auf eine Schädigung des Koordinationssystems hin, das sich aus Gleichgewichtsorgan, Hirnstamm und Kleinhirn zusammensetzt.

Ein Nystagmus weist auf eine Schädigung im Bereich des Hirnstamms oder des Kleinhirns hin.

2.8 Neuropsychologische Störungen

Viele von der Psyche gesteuerte Ausdrucksleistungen, wie z. B. die Sprache, das Schreiben und Lesen, die eng mit körperlichen Handlungen verbunden sind, sowie das Erkennen und Wahrnehmen von Sinneseindrücken, werden als **neuropsychologische Funktionen** bezeichnet.

Definition

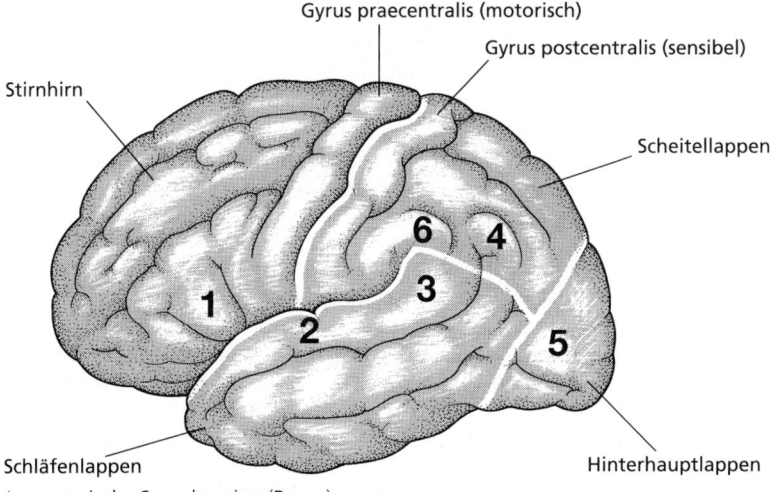

1. motorische Sprachregion (Broca)
2. amnestische Sprachregion ⎱ *Aphasie*
3. sensorische Sprachregion (Wernicke) ⎰
4. Gyrus angularis: *Agraphie, Alexie, Akalkulie*
5. Okzipitallappen: *optische Agnosie*
6. Gyrus supramarginalis: *Apraxie*

Abb. 2.8: Lokalisation einiger neuropsychologischer Störungen in der Großhirnrinde

Der Entwurf zu diesen Handlungen und Aktivitäten wird in bestimmten Hirnregionen programmiert (☞ Abb. 2.8, S. 59). Diese befinden sich bei Rechtshändern (etwa 90 % der Menschen) überwiegend in der linken Großhirnhemisphäre, bei Linkshändern entsprechend rechtshirnig. Die bekanntesten neuropsychologischen Störungen sind in Tab. 2.2 wiedergegeben.

Tab. 2.2: Neuro-psychologische Störungen

Die Unfähigkeit	bezeichnet man als
• zu sprechen oder die Sprache zu verstehen • zu schreiben • zu lesen • zu rechnen • optisch und akustisch zu erkennen • zielstrebig zu handeln • eine Körperhälfte zu beachten	Aphasie Agraphie Alexie Akalkulie Agnosie Apraxie Neglect

2.8.1 Aphasien

Am häufigsten ist eine **Sprachstörung (Aphasie)** als Ausdruck einer Schädigung der meist linken sprachdominanten Großhirnhälfte anzutreffen. Diese darf nicht mit einer Schädigung des Sprechapparates (Dysarthrie) verwechselt werden. Vier Aphasiearten werden unterschieden:

- Motorische Aphasie (Broca-Aphasie)
- Amnestische Aphasie
- Sensorische Aphasie (Wernicke-Aphasie)
- Globale Aphasie.

Motorische Aphasie
(Region 1, Abb. 2.8)

Störung des Sprachentwurfs

Während die zum Sprechen erforderlichen Muskeln intakt sind, ist der **Sprachentwurf** gestört. Es werden vorwiegend Substantive und Verben gebildet und ohne Füllworte aneinander gereiht. Dabei können einzelne Worte durch Vertauschen von Buchstaben leicht entstellt werden. Insgesamt sind das sprachliche Ausdrucksvermögen und der Sprachfluss gestört. Die Kranken nehmen ihre Beeinträchtigung wahr und bemühen sich, verständlich zu sprechen, was ihnen aber nicht gelingt. Das Sprachverständnis ist meistens erhalten.

Amnestische Aphasie
(Region 2, Abb. 2.8)

Störung der Wortfindung

Der Patient kann die richtigen Worte nicht finden, wobei die »innere Sprache« erhalten ist (**Wortfindungsstörungen**). Die Worte liegen »auf der Zunge« und können nicht in die Sprache umgesetzt werden. Diese Sprachstörung ist schnell durch das Vorhalten von Gegenständen, die der Kranke benennen muss, zu erkennen.

Sensorische Aphasie
(Region 3, Abb. 2.8)

Störung des Sprach-verständnisses

Eine **Störung des Sprachverständnisses** führt dazu, dass der Kranke Aufforderungen nicht erfasst, benannte Gegenstände nicht richtig zeigen kann und schließlich Verwechslungen und Umstellungen von Wörtern und Wortteilen vornimmt (verbale Paraphasie), sodass ein »Kauderwelsch« zu hören ist.

Globale Aphasie

Bei einer umfangreichen Hirnschädigung sind verschiedene Anteile der Sprachbildung, insbesondere **Sprachentwurf und Sprachverständnis, ge-**

stört. Nur einige, meist schwer verständliche Worte und Floskeln, die keinen rechten Sinn erkennen lassen, werden geäußert.

Störung von Sprachentwurf und Sprachverständnis

2.8.2 Weitere neuropsychologische Störungen

Die **Unfähigkeit zu schreiben**Agraphie bei weitgehend ungestörten psychischen Funktionen und intakter peripherer Bewegungsfähigkeit ist häufig mit Sprach-, Lese- und Rechenstörungen kombiniert. Die Hirnschädigung ist im Bereich des Gyrus angularis der dominierenden Hirnhälfte zu vermuten.

Agraphie (Region 4, ☞ Abb. 2.8)

Schreibstörung

Die **Leseunfähigkeit** (Buchstaben- oder Wortblindheit) tritt selten isoliert auf. Häufig ist sie mit aphasischen und apraktischen Störungen kombiniert. Eine erblich oder geburtstraumatisch mitbedingte Alexie steht der Legasthenie nahe.

Alexie (Region 4, ☞ Abb. 2.8)

Lesestörung

Die **Rechenstörung** ist ebenfalls mit anderen neuropsychologischer Störungen kombiniert und tritt bevorzugt als Teilerscheinung einer allgemeinen Hirnschädigung auf.

Akalkulie (Region 4, ☞ Abb. 2.8)
Rechenstörung

Bei Störungen im Scheitel- und Hinterhauptlappen (Okzipitallappen) kann es zu **Störungen des Erkennens** trotz weitgehend intakter Sinnesorgane kommen. Am bekanntesten sind die taktile Agnosie (Tastblindheit), wenn bei ungestörter Sensibilität Gegenstände durch Betasten mit den Fingern nicht erkannt werden, und die visuelle und optische Agnosie (Seelenblindheit). Diese Störung führt dazu, dass der Kranke zwar Gegenstände sieht, sie aber nicht als solche erkennt, weil er den optischen Eindruck nicht mit der entsprechenden Erinnerung verbinden kann. Die akustische Agnosie ist selten.

Agnosie (Region 5, ☞ Abb. 2.8)

Erkennungsstörung

Eine **Störung des Handelns** liegt vor, wenn verlangte Handlungen falsch ausgeführt werden, ohne dass sie durch eine Lähmung oder Ataxie behindert sind. Der Kranke kann zum Beispiel die Jacke nicht ausziehen oder Streichhölzer anzünden, obgleich er es möchte. Eine Hirnschädigung für die Apraxie wird vorwiegend im oberen Teil des Scheitellappens (Gyrus supramarginalis) angenommen.

Apraxie (Region 6, ☞ Abb. 2.8)

Handlungsstörung

2.8.3 Neglect

Neglect heißt Vernachlässigung. Bei einer Schädigung im unteren Scheitellappen kann der Patient Empfindungen und Wahrnehmungen der gegenüberliegenden Körperhälfte nicht beachten; er vernachlässigt sie. Meistens ist es die linke Körperhälfte bei Schädigung der gewöhnlich nicht sprachdominierenden rechten Großhirnhemisphäre. So hat man zum Beispiel bei einem meist schwerkranken Patienten den Eindruck, dass er eine Körperhälfte (meist die linke) wegen einer (vermeintlichen) Parese nicht bewegen kann. In Wirklichkeit liegt keine Parese vor. Der Patient bringt es nicht fertig, die gelähmt erscheinende Körperhälfte zu aktivieren, weil sie seiner Aufmerksamkeit entschwunden ist.

Neglect

Neglect-Syndrome weisen auf ein gestörtes Zusammenspiel verschiedener Hirnregionen hin. Es kommt zur Unterbrechung verschiedener Fasersysteme.

Beispiele

Beim Gehen kann es passieren, dass der Patient mit dem linken Bein stolpert oder hängenbleibt, weil er Hindernisse an der betroffenen Seite nicht wahrnimmt. Beim Anziehen kann er Schwierigkeiten haben, den linken Arm in den gleichseitigen Ärmel zu bekommen. Der neglect-gestörte Patient muss speziell auf diese Vernachlässigung hingewiesen werden und mit Hilfe der Physio- und Ergotherapie den Gebrauch der nicht beachteten Extremitäten üben. Bei visuellen Störungen werden Gegenstände z. B. im linken Gesichtsfeld nicht erkannt. So kann der Patient nicht wahrnehmen, was sich auf der linken Tellerseite befindet; er wird nur die rechte Tellerseite leer essen.

Vernachlässigung einer Körperhälfte oder eines halbseitigen Blickfeldes

2.9 Anfallsartige Störungen

Definition

Plötzlich und vorübergehend auftretende Bewusstseins- und Bewegungsstörungen sowie Kopfschmerz- und Schwindelattacken werden als Anfälle bezeichnet. Sie sind in der Regel Ausdruck einer hirnorganischen Funktionsstörung.

Beobachtung des Anfallgeschehens

Von der **Beobachtung und Beschreibung des Anfallgeschehens** auch durch das Pflegepersonal hängt viel für die diagnostische Abklärung ab. Folgendes ist zu beachten:

- **Bewusstlosigkeit:** Ist der Patient ansprechbar und reagiert er auf Schmerzreize? Wie reagieren die Pupillen? Dauer der Bewusstlosigkeit?
- **Motorische Auffälligkeiten:** Kommt es zu Lähmungen, Muskelzuckungen, Muskelverkrampfungen? An welchen Körperteilen treten sie auf und wie lange halten sie an?
- **Vegetative Entgleisungen:** Schwitzen, Blässe, Atmung, Einnässen, Kollaps, Kreislaufstörungen?
- **Empfindungsstörungen:** Schmerzen, Leeregefühl im Kopf, Kribbeln, visuelle und akustische Wahrnehmungsstörungen?
- **Gefühle:** Angst, Panik, Sinnestäuschungen?

2.9.1 Epileptische Anfälle

Großer generalisierter Krampfanfall

Unter den epileptischen Anfällen tritt der **große generalisierte Krampfanfall** am häufigsten auf. Er ist durch unvermitteltes Hinstürzen, wobei es zu ernsthaften Verletzungen kommen kann, oft durch einen initialen Schrei, durch Harn- und seltener Stuhlabgang, tonisch-klonische Zuckungen, durch eine Zyanose infolge einer Atemstörung, tiefe Bewusstlosigkeit, lichtstarre Pupillen, nicht selten spastischen Zehenzeichen kurz nach dem Anfall sowie durch fehlende Erinnerung an das Anfallsgeschehen gekennzeichnet.

Komplexer Partialanfall

In der Häufigkeit epileptischer Anfälle sind an zweiter Stelle die **komplexen Partialanfälle (Dämmerattacken)** zu beobachten. Sie treten mit automatisch anmutenden Bewegungen und einer kürzer oder länger anhaltenden Umdämmerung in Erscheinung. Partialanfälle sind auch die halbseitig auftretenden, sich rhythmisch wiederholenden motorischen Zuckungen bei erhaltenem Bewusstsein; es sind die **einfachen motorischen Partialanfälle** oder auch **Jackson-Anfälle.**

Ganz anders verlaufen flüchtige, oft unbemerkt bleibende Bewusstseinsstörungen ohne begleitende Krampferscheinungen. Sie werden als **Absencen** bezeichnet.

Einfacher Partialanfall

Absencen

2.9.2 Myoklonien

Kurze ruckartige Zuckungen einzelner Muskeln oder ganzer Muskelgruppen werden als **Myoklonien** bezeichnet. Sie treten spontan auf und können Minuten, Stunden oder sogar Tage anhalten. Sie sind bei schweren, meist stoffwechselbedingten Hirnerkrankungen (Enzephalopathien, Vergiftungen, Sauerstoffmangel) zu beobachten.

2.9.3 Ohnmacht

Die **Ohnmacht** (Synkope) geht mit einem eher schonenden Hingleiten, gewöhnlich ohne Verletzungen sowie ohne Zungenbiss, ohne Urin- oder Stuhlabgang, ohne motorische Entladungen, ohne spastische Zehenzeichen und ohne Pupillenstörungen einher.

Vorboten können Gähnen, Frösteln, kalter Schweiß, Gesichtsblässe, Leeregefühl im Kopf und Schwarzwerden vor den Augen sein. Während der Ohnmacht verliert der Patient kurzzeitig das Bewusstsein und hält die Augen meist geschlossen. Ursache ist vor allem ein zu niedriger Blutdruck (Hypotonie), der zu einer Minderdurchblutung des Gehirns führt.

2.9.4 Migräne

Zu anfallsartig auftretenden Störungen gehört auch die **Migräne,** der plötzlich auftretende, krampfartige und pochende Halbseitenkopfschmerz, oft verbunden mit Übelkeit, Erbrechen, vermehrtem Harndrang und Sehstörungen. Die Ursache wird auf eine vegetativ bedingte Tonusstörung der Kopfarterien zurückgeführt.

2.9.5 Hörsturz

Vegetativ verursacht ist im Wesentlichen auch eine akute Funktionsstörung des Innenohres, die zu einem akuten **Hörsturz** führen kann. Geht dieser in eine Ertaubung über und ist er mit Drehschwindelattacken kombiniert, liegt die **Menière-Krankheit** vor (☞ S. 282).

2.9.6 Schwindel

Über anfallsartige Schwindelzustände wird häufig geklagt. Der **Schwindel (Vertigo)** tritt überwiegend als **Drehschwindel** (»die Umgebung dreht sich um mich« oder **Schwankschwindel** (»ich fühle mich so unsicher; ich habe das Gefühl, als wenn der Boden schwankt«) in Erscheinung und kann mit Übelkeit, Erbrechen und **Ohrgeräuschen (Tinnitus)** einhergehen. Häufige Ursachen von Schwindel sind Innenohrerkrankungen, Schädel-Hirnverletzungen, aber auch Störungen im Bereich des vegetativen Nervensystems und des seelischen Befindens.

2.10 Psychische Störungen

Vielfach gehen Erkrankungen des Gehirns mit psychischen Störungen einher.

- Bei Hirntumorkranken sind es zunächst Merkfähigkeits- und Konzentrationsstörungen, später alle Grade der Bewusstseinsstörung.
- Bei zerebralen Gefäßerkrankungen treten neben Störungen der Merkfähigkeit vor allem Orientierungsstörungen mit Verwirrtheits- und Unruhezuständen sowie depressive Erscheinungen auf.
- Kranke mit einer Multiplen Sklerose lassen häufig eine euphorische Grundstimmung bei mangelnder Ernstwertung erkennen.
- Bei Anfallskranken und Hirnverletzten kann es zu einer Wesensänderung kommen. Aber auch Schmerzkranke fallen häufig durch depressive und missmutige Verstimmungen auf.

2.10.1 Erkennen psychischer Auffälligkeiten

Psychische Auffälligkeiten können erste Hinweise auf eine Hirnerkrankung sein.

Das Erkennen psychischer Auffälligkeiten bei kranken Menschen ist deshalb so wichtig, weil sie erste Hinweise auf eine Mitbeteiligung des Gehirns am Krankheitsgeschehen sein können. Nicht immer ist die ganze Palette technischer Untersuchungsmethoden (EEG, Computertomographie, Kernspintomographie) sofort zur Hand, sondern Zustands- und Entwicklungsbild des Krankheitsgeschehens allein geben erste diagnostische Richtwerte. Zunächst sind unsere »fünf Sinne« bei der Diagnostik gefragt.

Pflege

Die Pflegeperson im Tag- und besonders im Nachtdienst hat vor allem auf den Wachheitszustand, die Orientierung und das Verhalten des Kranken zu achten. Eine zunehmende Bewusstseinsstörung bei einem Hirntumorkranken durch Hirndruck oder bei einem Hirnverletzten durch eine Hirnblutung oder schließlich die Zuspitzung einer depressiv-missmutigen Verstimmung bei einem Schmerzkranken mit Suizidneigung sind alarmierende Zeichen für ärztliche Sofortmaßnahmen.

2.10.2 Beurteilung psychischer Auffälligkeiten

Die Erhebung und Beschreibung eines psychischen Befundes bereitet nicht nur Ärzten, sondern vielfach auch Pflegepersonen Schwierigkeiten. Es ist unzureichend, einfach festzustellen, dass der Patient z. B. verwirrt ist. Die Verwirrtheit muss näher beschrieben werden: Der Patient berichtet weitschweifig und umständlich von Ereignissen, die unglaubwürdig erscheinen oder nicht stattgefunden haben; dabei fällt auf, dass er zeitlich und örtlich nicht orientiert ist; er weicht oft vom eigentlichen Thema ab und wirkt ratlos. Psychopathologisch handelt es sich bei der beschriebenen Verwirrtheit vornehmlich um eine Denk- und Orientierungsstörung. Bei der Darstellung eines psychischen Befundes geht man am besten so vor, dass einige wichtige psychische Funktionen in einer bestimmten Reihenfolge beschrieben werden:

Psychopathologie

Beschreibung der abnormen psychischen Phänomene

- Bewusstsein
- Antrieb
- Affektivität
- Gedächtnis
- Orientierung
- Wahrnehmung
- Denken.

Das **Bewusstsein** ist das Grundelement aller psychischen Abläufe und Reaktionen. Es ist eine der Grundfunktionen unseres Lebens und steht dem Antrieb nahe. Man kann zwei Bewusstseinsqualitäten unterscheiden: einmal versteht man das Bewusstsein als **Wachheit (Vigilanz)**, zum anderen als **Besinnung.**

Bewusstsein

Unter den verschiedenen **Wachheitsgraden des Bewusstseins,** die von der Formatio retikularis im Mittelhirnbereich (☞ S. 26 f.) gesteuert werden, sind drei Formen zu unterscheiden:

- **Somnolenz:** Schläfriger, apathischer Zustand, in welchem der Patient auf Anruf oder Berührung reagiert. Einfache Aufforderungen werden – wenn auch verlangsamt – befolgt. Schnell fällt der Patient in den schläfrigen Zustand zurück.
- **Sopor:** Tiefschlafähnlicher Zustand, aus dem der Patient nur sehr schwer »erweckbar« ist. Er zeigt keinerlei Initiative. Unkontrollierte Abwehrbewegungen sind möglich.
- **Koma:** Der Patient ist bewusstlos und reagiert auch auf stärkste Reize nicht mehr. Die vegetativen Funktionen sind erhalten.

Wachheitsgrade

Benommenheit dagegen ist lediglich ein Zustand verlangsamten Denkens und Handelns als Ausdruck einer Beeinträchtigung der Hirnrindenfunktion (kortikale Integrationsstörung).

Benommenheit

Besinnung ist die Fähigkeit, Vergangenes, Gegenwärtiges und Zukunftsbezogenes in einer übergeordneten Schau zusammenzufassen, abzuwägen und zu werten. Unreflektiert, unbesonnen und unbeherrscht können

Besinnung

wir reagieren, wenn gewisse Erlebnisse und Erfahrungen verdrängt, d. h. unbewusst gemacht werden.

Antrieb

Der **Antrieb** ist neben dem Bewusstsein die zweite psychische Grundfunktion. Er ist für jedes Handeln, Denken und Fühlen erforderlich und ist bei den Menschen anlagebedingt verschieden stark ausgeprägt. Im motorischen Bereich stellt der Antrieb auch **Aktivität,** beim Denken **Spontaneität** und im Gefühlsleben **Temperament** dar.

Affektivität

Die **Affektivität** bringt das Gefühls-, Gemüts- und Stimmungsleben zum Ausdruck. Dieses kann heiter, lustig, ernst, mutlos, bedrückt, reizbar oder mürrisch sein.

Bei starken Stimmungsschwankungen spricht man von **Affektlabilität,** bei fehlender Beherrschung besonders zur gefühlsweichen, weinerlichen Seite hin von **Affektinkontinenz** und bei gegensätzlichen Gefühlsäußerungen von **Ambivalenz.** Ist die Stimmung infolge eines gehobenen Temperaments gesteigert, liegt eine **Manie** vor. Ist die gesteigerte Stimmung mit einer organisch anmutenden Kritikschwäche, Versachlichung oder gar Reizbarkeit und Erregung verbunden, spricht man von **Euphorie.** Schwermut, Bedrücktsein und Mutlosigkeit sind Ausdruck einer **Depression.**

Gedächtnis

Das **Gedächtnis** ist die Fähigkeit des Gehirns, Erlebtes zu speichern, bei Bedarf zu erinnern und sinnvoll in unser Denken und Handeln einzubeziehen. Werden bei alten Menschen bevorzugt frühere Erlebnisse erinnert, wird von einem erhaltenen **Altgedächtnis** gesprochen. Wird dagegen eben Erlebtes, z. B. bei organischen Hirnerkrankungen, wieder vergessen, so liegt eine Störung des Neu- oder **Frischgedächtnisses** vor. Eine Erinnerungslücke vor dem Zeitpunkt einer Hirnschädigung wird als **retrograde Amnesie,** eine Erinnerungslücke unmittelbar nach einer Hirnschädigung als **anterograde Amnesie** bezeichnet.

Amnesie

Orientierung

Die **Orientierung** bezieht sich auf die Kenntnis von Zeit, Ort und Person und ist von vielen anderen psychischen Einzelfunktionen abhängig, so vom Bewusstsein, vom Denken und der Merkfähigkeit.

Bei mangelhafter oder fehlender Orientierung spricht man von **Desorientiertheit.** Geht diese mit Sinnestäuschungen, motorischen und vegetativen Störungen einher, besteht ein **delirantes Syndrom.** Ist die Desorientierung vorwiegend Folge einer Merk- und Denkstörung, so können Erinnerungslücken durch gerade einfallende, oft unzusammenhängende Gedanken oder Vorstellungen gefüllt werden (Konfabulation). Es handelt sich um ein **Korsakow-Syndrom.**

Delir

Wahrnehmung

Die **Wahrnehmung** geschieht mit unseren Sinnesorganen und durch Registrieren und Vergleichen der Reize mit Erinnerungen und Erfahrungen im Großhirn. Ein ungestörtes Wahrnehmen setzt eine Intaktheit von Bewusstsein, Antrieb, Denken und Orientierung voraus. Bei einer Auffassungs- und Konzentrationsstörung infolge affektiver Erregung (Angst) oder organischer Hirnerkrankungen (Tumor, Durchblutungsstörungen, Entzündung, Vergiftung) ist die Wahrnehmung vermindert. Sie kann bei

Erregungszuständen, unter toxischen Einflüssen (z. B. LSD) und bei einigen Schizophrenieformen auch gesteigert sein.

Qualitativ kann die Wahrnehmung gestört sein, wenn **Sinnestäuschungen** auftreten:

- Werden wirkliche Sinneseindrücke in einer besonderen Situation der Angst, Übermüdung oder im Fieberzustand verkannt und umgedeutet, spricht man von **Illusion.**
- Wird aber etwas ohne Sinnesreiz wahrgenommen und ist der Kranke von der anscheinenden Wirklichkeit des Wahrgenommenen überzeugt, nennt man diese Sinnestäuschung **Halluzination.** Sie kann auf allen Sinnesgebieten vorkommen. Wir kennen akustische, optische, Geschmacks- und Geruchs- sowie Körper-Halluzinationen.

Illusion

Halluzination

Das **Denken** ist unter den verschiedenen psychischen Funktionen die komplizierteste. Ein normales Denken setzt ein ungestörtes Funktionieren von Bewusstsein, Antrieb, Gedächtnis, Orientierung und Wahrnehmung voraus. Unter Denken versteht man die Entwicklung von Vorstellungen durch ein Zusammenwirken von Erinnerung, Erfahrung und Urteilen. Man spricht von einer **formalen Denkstörung,** wenn der Gedankenablauf gestört ist, und von einer **inhaltlichen Denkstörung,** wenn das Gedachte schwer oder nicht verstehbar ist. Im formalen Bereich kann das Denken gehemmt (Depression), verlangsamt (Benommenheit), umständlich und weitschweifig (Hirnarteriosklerose), haftend (Epilepsie), verworren und zerfahren (Schizophrenie) und ideenflüchtig (Manie) sein. Sind die Denkinhalte gestört, werden ein Zwangsdenken (anankastisches Denken) und ein Wahndenken unterschieden.

Denken

Das **hirnorganische Psychosyndrom** (HOPS), erstmals 1916 von E. BLEULER genannt, beschreibt ein Zusammenwirken verschiedener psychischer Funktionsstörungen als Ausdruck einer meist chronischen Hirnerkrankung (z. B. Hirnarteriosklerose, Hirntrauma, Enzephalitis). Die Merkfähigkeitsstörung ist häufig das erste Symptom. Störungen des Denkens, der Auffassung, der Orientierung und der Affektivität können in unterschiedlicher Ausprägung hinzukommen, wobei aber keine dieser Störungen ständig dominiert. Das hirnorganische Psychosyndrom hat kein konstantes Erscheinungsbild und kann sich nach der jeweiligen Gestaltung durch die verschiedenen psychischen Funktionsstörungen unterschiedlich darstellen.

Hirnorganisches Psychosyndrom (HOPS)

- Stehen Konzentrations-, Merkfähigkeits- und Auffassungsstörungen im Vordergrund, wird im Rahmen des hirnorganischen Psychosyndroms von einer **Hirnleistungsschwäche** gesprochen.
- Sind vorwiegend Affektivität und Antrieb gestört, bezeichnet man das Psychosyndrom als eine **Persönlichkeitsveränderung oder Wesensänderung.**
- Kommt es dagegen vorwiegend zu einem intellektuellen Abbau mit schwerster Auffassungs- und Gedächtnisstörung, wird dieser Zustand als **Demenz** bezeichnet.

Hirnleistungsschwäche

Wesensänderung

Demenz

Das hirnorganische Psychosyndrom kann chronisch werden und an Ausprägung zunehmen. Mit Besserung der hirnorganischen Erkrankung kann es sich aber auch wieder zurückbilden, es wird dann als reversibel bezeichnet.

Zusammenfassung

Die **allgemeine Untersuchung und Beobachtung** des Kranken erfolgen vor seiner Behandlung und Betreuung und begleitet ihn im Verlauf der Erkrankung. Neben der ärztlichen Anamnese ist für das Wohlbefinden des Kranken die Pflegeanamnese von besonderer Bedeutung. Die neurologische Untersuchung wird im allgemeinen mit der Prüfung der Motorik begonnen; beurteilt werden Muskelkraft, Muskeltonus, abnorme Bewegungen, Koordination, Reflexverhalten und die Beschaffenheit der Muskulatur. Bei der Sensibilitätsprüfung werden Berührungs-, Schmerz- und Temperaturempfindung als Oberflächensensibilität und Bewegungs-, Lage- und Vibrationsempfindung als Tiefensensibilität untersucht. Das vegetative Nervensystem ist an der Funktionalität vieler Organe und Drüsen zu überprüfen. Die Prüfung der Hirnnerven schließt sich an. Beobachtet wird, ob neuropsychologische Störungen vorliegen und wie anfallsartige Erscheinungen ablaufen. Schließlich ist der psychische Zustand des Kranken zu beschreiben.

3 Technische Zusatzuntersuchungen

Das krankhafte Geschehen an Gehirn und Rückenmark bleibt uns in der Begegnung mit dem Patienten verborgen. Wir erkennen nur die **Auswirkungen** der Krankheit, z. B. Lähmungen, epileptische Anfälle, Sensibilitäts- und Wahrnehmungsstörungen, Wesensänderungen und Vigilanzminderungen. Durch die klinische neurologische Untersuchung gewinnt man Hinweise über die Lokalisation der Funktionsstörung im peripheren Nervensystem, Rückenmark oder Gehirn. Zusammen mit den Angaben über die Entwicklung der Beschwerden entstehen erste Vermutungen (Hypothesen), welcher Natur die bestehende Krankheit sein könnte. Die muss dann häufig mit zusätzlichen technischen Untersuchungen überprüft und bestätigt werden.

Die Vielfalt der heute zur Verfügung stehenden technischen Untersuchungsmöglichkeiten macht einen wesentlichen Anteil des Fortschritts aus, den die wissenschaftliche Medizin in den letzten Jahrzehnten erzielen konnte. Auf den Gebieten der Neuroradiologie, Liquoranalyse, Elektrophysiologie, der Allgemein- und Neuropathologie, der Bakteriologie und Serologie, der Labormedizin und Humangenetik erreichen hoch spezialisierte Fachkräfte oft die entscheidenden Ergebnisse, die eine exakte Beschreibung und letztlich die Diagnose erst ermöglichen. Die enorme Spezialisierung ist eine Folge einerseits des stetig steigenden Fachwissens und erforderlicher Kunstfertigkeit, andererseits aber auch des ständig steigenden ökonomischen Drucks, der uns zwingt, die vielfältige anfallende Arbeit in großer Menge von Spezialkräften bewältigen zu lassen. Ein hinzugezogener Spezialist kann oft die gesamte Fragestellung kaum noch überblicken, häufig werden ihm vom behandelnden Arzt »nur« noch Detailfragen zur Beantwortung vorgelegt. Die Koordination der Diagnostik ist eine wesentliche Aufgabe der primär behandelnden Ärzte in der Klinik und zu Hause.

Der Begriff **Zusatzuntersuchung** soll daran erinnern, dass im Zentrum der Diagnostik die klassisch erhobenen körperlichen Untersuchungsbefunde, anamnestischen Angaben und das Gespräch zwischen Arzt und Patient stehen müssen. Die Zusatzuntersuchungen ergänzen die neurologische Untersuchung und dürfen nicht routinemäßig an den Anfang der Diagnostik gestellt werden. Jede dieser Untersuchungen bedarf einer speziellen Indikation, die sich aus der Fragestellung und der Aussagefähigkeit der angeforderten Untersuchung ergibt. Häufig spielen aber auch hier ökonomische Gründe eine Rolle, wenn bestimmte Routineabläufe standardisiert und in kleine Untersuchungspakete zusammengefasst werden, z. B.

Vielfalt und Spezialisierung

in der Labordiagnostik bei bestimmten häufiger wiederkehrenden Fragestellungen.

Aufklärung und Anordnung   Die Anordnung für die Zusatzuntersuchungen trifft der Arzt. Er hat den Patienten ausführlich über Art, Ziel und eventuelle Risiken der Untersuchung aufzuklären. Für bestimmte eingreifendere Untersuchungen muss der Patient seine schriftliche Zustimmung geben. Leider ist die Zeit für die Aufklärung des Patienten manchmal knapp. Meistens wird deshalb nach einer orientierenden Erklärung dem Patienten zunächst ein Informationsblatt gegeben, danach müssen in einem Gespräch alle noch offenen Fragen geklärt werden. Gelegentlich wird durch eingeschränkte Aufnahme- oder Merkfähigkeit des Kranken die Information erschwert, dann ist es hilfreich wenn Angehörige hinzugezogen werden können.

Pflege

> Die Pflegeperson muss häufig die Aufklärung hinsichtlich des technischen und zeitlichen Ablaufs ergänzen. Die inhaltliche Aufklärung liegt ganz beim Arzt. Der Kranke wird fragen, was bei der Untersuchung passiert wie er sich verhalten muss, ob sie schmerzhaft ist und wann das Ergebnis vorliegt. Ein auf die Untersuchung gut vorbereiteter und während der Untersuchung gut begleiteter Patient wird diese schneller und weniger belastet überstehen. Für die begleitende Pflegeperson ist eine genaue Kenntnis der verschiedenen Untersuchungsmethoden erforderlich!

3.1 Neuroradiologie

Historischer Überblick   Mit **Röntgenstrahlen** sind zunächst nur die knöchernen Strukturen des Schädels und der Wirbelsäule zu erkennen; über die Beschaffenheit von Gehirn und Rückenmark sind mit Hilfe der einfachen Röntgenuntersuchung keine direkten Hinweise zu bekommen.
In den dreißiger Jahren gelang es, durch Füllen der Hirnkammern und der äußeren Liquorräume mit Luft – indem Liquor durch Luft ersetzt wird – eine Negativ-Kontrastdarstellung des Gehirns, das sich so von den Knochenstrukturen und Liquorräumen abgrenzte, zu erhalten (**Pneumenzephalographie**). Umfang und Lage der verschiedenen Hirnabschnitte waren nun zu beurteilen. Diese Untersuchung war für die Patienten sehr schmerzhaft und unangenehm; auch war die Belastung durch Röntgenstrahlen groß.
Mit Einführung der **Computertomographie** (CT) im Jahre 1972 konnten die Patienten nicht nur schonender untersucht werden, sondern Qualität und Aussagekraft der Bilder wurden deutlich besser. Die Strahlenbelastung für eine CT-Untersuchung des Schädels ist deutlich geringer als bei der Pneumenzephalographie und entspricht etwa der für die Anfertigung von zwei Schädelaufnahmen in herkömmlicher Technik.

Die Entwicklung zur immer besseren Darstellung von Gehirn, Blutgefäßen und Rückenmark geht weiter. So haben wir jetzt mit der **Kernspintomographie** ein Verfahren, das auf Röntgenstrahlen ganz verzichtet und im Vergleich zur Computertomographie deutlich bessere Weichteilabbildungen gibt und darüber hinaus Gefäßdarstellungen erlaubt. Funktions- und Stoffwechselstörungen im Gehirn und Rückenmark können nuklearmedizinisch durch die Gabe **radioaktiver Substanzen** nachgewiesen werden (**Szintigraphie**). In einer Weiterentwicklung kann die Verteilung der Radioaktivität in Schnittbildern mit einem Computer berechnet werden. Am gebräuchlichsten sind zwei Verfahren, die auf unterschiedlichen Messtechniken beruhen: **Single-Photon-Emissions-Computertomographie** (SPECT) und **Positronen-Emissions-Tomographie** (PET).

Durch Kontrastmittelfüllung der Gehirn- und Rückenmarksgefäße können Hinweise auf die Beschaffenheit dieser Gefäße und indirekt auch auf Lage und Struktur von Gehirn und Rückenmark gewonnen werden (**Angiographie**).

Schließlich können durch Einbringung eines Kontrastmittels in den Rückenmarkskanal Form und Lage des Rückenmarks und der Nervenwurzeln beurteilt werden (**Myelographie**).

3.1.1 Röntgenuntersuchung

Mit **einfachen** (natürlichen = nativen) **Röntgenaufnahmen** des Schädels werden knöcherne Prozesse des Hirnschädels wie z. B. primäre Knochentumoren und Metastasen sowie Frakturen nach einer Schädel-Hirnverletzung und schließlich pathologische Verkalkungen als Folge von parasitären Infektionen, Tumoren und Gefäßmissbildungen abgeklärt. Bei Betrachtung des Schädelbildes wird ferner auf eine symmetrische oder asymmetrische Struktur, den Schluss und den Verlauf der Nahtlinien, den Höhenstand der Pyramiden, die Gefäßzeichnung der Kalotte, Form und Größe der Sella sowie den Abstand des Zahnfortsatzes des zweiten Halswirbels (dens epistrophei) von der Schädelbasis geachtet. Besondere Aufmerksamkeit gilt der Lage der verkalkten Zirbeldrüse (corpus pineale), die bei raumfordernden Prozessen häufig aus der Mittellinie verlagert ist. In der Regel werden Schädelaufnahmen in zwei Ebenen angefertigt. Für die sagittale Aufnahme liegt der Patient auf dem Bauch und mit der Stirn auf der Röntgenkassette. Der Röntgenstrahl erreicht den Schädel von hinten; es handelt sich um den posterior-anterioren Strahlengang (p. a.-Aufnahme). Für die seitliche Aufnahme wird der Kopf des Patienten zur Seite gedreht.

Schädelaufnahme

Die Übersichtsaufnahmen der Wirbelsäule in zwei Ebenen sind häufiger notwendig. Sie geben Auskunft über die Krümmungsverhältnisse, die Knochenstruktur (Metastasen? Mineralstoffwechselstörungen? Frakturen?), die Weite des Spinalkanals und der Zwischenwirbelräume (Bandscheiben? Entzündungen?) und degenerative Veränderungen der Zwischenwirbelgelenke. Zusätzliche Schrägaufnahmen dienen der Beurteilung der Foramina intervertebralia, durch welche die Nervenwurzeln des

Wirbelsäulenaufnahme

Rückenmarks ziehen. Funktionsaufnahmen können ein Wirbelgleiten aufzeigen.

Pflege

> Unruhige und benommene Patienten sind häufig schlecht zu lagern und schwer zu röntgen. Die begleitende Pflegeperson wird wegen der Streustrahlenbelastung nur in Ausnahmefällen zum Festhalten eines Patienten gebeten, allerdings hat sich diese Streustrahlenbelastung bei den modernen Geräten deutlich verringern lassen. Durch Bleischürze und ggf. Handschuhe lässt sich die Belastung weiter vermindern. Schwangere sollten keine Hilfestellung bei Röntgenuntersuchungen leisten.

3.1.2 Computertomographie

Prinzip

Bei der **Computertomographie** wird das zu untersuchende Organ in parallel liegenden Schichten von wenigen Millimetern Abstand mit sehr hoher Geschwindigkeit von einem rotierenden Röntgenstrahl abgetastet. Dabei durchdringt der Röntgenstrahl die einzelnen Gewebestrukturen entsprechend ihrer Dichte unterschiedlich. Knochen und frische Hämatome schwächen die Röntgenstrahlintensität stärker als Hirngewebe und Liquor. Die Intensität der durch Absorption geschwächten Röntgenstrahlen wird mit Detektoren gemessen. Die ermittelten Schwächungsgrade der Röntgenstrahlen jeder Rotationsposition werden mit Computerprogrammen zu Schnittbildern der untersuchten Schicht zusammengesetzt, auf der sich die unterschiedlich röntgendichten Strukturen darstellen. Die Mess- und Rechentechnik hat sich in den letzten Jahren kontinuierlich steigern lassen, sodass die heutigen Aufnahmen sich kaum noch mit alten vergleichen lassen, da sie erheblich mehr Information enthalten.

Schädel – CT

Die **Computertomographie des Schädels** (CCT) lässt deutlich Hirnkammern, äußere Liquorräume, graue und weiße Substanz und die Kerngebiete des Hirnstamms erkennen. Frische Blutungen (☞ Abb. 4.9, S. 151) sind als helle Bezirke gut auszumachen. Ödeme erscheinen wegen der Wasseransammlung dunkler. Hirntumoren können durch die intravenöse Gabe eines jodhaltigen Kontrastmittels in der Regel deutlicher dargestellt werden. Schlaganfälle sind in der für die Therapie wichtigen Phase »nur« an Frühzeichen erkennbar (☞ Abb. 4.6, S. 138 und 4.7, S. 144).

Die Computertomographie eignet sich besonders für **akute Notfälle**, weil sie schnell ist, eine Überwachung des Patienten zulässt und frische Blutungen aufzeigt. Gleichzeitig können knöcherne Veränderungen (Frakturen) im Knochenfenster dargestellt werden.

Pathologische Prozesse in der Nähe von Knochenstrukturen (Schädelkalotte, Schädelbasis, hintere Schädelgrube) kommen bei der Computertomographie eingeschränkt zur Darstellung, weil der Übergang von hohen Knochen- zu niedrigen Weichteil-Dichtewerten zu krass ist. Deshalb kann zur besseren Kontrastierung ein wasserlösliches Kontrastmittel in den Bereich der basalen Zisternen durch Lumbalpunktion eingegeben werden (**Zisternographie**). Diese spezielle Untersuchungstechnik ist bei den modernen Geräten nicht mehr erforderlich und wird auch durch die Kernspintomographie ersetzt.

Bei der **Computertomographie der Wirbelsäule** liegen die Schichten parallel zu den Bandscheiben. Die Beurteilung der unteren Halswirbelsäule am Übergang zur Brustwirbelsäule wird durch die Überlagerung des Schultergürtels beeinträchtigt. Bei vielen spinalen Prozessen und Raumforderungen sind allerdings Myelographie, CT-Myelographie und Kernspintomographie aussagekräftiger als ein Nativ-CT. Das CT kann besser knöcherne und kalkhaltige Strukturen darstellen und hat deshalb bei der Untersuchung degenerativer Wirbelsäulenveränderungen einen Vorteil gegenüber dem MRT (☞ Abb. 15.4, S. 352).

Wirbelsäulen – CT

Mit einem **Spiral-CT** lassen sich semiplastische Darstellungen bestimmter Hirnregionen anfertigen. Das **Angio-CT** kann hilfreich sein in der Diagnostik von Schlaganfällen.

Spezialuntersuchungen

3.1.3 Kernspintomographie

Bei diesem auch als **Magnetresonanztomographie** (MRT) bekannten Verfahren wird kein Röntgenstrahl verwandt, der angeschlossene Rechner ermittelt die Schichtbilder aus der Beeinflussung von aufgebauten Magnetfeldern. Magnetfelder führen zu einer Ausrichtung geladener Teilchen entlang ihrer Feldlinien, als Beispiel kann die Magnetnadel im Magnetfeld der Erde dienen. Umgekehrt führen Bewegungen geladener Teilchen zu Änderungen im umgebenden Magnetfeld, so dass sie auf diese Weise geortet werden können. Atome und Moleküle der menschlichen Gewebe entsprechen solchen kleinen geladenen Teilchen, die auf diese Weise mit dem Magneten des Kernspintomographen in Beziehung treten. Nachdem zunächst alle geladenen Teilchen in einem starken Magnetfeld ausgerichtet wurden, wird danach der Magnetimpuls gemessen, der von ihrer spontanen Rückdrehung der Teilchen ausgeht (Resonanzechos). Die differenzierte Darstellung unterschiedlicher Gewebe beruht auf ihrem unterschiedlichen Gehalt an geladenen Teilchen. So sind Wassermoleküle stark geladen (sie haben einen negativen und einen positiven Pol), und der unterschiedliche Wassergehalt bestimmter Gewebeabschnitte kann leicht unterschieden werden. Knochen und Luft hingegen sind nicht geladen und deshalb kaum zu unterscheiden!

Ein relativ neues Einsatzgebiet betrifft die **MR-Angiographie.** Sie macht sich zunutze, dass fließende Medien mit ihrer Ladung davonfließen, ehe sie gemessen werden. Die dadurch erzielten Auslöschungen stellen die hirnversorgenden Gefäße mit ihren Verästelungen dar.

Ein weiterer Vorteil der MR-Tomographie beruht darauf, dass die Darstellungsebenen frei gewählt werden können, wobei sich aus Gründen der Übersichtlichkeit die Ebenen des Koordinatensystems anbieten. Man könnte aber auch die darzustellenden Gewebe um eine Achse kreisend darstellen. Dies wird mit den Gefäßbäumen gemacht, die man auf diese Weise betrachten kann, als ob man um den Patienten herumginge.

Prinzip

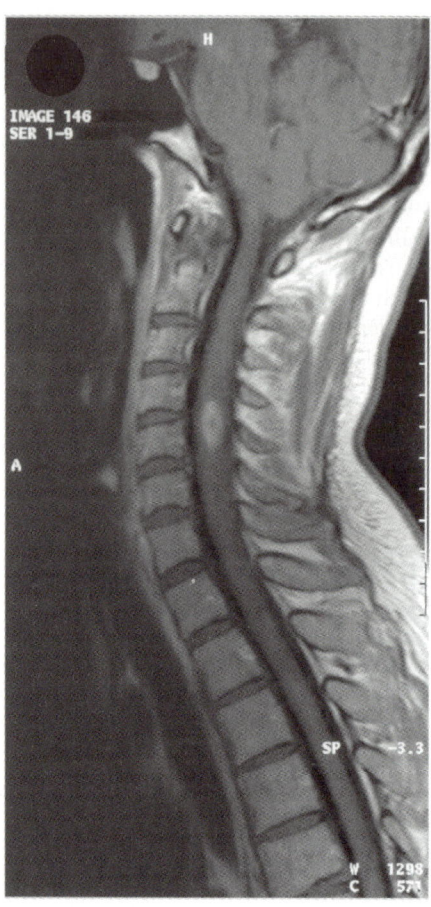

Abb. 3.1: Kernspintomographie des Halsmarks im Sagittalschnitt. Gut erkennbar in Höhe C4/5 ein entzündlicher Herd mit nekrotischer Höhle.

Vorbereitung des Patienten

Das MR-Gerät ist recht imposant, und der Patient wird mit dem Kopf zuerst in eine relativ enge Magnetröhre gefahren, in der er für ca. 30 Minuten (Untersuchungsdauer) möglichst ruhig liegen muss. Zwar ist die Untersuchung vollkommen schmerzfrei und auch völlig harmlos, aber unvorbereitete Patienten bekommen in der Röhre nicht selten eine Platzangst-Attacke, wenn sie allein in der Röhre liegen und die lauten Geräusche des Magneten hören. Zwar besteht ein Sprechkontakt, und das Personal kennt diese Situation natürlich genau, aber es kommt doch immer wieder vor, dass wertvolle Untersuchungszeit verloren geht, weil die Untersuchung unterbrochen oder beendet werden muss. Hier ist eine gute Vorbereitung sehr von Vorteil, und die Pflegepersonen sollten unbedingt in diesem Sinne mitwirken! Die Angst kann durch eingehende Aufklärung und geschickte psychologische Führung deutlich reduziert werden. Untersuchungen in Narkose sind möglich, aber sehr aufwendig.

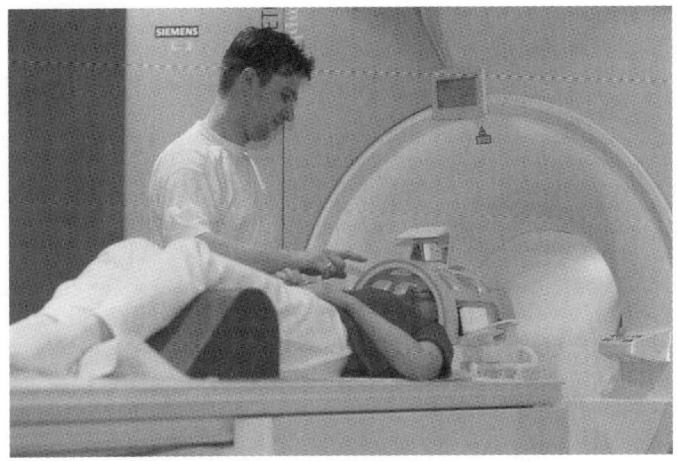

Abb. 3.2: Die zeitaufwendige Untersuchung in der engen MRT-Röhre muss den Patienten vorher beruhigend erläutert werden, um Panikattacken zu vermeiden und die kostbare Untersuchungszeit voll nutzen zu können.

Die inzwischen vorhandenen »offenen« Geräte haben noch erhebliche Nachteile bei der Abbildungsgenauigkeit und sind in der Neurologie kaum einzusetzen.

Mit der Kernspintomographie gelingt es, die Gewebeweichteile sehr differenziert und weitgehend artefaktfrei darzustellen. So werden sehr genaue Bilder von Gehirn und vom Rückenmark erzielt, in denen sich **graue und weiße Substanz** und **entzündliche** oder **tumoröse Veränderungen** mit bisher ungekannter Genauigkeit abbilden lassen. Zwar können entzündliche und mikrovaskuläre Läsionen im Einzelfall nicht unterschieden werden, ihr Verteilungsmuster gibt jedoch gute Hinweise, ob es sich z. B. um vaskuläre Schäden – z. B. bei einem Juvenilen Diabetes – oder um Entzündungsherde – z. B. im Rahmen einer MS – handelt. Mit der Kernspintomographie können teilweise auch Veränderungen im zellulären Energiestoffwechsel durch **Diffusions-** und **Perfusionsuntersuchungen** sichtbar gemacht werden, dies gewinnt zurzeit zunehmende Bedeutung in der **Schlaganfall-Diagnostik**.

Aussagefähigkeit

Wegen der starken elektromagnetischen Felder können Patienten mit einem **Herzschrittmacher** nicht untersucht werden. Bei älteren Metallimplantaten (z. B. Hüftgelenk) ist die Untersuchung eingeschränkt. Gelegentlich können ältere Patienten mit ungünstig liegenden Granatsplittern (vorher Nativ-Röntgen) nicht untersucht werden.

Kontraindikationen

3.1.4 Hirnszintigraphie

Die Hirnszintigraphie ist ein **nuklearmedizinisches Verfahren** und wird von den Patienten als nicht belastend empfunden. Sie geht mit einer relativ geringen Strahlenbelastung einher. Radioaktive Substanzen mit sehr kurzen physikalischen und biologischen Halbwertzeiten gelangen bei Injektion über die Vene in den Körperkreislauf und damit auch ins Gehirn. Die unterschiedliche Verteilung der radioaktiven Substanz wird mit einer

Prinzip

Gamma-Kamera »abgetastet«, gemessen und zur Bildgebung weitergeleitet. Dabei kommen Stellen intensiver Strahlung in einem dichten Muster und Stellen geringerer Strahlung in einem weitmaschigen Muster zur Darstellung. Auf Wunsch erscheinen die Muster in unterschiedlichen Farbkodierungen. Die Abnahme der Strahlenintensität geht mit einer Farbänderung und einem Rückgang der Farbdichte einher. Normalerweise gibt das Hirngewebe kaum Strahlung ab, während die Blutleiter kräftig gefärbt zur Darstellung kommen.

Standard-Szintigraphie

Bei der Standard-Szintigraphie wird nach intravenöser Gabe eines radioaktiven Isotops (z. B. Technetium 99m) die radioaktive Strahlung in frontaler, okzipitaler, links- und rechtsseitiger Kopfposition aufgezeichnet. Während der etwa halbstündigen Untersuchung muss der Patient ruhig liegen. Inzwischen tastet eine Gamma-Kamera in verschiedenen Positionen die Strahlung ab.

SPECT

Dieses herkömmliche Verfahren kann erweitert werden durch die Erstellung von Schichtbildern durch einen Rechner (Single-Photon-Emissions-Computertomographie; SPECT).

PET

Aufwendiger und personalintensiver ist ein Verfahren, bei dem bestimmte chemische Testsubstanzen radioaktiv markiert werden (Tracer). Nach dem Ziel der Untersuchung richtet sich die Auswahl der Testsubstanz (Positronen-Emissions-Tomographie; PET).

Aussagefähigkeit

Die Hirnszintigraphie dient heute weniger der Darstellung struktureller Veränderungen (dafür sind CT und MRT aussagekräftiger) als vielmehr der Untersuchung der **Durchblutungs-** und **Stoffwechselverhältnisse** (in diesen Verfahren sind CT und MRT deutlich unterlegen). CT, MRT und Hirnszintigraphie ergänzen einander (matching).
So kann man im Zweifel zwischen einem Tumor und einer Strahlennekrose unterscheiden. Pathologische Prozesse wie Hirntumoren, Angiome, Hirnerweichungen und Hirnblutungen führen zur lokalen Aktivitätsänderung, wenn sie anders als das umliegende Hirngewebe durchblutet werden. Einige Tumoren (z. B. niedergradiges Astrozytom) stellen sich allerdings nicht oder ungenügend dar. Ein weiterer Einsatz sind Perfusionsmessungen, bei denen sich latente Durchblutungsstörungen darstellen lassen, die bereits zu einer Funktionsstörung (Schlaganfall) geführt haben können, sich im MRT aber nicht darstellen, weil die Struktur noch nicht zerstört ist (Penumbra z. B. bei hämodynamisch bedingten Schlaganfällen ☞ Kap. 4.3.1 Einteilung der Schlaganfälle nach Ursachen, S. 128). Die Auflösung ist bei der PET deutlich besser als bei der SPECT.

3.1.5 Zerebrale Angiographie

Prinzip

Die Darstellung der Hirnarterien erfolgt mit Kontrastmittel über einen Katheter, der meistens in eine Leistenarterie eingeführt und mit einem Führungsdraht unter Durchleuchtungskontrolle in der Aorta hochgeschoben wird (**Seldinger-Technik**). Die Katheterspitze wird selektiv in das zu untersuchende arterielle Halsgefäß gebracht. Dann werden einige Milliliter eines jodhaltigen Kontrastmittels in einer Spritze mit der Hand oder maschinell in die Arterie gegeben. Dabei empfindet der Patient häufig ein Wärmegefühl im Gesicht. Wegen der Jodhaltigkeit des Kontrastmittels ist auf eine allergische Reaktion und eine Unverträglichkeit im Rahmen einer Hyperthyreose zu achten.

Routinemäßig werden in einer Serie abwechselnd nacheinander frontale (a. p.) und seitliche Aufnahmen »geschossen«, bis das Kontrastmittel die arterielle und venöse Phase durchlaufen hat. Pro Sekunde werden 1 bis 4 Bilder angefertigt (**Serienangiographie**).

Die Auswertung wird durch das **Subtraktionsverfahren** verbessert. Das Positiv des Leerbildes (ohne Kontrastmittel) wird mit dem angiographischen Bild der gleichen Serie zur Deckung gebracht. Dabei wird durch die fotografische oder elektronische Technik die störende Knochenstruktur unterdrückt (subtrahiert), und die Gefäße stellen sich deutlicher dar (☞ Abb. 4.11, S. 154).

Vorbereitung

> Zur Vorbereitung einer Angiographie ist die Region der Leistenbeuge (links oder rechts), wo der Katheter eingeführt wird, weiträumig zu rasieren. Der Patient muss wegen der eventuell notwendig werdenden Narkose oder eines möglichen Zwischenfalls nüchtern bleiben. Wichtige Dauermedikamente werden weiter gegeben. Blutgruppe und Gerinnungsfaktoren sind zu bestimmen. Das Krankenblatt (Kurve) mitgeben.

Nachsorge

> Der Patient kommt liegend mit einem Druckverband über der Punktionsstelle der Arterie in der Leiste zurück. Druckverband mehrmals auf korrekten Sitz überprüfen und Durchblutung des Beines (Fußpuls, Färbung) kontrollieren! Kontrolle der Vitalzeichen sofort und dann je nach Zustand. Der venöse Zugang (Verweilkanüle) kann nach 6 Std. entfernt werden. Nach erfolgter Angiographie hat der Patient 24 Stunden Bettruhe einzuhalten, strenge Bettruhe besteht bis zum nächsten Morgen. Urinflasche bzw. Steckbecken bereitstellen.

Komplikationen

Als Komplikation kann es neben einer **Nachblutung** zu einer **arteriellen Embolie im Bein der Punktionsseite** und in etwa ein bis zwei Prozent der Untersuchungsfälle zu flüchtigen **neurologischen** und **psychischen Störungen** (Aphasie, zentrale Lähmung, Sehstörung, Verwirrtheit) kommen. Ernsthafte und bleibende Störungen nach einer Angiographie sind äußerst selten. Ein detaillierte Aufklärungsbogen unterstützt die genaue Aufklärung des Patienten. Die Angiographie wird nur empfohlen, wenn man den Krankheitsverlauf ohne Angiographie für gefährlicher halten muss als die Angiographie mit den nachfolgenden z. B. operativen Konsequenzen.

Die herkömmliche Angiographie erhält zunehmend Konkurrenz durch ein nichtinvasives (katheterloses) Angiographieverfahren in Form der Magnetresonanz-Angiographie (MRA) und der CT-Angiographie (s. o.).

3.1.6 Interventionelle Angiographie

Im Rahmen einer Angiographie sind auch therapeutische Maßnahmen möglich. So können durch Einsatz von Mikrokathetern, Spiralen und Klebstoffen Hirngefäßmissbildungen (Aneurysma, Angiom, arteriovenöse Fistel) behandelt werden. Stenosen der großen hirnversorgenden Arterien können durch Einsatz von Stents nach Dehnung weit gehalten werden.

3.1.7 Venöse digitale Subtraktionsangiographie

Zur Darstellung der Hirnarterien wird das Kontrastmittel nicht in die Arterie, sondern mit erhöhtem Druck rasch in die Vene injiziert. Die dadurch bedingte schwächere arterielle Füllung wird bildlich dadurch verbessert, dass man mit elektronischen Methoden störende Bildelemente (Knochen) eliminiert. Auf dieses Subtraktionsverfahren wurde in Abschnitt 3.1.5 bereits hingewiesen. Der Vorteil dieser Untersuchungsmethode gegenüber der Katheterangiographie liegt in der geringeren Gefährlichkeit und der Möglichkeit, die Untersuchung ambulant durchzuführen. Nachteilig ist die schlechtere Gefäßdarstellung. Genauer und aussagekräftiger ist die arterielle DAS (Digitale Subtraktions-Angiographie), die sich als Standardmethode durchgesetzt hat.

3.1.8 Spinale Angiographie

Der in die Aorta eingebrachte Katheter wird durch geschickte Manipulation des Untersuchers in die zu untersuchenden Spinalarterien geführt. Der auf diese Weise gezielt ausgesuchte (selektierte) Gefäßabschnitt wird mit Kontrastmittel gefüllt und durch die Röntgenuntersuchung sichtbar gemacht. Das Risiko einer Querschnittslähmung bei dieser Untersuchungstechnik muss berücksichtigt werden. Die spinale Angiographie dient der präoperativen Abklärung von Gefäßmissbildungen im Rückenmark und in der Wirbelsäule. Die Untersuchung ist ebenfalls in DSA-Technik durchführbar.

3.1.9 Myelographie

Diese Untersuchung des Spinalkanals geschieht durch intrathekale Injektion eines wasserlöslichen, jodhaltigen Kontrastmittels (z. B. Solutrast®). Für den lumbosakralen und unteren thorakalen Bereich werden etwa 10 ml Kontrastmittel dem in Seitenlage gelagerten Patienten lumbal injiziert. Durch verschiedene Aufnahmeprojektionen werden die Zwischen-

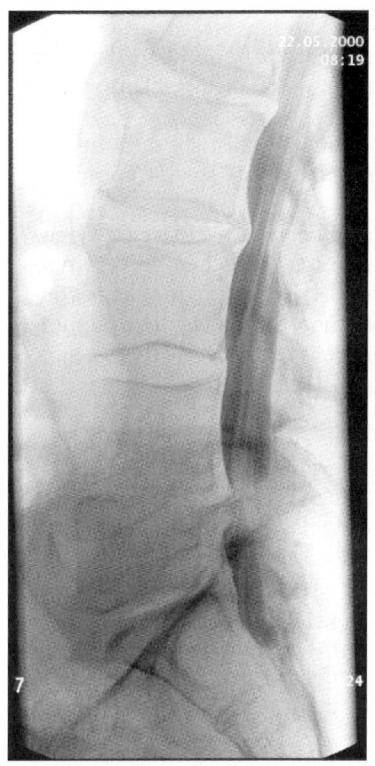 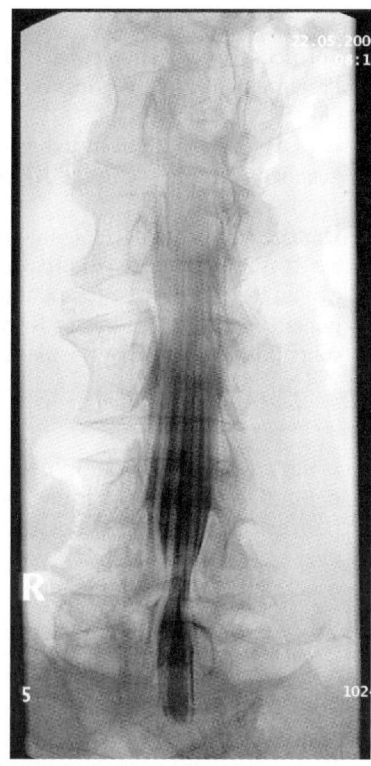

Abb. 3.3: Lumbale Myelographie (seitlicher und anterior-posteriorer Blickwinkel)
Der 5. LWK ist gegenüber den Nachbarwirbeln nach vorn gerutscht. Der Duralsack wird außerdem eingeengt durch Bandscheibenmaterial und degenerativ verdickte Wirbelgelenke von hinten. Die Nervenwurzeln sind gut kontrastiert erkennbar, auch die Schwellung der Wurzel L5 rechts.

wirbelräume mit ihren Bandscheiben, der Verlauf der Nervenwurzeln und die Weite des Spinalkanals überprüft. Zur Untersuchung des zervikalen Bereichs wird entweder eine größere Kontrastmittelmenge von lumbal durch Kopftieflagerung nach oben gebracht, oder es werden etwa 5 ml Kontrastmittel durch Subokzipitalpunktion in den Spinalkanal gebracht und das Absinken der Kontrastmittelsäule beobachtet.

Eine Myelographie kann durch Kopplung mit einer **spinalen CT-Untersuchung** hinsichtlich ihrer Aussagekraft noch verbessert werden (Myelo-CT). Insgesamt ist aber die klinische Indikation zur Myelographie durch die Möglichkeit einer nicht invasiven Kernspintomographie (MRT) heute deutlich verringert worden und bleibt speziellen Fragestellungen vorbehalten.

Vorbereitung

> Bei der Vorbereitung zur **Myelographie** ist zu beachten, dass der Patient etwa zwei Stunden nüchtern sein sollte, die Medikation darf jedoch gegeben werden.
> Bei Diabetikern kann morgens das normale Frühstück samt Insulin gegeben werden, wenn die Myelographie für den späten Vormittag vereinbart wird.
> Der Patient sollte vor der Untersuchung nochmals die Blase entleeren. Sonst sind die für eine Lumbalpunktion erforderlichen Vorbereitungen zu treffen. Zur Untersuchung des bei der Myelographie gewonnenen Liquors müssen ein Röhrchen und der beschriftete Liquorschein für die Basisdiagnostik mitgegeben werden.

Nachsorge

> Nach erfolgter Myelographie ist zur Vermeidung von Komplikationen für 24 Stunden Bettruhe einzuhalten. Dabei muss der Oberkörper für etwa 6 Stunden etwa 45° hochgelagert werden, der Patient darf sich auch nicht bücken. Dies ist notwendig, damit das Kontrastmittel, das relativ schnell resorbiert wird, nicht in größerer Menge in den intrakraniellen Raum gelangt. Durch Reizung der Ventrikelwände könnte es zu Übelkeit, Brechreiz, Kopfschmerzen, leichten Verwirrtheitszuständen oder auch zu epileptischen Anfällen kommen. Die heute verwandten Kontrastmittel sind kaum noch neurotoxisch und gut verträglich.
> Wie nach einer Lumbalpunktion sollte der Patient reichlich trinken.

3.2 Elektroenzephalographie (EEG)

Die Elektroenzephalographie ist eine Methode zur Ableitung und Registrierung hirnelektrischer Potenziale. Bei Ableitung mit Elektroden von der Kopfhaut wird die elektrische Aktivität der Hirnrinde erfasst. Der Rhythmus der Hirnpotenziale wird vom tiefer gelegenen Hirnstamm, insbesondere von den **Thalamuskernen** bestimmt.

Die Elektroenzephalographie ist eine für den Patienten völlig **gefahrlose** und beliebig oft zu wiederholende Untersuchungsmethode. Die im Mikrovoltbereich liegenden elektrischen Spannungsdifferenzen zwischen zwei Punkten werden an verschiedenen Stellen im Bereich des Schädeldachs und des Gesichts einschließlich der Ohren abgeleitet. Die Spannungsdifferenzen werden in einem Verstärker verstärkt und mit einem mechanischen Schreibsystem dargestellt. Die aufgezeichneten Hirnpotenziale liefern das Elektroenzephalogramm (EEG), oder wie vielfach gesagt wird, das **Hirnstrombild.**

Typische Indikationen

Bestätigung der Diagnose **Epilepsie**, Verlaufsbeobachtung unter Therapie. Nachweis und Verlaufsbeobachtung von **Allgemeinstörungen** oder

Herdbefunden, z. B. bei einer Intoxikation, einer Schädelverletzung, Nekrose oder einem Tumor.

3.2.1 Durchführung

Von der Ableitung selbst spüren die Patienten nichts. Die Vorbereitung zur EEG-Untersuchung beginnt schon auf der Station. Damit die Leitfähigkeit optimal ist, sollte die Kopfhaut des Patienten sauber und das Haar frei von Haarfestigern sein. Neben der Säuberung des Kopfes ist der Patient, wenn dies sein Gesundheitszustand ermöglicht, auf die Untersuchung durch aufklärende und beruhigende Worte der begleitenden Pflegeperson vorzubereiten. Weiß der Patient, dass es eine harmlose Untersuchung ist, die keine »Geheimnisse« aufdecken wird, so kann er sich entspannt und ohne Angst der Untersuchung unterziehen.

Vorbereitung des Patienten, Erklärungen

Für eine gute Registrierung der Hirnpotenziale ist es wichtig, dass der Patient **entspannt** und **ruhig** auf dem Ableitestuhl liegt. Unruhige und verwirrte Patienten müssen von einer Pflegeperson leicht festgehalten werden. Oft genügt es auch, wenn bei einem ängstlichen Patienten die Pflegeperson daneben sitzt und seine Hand hält. Die Pflegeperson kann bei der Ableitung auch durch das Zuhalten der Augenlider – falls erforderlich – behilflich sein. Unangenehm ist lediglich die zur Befestigung der Elektroden erforderliche Haube, die aus elastischen Gummibändern besteht und sich straff um und über den Kopf spannt. Die Elektroden bestehen aus Metallknöpfchen, die mit einem kleinen Leinentuch überzogen sind. Sie werden in einer Kochsalzlösung angefeuchtet und an bestimmten, streng symmetrisch zueinander und in gleichem Abstand voneinander liegenden Stellen auf die Kopfhaut gesetzt.

Ableitung

Die Verteilung der Kopfelektroden richtet sich in der Regel nach einem **international einheitlichen System** der Elektrodenanordnung, das unter dem Namen **ten-twenty-System** (**10-20-System**) bekannt ist und mit 23 Ableitepunkten auskommt. Die EEG-Assistentin bildet von der Nasenwurzel bis zur Vorwölbung der Hinterhauptsschuppe eine Linie und setzt deren Länge gleich 100 %. Auf dieser Linie werden nun Elektroden derart gesetzt, dass die Entfernung zwischen der vordersten Elektrode und der Nasenwurzel sowie zwischen der hintersten Elektrode und der Vorwölbung der Hinterhauptsschuppe jeweils 10 % der ganzen, gleich 100 % gesetzten Linie beträgt (☞ Abb. 3.4, S. 82). Die restlichen drei Elektroden sind so angebracht, dass zwischen ihnen und den zuerst genannten Elektroden jeweils ein Abstand von 20 % der ganzen Linie besteht; daher der Name 10-20-System. In gleicher Weise wird mit einer quer verlaufenden Linie von den Ohrregionen verfahren. Die Elektrodenpositionen werden mit Zahlen versehen, über der linken Hemisphäre ungerade, über der rechten Hemisphäre gerade Zahlen.

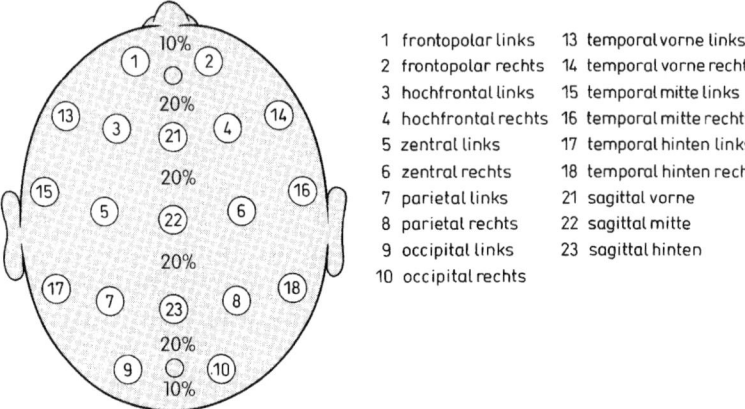

1 frontopolar links	13 temporal vorne links
2 frontopolar rechts	14 temporal vorne rechts
3 hochfrontal links	15 temporal mitte links
4 hochfrontal rechts	16 temporal mitte rechts
5 zentral links	17 temporal hinten links
6 zentral rechts	18 temporal hinten rechts
7 parietal links	21 sagittal vorne
8 parietal rechts	22 sagittal mitte
9 occipital links	23 sagittal hinten
10 occipital rechts	

Abb. 3.4: Ten-Twenty-Elektrodenanordnung der Standard-EEG-Ableitung

Folgende verschiedene Ableitprogramme werden angewandt:

Ableitprogramme

- **Referenz-Ableitung:** Es wird die Spannungsdifferenz zwischen verschiedenen signalaktiven Kopfhautelektroden und einem inaktiven oder indifferenten Punkt (z. B. Ohrläppchen) abgeleitet. Dies geschieht zunächst von jeder Hemisphäre zum gleichzeitigen Ohr, dann von beiden Hemisphären zuerst zum linken, dann zum rechten Ohr.
- **Bipolare Ableitung:** Die Ableitung erfolgt zwischen zwei signalaktiven Kopfhautelektroden als Längs- und Querreihe oder gegen eine sagittal gelegene Elektrode.
- **Quellen- oder toposelektive Ableitung:** Das Signal einer Elektrode wird gegen den mathematisch errechneten Mittelwert der Nachbarelektroden registriert. Damit wird eine verbesserte lokalisatorische Aussagefähigkeit erlangt.

Langzeit-EEG

Eine Ableitung über viele Stunden, auch nachts, wird **Langzeit-EEG** genannt. Langzeitableitungen können im Bett oder »mobil« mit einem tragbaren Recorder durchgeführt werden Sie dienen dem Nachweis von Krampfpotenzialen und Herdbefunden, die der normalen Ableitung (ca. 20 min) entgehen können. Für die genaue Analyse eines epileptischen Anfalls erfolgt gleichzeitig eine Videoaufzeichnung (simultane Doppelbildaufzeichnung).

3.2.2 Typische Befunde

Die Ableitungen der Hirnpotenziale erfolgen überwiegend bei **geschlossenen Augen** des Patienten, weil die Hirnpotenziale dann deutlicher und höher zur Darstellung kommen. Eine Übersicht häufig unzutreffender normaler und pathologischer Hirnpotenziale zeigt ☞ Abb. 3.4. Je reifer das Gehirn wird, desto **schneller** werden die Hirnpotenziale:

Altersabhängigkeit

- Neugeborene zeigen bis zum 3. Lebensmonat vorwiegend Delta-Wellen.
- Erst nach dem 3. Lebensjahr treten Alpha-Wellen auf.

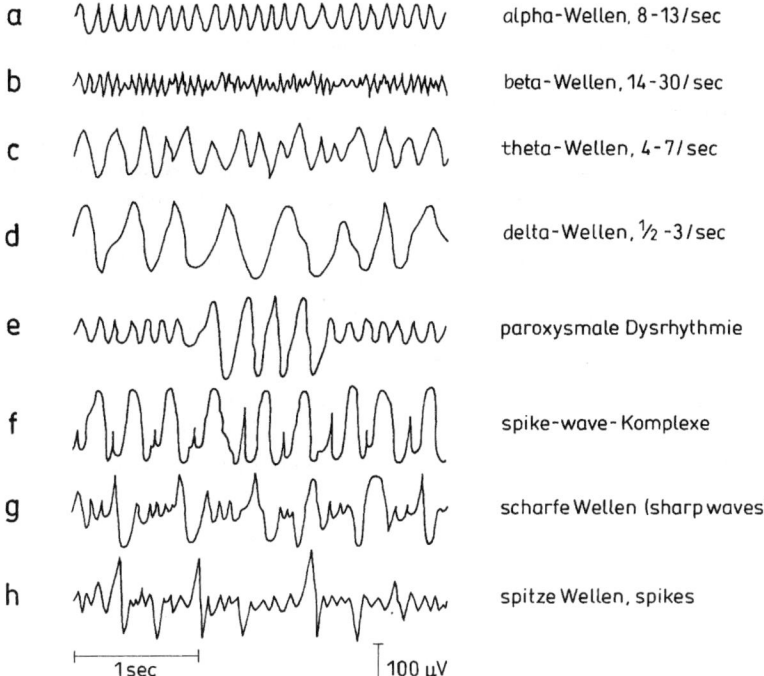

a   alpha-Wellen, 8-13/sec

b   beta-Wellen, 14-30/sec

c   theta-Wellen, 4-7/sec

d   delta-Wellen, ½ -3/sec

e   paroxysmale Dysrhythmie

f   spike-wave-Komplexe

g   scharfe Wellen (sharp waves)

h   spitze Wellen, spikes

1 sec   100 µV

Abb. 3.5: Verschiedene Wellenformen im EEG

- Theta-Wellen überwiegen noch bis zum 6. Lebensjahr.
- Um das 10. Lebensjahr ist das EEG noch sehr unregelmäßig.
- Das unregelmäßige EEG nähert sich um das 14. Lebensjahr dem reifen Erwachsenen-EEG mit seiner überwiegenden stabilen Alpha-Wellen-Tätigkeit.

Im EEG eines wachen und gesunden erwachsenen Menschen herrschen Alpha-Wellen (Abb. 3.5 a) vor, die über den hinteren Ableitepunkten am deutlichsten in Erscheinung treten. Sie haben eine Frequenz von 8-13/s.
Auch Beta-Wellen (Abb. 3.5 b) sind als physiologisch zu bezeichnen. Sie haben eine Frequenz von 14–30/s, sind in der Regel kleiner und treten seltener auf. Sie sind von Muskelartefakten mitunter schwer zu unterscheiden. Frontal betonte höhere Beta-Wellen sind auf eine Medikamenteneinwirkung (z. B. Benzodiazepine, Barbiturate) verdächtig.
Langsame Wellen sind die Theta- oder Zwischenwellen mit einer Frequenz von 4–7/s (Abb. 3.5 c). Sie kommen beim unreifen EEG in der Jugend vor und sind (vor allem bei einem seitenbetonten Auftreten) im Erwachsenenalter immer **pathologisch** und Ausdruck einer **zerebralen Funktionsstörung**. Es wird nach dem Anteil und der Ausprägung der langsamen Wellen von einer leichten, mittelgradigen oder schweren Allgemeinveränderung gesprochen. Treten die langsamen Wellen als Herd in Erscheinung, ist ein **umschriebener hirnorganischer Prozess** zu vermuten (z. B. Tumor, Hirnerweichung, Blutung, Kontusionsherd).
Noch trägere Hirnpotenziale mit einer Frequenz von 0,5–3/sec werden als Delta-Wellen bezeichnet (Abb. 3.5 d). Abgesehen vom Kleinkind- und

Grundphänomene

Säuglingsalter sind sie Ausdruck einer ausgeprägten hirnorganischen Funktionsstörung (Allgemeinveränderung).

Treten die langsamen Wellen mit höheren Amplituden in kurzen Gruppen bilateral synchron auf, spricht man von einer **Dysrhythmie** oder auch paroxysmalen Dysrhythmie, beziehungsweise intermittierenden generalisierten Verlangsamung (IGV) (Abb. 3.5 e), die auf eine gesteigerte Funktionsbereitschaft des Gehirns etwa bei einem Anfallsleiden hinweisen kann.

Krampfpotenziale

Hirnpotenziale besonderer Gestalt sind die **Krampfpotenziale.** Eine Kombination von einer Krampfspitze und einer sich direkt anschließenden amplitudenhohen langsamen Welle (spike-wave-Komplex, Abb. 3.5 f) ist ein auch im Intervall einer Epilepsie häufiger zu findendes Krampfpotenzial. Diese in Serien auftretenden Komplexe kommen generalisiert über beiden Hemisphären bei den **Absencen** zur Beobachtung. Scharfe Wellen (steiler Anstieg, langsamer Abfall der Schenkel, Abb. 3.5 g) treten einzeln über beiden Hirnhälften auf oder auch mit temporaler Lokalisation. Dann können sie Ausdruck einer »**Temporallappenepilepsie**« sein. Spitze Wellen (spikes, Abb. 3.5 h) finden sich vorwiegend während eines **großen Anfalls** und selten im anfallsfreien Intervall.

Schlaf-EEG

Beim Einschlafen werden die Alpha-Wellen geringer und es treten zunehmend langsame Hirnpotenziale auf, die im Wachzustand eine pathologische Bedeutung haben. Im Grenzbereich zum Schlaf werden gehäuft epilepsietypische Potenziale gefunden.

Aktivierungsmethoden

Um geringe Auffälligkeiten im EEG zu verdeutlichen oder hervorzuholen, werden verschiedene **Provokationsmethoden** durchgeführt. Am gebräuchlichsten ist die Hyperventilation (Mehratmung), die 3–5 Minuten andauert. Durch Flickerlicht (Stroboskop-Licht) können Krampfpotenziale provoziert werden. Häufig wird auch der Schlafentzug angewandt, indem der Patient vor der Ableitung die ganze Nacht über wacht. Zusätzlich kann der Patient etwa eine Stunde vor der Ableitung noch 1 bis 1,5 Liter Flüssigkeit trinken (Wasserstoß-Provokation). In besonderen Fällen wird auch im Schlafzustand abgeleitet (Schlaf-EEG).

Null-Linien-EEG

Wenn bei der größtmöglichen Verstärkung keine Hirnpotenziale mehr abgeleitet werden können, das Hirnstrombild also **isoelektrisch** ist, stellt dieser Befund einen wichtigen Beitrag zur **Hirntodfeststellung** dar. Das EEG jedoch reicht zur alleinigen Diagnose des Hirntods **nicht** aus (☞ Kap. 8.5, S. 236).

3.3 Elektromyographie und -neurographie

3.3.1 Die Anfänge

Historische Entwicklung

Im Zeitalter der Aufklärung, dem 18. Jahrhundert, liegen auch die Anfänge der Neurophysiologie. Die auf GALVANI (1794) zurückgehende

Galvanisierung beruht auf Zuckungen von Muskeln die mit elektrischer Ladung in Berührung kommen. Die ersten Mitteilungen über Muskelzuckungen, die sich tierexperimentell durch elektrische Stimulationen der Großhirnrinde auslösen ließen (ROLANDO 1809) blieben unbeachtet. Erst 1870 wurden sie von HITZIG und FRITSCH weitergeführt bis zur Entdeckung des Schemas der motorischen und sensorischen Hirnareale für die einzelnen Körperabschnitte in der Gestalt eines »Homunculus« (PENFIELD) entlang der motorischen und sensorischen Hirnwindungen. Die Weiterentwicklung der Hirnstimulation zur modernen Technik der MEP-Diagnostik (☞ Kap. 3.4.4, S. 95) gelang erst durch Einführung der schmerzarmen Magnetstimulation (BARKER 1985).

Am Anfang der klinischen Neurophysiologie stand jedoch die Messung der Leitgeschwindigkeit von Nerven. HELMHOLTZ gelang 1850 die erste ungenaue Messung der Nervenleitgeschwindigkeit in einem Froschschenkel. 1929 wurde mit der Nadelableitung von Muskelpotenzialen die Grundlagen der heutigen Elektromyographie (EMG) gelegt. Erforderlich waren jedoch auch die Entwicklung geeigneter verzerrungsarmer Verstärker, um die schwachen abgeleiteten Signale zu verstärken. Sie wurden sichtbar gemacht zunächst mit Kathodenoszillographen, die zu moderneren Bildröhren und heute üblichen Monitoren weiterentwickelt wurden. Zur Dokumentation dienten die aufkommende Fotografie, mechanische Kurvenschreiber und schließlich die heutigen Tintenstrahl- und Laserdrucker. Die Nutzung der Computertechnik ermöglichte neben der Speicherung der Daten auch deren elektronische Bearbeitung sowie eine bessere grafische Darstellung, Auswertung und Vermessung. Die zunehmende Verbreitung elektrophysiologischer Messgeräte und der Einsatz massengefertigter PCs ließ die Kosten sinken und ermöglichte gleichzeitig eine enorme Steigerung der Qualität der Ergebnisse. Die Verfügbarkeit der klinischen elektrophysiologischen Diagnostik wurde dadurch weiter gefördert. Die Untersuchungspalette wurde zudem erweitert durch die Möglichkeit der Ableitung evozierter Potenziale (EP), die sich nach visuellen (VEP), akustischen (AEP)und sensiblen (SEP) Reizen (Kap. 3.4, S. 92) sowie nach komplexeren »Ereignissen« durch Mittelwertbildung (Averaging) aus dem Hirnwellen ableiten lassen.

3.3.2 Die neuromuskuläre Funktionseinheit

Noch heute lautet eine wesentliche elektrophysiologische Fragestellung, ob einer Funktionsstörung eine Erkrankung des **Nerven** (**Neuropathie**) oder des **Muskels** (**Myopathie**) zugrunde liege. Grundlage dieser Frage ist das Konzept der neuromuskulären Funktionseinheit. Muskel und motorische Nervenfasern bilden eine Einheit und können kaum getrennt untersucht werden. Bei einer willentlichen (»willkürlichen«) Anspannung der Muskulatur gelangen die dazu erforderlichen Signale über die motorischen Nervenfasern zum Muskel; wenn man statt einer willkürlichen Anspannung den Muskel elektrisch stimuliert, ist es genauso. Die Funktion der Nervenfasern erkennt man an deren Effekten auf die Muskulatur, und die Muskulatur funktioniert nur mit ihren zugehörigen Nervenfasern.

Definition

> Die kleinste Funktionsgruppe ist die **Motorische Einheit.** Darunter versteht man alle Muskelfasern, die von einer einzigen Vorderhornzelle des Rückenmarks gesteuert (innerviert) werden.

Eine Motorische Einheit besteht aus nur wenigen Muskelfasern in Muskeln, die sehr fein abgestimmt arbeiten müssen (Augenmuskeln), und aus über 1 000 im Wadenmuskel.

3.3.3 Nadel-Elektromyographie (EMG)

Im weiteren Sinne werden mit »EMG« alle diagnostischen Verfahren zusammengefasst, die in einem »EMG«-Labor oder in angegliederten Speziallabors stattfinden können: Neurographie (NLG), die Ableitung evozierter Potenziale (EP) und andere spezielle Methoden.

Definition

> Das EMG im engeren Sinne meint die Nadelableitung und Analyse der elektrischen Aktivität im Muskel während leichter willkürlicher Anspannung.

Prinzip des EMG

Die willkürliche Anspannung eines Muskels ist Folge einer elektrischen Signalausbreitung vom Gehirn über das Rückenmark und deren Vorderhornzellen über die peripheren Nerven zum Muskel. Beim Nadel-EMG wird die elektrische Aktivität abgeleitet, die nach dem Eintreffen der Nervenimpulse im Muskel auftritt, unmittelbar bevor auf komplizierte Weise die vergleichsweise langsame und anhaltende mechanische Kontraktion des Muskels einsetzt. Die Erregungsausbreitung von einer Vorderhornzelle des Rückenmarks erreicht alle Fasern einer motorischen Einheit, die auf diese Weise koordiniert gemeinsam entladen und in der Summe ein gemeinsames Spannungsbild formen. Bei der Kraftentfaltung eines Muskels spielt die Anzahl der beteiligten (»rekrutierten«) Motorischen Einheiten eine Rolle und außerdem die Frequenz, mit der sie sich entladen (bei leichter Anspannung etwa 6–12 Entladungen pro Sekunde = 6–12 Hz).

Die Spitze der »konzentrischen« EMG-Nadel ist so konstruiert, dass sie die elektrischen Spannungsschwankungen im Umkreis von wenigen Millimetern um die Nadelspitze ableiten kann. Die sehr kleinen **Muskelpotenziale** (ein Millionstel bis wenige Tausendstel Volt) werden über Nadel und Verbindungskabel in den Differenzverstärker geleitet, wo sie hoch verstärkt werden, um sie auf dem Bildschirm sichtbar und über den Lautsprecher hörbar machen zu können. Wenn bei leichter Willkürinnervation regelmäßig ein oder drei motorische Einheiten entladen, hat das akustische Klangbild gewisse Ähnlichkeit mit einem Traktor im Leerlauf.

Heute werden diese Signale mit Computern aufgezeichnet, gespeichert, bearbeitet und bei Bedarf ausgedruckt. Das bereits genannte summierte

Spannungsbild von Motorischen Einheiten erlebt bei Myopathien (Muskelkrankheiten) und bei Neuropathien (Erkrankung des versorgenden Nerven) **charakteristische Veränderungen.** Neben der hier beschriebenen Ableitung der Muskelaktivität bei leichter gleichmäßiger Willkür gibt es Techniken für die Ableitung von »Spontanaktivität« bei völlig entspannten, ruhenden Muskeln und von »Maximalaktivität« sowie noch selten angewendete Spezialableitungen mit besonderer Filterstellung oder besonderen Nadeln (z. B. Einzelfaser-EMG).

Der Patient soll möglichst bequem und entspannt auf einer Liege oder auch im Bett liegen. Zunächst werden Zweck und Durchführung der Untersuchung erläutert, wobei die Angst vor der Untersuchung genommen werden sollte. Die Haut über dem für die Untersuchung ausgesuchten Muskel wird desinfiziert, die Nadel ist gereinigt, desinfiziert und sterilisiert, sodass keine Infektionsgefahr besteht. Im Routinebetrieb werden stark zunehmend Einmal-Nadeln genutzt. In der Nähe des Nadeleinstichs wird eine feuchte Erdungselektrode (Klettstreifen) angelegt. Der Stich durch die Haut ist schmerzhafter als die Verschiebung der Nadel im Muskel; die Anwendung einer Lokalanästhesie ist aber wie bei der Blutentnahme nicht (bzw. nur bei Kindern) erforderlich. Da der Muskel an verschiedenen Stellen zu untersuchen ist, muss die Spitze der Nadelelektrode fächerförmig in eine größere Zahl von Arealen im Muskel verschoben werden. Eine ruhige und dennoch zügige Durchführung erleichtert die Erträglichkeit der Untersuchung sehr. Die Untersucher brauchen psychologisches Geschick und eine gewinnende Art, um den Patienten bei den Messungen leicht zu führen. Die Gabe eines Schmerzmittels eine halbe Stunde vor dem EMG ist m.E. eine eher psychologische Hilfe, die aber mit Erfolg genutzt werden kann. Angst braucht der Patient vor dem EMG nicht zu haben, da die Untersuchung völlig ungefährlich ist. Ein erfahrener Untersucher wird überdies die Messung beenden, weit bevor eine Überforderung eintritt, schon um die Schwellenangst vor weiteren Messungen zu vermindern.

Durchführung

Der gesunde Muskel weist im entspannten Ruhezustand keine elektrische Aktivität auf, es herrscht elektrische Stille, und weder auf dem Bildschirm noch über den Lautsprecher kommt ein Potenzial zur Darstellung. Der von einem geschädigten Nerven versorgte Muskel hingegen zeigt im entspannten Ruhezustand **pathologische Spontanaktivität,** die sich in Form von Fibrillationspotenzialen, positiven scharfen Wellen (☞ Abb. 3.6 a und b, S. 88) oder Faszikulationen entladen kann.
Bei Myotonien werden typische myotone **Serienentladungen** abgeleitet, deren charakteristisches Geräusch die Kriegsgeneration an einen Sturzkampfbomber erinnerte, während heute die Patienten eher an einen aufheulenden Motoradmotor denken.
Im zweiten Untersuchungsschritt wird die elektrische Aktivität des Muskels bei leichter Anspannung analysiert. Im **neurogen** (vom Nerv ausgehend) geschädigten Muskel sind die Potenziale der motorischen Einheiten verlängert und vergrößert, bei einer **myogenen** (im Muskel gelegenen) Schädigung sind sie verkürzt und verkleinert. Die Potenziale können

Typische Befunde

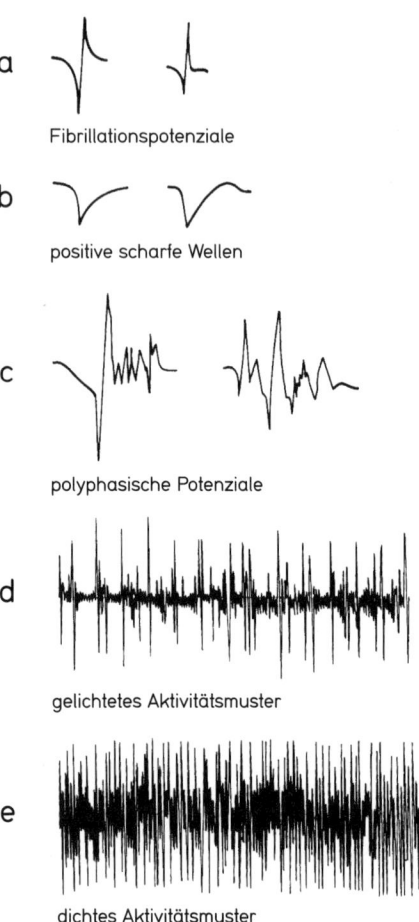

a

Fibrillationspotenziale

b

positive scharfe Wellen

c

polyphasische Potenziale

d

gelichtetes Aktivitätsmuster

e

dichtes Aktivitätsmuster

Abb. 3.6: Elemente der Muskelstromkurve (EMG) im Ruhezustand **(a, b),** bei leichter **(c)** und starker Muskelanspannung **(d, e).**

außerdem **polyphasisch** sein, d. h. die Anzahl der Nulldurchgänge ist erhöht, die Potenziale sind gesplitterter. Je nach Art der Polyphasie kann dies auf eine Myopathie oder eine mehr oder weniger frische Reinnervation, also eine in Rückbildung befindliche Nervenschädigung schließen lassen. Außerdem wird in dieser Phase die Rekrutierung beurteilt, d. h. man beobachtet, wie und ab welchem Grad der Anspannung zusätzliche motorische Einheiten zu feuern beginnen. Wenn eine einzelne motorische Einheit in **hoher Frequenz** arbeitet, ohne dass andere ihr »zur Hilfe« kämen, so deutet dies ebenso auf eine Neuropathie wie das Auftreten einzelner »**solitärer**« sehr großer Einheiten (die sich typischerweise nur einschalten, wenn die kleineren bereits aktiv sind).

Dies leitet über zum üblicherweise letzten Untersuchungsschritt, der Analyse der Potenzialrekrutierung bei »maximaler« Anspannung. Auch hier ist das entstehende Muster bei neurogenen Schäden gelichtet, weil die kleineren Einheiten fehlen oder sich durch Reinnervation zu übergroßen Verbänden zusammengeschlossen haben (☞ Abb. 3.6 d). Bei Muskelerkrankungen hingegen ist das Muster dicht und eher und in seinen Amplituden niedriger (☞ Abb. 3.6 e, der Maßstab fehlt).

Bei besonderen Fragestellungen kann man z. B. die **Einzelfaser-Myographie** einsetzen. Spezielle (sehr teure) Nadeln erlauben die Ableitung einzelner Fasern vor dem Hintergrund der übrigen motorischen Einheit, wobei sich die Stabilität des Innervation dieser einzelnen Faser erkennen lässt.

Spezialuntersuchungen

3.3.4 Elektroneurographie (ENG)

Die Elektroneurographie ist eine Untersuchungsmethode zur Messung der maximalen motorischen oder sensiblen Nervenleitgeschwindigkeit. Die Untersuchung wird in fast allen Fällen ohne Nadelstiche mit oberflächlichen Klett- oder Klebe-Elektrode durchgeführt.

Definition

Das Untersuchungsprinzip ist einfach. Ein Nerv wird durch einen kräftigen elektrischen Reiz gereizt, die Erregungswelle läuft in hoher Geschwindigkeit über den Nerven und wird nach Durchlaufen einer bestimmten Strecke gemessen. Die Zeit bis zum Erreichen dieses (im Prinzip beliebigen) Punktes heißt **Latenz** oder Latenzzeit und die Strecke die zurückgelegt wurde **Distanz.** Aus diesen beiden Werten lässt sich nach dem Dreisatz die **Nervenleitgeschwindigkeit** (NLG) in Meter pro Sekunde (m/s) errechnen (natürlich auch in km/h, aber das hat sich nicht durchgesetzt), wobei man von der bekannten Formel ausgeht: Geschwindigkeit v ist der Quotient aus Weg s und Zeit t.

Prinzip

$$v = \frac{s}{t}$$

Formel

Dieses Prinzip liegt allen NLG-Messungen zugrunde. Es beinhaltet stillschweigend die Tatsache, dass es sich um die »maximale« NLG handelt, also die Leitungsgeschwindigkeit der schnellsten Fasern. Die **schnellsten** Fasern sind die **markscheidenhaltigen** Fasern, deren mittlere NLG bei etwa 50 m/s liegt (entspricht 180 km/h!). Die marklosen Nervenfasern leiten etwa mit 1–2 m/s, das entspricht einer flotten Gehgeschwindigkeit. Die NLG ist nicht nur vom jeweils untersuchten Nerven, sondern auch von der **Temperatur** der untersuchten Extremität und vom **Alter** des Patienten abhängig. Mit dem Absinken der Temperatur wird die NLG langsamer, deshalb werden kühle Extremitäten im Wärmebad aufgewärmt, die gemessene NLG kann umgerechnet werden auf eine temperaturkorrigierte NLG (34 °C). Im ersten Lebensjahr baut sich die für die NLG maßgebliche Myelinscheide erst auf, ab dem 20. Lebensjahr beginnt sie langsam wieder zu degenerieren, entsprechend verhält sich die NLG.

Die motorische NLG-Messung ist etwas komplizierter, weil die Erregungswelle nicht am Nerven direkt abgeleitet wird, sondern an den elek-

Motorische NLG

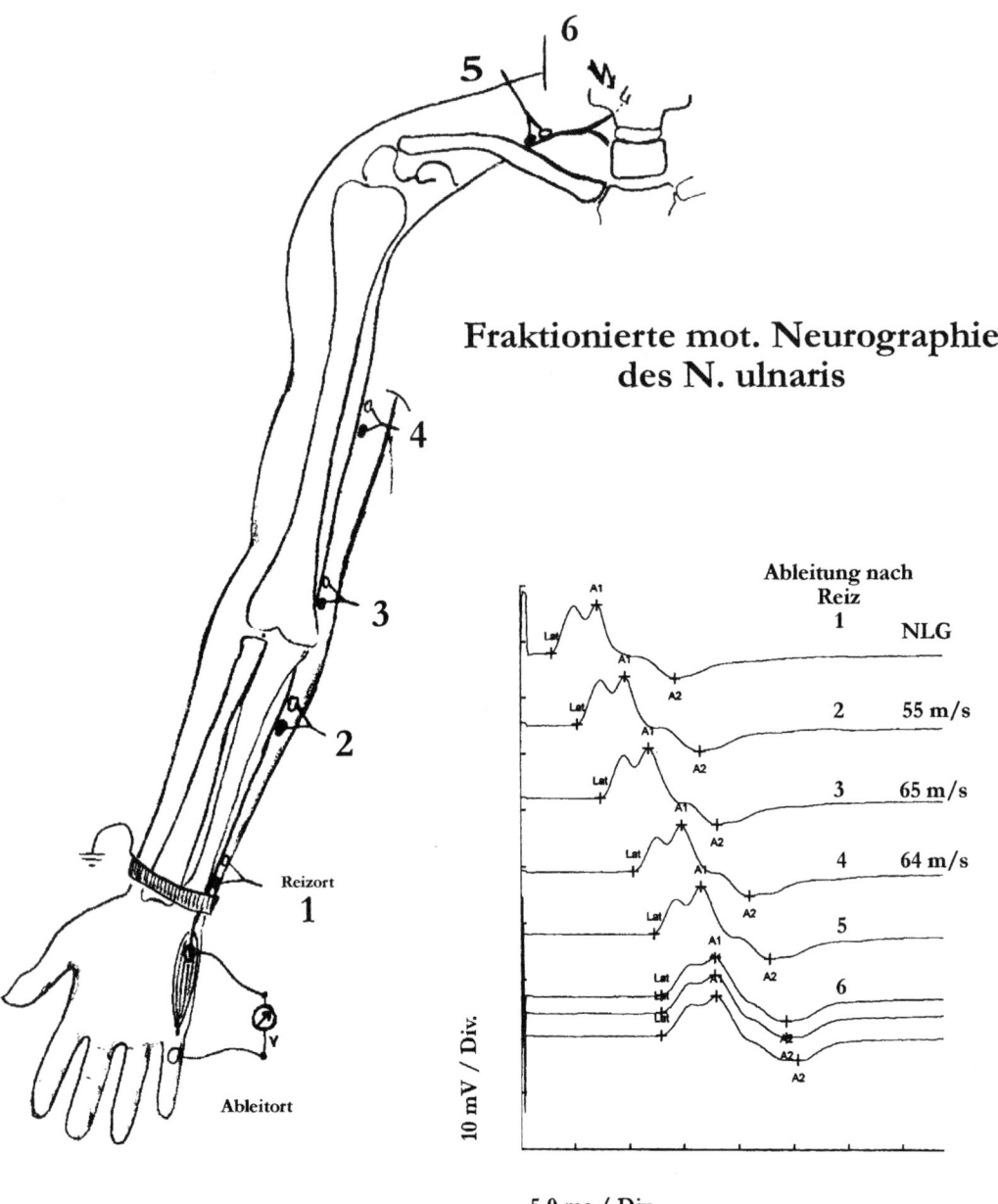

Fraktionierte mot. Neurographie des N. ulnaris

Abb. 3.7: Messung der motorischen Nervenleitgeschwindigkeit (mNLG)
Gereizt wird ein motorische Fasern führender Nerv, abgeleitet wird vom sog. Erfolgsmuskel, der nach Eintreffen der Erregungswelle zuckt und das motorische Summenpotenzial zu erkennen gibt. Die mNLG wird immer zwischen zwei Reizorten gemessen.
Im Bild wird eine fraktionierte Neurographie aller erreichbaren Ulnarisabschnitte dargestellt mit Ableitung vom M. abductor dig. quinti. Die proximalste Stimulation – an der Nervenwurzel – erfolgt schonend mit Magnetstimulation.

trischen Effekten im Muskel unmittelbar im Zusammenhang mit der Zuckung; und zwischen Nerv und Muskel liegen marklose Endaufzweigungen der motorischen Nervenfasern und die Motorische Endplatte, an denen sich die NLG unkontrollierbar verlangsamen und einen Durchschnittswert verfälschen würde. Man hilft sich mit einer Doppelmessung: Gereizt wird an einer körpernahen (»**proximalen**«) und an einer körperfernen (»**distalen**«) Stelle. Die Reizantwort wird vom Muskel, der von diesem Nerv innerviert wird, mit einer Oberflächenelelektrode abgeleitet und registriert. Die Latenzzeit (s. o.) ist nach distaler Reizung kürzer als nach proximaler Reizung. Die Differenz zwischen den beiden Latenzen ist die Zeit, die der Reiz zwischen den beiden Reizorten braucht. Dann misst man den Abstand zwischen den beiden Reizpunkten (»Distanz«) und teilt diesen durch die bereits errechnete Latenzdifferenz. Daraus ergibt sich die motorische Nervenleitgeschwindigkeit (NLG) zwischen beiden Reizorten.

Die **distale motorische Latenz (DML)** beträgt bei den Armnerven 2–4 m/s, bei den Beinnerven 3–6 m/s. Durch die motorische NLG wird in erster Linie der mit einer Markscheide umhüllte Teil des Nervs beurteilt, während die distale motorische Latenz (DML) ein Maß für die Leitung in den markscheidenarmen bzw. markscheidenfreien Endaufzweigungen des Nervs darstellt und somit das Axon betrifft.
Große praktische Bedeutung hat die DML des Medianus bei der Diagnostik des **Karpaltunnelsyndroms**.

Distale motorische Latenz DML

Man unterscheidet die **antidrome** und die **orthodrome** Technik. Da sich die Erregungswelle nach einer Reizung in beide Richtungen auf dem Nerv fortbewegt, kann man auch in beide Richtungen messen, nämlich auf »normalem« Weg der sensiblen Impulsleitung, also Richtung ZNS (**orthodrom**), oder in die Gegenrichtung (**antidrom**). Die antidrome Technik ist oft einfacher, weil die Reizantwort unmittelbar von den vielen sensiblen Nervenendigungen der Haut abgeleitet werden kann (wo sie in der Summe recht groß ist und leichter abgeleitet werden kann); zudem reicht ein umschriebener, punktueller Reiz über dem Nerven. Die sensible NLG ist vor allem bei der Diagnostik des **Karpaltunnel-Syndroms** und bei **Polyneuropathien** sowie in der Diagnostik von **Plexusschäden** von Bedeutung.
Häufig gemessen werden am Arm der N. medianus, ulnaris und radialis, dazu Hautnerven des Unterarms, seltener des Oberarms. Im Bein lassen sich recht leicht der N. suralis und der N. peronäus sens.-ant. messen, auch der N. saphenus und der N. tibialis.

Sensible NLG

Schädigungstypen

Ein typischer peripherer Nerv enthält neben sensiblen auch motorische Fasern, und besonders bei einer Schädigung der Myelinscheiden kann es zu einer Streuung der Nervenleitgeschwindigkeit kommen. Dies hat den Effekt, dass die eintreffende Erregungswelle nicht mehr schlank und hoch, sondern breit und flach ist mit oft mehreren Gipfeln. Dann ist die Reizantwort **deformiert** mit Verbreiterungen oder Nachschwankungen. Die NLG ist an einzelnen Schädigungsorten oder bei einer generalisierten

Myelinschädigung

Myelinschädigung diffus erniedrigt, wobei die Amplitude sich nur gering vermindert.

Leitungsblock

Wenn die Nerven hingegen an einer bestimmten Schädigungsstelle innerhalb der »Distanz« mit deutlichem Verlust (im Extremfall gar nicht) leiten, so spricht man von einem **inkompletten** oder **kompletten Leitungsblock.** Die Erregungswelle ist dann nicht verbreitert, sondern erniedrigt, und die NLG außerhalb der Schädigungsregion ist normal.

Axonschädigung

Wenn dieser Leitungsblock mit einer Schädigung der Axonfasern des Nerven einhergeht, so degenerieren alle körperfern gelegenen Nervenfasern (**Wallersche Degeneration**), und die Erregungswelle wird mit der Zeit immer kleiner, wobei die NLG sich kaum verändert.

Mischtypen

Oft handelt es sich um **gemischte Schäden,** die NLG-Messung kann aber Hinweise auf den Schädigungstyp der untersuchten Nerven liefern.

Spezielle Messungen

Es gibt eine Reihe von Spezialmessungen, die nur kurz erwähnt werden können. Die **F-Wellen** (zuerst am Fuß gemessen) entstehen durch eine rückwärts gerichtete Ausbreitung einer Erregungswelle auf motorischen Fasern vom peripheren Stimulationsort zum Vorderhorn und wieder zurück bis zum Muskel; sie geben den Funktionszustand proximaler motorischer Nervenfasern wieder. Beim **H-Reflex** (Hoffmann-Reflex) läuft die Erregungswelle auf sensiblen Fasern zum Rückenmark und gelangt auf motorischen Fasern zum Muskel, sie entspricht dem Reflexbogen des Muskeldehnungsreflexes, der mit den H-Reflex gemessen wird.

Fraktionierte Messungen (☞ Abb. 3.7, S. 90) sind eine elegante Fortentwicklung der NLG-Messung, indem nicht ein, sondern eine Vielzahl von Abschnitten gemessen wird, die auf diese Weise unmittelbar verglichen werden können. Die **Serien-Stimulation** meint eine mehrfach hintereinander ausgeführte Reizung eines motorischer Nerven. Dabei kann es zu auffälligen Verminderungen der Amplitude der Reizantwort (Dekrement) kommen, z. B. bei Schäden der neuromuskulären Übertragung wie z. B. der Myasthenia gravis.

3.4 Evozierte Potenziale (EP)

In der Diagnostik neurologischer Erkrankungen haben evozierte Potenziale in den letzten Jahrzehnten zunehmend an Bedeutung gewonnen. Prinzip der Untersuchung ist, ein Sinnesorgan (Auge, Ohr, Haut) so zu reizen, dass es zu einer Erregung des entsprechenden Rezeptors kommt und die von dort stammende Erregung in Form von Aktionspotenzialen im afferenten Nervensystem bis zur Großhirnrinde fortgeleitet wird. Jedes Sinnesorgan hat ein spezifisches Areal in der Großhirnrinde, über welchem das durch den Sinnesreiz evozierte (hervorgerufene) Potenzial seine höchste Spannung erreicht und am einfachsten gemessen werden kann.

3.4.1 Visuell evozierte Potenziale (VEP)

Die Reizung erfolgt mit Hilfe eines Monitors, auf dem ein Schachbrett erscheint, das etwa 1–2 × pro Sekunde einen Schwarz-Weiß-Wechsel der Felder durchführt. Wenn der Proband in einem Meter Abstand auf einen zentralen Punkt des Monitors schaut (Fixierpunkt), kommt es durch den Schwarz-Weiß-Wechsel zu einem **optischen Reiz** und etwa 100 Millisekunden (ms) später zu einem auf diese Weise hervorgerufenen (evozierten) Potenzial über der hinteren Hirnrinde, dem Sehfeld. Die Ableitung erfolgt mit Nadel- oder Oberflächenelektroden.

Methodik

In der Routine-Diagnostik werden beide Augen getrennt stimuliert. Gemessen wird die Latenz (Zeitdauer) bis zum Erscheinen des visuell evozierten Potenzials (VEP) und dessen Amplitude. Liegt eine Schädigung des Sehnerven (Verbindung zwischen Auge und Sehnervenkreuzung) vor (z. B. eine Optikusneuritis im Rahmen einer Multiplen Sklerose), erhält man eine pathologisch verlängerte Latenz auf der entsprechenden Seite.

Aussagefähigkeit

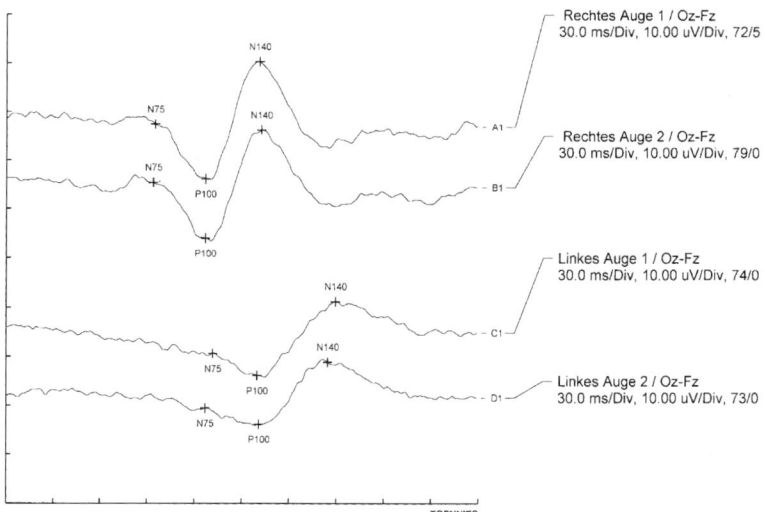

Nr	Reizort	Ableitort	Lat N75 [ms]	Lat P100 [ms]	Lat N140 [ms]	Ampl P100-N140 [µV]
A1	Rechtes Auge 1	Oz-Fz	95.4	126.6	161.4	24.2
B1	Rechtes Auge 2 Kontrollmessung	Oz-Fz	94.8	126.6	162.6	22.2
C1	Linkes Auge 1	Oz-Fz	132.0	160.2	208.8	15.0
D1	Linkes Auge 2 Kontrollmessung	Oz-Fz	127.2	160.8	204.0	12.8

Abb. 3.8: Visuell evozierte Potenziale VEP
Die VEP können etwa 100 ms nach einem optischen Reiz über der Sehrinde abgeleitet werden. Der Normbereich unseres Gerätes liegt zwischen 107 und 127 ms. Nach Reiz des rechten Auges ist das VEP normal, für das linke Auge ist das Potenzial grenzwertig abgeflacht und (vor allem) mäßig bis stark verzögert, im vorliegenden Fall durch eine Myelinschädigung im Rahmen einer Optikusneuritis links.

Die **Halbfeld-Stimulation** setzt optische Reize im rechten oder linken Gesichtsfeld für beide Augen gleichzeitig. Sie erfasst deshalb die Bahnsysteme der linken oder rechten Hirnhälfte hinter der Sehnervenkreuzung (☞ Abb. 2.6, S. 55).

Die Reizung kann auch mit Blitzreizen (z. B. **LED-Brille**) durchgeführt werden. Dabei wird allerdings nicht nur die Region des schärfsten Sehens (fovea centralis) stimuliert, sondern die ganze Netzhaut, dies führt zu weniger präzisen Veränderungen.

3.4.2 Akustisch evozierte Potenziale (AEP)

Methodik   Die Reizung erfolgt über Kopfhörer mit einem Click-Ton definierter Lautstärke, die Ableitung zwischen Scheitelpunkt und gleichseitigem Ohrläppchen. Die frühen akustisch evozierten Potenziale treten in den ersten 10 ms nach dem Click auf und zeigen charakteristische Gipfel, deren Latenz (und etwas geringer auch Amplitude) in hohem Maß reproduzierbar ist.

Aussagefähigkeit   Die frühen AEP werden mit bestimmten anatomischen Strukturen in der Hörbahn vom Ohr bis in den Hirnstamm in Höhe der oberen Brücke (pons) in Verbindung gebracht. Sie spielen in der Diagnostik von **Läsionen des Hirnstamms** und der **Kleinhirnbrückenwinkeltumoren** eine wichtige Rolle.

3.4.3 Sensibel evozierte Potenziale (SEP)

Methodik   Sie werden auch **somato-sensorisch evozierte Potenziale** genannt (**SSEP**). Meist wird ein peripherer Nerv (z. B. N. medianus, N. tibialis, ulnaris oder N. peronäus) elektrisch schwach gereizt, sodass ein geringer motorischer Effekt sichtbar wird. Etwa 25 ms (Arm) bzw. 45–50 ms (Bein) nach dem Reiz lässt sich das SEP über dem für die untersuchte Extremität spezifischen Areal der Hirnrinde ableiten.

Aussagefähigkeit   Latenz und Amplitude werden gemessen und mit der jeweils anderen Seite verglichen. Eine Latenzerhöhung deutet auf eine Myelinschädigung (z. B. bei einer MS) hin und eine Amplitudenminderung auf eine axonale Schädigung (z. B. im Rahmen einer Durchblutungsstörung oder Druckläsion). Durch Ableitung der SEP über definierte Etagen des Rückenmarks lassen sich die Schäden oft genauer lokalisieren, allerdings ist die Ableitung ungleich aufwendiger und eingreifender, sodass im Routinebetrieb (z. B. bei einer Verlaufskontrolle bei MS oder bei der Suche einer Schädigung) darauf oft verzichtet wird.

Bei einem pathologischen SEP wird aber immer zu fragen sein, ob die Schädigung im zentralen oder peripheren Nervensystem liegt. Das periphere Nervensystem lässt sich neurographisch untersuchen (z. B. durch Tibialis-Neurographie oder H-Reflex-Messung) bei einem pathologischen Tibialis-SEP. Hinweise kann auch der Vergleich von Medianus- und Tibialis-SEP liefern; wenn beide pathologisch sind, so kann der Schaden nicht isoliert im Brustmark liegen. Eine Myelitis im Brustmark könnte aber den isolierten pathologischen Befund im Tibialis-SEP erklären.

3.4.4 Magnetstimulation
Magnetisch evozierte (motorische) Potenziale (MEP)

Die Magnetstimulation hat sich erst in den 90er Jahren breit durchgesetzt, als leistungsstarke Magnetspulen und Stimulatoren zur Verfügung standen. Die Magnetstimulation meint eine Reizung nicht durch unmittelbare Elektrostimulation (durch die Haut), sondern sie erzeugt den Reizstrom durch **magnetische Induktion in der Tiefe des Gewebes,** sodass die schmerzempfindliche Haut weitgehend verschont bleiben kann. Theoretisch lassen sich auch periphere Nerven für eine NLG-Messung stimulieren, der Reizort lässt sich aber nicht exakt genug festlegen. Weite Verbreitung hat die Methode vielmehr bei der magnetischen Stimulation des motorischen Rindenfeldes gefunden (präzentrale motorische Hirnrinde); sie führt zu einer motorischen Zuckung in den von der jeweiligen Rindenregion gesteuerten Extremität. Diese Zuckung wird als MEP gemessen. Im Unterschied zu den AEP, SEP und VEP wird also nicht über dem Hirn abgeleitet, sondern dort **stimuliert.**

Methodik

Die MEP werden über die zentralen und peripheren motorischen Bahnen (Pyramidenbahn) geleitet. Die periphere motorische Bahn außerhalb des Zentralnervensystems lässt sich durch zusätzliche Magnetimpulse im Bereich der Nervenwurzeln nach Austritt aus dem Rückenmark oder durch Elektroneurographie (F-Wellen etc.) abgrenzen. Die Untersuchung ist einfach durchzuführen, sie ist für den Patienten schmerzfrei und unschädlich. Viele Patienten empfinden das ungewollte Zuckung ihrer Extremitäten jedoch als unangenehm.

Aussagefähigkeit

Gemessen werden Amplitude, Konfiguration und Latenzen der MEP – wie bei allen EP im Seitenvergleich. Ähnlich wie bei den SEP deuten Verzögerungen auf eine Myelinschädigung und Amplitudenminderungen auf eine axonale Schädigung hin.

Die MEP lassen sich bei allen zentralen Lähmungen mit Gewinn einsetzen, besonders bei der Multiplen Sklerose, wo sie sich auch zur Verlaufsdiagnostik eignen.

Bei psychogenen Lähmungen kann die Magnetstimulation einen wichtigen Beitrag zu deren Erkennung bzw. Bestätigung leisten.

Indikationen und Kontraindikationen

Eine besondere Indikation besteht bei der **peripheren Fazialisparese,** weil sich die Wurzel des Fazialis nach seinem Austritt aus dem Hirnstamm und noch innerhalb des Schädels und vor seinem Eintritt in den knöchernen Fazialiskanal leicht stimulieren lässt. Idiopathische periphere Fazialisparesen lassen einen charakteristischen Befund erkennen, Fazialisparesen im Rahmen von Borreliosen oder einer MS lassen sich unterscheiden.

Eine **Kontraindikation** besteht bei Patienten mit elektrischen Implantaten (Herzschrittmacher etc.). Schwangere werden nur bei dringender Fragestellung untersucht. Anfallsbereitschaft und Epilepsie sind keine Kontraindikationen mehr seit sich gezeigt hat, dass Anfälle bei der MEP–

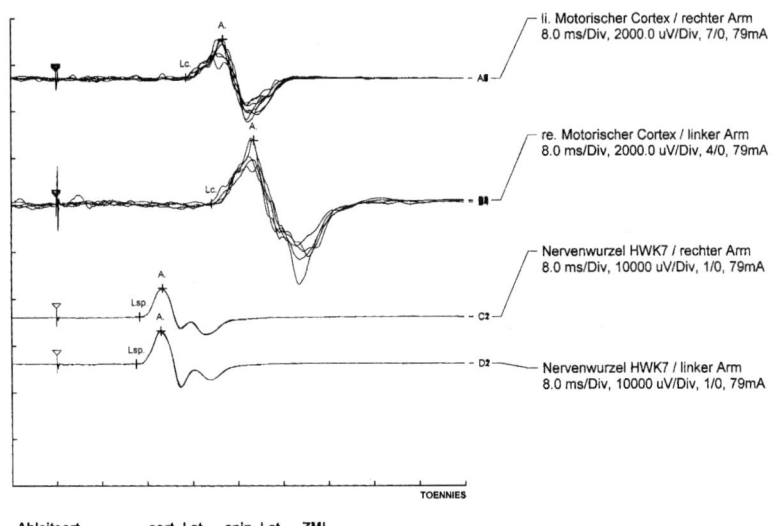

Ableitort	cort. Lat. [ms]	spin. Lat. [ms]	ZML [ms]
rechter Arm	22.9	14.7	8.2
linker Arm	27.4	14.1	13.3

Abb. 3.9: Magnetisch evozierte motorische Potenziale (MEP)
Ableitung vom Hypothenar nach Magnetstimulation der Spinalwurzel C7 (die beiden unteren Spuren) und der kontralateralen Großhirnrinde (die beiden oberen Spuren). Die Y-Achse zeigt die Spannung (mV) des MEP und die X-Achse die Zeit (ms) bis zu seinem Erscheinen. Die Zeit, die das Cortexpotential braucht (cort. Lat.) ist länger als die nach spinalem Reiz (spin. Lat.), und zwar um die Zeit, die zwischen Cortex und Spinalwurzel verbraucht wird. Für den rechten Arm ist die Zentrale motorische Latenz (ZML) normal, links ist sie verlängert und zwar durch eine Myelinschädigung bei einer MS.

Ableitung nicht vermehrt auftreten. Mögliche Gefährdungen durch Muskelkontraktionen sollten berücksichtigt werden. Hörgeräte, Scheckkarten und Parkscheine müssen vor der Untersuchung beiseitegelegt werden!

3.5 Bioptische Untersuchungsmethoden

Im Rahmen einer OP Gewebe wird lebendes Gewebe aus Haut, Bindegewebe, Muskel, Nerv oder Hirn entnommen (**Biopsie**) und feingeweblich unter dem Mikroskop (**histologisch**) untersucht. Biopsien stehen am Ende des diagnostischen Programms, weil sie eingreifend sind. Sie bedürfen der gründlichen Vorklärung, um die Fragestellung zu präzisieren und auf diese Weise die Aussagekraft der Biopsie zu erhöhen.

Muskelbiopsie Zur Sicherung der Diagnose einer **Muskelerkrankung** kann die Muskelbiopsie sehr hilfreich sein. Ohne diagnostische Vorklärung und ohne

Kenntnis anderer Untersuchungsbefunde und des Krankheitsverlaufs ist die Muskelbiopsie wenig aussagefähig und muss später eventuell wiederholt werden. Es könnte je nach Fragestellung durchaus von Vorteil für den Patienten sein, ihn nach genauer neurologischer Diagnostik zur Muskelbiopsie in ein Muskelzentrum zu verlegen. Für die Muskelentnahme ist ein Muskel mit mittelgradiger Parese am besten geeignet. Er darf nicht durch Nadelstiche einer vorangegangenen elektromyographischen Untersuchung (EMG) oder infolge von i. m.-Injektionen geschädigt sein. Das Muskelstückchen muss sehr behutsam ohne jede Quetschung oder Verletzung entnommen und möglichst im nativen Zustand – also ohne Fixierungsflüssigkeiten oder NaCI-Lösung – dem Pathologen schnellstens zugeleitet werden. Bei besonderen Fragestellungen ist auch ein Hautstückchen oder Bindegewebe (z. B. bei Kollagenosen) zu untersuchen. Die Art der Fixierung und des Versandes (Formalin, flüssiger Stickstoff, Trockeneis etc.) ist mit der Fragestellung vorab mit dem Pathologen zu klären und dem Chirurgen exakt mitzuteilen!

Die **Nervenbiopsie** wird aufgrund **bleibender Ausfälle** seltener durchgeführt. Überwiegend geschieht sie am Suralis, der sensible und autonome Fasern enthält, im Fußknöchelbereich. Man geht ebenso behutsam wie bei der Muskelbiopsie vor, etwa 3 cm des Nerven werden benötigt für Zupfpräparate, Elektronen- und Lichtmikroskop-Untersuchungen. Bei Durchtrennung des Nervs verspürt der Patient einen kurzen starken Schmerz, hat dann abklingende Missempfindungen und bleibend einen kleinen unempfindlichen Hautbezirk. Der Pathologe unterscheidet in einer ersten groben Einteilung **bindegewebige** (interstitielle), **axonale** (parenchymatöse) und **demyelinisierende Schäden.**

Nervenbiopsie

Hirnbiopsien können die diagnostischen Maßnahmen **ergänzen,** wenn herkömmliche neuroradiologische, liquorchemische und -zytologische sowie elektrophysiologische und klinische Methoden zu keiner befriedigenden Klärung führen, diese aber **dringend erforderlich** ist. Dies kann bei inoperablen Hirntumoren der Fall sein, wenn man vor einer Chemo- und Strahlentherapie Hinweise auf die Art des Tumors und den Grad seiner Bösartigkeit haben möchte. Mitunter ist auch zu entscheiden, ob es sich um einen bösartigen Tumor, einen Hirnabszess, einen Hirninfarkt, eine umschriebene Enzephalitis, eine Stoffwechselerkrankung oder eine Metastase handelt. Man geht stereotaktisch vor, d. h., die zur Punktion vorgesehene Stelle im Hirn wird mit einem Messgerät so ausgemessen, dass die Punktionsnadel auf vorberechnetem Weg in die Schädelkapsel eingeführt werden kann. Zu ernsthaften Komplikationen kommt es in etwa 1 % der durchgeführten Hirnpunktionen. Gelegentlich wird auch offen operiert.

Hirnbiopsie

3.6 Ultraschall-Untersuchungen

Auch in der Neurologie hat die Ultraschalldiagnostik ein weites Anwendungsgebiet gefunden. Neben der B-Bild-Darstellung, wie sie z. B. in der Inneren Medizin bei Sonographien des Abdomens etc. verwendet wird, werden die Doppler-Methodik, die Frequenzspektrumanalyse und Farbkodierungen des Blutflusses genutzt.

3.6.1 Echoenzephalographie

Die Echoenzephalographie wird nur noch selten benutzt, sie hat mit der Einführung von CT und MR erheblich an Bedeutung verloren. Sie ermöglicht ein **eindimensionales Bild,** indem sich einige typische Hirnstrukturen auf einem Schallstrahl als Zacken (Amplituden, A-Bild) darstellen, aus denen man Verschiebungen der Mittellinie, Ventrikelweiten oder Tumorgrößen abzulesen versuchte.

3.6.2 Doppler-Sonographie

Prinzip Bestimmte Sonographiemethoden machen sich den **Doppler-Effekt** zunutze, nach dem der auf einen Gegenstand treffende und reflektierte Schall eine Frequenzverschiebung erfährt in Abhängigkeit von der Geschwindigkeit, mit der sich dieser Gegenstand bewegt. Eine Vorstellung von diesem Effekt erhält man, wenn man sich vergegenwärtigt, dass die Tonhöhe der Hupe eines vorbeifahrenden Autos in dem Moment tiefer wird, wo das Auto nicht mehr auf einen zufährt, sondern sich wieder entfernt. Mit diesem Verfahren lässt sich berechnen, in welcher Geschwindigkeit und in welche Richtung sich die Blutbestandteile in einem beschallten Blutgefäß bewegen, und zwar mit einem völlig schmerzlosen Verfahren durch eine auf die Haut gesetzte Ultraschallsonde.

Man verwendet **Continuous-wave** extrakranielle Doppler (cw-ec-Doppler), bei denen ein kontinuierlicher Doppler-Schallstrahl verwendet wird, und in **Pulswellen** ausgesendete Doppler-Schallstrahlen für extrakranielle und transkranielle Untersuchungen (pw-ec- und pw-tc-Doppler), bei denen die Pulswellen des Dopplerstrahls eine Tiefenlokalisation ermöglichen, weil nicht mehr alle Phänomene auf dem kontinuierlichen Schallstrahl untersucht werden, sondern die Phänomene in bestimmten Abschnitten des Schallstrahls. Die pw-Doppler sind deshalb aussagekräftiger, aber auch schwieriger durchführbar. Die gepulsten Dopplerstrahlen sind so stark, dass sie eine Untersuchung nicht nur der extrakraniellen hirnversorgenden Gefäße ermöglichen, sondern auch eine transkranielle Untersuchung der intrakraniellen Arterien durch die Schädelkalotte.

Die **Frequenzspektrum-Analyse** ermöglicht eine optische Darstellung der reflektierten Schallfrequenzen, wobei bestimmte Phänomene auf einen unharmonischen, ungleichmäßigen Blutfluss hinweisen, und im Falle einer Stenose mit »turbulentem« Fluss hohe Frequenzanteile sichtbar werden.

Man unterscheidet standardisierte Untersuchungsabläufe für die
- extrakraniellen hirnversorgenden Arterien
- transkraniell untersuchten intrakraniellen Arterien
- farbkodierte Duplexsonographie (routinemäßig nur extrakraniell)
- Sonderuntersuchungen wie die Bestimmung der Vasomotoren-Reserve und die Emboliedetektion in der Regel mit Kontrastmedien (»Bubbles«).

Standarduntersuchungen

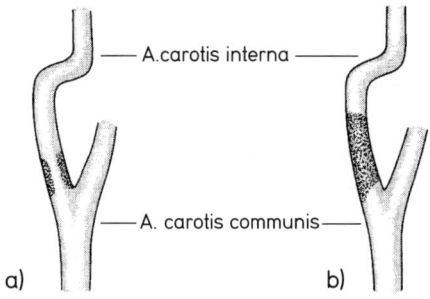

Abb. 3.10: Schemazeichnung Stenose **(a)** und Verschluss **(b)** der A. carotis interna nach dem Abgang aus der A. carotis communis

Die Doppler-Sonographie benötigt keine allzu aufwendigen Geräte und kann auch mobil am Patientenbett durchgeführt werden; sie ist die traditionelle Such-Methode (Screening) und auch mit zunehmender Verbreitung der Duplex-Verfahren noch von großer Bedeutung, nicht zuletzt, weil die Zahl der untersuchbaren Gefäße größer ist.

Durchführung

Bei der Doppler-Sonographie werden Sondenstifte ohne Druck und unter Vermittlung von wasserlöslichem Ultraschallgel auf die Haut aufgesetzt. Man richtet den Schallstrahl auf das Gefäß, hört das Dopplersignal, optimiert die Sondenlage, macht Aufzeichnungen und folgt dem Verlauf von Gefäßen.
Die Signale lassen sich in Form kurzer Kurvenbeispiele speichern und ausdrucken, wobei relevante Messergebnisse als Zahlenwert sichtbar gemacht werden.

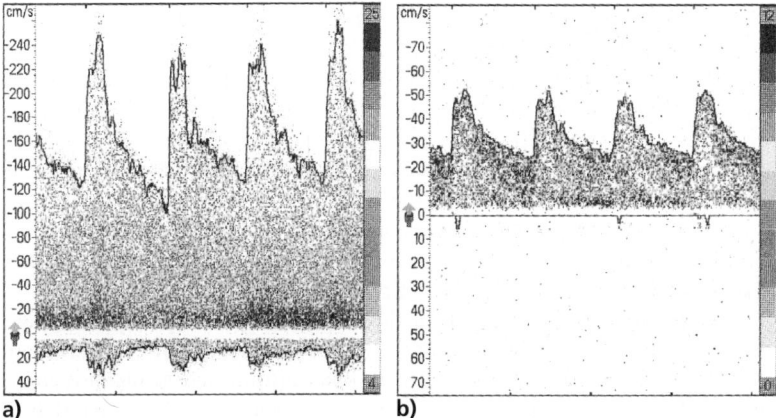

Abb. 3.11: Klassische extrakranielle pw-Dopplersonographie mit Frequenzspektrum-Analyse des Abgangs der Carotis interna im Seitenvergleich: **(a)** Abgangstenose mit Flussbeschleunigung bis 240 cm/s; **(b)** Normalbefund.
Die Hüllkurve stellt die Maximalflüsse eines Pulsschlages dar. Die Punkte repräsentieren langsamer fließende Blutanteile, deren prozentuale Verteilung wird mit Helligkeit oder – moderner – farbig dargestellt.

Aussagefähigkeit

Mit der Dopplersonographie kann man einfach und schnell erkennen, ob **Stenosen** (Verengungen), **Verschlüsse** oder **sonstige Störungen** der untersuchten Blutgefäße vorliegen.

Die Doppler-Sonographie kommt in der Neurologie in erster Linie bei Patienten mit erlittenem oder drohendem **Schlaganfall** zur Anwendung. Die Untersuchung der hirnversorgenden Arterien erlaubt Rückschlüsse auf die Ursache von Apoplexen, indem **Emboliequellen** bei territorialen Hirninfarkten oder **Gefäßverschlüsse** oder erhebliche **Einengungen** bei hämodynamischen Hirninfarkten gefunden werden. Die Untersuchung eignet sich zur Verlaufsbeobachtung und kann Patienten identifizieren, bei denen sich eine prophylaktische Gefäßoperation lohnt. Die Apparatur ist nicht zu teuer und eignet sich für Screening-Untersuchungen auch in Arztpraxen.

Die transkranielle Dopplersonographie erweitert das Spektrum der mit der Dopplersonographie untersuchbaren Arterien. Bei Schlaganfällen erlaubt sie Rückschlüsse über Stenosen und Verschlüsse der intrakraniell gelegenen Arterien und ihrer Kollateralflüsse. Sie eignet sich außerdem zur Evaluation von Gefäßspasmen nach einer Subarachnoidalblutung und vor der Planung der erforderlichen Angiographie und Aneurysma-Operation.

Bestimmung der Vasomotorenreserve

Prinzip

Die Weite der gesunden hirnversorgenden Arterien unterliegt der **Autoregulation**, d. h. dass eine erhöhte Durchblutung stattfindet, wenn dies erforderlich ist, wobei eine zunehmende Säuerung des Blutes durch Stoffwechselprodukte unter Sauerstoffmangel und durch das beim Metabolismus entstehende Kohlendioxid ausschlaggebend ist. Die Fähigkeit zur Autoregulation, konkret die Fähigkeit zu einer Weitstellung, wird getestet, indem man dem Patienten Diamox® gibt oder ihn gezielt hyperventilieren (Kohlendioxidmangel) oder ihn Kohlendioxid-reichere Atemluft atmen lässt. Die Änderungen des Blutflusses im Hirn lassen sich durch die Veränderungen, die während des Tests z. B. in der A. cerebri media stattfinden, ablesen. Unter Diamox® kommt es zu einem Anstieg des Blutflusses in den großen Hirnbasisarterien durch eine Erweiterung der Arteriolen. Man vergleicht die Fließparameter der Cerebri media vor und nach Gabe einer Ampulle Diamox®.
Der CO_2-Test ist wissenschaftlich besser untersucht, aber technisch erheblich aufwendiger.

Aussagefähigkeit

Eine erschöpfte Vasomotorenreserve deutet auf eine Schlaganfallgefährdung hin. Dies kann eine Rolle spielen bei der Planung von prophylaktischen Maßnahmen gegen einen Apoplex.

Embolie-Detektion mit Multi-Echo-Verfahren

Prinzip

Die Bedeutung von Embolien für die Entstehung von Schlaganfällen ist klar. Embolien können aus dem Körper über das Herz direkt in das Hirn gelangen, wenn sie über ein Loch im Herzseptum den Lungenkreislauf umgehen. Dazu muss gleichzeitig ein erhöhter Druck im Lungenkreislauf bestehen, was im Rahmen einer Lungenkrankheit der Fall sein kann, aber auch während eines Pressmanövers (Valsalva) geschehen kann. Emboli gelangen natürlich auch direkt aus dem Herz oder den hirnversorgenden Arterien ins Gehirn, sie können z. B. von arteriosklerotischen Veränderungen der Arterienwände ausgehen.

Mit einer speziellen computergestützten Technik lassen sich emblieverdächtige echostarke Bestandteile im Blut als **Mikroembolien** identifziert und von **Artefakten** unterscheiden. Ein gängiges Verfahren beruht darauf, dass eine Embolie zwei hintereinandergeschaltete Untersuchungsbereiche zeitlich versetzt durchziehen muss, ein Artefakt z. B. durch Wackeln mit der Sonde tritt in beiden Bereichen in der Regel gleichzeitig auf.

Eine spezielle Sonde wird mit einer Vorrichtung am Kopf angebracht. Der Patient wird dann über eine längere Zeit (z. B. 60 Min.) kontinuierlich untersucht. Das Gerät zeichnet verdächtige Strukturen auf, deren Qualität und Anzahl ausgewertet werden.

Durchführung

Die gefundenen emblieverdächtigen echostarken Blutbestandteile gehen in hoher Zahl von z. B. künstlichen Herzklappen oder während Carotisoperationen ab. Ihre Bedeutung als Krankheitsursache ist aber noch unklar.

Aussagefähigkeit

Emboliedetektion mit Kontrastmittelgabe

Ein zweites Verfahren zum Nachweis solcher Emboliewege beruht auf der Gabe von **Kontrastmitteln.** Dies kann als kleine gefahrlose Bläschen (Bubbles) mit der Dopplermethode in der A. cerebri media nachgewiesen werden (bei Gesunden müssten sie in der Lunge abgefangen und abgebaut werden), aber auch im Rahmen der Echokardiographie in Form von Kontrastmittelübertritt durch das Herzseptum (spontan oder beim Pressen).

Nach Auffinden eines geeigneten Schallfensters und optimaler Darstellung der A. cerebri media mit transkranieller Doppler-Sonographie wird von einem Helfer das Doppler-Kontrastmittel i.v. gespritzt. Wenige Sekunden später zeigen spezielle Schallechos der eingestellten A. cerebri media den Durchgang von Kontrast-Bubbles, die spontan oder im Rahmen eines Pressmanövers unter Umgehung der Lunge direkt aus den Körpervenen in den Hirnkreislauf gelangt sein müssen.

Durchführung

Die prinzipielle Möglichkeit einer Embolie aus dem Körper unter Umgehung des Lungenkreislaufs lässt sich nachweisen.

Aussagefähigkeit

3.6.3 B-Bild-Sonographie

Wesentlicher Unterschied zum o. g. Verfahren ist, dass ein **zweidimensionales** Bild entsteht, indem viele Schallstrahlen nebeneinandergelegt und mit bestimmten Verfahren »gleichzeitig« sichtbar gemacht werden. So entsteht aus einem Schallstrahl eine Bildebene, ein Schnittbild der untersuchten Gewebe. Ein weiterer Unterschied beim B-Mode ist, dass an

Methodik

schallreflektierenden Grenzflächen des Gewebes nicht mehr Zacken (Amplituden), sondern Helligkeitsunterschiede entstehen (B wie brightness), die die Konturen und Strukturen in dem untersuchten Gewebe erkennen lassen.

Aussagefähigkeit

Die Technik bietet eine wirklichkeitsnahe Abbildung von Geweben. Im Unterschied zur Doppler-Technik lassen sich auch **Stenosen** nachweisen, deren Grad unter 50 % liegt. Das B-Bild liefert zudem Informationen über die **Art** der Gewebebestandteile: So lassen sich kalkhaltige Verengungen leicht von nicht kalkhaltigen abgrenzen. Das Verfahren wird neben der Diagnostik der hirnversorgenden Arterien auch für die **Restharnmessung** bei Blasenentleerungsstörungen und in der **Muskelsonographie** bei Muskelerkrankungen eingesetzt.

3.6.3.1 Restharnbestimmung

In der Diagnostik der Blasenentleerungsstörungen und in der symptomatischen Therapie der MS stellen Restharnbestimmungen keine unwichtigen Untersuchungen dar. Sie können leicht erlernt werden und werden in der Regel von MTAs durchgeführt.

Die Restharnmenge wird unmittelbar nach der Entleerung der Blase mit dem B-Bild-Ultraschall durchgeführt; spezielle Programme erleichtern halbautomatisch die Berechnung des Blasenvolumens (☞ Abb. 3.12).

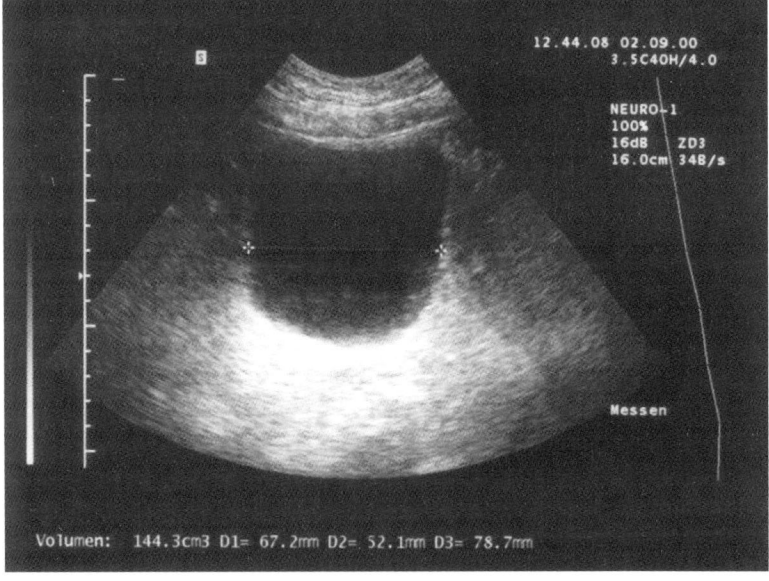

Abb. 3.12: Ultraschall-Sonographie mit Restharn-volumenmessung
Nach der Miktion zeigt die Blase noch einen »Restharn« von ca. 144 cm³; bis 100 cm³ können toleriert werden (typischer Befund bei Sphinkter-Detrusor-Dys-synergie, z. B. bei einer MS).

Vorbereitung

Die Entleerung der Blase geschieht am einfachsten auf der Station in gewohnter Umgebung unmittelbar vor der Messung. Die Restharnmessung sollte danach unverzüglich möglich sein; die Einbestellung erfolgt in der Regel also kurzfristig, um Terminverschiebungen zu vermeiden. Die Pflegeperson sollte den Termindruck richtig einschätzen und vor der Untersuchung eine Blasenentleerung in entspannter Atmosphäre ermöglichen.

3.6.3.2 Farbkodierte Duplexsonographie

Prinzip

Die Duplexsonographie verknüpft die gepulste **Doppler-Technik** von Blutgefäßen mit der **B-Bild-Sonographie** und nutzt die Vorteile beider Verfahren. Es ermöglicht in komfortabler Weise, das »Sample-Volume« des gepulsten Schallstrahls exakt dorthin zu platzieren, wo sich auf dem B-Bild interessante Regionen offenbaren; dadurch lassen sich Untersuchungszeiten erheblich verkürzen (das »Sample-Volume« der pw-Dopplers wird ja »blind« und nur nach Erfahrung und Gehör des Untersuchers in die Arterien »gesteuert«).

Die **Farbkodierung** von Fließrichtungen bietet einen weiteren Vorteil, indem sie die Signale der Frequenzanalyse in komfortabler und augenscheinlicher Weise umsetzt in eine Blaufärbung z. B. der (auf die Sonde zulaufenden) Venen und eine Rotfärbung z. B. der (von der Sonde wegleitenden) Arterien, was die räumliche Orientierung auf dem B-Bild erheblich erleichtert. Domäne der Duplexsonographie ist die Untersuchung der **Halsschlagadern;** auch transkranielle Untersuchungen der großen **Hirnbasisarterien** sind möglich.

Durchführung

Lagerung und Vorbereitung ähneln der bei der Doppler-Sonographie. Die Apparatur ist allerdings erheblich aufwendiger und größer, sodass man mit dem Gerät nicht zum Patienten fahren kann. Auch die Messköpfe sind deutlich sperriger als bei den Doppler-Sonden, sodass sich die Anzahl der untersuchbaren Gefäße reduziert, allerdings gelingen deren Darstellung und Auswertung exzellent. Domäne der Duplexsonographie ist die Untersuchung der **Halsschlagadern;** auch transkranielle Untersuchungen der großen **Hirnbasisarterien** sind möglich.

Aussagefähigkeit

Häufig wird die Untersuchung eingesetzt zur Abklärung verdächtiger routinemäßig erhobener Doppler-Befunde. Ein wesentlicher Vorteil im Vergleich zur Doppler-Sonographie ist die Möglichkeit der Darstellung **frischer Thromben** und ihrer Beziehung zur Gefäßwand sowie in der Differenzierung zwischen **subtotaler Stenose** und **Gefäßverschluss.** Schleifenbildungen (Coiling) und Knickbildungen (Kinking) der Gefäße können besser erkannt werden. Eine Differenzierung zwischen Gefäßschleife und Stenose ist mit größerer Sicherheit als mit der Doppler-Sonographie möglich. Zahlreiche Doppler-sonographisch unklare Fälle können mittels Farb-Duplex-Sonographie aufgeklärt werden. Die Sonographie der Vertebralarterien ist mit der Farb-Duplex-Technik einfacher geworden und gelingt im mittleren Zervikalbereich fast immer. Die klinisch wichtige Unterscheidung zwischen Verschluss, vor- oder nachgeschalteter Stenose und Hypoplasie ist mit großer Sicherheit möglich. Die Strömungsrichtung im Gefäß kann ohne Kompressionsversuche eindeutig festgestellt werden.

Die Farb-Duplex-Sonographie ersetzt nicht die konventionelle Doppler-Sonographie, sondern ergänzt diese und baut auf sie auf. In Medizinischen Kliniken wird die Duplexsonographie gern unter Umgehung der primären Dopplersonographie und Verzicht auf die nur mit ihr möglichen Aussagen als Suchverfahren hinsichtlich Strömungsstörungen der Carotiden eingesetzt von Kollegen, die die B-Bild-Technik aus der allgemeinen Sonographie oder Echokardiografie beherrschen.

Der zeitliche Aufwand für eine Untersuchung liegt je nach Untersuchererfahrung und Fragestellung bei 30–60 Minuten.

3.6.3.3 Muskelsonographie

Die Untersuchung unterscheidet sich im Ablauf nicht von allgemeinen sonographischen Untersuchungen z. B. des Abdomens; spezielle Vorbereitungen sind nicht erforderlich. Die Untersuchung erlaubt eine Abschätzung des Muskelvolumens, seiner Textur (Entzündung oder bindegewebige Umwandlung?) und auch von Faszikulationen im Rahmen von Systemerkrankungen wie der ALS.

Vorbereitung

> Zur Vorbereitung der **Doppler-Sonographie** sollte der Patient darauf hingewiesen werden, dass die Untersuchung vollkommen ungefährlich und schmerzfrei ist und wichtige Aufschlüsse über die Durchblutungsverhältnisse im Gehirn liefert.
> Vor der Untersuchung sollte die Toilette aufgesucht werden.

Lagerung

> Die Untersuchung erfordert je nach Fragestellung und Erfahrung des Untersuchers 20–60 Minuten, in denen der Patient sich nicht bewegen sollte. Eine **bequeme Lagerung** ist also erforderlich, bei der auch der Untersucher bequem und entspannt bleiben kann.

3.7 Liquoruntersuchung

Der Liquor wird vorwiegend im **Plexus chorioideus** der Hirnseitenkammern gebildet. Der Plexus ist eine gefäßreiche und mit Zotten besetzte Einstülpung der weichen Hirnhaut (pia mater) in die Seitenkammern. Etwa 500 ml Liquor werden täglich produziert, die gleiche Menge wird wieder resorbiert. Die Gesamtmenge des Liquors innerhalb der Schädelkapsel und des Rückenmarkkanals beträgt etwa 160 ml. Zur Liquorgewinnung muss der Liquorraum punktiert werden. Am einfachsten und gefahrlosesten geschieht dies durch eine **Lumbalpunktion,** nur selten durch eine **Subokzipitalpunktion;** bei einer **Myelographie** fallen nur geringe Liquormengen (1–2 ml) an, die aber immer untersucht werden sollten!

3.7.1 Lumbalpunktion (LP)

Bei der Lumbalpunktion wird nicht das Rückenmark, sondern der **Spinalkanal** etwa in Höhe des 4. Lendenwirbelkörpers punktiert (☞ Abb. 3.13, S. 106). Die Höhe L 4/5 entspricht einer Verbindungslinie zwischen der oberen Begrenzung beider Beckenschaufeln. Das Rückenmark endet bereits in Höhe des 1. bis 2. Lendenwirbelkörpers und wird bei der Punktion nicht berührt. Gehirn und Rückenmark schwimmen in einem Polster aus Liquor, wobei der Liquorraum unterhalb des Endes des Rückenmark sich sackförmig bis zum Kreuzbein fortsetzt und in dieser Höhe leicht punktiert werden kann.

Kontraindikationen

Bei einer bedrohlichen Hirndrucksteigerung könnte es durch den Abfluss des Liquors zu einer Einklemmung des Hirns kommen. Deshalb wird bei geplanten Punktionen in der Regel vorher eine Bildgebung des Gehirns (CT, MRT) veranlasst.

Hinweis

> Die folgenden Ausführungshinweise sind subjektiv und entsprechen unserer Überzeugung und »Haustradition«. Regional wird man auf einige Unterschiede stoßen, die lernwillige Pflegepersonen nicht verwirren sollten. Natürlich sind auch unsere Vorschläge zur **Vorbereitung, Durchführung** und **Nachsorge** einer Liquorpunktion nicht Ergebnis kontrollierter Studien, sondern schlicht gewachsen in unserer langjährigen Erfahrung und dem Bemühen, die so häufig durchgeführte Lumbalpunktion für die Patienten möglichst angenehm zu gestalten.

Punktion im Sitzen

Die Punktion erfolgt am leichtesten im Sitzen. Der Patient sitzt meistens quer auf dem Bett mit der Bettkante in den Kniekehlen, evtl. auch im Reitersitz auf einem Stuhl. Er macht bei aufrechter Körperhaltung den unteren Teil des Rückens so krumm wie möglich (Anspannung der Bauchmuskulatur und Nachhintendrücken des Kreuzes). Vor dem Patienten steht eine Pflegeperson, die ihn an den Schultern festhalten und seinen entspannten Sitz sichern kann. Die maximale Krümmung der Wirbelsäule nach hinten kann durch einen Druck mit der Hand einer Pflegeperson in den Leib des Patienten verbessert werden, manchmal wird auch ein dickes Kissen genommen. Sollte der Patient während der Punktion im Sitzen Kreislaufprobleme bekommen, kann er aus dieser Position leicht in die Seitenlage gebracht werden.

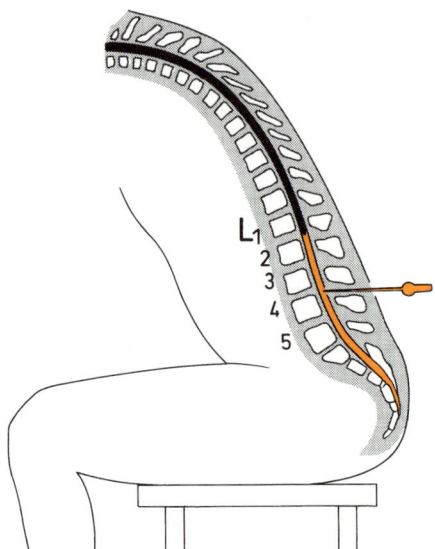

Abb. 3.13: Lumbalpunktion im Sitzen, hier zwischen dem 3. und 4. Lendenwirbelkörper.
Das Rückenmark endet unter L1.

Die Punktion in Seitlage

Die Punktion in Seitlage ist technisch etwas schwieriger, hat aber ihre Vorteile bei **unruhigen** und **sehr schwer kranken** Patienten, die nicht kontrolliert sitzen können, oder bei bekannter Kollapsneigung. Falls bei einer Meningitis doch ein gewisser **Hirndruck** bestehen könnte oder zur Messung des **Liquordrucks** mit dem »Queckenstedt-Röhrchen« wird ebenfalls liegend punktiert. Der Patient rollt sich in Seitlage so zusammen, dass die Knie sich dem Kinn nähern. Eine Hilfsperson kann sich vor die Füße des Patienten setzen und sie damit abstützen, sodass der Patient sich entspannen kann. Die Seitlage sollte durch Kissen unter dem Kopf (Schulterausgleich) und evtl. in der Taille so unterstützt werden, dass die Wirbelsäule ohne Seitverbiegung liegt. Wenn Ellenbogen, Schultern, Becken und Knie übereinander liegen, so ist auch eine Längsverdrehung der Wirbelsäule vermieden. Das Kissen unter dem Kopf soll vorn genügend Luft zum Atmen lassen. Das Beugen des Rückens gelingt im Liegen oft besser als im Sitzen; dabei weichen die Dornfortsätze auseinander, sodass die Nadel leichter in den Spinalkanal gelangt.

Während der Punktion

Während der Punktion wird der Patient wird über alles informiert, was »hinter seinem Rücken« passiert: die Markierung der Punktionsstelle mit dem Druck des Fingernagels, die Desinfektion, das Auspacken der Materialien usw. Des Weiteren gibt man bekannt, wann der Nadelstich erfolgt. Wird bei der Punktion eine Nervenwurzel berührt, verspürt der Patient einen elektrisierenden Schmerz in einem Bein. In diesem Fall wird ihm erklärt, wie es zu diesem Schmerz kommt und dass die Reaktion harmlos ist. Dann wird dem Patienten mitgeteilt, wann die Punktion erfolgt ist und Liquor abtropft, dass er genügend Liquor hat und dass der fehlende Liquor schnell wieder nachgebildet wird. Die Zeit kann auch gut zur Erläuterung des richtigen Verhaltens nach der Punktion genutzt werden. Der abtropfende Liquor wird in Röhrchen für die verschiedenen Labors aufgefangen. Die entnommene Liquormenge hängt vom Umfang der vorgesehenen Untersuchungen ab. Die Abnahme einer größeren Menge wird in der Regel nicht schlechter vertragen als die einer kleineren Menge. Auch wenn nur eine kleinere Menge abgenommen wird, sickert nach Beendigung der Punktion immer noch Liquor aus der Punktionsstelle in das umliegende Gewebe nach, bis der Stichkanal verklebt ist.

Liquorpunktions-Tablett

- Flüssigkeitsdichte Einmalunterlage, evtl. weitere Abdeckungen (gelegentlich wird Lochtuch gewünscht)
- Alkohol, unsterile und sterile Tupfer zur Hautdesinfektion
- Einmalrasierer
- sterile Handschuhe (2–3 in den üblichen Größen)
- Punktionsnadeln (2–3 der üblichen Größen)
- Liquorröhrchen, beschriftet (Reihenfolge!) in einem kleinen Ständer
- Blutröhrchen, beschriftet
- Hautpflaster
- Pandy-Schälchen und -Reagenz
- Quecckenstedt-Röhrchen, falls Druckmessung vorgesehen
- Medikamente, falls Gabe in den Liquorraum vorgesehen
- Blutentnahmetablett
- Praktisch ist ein Hinweisschild, das außen an die Tür gehängt werden kann, mit der Bitte, während der Untersuchung nicht zu stören.

Nach der Liquorpunktion sollte der Patient **mindestens zwei Stunden flach** und **ungestört** liegen, wobei das Bett am Kopfende **tiefer** gestellt werden kann. Um das Nachsickern des Liquors zu verringern, wird die **Bauchlage** bevorzugt. Wichtig ist, dass der Patient bequem liegt. Bei älteren Menschen oder Wirbelsäulenkrümmungen ist ein flaches Kopfkissen zu gewähren, ebenso bei der Seitenlage zum annähernden Ausgleich der Schulterhöhe. Auch bei bestehender Herzinsuffizienz oder pulmonalen Störungen können Ausnahmen angebracht sein. Die Benutzung eines Toilettenstuhls oder der Gang zur Toilette ist ebenso erlaubt wie eine kurze Mahlzeit im Sitzen nach einigen Stunden. Um nach der Punktion zumindest in den ersten wichtigen Stunden nach der LP ungestört im Bett liegen zu können, sollte **vor** der Punktion die Toilette aufgesucht werden. Praktisch ist auch die LP nach einer Mahlzeit, diese beruhigt den Patienten zusätzlich.

Nach der Punktion

Zu frühes Aufstehen oder Aufrichten kann das Risiko eines postpunktionellen Syndroms verstärken in Form von:

Postpunktionelles Syndrom

- lageabhängigen Kopfschmerzen, die sich im Liegen bessern,
- Übelkeit und anderen vegetativen Funktionsstörungen,
- gelegentlich Ohrensausen und sehr selten vorübergehenden neurologischen Funktionsstörungen.

Nach den ersten Stunden sollte reichlich **getrunken** werden (etwa 3 Liter am Tag). **Bettruhe** sollte 24 Stunden eingehalten werden, in der Regel bis zum nächsten Morgen.

3.7.2 Subokzipitalpunktion (SOP)

Die Subokzipitalpunktion erfolgt ebenfalls im Sitzen oder Liegen. Eine Hilfsperson zieht den Kopf des Patienten zunächst nach oben, sodass die Halswirbelsäule gestreckt ist, beugt dann aber den Kopf nach vorn, bis das Kinn die Brust berührt. Bei dieser Haltung gelangt der Arzt am besten zwischen Hinterhauptschuppe und Atlasbogen in die A. cisterna cerebellomedullaris. Diese Untersuchungstechnik erfordert besondere Geschicklichkeit, weil es leicht zu einer Verletzung der Medulla oblongata kommen kann, wenn die Punktionsnadel zu weit in die Tiefe vordringt. Auch kann bei der Punktion ein Arachnoidalgefäß verletzt und dadurch eine Blutung in die A. cisterna cerebellomedullaris ausgelöst werden.

3.7.3 Liquordruckmessung

Die Druckmessung des Liquors erfolgt beim **liegenden** Patienten. An die Punktionsnadel wird mit einer Verbindung (oft ein Dreiwegehahn) ein Steigröhrchen angeschlossen. Zunächst interessiert der **Eröffnungsdruck,** d. h. der Druck im Liquorraum **vor** dem Ablassen weiterer Liquormengen. Ein erhöhter Eröffnungsdruck entspricht der Krankheit Pseudotumor cerebri, wenn der erhöhte Druck nicht auf eine mangelnde Entspannung mit latentem Pressen zurückzuführen ist (☞ Vorbereitung und entspannte Lagerung).
Der Druck im Liquorraum hängt von vielen Faktoren ab, u. a. vom Venendruck. Drückt ein zweiter Untersucher mit den Fingern beiderseits der Luftröhre auf die Halsvenen, so kommt es zu einem venösen Rückstau und einem Anstieg des Liquordrucks im Kopf. Derselbe Effekt kann auch durch ein Pressen des Patienten erreicht werden. Bei freier Passage im Spinalkanal setzt sich der Druckanstieg ohne Behinderung bis zum Steigröhrchen der im lumbalen Liquorraum liegenden Punktionsnadel fort. Gelingt dieser Versuch, wird von einem »durchgängigen **Queckenstedt**« gesprochen. Ist infolge einer Behinderung der Passage (z. B. durch einen Rückenmarktumor) kein oder nur ein geringer Druckanstieg zu beobachten, ist der Queckenstedt nicht oder verzögert durchgängig.

3.7.4 Liquorbefunde

Das Aussehen des Liquors ist im Normalfall **wasserklar.** Anfängliche Blutbeimengungen deuten auf die Verletzung eines Blutgefäßes bei der Punktion hin. Ein konstant **blutiger** Liquorfluss wird bei einer **Subarachnoidalblutung** beobachtet. Bei einer wenige Stunden bis einige Tage zurückliegenden Blutung hat der Liquor infolge des abgebauten Blutfarbstoffs ein xanthochromes (**gelbliches**) Aussehen. Ein blutiger Liquor muss also sofort zur Zentrifugation gebracht werden: Ist der Überstand nicht xanthochrom, sonder wasserklar, so handelt es sich um eine sehr frische oder artefizielle Blutung.
Eine ähnliche Gelbfärbung wie bei der Xanthochromie ist auch bei starker **Eiweißvermehrung** (z. B. Stoppliquor) zu beobachten.

Bei starker **Zellvermehrung** – insbesondere durch neutrophile Granulozyten – über 300–400 Zellen pro µl bei einer bakteriellen Infektionen – wird der Liquor **milchig-trüb** bis **gelblich-eitrig.**

Der normale Liquor enthält bis 4 Zellen/µl (das entspricht 12/3 Zellen = 12 Zellen in 3 µl, dem Volumen der Zählkammer). Es handelt sich dabei etwa um 70 % Lymphozyten und 30 % Monozyten (☞ Abb. 9.1, S. 245).

3.8 Laborchemische Untersuchungen

Die Laboruntersuchungen in der Medizin haben sich ständig weiterentwickelt und differenziert. Das Angebot ist nahezu unüberschaubar geworden. Der wissenschaftliche Fortschritt der Medizin eröffnete den Blick in die ursächlichen Zusammenhänge und die Verlaufsparameter vieler Erkrankungen. Die Fortschritte der Laboratoriumsmedizin gingen Hand in Hand mit dem Fortschritt der wissenschaftlichen Forschung und der breiten Anwendung im medizinischen Routinebetrieb. Die Konstruktion immer komplizierterer Analysecomputer verkürzte die Untersuchungezeiten, ließ Aufwand und Kosten sinken und die Genauigkeit der Ergebnisse ansteigen. Die Einführung von Computer im Labor- und Krankenhausalltag eröffnete neue Möglichkeiten der Befunddokumentation, Proben- und Patientenidentifikation und der Befundmitteilung.

Entwicklung und Möglichkeiten

Die Laboratoriumsmedizin ist ein Spezialgebiet der Medizin, gleichzeitig werden Labortechniken nicht nur in den typischen Zentrallaboratorien eines Krankenhauses oder großer Laborgemeinschaften angeboten, sondern auch in Speziallabors aus der Bakteriologie und Hygienemedizin, in Humangenetischen Instituten und in der Nuklearmedizin, um nur einige der typischerweise eigenständig organisierten Diagnostik-Einrichtungen der Medizin zu nennen. Das vorliegende Kapitel kann nur einen knappen Überblick aus neurologischer Sicht liefern.

3.8.1 Routine-Laboruntersuchungen

Jede größere Klinik verfügt heute über ein Programm routinemäßig angeordneter Laboruntersuchungen bei der Aufnahme neuer Patienten, im nächtlichen Notdienst, bei der routinemäßigen Verlaufskontrolle und sogar bei speziellen, immer wiederkehrenden Fragestellungen.

Die Aufnahme-Laborroutine umfasst neben einem Blutbild die Laborkennwerte der Leber, Niere, der Gerinnung und des Herzens sowie allgemeine Entzündungsparameter wie die BKS(BSG), CRP oder Elastase. Wenn die Nüchternglukose-Werte grenzwertig sind, empfiehlt sich die HbA1c-Bestimmung, die einen Rückschluss auf die mittleren Glukosewerte der letzten 4 Wochen ermöglicht. Da eine Lues nicht übersehen werden darf, wird häufig ein Treponemen-Suchtest wie TPHA-Titer durchgeführt und zur Erkennung einer Borreliose ein Borrelien-Antikörper-Suchtest.

Aufnahme-Laborroutineuntersuchungen

Patienten unter **Cortison** sollten regelmäßig hinsichtlich Entgleisungen des Glukose- und Elektrolyt-Stoffwechsels kontrolliert werden , sie müssen sehr genau beobachtet werden auf Zeichen einer Infektion oder Entzündung, die durch das Cortison abgemildert werden.

Patienten mit Gerinnungsstörungen oder einer **Antikoagulantien-Therapie** benötigen regelmäßig (meistens täglich, falls medikamentöse Umstellungen stattfinden; bei speziellen Erkrankungen wie der Hirnvenenthrombose unter Vollheparinisierung mindestens dreimal täglich) eine Kontrolle der Gerinnungswerte (PTT, INR sind die wichtigsten, der Quickwert ist immer noch gebräuchlich). AT III, Protein C+S und die APC-Resistenz werden untersucht bei erhöhter Gerinnungsneigung, die zu einem Schlaganfall geführt haben könnte.

Zur Abklärung von **Gefäßrisikofaktoren** werden der Glukosestoffwechsel (Nüchtern-Glukose, HbA1c und evtl. Glukose-Belastungstest) und Blutfette untersucht (Cholesterin, HDL-Anteil, Triglyzeride), Anti-Phospholipid-AK.

Bei der Suche nach **Muskelerkrankungen** werden CK-Isoenzyme bestimmt, außerdem z. B. Aldolase, Lactat, Pyruvat (☞ Lactat-Ischämie-Test und aerober Belastungstest in Kap. 3.8.5), Antikörper gegen Skelettmuskulatur, Acetylcholinrezeptor-Antikörper.

3.8.2 Antikonvulsiva-Blutspiegel-Bestimmungen

Bedeutung und Indikationen

Antikonvulsiva, also **antiepileptisch** wirksame Substanzen sind die Medikamente, deren Blutspiegel in der Neurologie mit Abstand am häufigsten bestimmt wird. Diese Medikamente weisen eine vom Spiegel abhängige Wirksamkeit auf, die Spiegel sind aber nur locker mit der oralen Dosis korreliert. Überdies ist die Beziehung zwischen oraler Dosis und erreichtem Spiegel nicht bei allen Medikamenten linear (z. B. beim Phenytoin), und es gibt zahllose gegenseitige Beeinflussungen (**Interaktionen**) der Antikonvulsiva untereinander. Die Spiegelbestimmungen sind Teil der Dokumentation einer **Therapieresistenz**, d. h. der therapeutischen Unwirksamkeit von Medikamenten, und werden bei hohen oralen Dosen beim Auftreten von Nebenwirkungen und beim Auftreten von Anfällen bestimmt. Man unterscheidet zwischen der Blutabnahme im Tagesverlauf (z. B. beim Auftreten nachmittäglicher Nebenwirkungen) und der standardisierten Abnahme am Morgen unmittelbar vor Einnahme der Medikation.
Eine sinnvolle Indikation ist auch die Überprüfung der **Einnahmezuverlässigkeit**. Wenn sich bei unveränderter Dosis die Blutspiegel zwischen Aufnahmetag und einer Kontrolle einige Tage später signifikant ändern, so muss die Medikation zuvor anders eingenommen worden sein.

3.8.3 Bakteriologisch-serologische Untersuchungen

Bei jedem Verdacht auf eine **Infektion** versucht man, den Erreger in einer Kultur wachsen zu lassen, um ihn bestimmen und seine Empfindlichkeit auf Antibiotika prüfen zu können. Besonders häufig untersucht werden **Blut, Liquor** und **Urin.** Außerdem werden **Abstriche** genommen.

Es besteht zudem die Möglichkeit, über eine Antikörper-Bestimmung Hinweise darüber zu erlangen, ob sich der Körper mit einem bestimmten Erreger auseinandersetzt, dies ist besonders hilfreich bei Erregern, die sich schlecht nachweisen oder brüten lassen, z. B. Viren. Es gibt AK-Suchtests gegen Bakterien (Borrelien, Treponema pallidum etc.), Pilze und Viren. Masern, Röteln, V. zoster, Herpes simplex und HIV werden als »neurotrope Viren« besonders häufig untersucht.

Neuerdings besteht die Möglichkeit, mit der Polymerase-Chain-Reaktion (PCR) kleinste DNS-Bestandteile automatisiert zu vermehren, um sie dann einfacher identifizieren zu können. Dies wird bevorzugt bei Herpes- oder Tuberkulose-Verdacht eingesetzt.

3.8.4 Hinweise auf Kollagenosen

Falls eine entzündlich-immunologische Erkrankung gesucht wird (z. B. eine Kollagenose), wird eine Reihe von speziellen Untersuchungen veranlasst: »Rheumawerte« wie CRP, ASL-Titer, Waaler-Rose-Test und Rheumafaktor-Latex-Agglutination; Eosinophilie; Antinukleäre Antikörper, ds-DNS-Antikörper, c-ANCA und p-ANCA, C3- und C4-Komplement, HBs-Antigen, quantitative Bestimmung der Immunglobuline IgG, IgM, IgA und IgE, Anti-Elastin-Antikörper können Hinweise auf spezielle Kollagenosen oder Gefäßentzündungen (Vaskulitiden) liefern.

3.8.5 Hinweise auf seltene Polyneuropathien

Zur Identifikation möglicher Ursachen einer Polyneuropathie werden neben den häufigsten Ursachen (Diabetes mellitus bei Älteren, Alkoholismus bei Jüngeren) auch seltenere Ursachen gesucht: neben den Tests zur entzündlich-immunologischen Diagnostik werden die Nierenwerte überprüft, die Schilddrüsenwerte incl. Schilddrüsenantikörpern gemessen, eine Porphyrie ausgeschlossen, Tumormarker bestimmt (ergänzend zur klinischen Tumorsuche) und evtl. an toxische Faktoren gedacht, vor allem an Vergiftungen mit Schwermetallen. Ein Vitamin-B-Mangel darf nicht übersehen werden, ebenso eine Paraproteinämie (Eiweißelektrophorese) und einige Infektionskrankheiten wie Borreliose, HIV oder eine Infektion mit neurotropen Viren wie Herpes simplex, V. zoster, Polio und Zytomegalie.

3.8.6 Hinweise auf Stoffwechselerkrankungen

Störungen des Kupferstoffwechsels zeigen sich mit einer vermehrten Kupfer-Ausscheidung im 24-h-Urin, einem verminderten Serum-Coeruloplasmin und evtl. Änderungen im Serum-Kupfer-Spiegel.

Einige Stoffwechselerkrankungen manifestieren sich erst im Erwachsenenalter. Die Stoffwechsel-Auffälligkeiten sind dann häufig so gering, dass sie in früheren Lebensjahren noch keine Probleme bereiteten. Die meisten Stoffwechselstörungen werden von Kinderärzten gefunden.

Neben Störungen des Kupfer-Stoffwechsels wird besonders häufig nach einem Vit-B12- oder Vit-B1-Mangel gesucht.

Erkrankungen der Mitochondrien können sich in Form von Paresen aber auch epileptischen Phänomenen zeigen, wir suchen vor einer Biopsie mit einem Lactat-Ischämie-Test oder mit einem Lactat-Pyruvat-Test unter geringer aerober Belastung auf einem Fahrradergometer.

Recht selten, aber doch Gegenstand einer gezielten Suche, sind einige weitere Erkrankungen:

Ein manuelle Blutbild kann Akanthozyten als Hinweis auf eine Neuroakanthozytose zeigen. Erhöhte Werte überlangkettiger Fettsäuren (VLCFA) bestehen bei der Adrenoleuko(myelo)dystrophie. Eine erniedrigte Arylsulfatase A deutet auf eine metachromatische Leukodystrophie, ein Mangel an bestimmten Lipoproteinen auf die Tangier- oder Bassen-Kornzweig-Erkrankung.

Die Zahl weiterer in Frage kommender Erkrankungen ist nicht niedrig; sie sind zugleich extrem selten. Genannt werden sollen z. B. die Globoidzell-Leukodystrophie, der M. Fabry und die Homocystinurie.

3.8.7 Genetische Untersuchungen

Genetische Untersuchungen sind aufwendig und auch ethisch nicht unproblematisch. So wird in einigen Selbsthilfegruppen (z. B. Chorea Huntington) durchaus kontrovers die Frage diskutiert, ob man sein individuelles Erkrankungsrisiko überhaupt untersuchen lassen soll, wenn die Erkrankung so schwerwiegend und die Therapiemöglichkeiten so begrenzt sind. Das Risiko einer Weitervererbung müsste man bei völliger Gesundheit in Erwägung ziehen, da sich die Erkrankung erst manifestiert, wenn die Kinder bereits geboren sind. Es handelt sich um eine klassische **autosomal-dominante Erbkrankheit** mit einer erhöhten Zahl von CAG-Trinukleotid-Wiederholungen auf dem kurzen Arm des Chromosoms 4, die sich sicher nachweisen lässt.

Zusammenfassung

Technische Zusatzuntersuchungen ergänzen klinische Untersuchungsbefunde (Anamnese und körperlicher Befund) und tragen zur Diagnosefindung und -sicherung bei. Im letzten Jahrhundert hat sich mit zunehmender Geschwindigkeit eine weite Palette von Zusatzuntersuchungen auf den Gebieten der Neuroradiologie, Elektrophysiologie, Neurosonologie sowie der Laborchemie, Serologie und Bakteriologie, der Histologie und Zytologie sowie der Humangenetik zur Serienreife entwickelt und weite Verbreitung gefunden. Die Entwicklung leistungsfähiger PCs und Laborcomputer hat die Bearbeitung, Dokumentation und Verfügbarkeit der Ergebnisse enorm verbessert. Zusatzuntersuchungen beantworten oft sehr spezielle Fragestellungen, sie stellen einen nicht unerheblichen Kostenfaktor dar und bedürfen einer exakten Indikationsstellung.

Teil 2: Krankheitslehre mit speziellen Pflegehinweisen

4 Erkrankungen der Hirngefäße

4.1 Grundlagen

4.1.1 Anatomie der hirnversorgenden Arterien und Venen

4.1.1.1 Extrakranielle hirnversorgende Arterien

Die arterielle Blutversorgung des Gehirns (☞ Abb. 4.1, S. 114) erfolgt über **vier extrakranielle** (außerhalb des Kopfes gelegene) **Kopf- oder Halsschlagadern,** die A. carotis und die A. vertebralis auf jeder Seite. Die rechte A. carotis stammt als A. carotis communis aus dem Truncus brachiocephalicus, der im weiteren Verlauf die A. vertebralis abgibt und dann in die A. subclavia übergeht. Links entstammt die A. carotis communis direkt dem Aortenbogen ebenso wie die A. subclavia, die wie rechts die A. vertebralis abgibt.

Die **A. carotis communis** teilt sich im oberen Halsabschnitt in die A. carotis externa und interna; die Externa versorgt die äußere Kopfhaut und die Meningen, die Interna das Gehirn. Die Interna tritt an der Schädelbasis in den »Siphon« ein, einen knöchernen, gewundenen Kanal, der an die Schädelbasis führt. Dort liegt sie neben der Sella im Sinus cavernosus und gelangt dann zum **Circulus Willisii.** Der Circulus Willisii stellt eine Verbindung der vier extrakraniellen hirnversorgenden Arterien her, eine Art Ringstraße, von der die intrakraniellen hirnversorgenden Arterien zum Gehirn abzweigen.

Die A. vertebralis zieht durch einige Querfortsätze der Halswirbel, schlängelt sich über den Atlasbogen nach hinten der Mitte zu (Atlasschlinge) und wendet sich an der Seite des Hirnstamms wieder nach vorn, wo sie knapp unterhalb der Brücke (pons) mit der anderen A. vertebralis zusammentrifft und die **A. basilaris** bildet. Der Basilariskopf ist bereits Bestandteil des **Circulus Willisii.**

Halsschlagadern

A. carotis

A. vertebralis

Merke

> Extrakranielle hirnversorgende Arterien:
> Von der Aorta ziehen durch den Hals vier Hauptschlagadern, die das Gehirn versorgen: A. carotis und A. vertebralis beidseits. Sie verbinden sich im Schädelinnern an der Hirnbasis zum Circulus arteriosus Willisii.

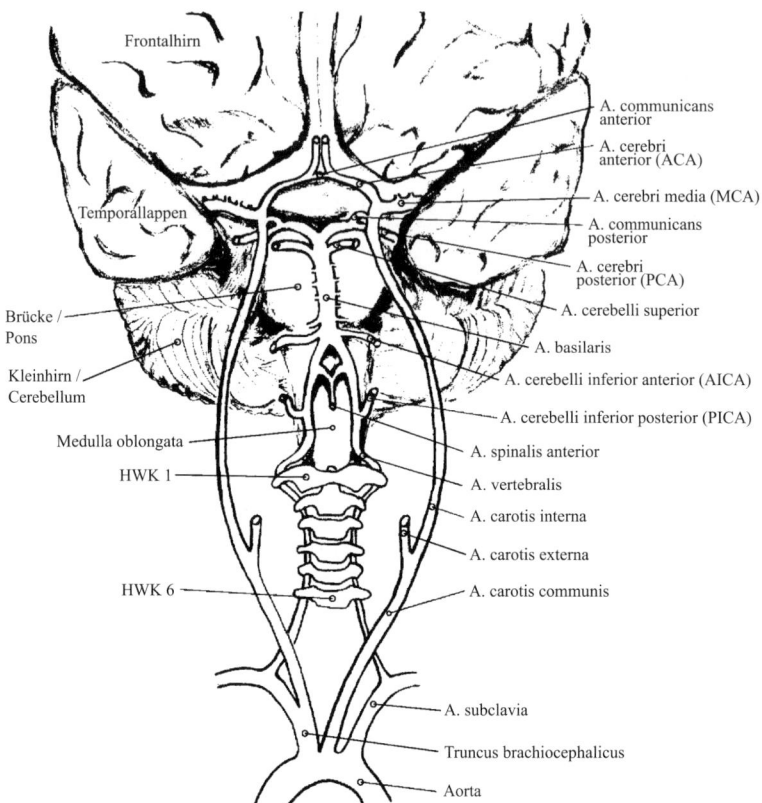

Abb. 4.1: Schematische Darstellung der hirnversorgenden Arterien

Circulus Willisii Der Circulus arteriosus cerebri Willisii führt vom Basilariskopf über die A. communicans posterior zur A. carotis interna und mit ihr zur Aufteilung der A. carotis interna in die A. cerebri media und die A. cerebri anterior; er folgt der A. cerebri anterior bis zur Verbindung zur gegenseitigen A. cerebri anterior, die durch die A. communicans anterior hergestellt wird. Vor dort geht es auf der Gegenseite in derselben Weise zurück zum Basilariskopf. Im Basilariskopf entspringt zudem beidseits die A. cerebri posterior. Es sind Abweichungen von diesem Weg bekannt, zudem haben nicht alle Menschen einen vollständigen Circulus Willisii.

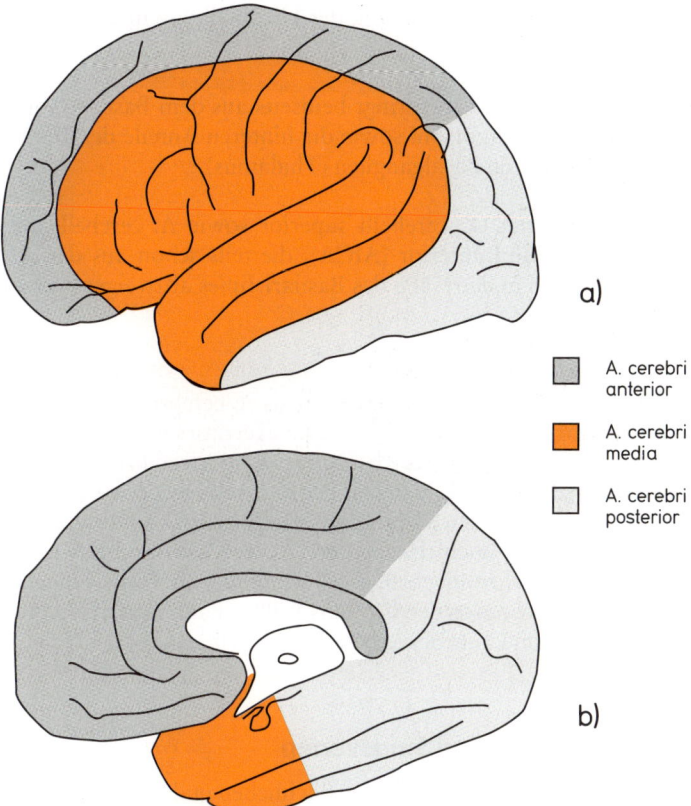

a)

■ A. cerebri
anterior

■ A. cerebri
media

□ A. cerebri
posterior

b)

Abb. 4.2: Die Versorgungs-
gebiete der großen intra-
kraniellen Hirnarterien
a) Ansicht von der Seite auf
die Hirnoberfläche
b) Ansicht von innen auf die
Oberfläche einer Groß-
hirnhälfte nach Teilung
längs in der Mitte

4.1.1.2 Intrakranielle hirnversorgende Arterien

Die so genannten intrakraniellen Arterien zweigen vom Circulus Willisii
ab (ihre Anfänge sind noch Bestandteil des Circulus) und versorgen von
dort charakteristische Bezirke des Gehirns, die Territorien (☞ Abb. 4.2).
Auch die Basilaris samt Zusammenfluss der Vertebralarterien bis zum
Basilariskopf zählen mit allen abgehenden Gefäßen zu den intrakraniellen Arterien.

Die A. cerebri media ist praktisch immer die unmittelbare Fortsetzung der
A. carotis interna, die sich allerdings am sog. **A. carotis-T** teilt in die A.
media und A. anterior. Die A. media tritt von der Hirnbasis oberhalb des
Temporallappens an die Hirnwölbung und versorgt den größten Teil der
äußeren Bereiche einer Großhirnhälfte, nicht den Hinterhauptslappen,
das Zwischenhirn und den oberen Abschnitt des Hirnstamms.

A. cerebri media

Die A. cerebri anterior strebt dem vorderen Interhemisphärenspalt des
Gehirns zu und verbindet sich dort über die A. communicans anterior mit
der A. anterior der Gegenseite. Sie versorgt wesentliche Teile des Interhe-
misphärenspaltes und ist für den gesamten Stirnpol sowie die inneren
Breiche des Stirn- und Scheitellappens zuständig incl. weiterer Teile der

A. cerebri anterior

sog. Mantelkante, der Abknickung der Hirnwölbung in den Interhemisphärenspalt.

A. cerebri posterior

Die A. cerebri posterior entspringt beidseits aus dem Basilariskopf und versorgt den Hinterhauptspol sowie die hinteren Anteile des Temporalpols sowie die hinteren Basalganglien (Thalamus).

Kleinhirnarterien

Die Kleinhirnarterien A. cerebelli superior sowie A. cerebelli inferior posterior (PICA) und anterior (AICA), die teils schon aus der A. vertebralis, aber auch in der Nähe des Basilarisfußes abzweigen, versorgen das Kleinhirn.

Merke

> Die intrakraniellen Arterien versorgen als A. cerebri anterior, media und posterior bestimmte Gefäßbezirke (Territorien) des Großhirns und als Kleinhirnarterien das Kleinhirn. Da die A. cerebri anterior und A. cerebri media hauptsächlich aus der A. carotis gespeist werden und die A. posterior samt den Kleinhirnarterien aus den Vertebralarterien, unterscheidet man auch das vordere (A. carotis-) und das hintere (vertebrobasiläre) Stromgebiet. Die Verbindung der Halsschlagadern und Gefäßbezirke durch den Circulus Willisii kann durch Fehlanlage oder Verödung im Laufe des Lebens beeinträchtigt sein.

4.1.1.3 Hirnvenen und Sinusvenen

Venen

Das venöse Blut sammelt sich in oberflächlichen und basalen Hirnvenen, die zunächst weitverzweigt verlaufen und sich dann in den großen Sinus (mit langem »u« gesprochen, weil die Mehrzahl gemeint ist!). Die Sinus sind besondere Ausweitungen der äußeren Hirnhaut unterhalb der Schädelkalotte; sie sammeln das Blut und leiten es in die großen Halsvenen.

4.1.1.4 Kollateralversorgung und Reserveblutflüsse

Störungen der beschriebenen Hirnarterien führen zu einer Mangeldurchblutung, wenn nicht über Reserve- (Kollateral-)Kreisläufe Ersatz geleistet werden kann.

Ophthalmica-Anastomose

Die bekannteste Verbindung ist die Ophthalmica-Anastomose (Verbindung). Die A. carotis interna gibt im Siphon einen Ast in die Augenhöhle ab: die A. ophthalmica, die eine Kollateralverbindung zur A. carotis externa herstellt. Die A. ophthalmica fließt im Normalfall (»orthograd«) nach außen zur Gesichtsoberfläche; bei Blutmangel kann sich der Fluss aber umkehren und (»retrograd«) Blut zum Gehirn transportieren.
Weitere Verbindungen aus der A. carotis externa können über meningeale Äste stattfinden; Zuflüsse in das vertebrobasiläre Stromgebiet können aus Arterien der Nackenmuskulatur stammen.

Strömungsumkehr
Circulus Willisii

Verschlüsse der extrakraniellen Halsschlagadern lassen sich mit einem intakten Circulus Willisii leicht kompensieren. Es gibt Patienten, die nur mit einer intakten A. carotis und A. vertebralis weitgehend unbeschwert leben. Bei einem A. carotis interna – Verschluss im Siphon und distal der gleichseitigen A. ophthalmika kann beispielsweise über die Ophthalmika-Anastomose der Gegenseite zusätzliches Blut in die dortige A. carotis interna fließen und von dort über die A. anterior zur A. communicans anterior und A. media der Hirnhälfte mit dem Blutmangel. Die A. anterior auf der mangeldurchbluteten Hirnhälfte hat eine Flussumkehr wegen des »Cross-Flows« von der gesunden Seite.

Die Territorien der A. cerebri anterior, media und posterior überlappen sich. Diese »Grenzgebiete« können von beiden Arterien versorgt werden. In Mangelsituationen kann zudem Blut über cortikale Anastomosen in das unterversorgte Gefäßgebiet fließen und zumindest einen Minimalstoffwechsel aufrecht zu erhalten helfen.

Überlappende Gefäßbezirke

Merke

> Bei Durchblutungsstörungen und drohendem Schlaganfall wird unter normalen Umständen Blut über den Circulus Willisii und Anastomosen in die unterversorgte Region fließen und so den Schaden begrenzen.

4.1.2 Durchblutung, Stoffwechsel und Hirnfunktion

Die Nervenzellen des Gehirns ermöglichen und steuern alle wichtigen Körperfunktionen. Neben den vegetativen Regulation sind dies speziell:

Aufgaben und Funktion des Gehirns

- Motorik
- Sensibilität
- Sinneswahrnehmungen
- »höhere Gehirnfunktionen« (Hirnleistungen) wie Sprechen, Spracherkennung, Lesen, Schreiben, Rechnen, Zeichnen, Automatisierung regelmäßiger Arbeitsabläufe und das Erkennen der eigenen Person und Wirklichkeit (Orientierung).

Es kommt zu einem Ausfall dieser genannten Funktionen, wenn die Nervenzellen nicht kontinuierlich über das Blut mit Sauerstoff und Nährstoffen versorgt werden (**Ischämie, Hypoxämie**).

Definition

> Unter einer **Ischämie** versteht man eine verminderte oder unterbrochene arterielle Durchblutung eines Organs; **Hypoxie** bedeutet die Minderversorgung mit Sauerstoff; beim Schlaganfall ist sie Folge einer Ischämie, sie kann aber auch bei mangelndem Sauerstofftransport des Blutes und normaler Durchblutung auftreten.

Mit dem Blut werden dem Gehirn neben speziellen Nährstoffen in erster Linie die **Energiestoffe** zugeführt, die es für seine Funktion braucht: **Glu-**

Sauerstoff und Glucose

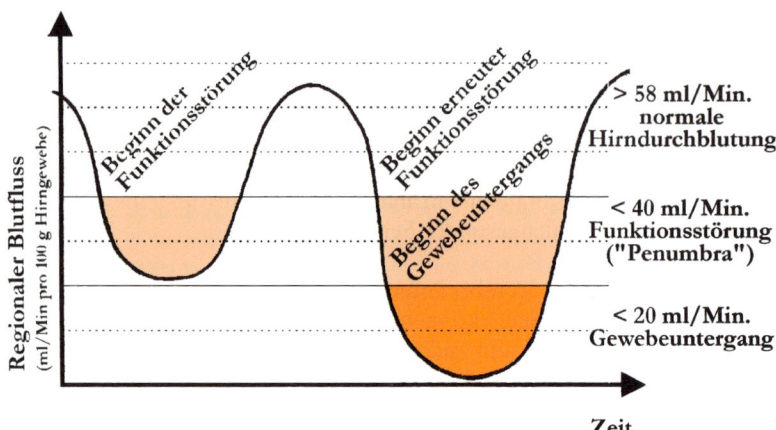

Abb. 4.3: Regionaler Blutfluss und Hirnfunktion

cose und **Sauerstoff.** Obwohl das Gehirn nur 2 % des Körpergewichts ausmacht, benötigt es 15 % des Herzminutenvolumens, es wird also außergewöhnlich gut mit Blut versorgt und benötigt diese Versorgung zudem kontinuierlich.

Definition

> Das **Herzminutenvolumen** HMV ist diejenige Menge Blut in ml, die das Herz in einer Minute durch den Körperkreislauf pumpt.

Für 100 g Hirnsubstanz werden etwa 58 ml Blut pro Minute benötigt. Zu ersten Funktionsstörungen kommt es, wenn der regionale Blutfluss unter 35–40 ml/Min. absinkt; dies kann reversibel sein. Bleibende Schäden sind bei einem Absinken das HMV unter 20 ml/Min. zu erwarten (☞ Abb. 4.3).

Autoregulation des Gehirns

Im Falle einer Hypoxie wird infolge des Sauerstoffmangels der Glukoseabbau gestört und Milchsäure angehäuft. Diese **Übersäuerung** des Hirngewebes (Lactatazidämie) und der Anstieg von **Kohlendioxid** (CO_2) sorgt für eine Erweiterung der Hirngefäße und damit für eine verbesserte Durchblutung. Auf diese Weise reguliert das Gehirn auftretende Durchblutungsstörungen selbständig (autonom). Allerdings ist diese autonome Regulation nur in einem gewissen Umfang möglich. Bei Überforderung bricht das System zusammen: Trotz maximal weit gestellter Gefäße besteht eine Unterversorgung des Gehirns mit drohendem Gewebeuntergang (**Schlaganfall**). Die Durchblutung im Infarktbezirk wird dann nicht mehr durch die Gefäßweite reguliert, sondern nur noch durch den Perfusionsdruck (arterieller Druck minus Widerstandskräfte, z. B. venöser Druck).

Die Verordnung gefäßerweiternder Medikamente kann im Gebiet des eintretenden Schlaganfalls keinen zusätzlichen Nutzen bringen. Vielmehr würden diese Substanzen in noch gesunden Hirnbezirken die Durchblutung fördern und dadurch möglicherweise Blut in ungefährdete Bezirke umlenken und dadurch den Schaden noch vergrößern.

Merke

Die **Autoregulation** der Hirngefäße ist ein automatischer Steuerungsmechanismus zur Regulierung der Hirndurchblutung über die Konzentration der Stoffwechselprodukte. Bei einem Schlaganfall ist die Autoregulation überfordert, gefäßerweiternde Medikamente können im gefährdeten Hirnbezirk keinen Nutzen mehr bringen. Entscheidend bleibt aber ein guter Perfusionsdruck.

Definition

Penumbra (lat. Schatten) ist das Hirngewebe, das nur funktionsgestört ist und den Kernbezirk des bleibenden Gewebsuntergangs umgibt, es kann durch die Therapie noch gerettet werden.

Im Kernbezirk des Schlaganfalls tritt bereits nach wenigen Minuten ein bleibender Strukturschaden auf, weil die Durchblutung für die Aufrechterhaltung der Zell- und Gewebestrukturen nicht ausreicht: Es kommt zum irreversiblen Zelltod. Der Kernschaden des Schlaganfalls ist in der Regel bereits eingetreten, bevor eine wirksame Therapie beginnen kann (☞ Abb. 4.3).

Definition

Hirngewebstod: Findet keine Durchblutung statt, kommt es nach 10 Sekunden zur Bewusstlosigkeit, und nach 4 Minuten beginnt sehr rasch der irreversible Untergang (die Nekrose) von Nervenzellen. Hirngewebe, das 9 Minuten nicht durchblutet wird, ist als tot zu bezeichnen.

4.2 Der Schlaganfall

4.2.1 Definitionen

Bei einer Störung der Hirndurchblutung kommt es zum Schlaganfall. Die wissenschaftlichen Bezeichnungen **Apoplex, Hirninsult, Hirninfarkt, zerebrale Ischämie** usw. haben noch ihre Berechtigung, sind aber für Laien und die Öffentlichkeitsarbeit wenig geeignet. Heute werden in Aufklärungskampagnen die Symptome erklärt, die den Laien an einen Schlaganfall denken lassen sollen. Im Interesse einer zügigen Therapieeinleitung wird dann nicht der Hausarzt oder gar der Facharzt gerufen, sondern die Notfall-Nummer »112«!

Schlaganfall

Besonders die Deutsche Schlaganfall-Hilfe und die Kölner Initiative gegen den Schlaganfall haben sich mit der Erarbeitung von Materialien zur Öffentlichkeitsarbeit und Aufklärung über den Schlaganfall verdient gemacht.

Merke

> **Bei folgenden Symptomen
> kann es sich um einen Schlaganfall handeln,
> bei dem schnelle Hilfe wichtig ist!**
>
> **Deshalb: NOTRUF 112!**
>
> - **Halbseitige Lähmungserscheinungen**
> - **Taubheitsgefühl auf einer Körperseite**
> - **Herabhängender Mundwinkel**
> - **Sehstörungen**
>   plötzliche Erblindung eines Auges
>   Verlust eines Gesichtsfeldes
>   Sehen von Doppelbildern
> - **Sprech- und Sprachstörungen**
>   Gesprochenes wird nicht verstanden
>   Silben werden verdreht
>   falsche Buchstaben verwendet
>
> **Keine Angst vor »falschem Alarm«!
> Besser einmal zuviel den Arzt rufen als warten,
> bis es zu spät ist!**

Die wissenschaftliche Definition des Schlaganfalls ist deutlich theoretischer:

Definition

> **Schlaganfall** meint eine
> - neurologische Funktionsstörung von Gehirn (oder Rückenmark),
> - die mehr oder weniger plötzlich (»schlagartig«) entsteht
> - auf dem Boden einer Durchblutungsstörung
> - mit häufig typischen neurologischen Ausfällen (Syndromen) und
> - mit zunächst unbestimmtem Verlauf.
>
> Die Störungen können
> - wieder verschwinden (TIA, PRIND) oder
> - in einen bleibenden Schaden münden oder gar
> - über zunehmende Verschlechterungen zum Tode führen.
>
> Schlaganfälle sind also typische Schadensbilder, die aus Durchblutungsstörungen des Zentralnervensystems entstehen.
> Der Begriff »Schlaganfall« wird in jüngster Zeit lieber benutzt als die entsprechenden Fachbegriffe wie Apoplex, Hirninsult oder Hirninfarkt bzw. Hirnischämie, weil eine volkstümliche Bezeichnung die intensiven Bemühungen um eine Aufklärung der Bevölkerung speziell über die frühen Warnsymptome fördert.
> Wir sollten diese Bezeichnung deshalb auch in der Pflege benutzen.

Häufigkeit   In Deutschland und anderen Industriestaaten steht der Schlaganfall an **dritter Stelle** der Todesursachen nach den Herzkrankheiten und Krebsleiden. Pro 100 000 Einwohner erkranken jährlich etwa 200–300 an Durchblutungsstörungen des Gehirns (jährliche Inzidenz von 0,2–0,3 %).

Dieses durchschnittliche Risiko steigt ab etwa 60 Jahren noch an. Etwa 0,5–0,8 % der Bevölkerung haben zur Zeit einen Schlaganfall (Prävalenz); etwa 60 % davon sind als behindert einzustufen.

4.2.2 Einteilung der Schlaganfälle

Es gibt nicht »den« Schlaganfall! Wenn Patienten mit einem Schlaganfall wirksam geholfen werden soll, dann müssen Schlaganfälle nach ihrem **Verlauf** und nach ihren **Ursachen** unterschieden werden, weil auf diese Weise spezielle Therapieverfahren angewendet werden können, die ungezielt keine positive Wirkung hätten. Einteilungen der Schlaganfälle müssen deshalb sehr früh und noch in der **diagnostischen Phase** möglich sein.

Die Einteilung der Schlaganfälle kann unter unterschiedlichen Blickwinkeln erfolgen. Jede Einteilung öffnet den Blick auf wichtige diagnostische oder therapeutische Möglichkeiten.

Zweck von Einteilungen

4.2.2.1 Einteilung nach der Ursache

Man unterscheidet zunächst zwischen **Blutmangel** und **Blutungen** und den seltenen **Hirnvenenthrombosen.** Diese drei Gruppen benötigen von Anfang an eine gänzlich unterschiedliche Therapie. Blutungen können bereits im CCT in der Notaufnahme diagnostiziert werden. Die Hirnvenenthrombosen können klinisch vermutet und erst mit MRT (Angiographie) sicher diagnostiziert werden.

70–80 %	Ischämie/Hypoxie	*Häufigkeit*
15–20 %	Hirnblutung	
2–5 %	Subarachnoidalblutung	
selten	Sinusvenenthrombose	

4.2.2.2 Einteilung der ischämischen Schlaganfälle nach ihrer Konfiguration

Die ischämisch-hypoxischen Schlaganfälle können unterteilt werden nach ihrer Konfiguration und Verteilung im CT/MRT mit dem Ziel, schnell Hinweise auf unterschiedliche **Entstehungsmechanismen** zu finden. Auf diese Weise lassen sich unterscheiden:

- territoriale
- lakunäre und
- hämodynamisch bedingte Schlaganfälle.

Ausfall eines ganzen Versorgungsgebiets (Territorium) der großen Hirnarterien A. anterior, media oder posterior bzw. der drei Kleinhirnarterien. Ein solcher territorialer Schlaganfall wird häufig durch eine **Embolie** verursacht, möglich ist auch ein Gefäßverschluss durch eine **arteriosklerotische Thrombose** am Ort des Verschlusses. Solche Territorial-

Territorialer Schlaganfall

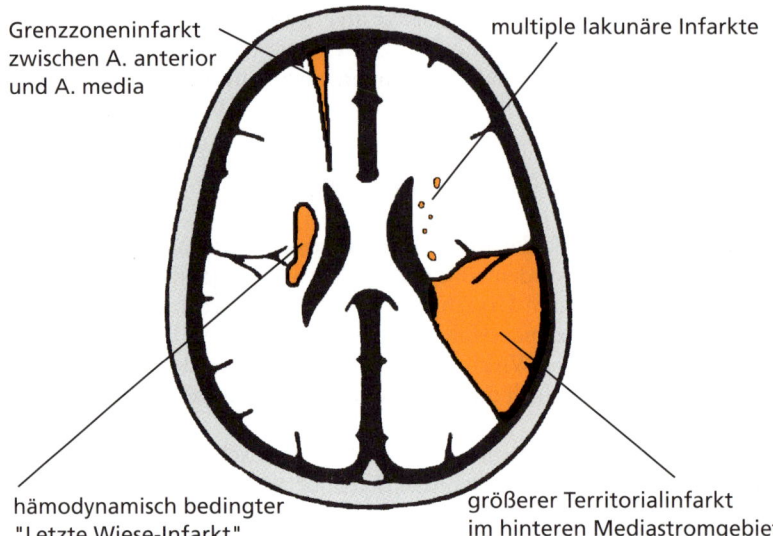

Grenzzoneninfarkt
zwischen A. anterior
und A. media

multiple lakunäre Infarkte

Abb. 4.4: Einteilung der
Schlaganfälle nach Infarkt-
konfiguration

hämodynamisch bedingter
"Letzte Wiese-Infarkt"

größerer Territorialinfarkt
im hinteren Mediastromgebiet

infarkte lassen sich recht früh im Computertomogramm des Kopfes
(CCT) erkennen.

Lakunäre Schlaganfälle

Es handelt sich um den Ausfall kleiner und kleinster Gefäßbezirke durch
einen arteriosklerotischen Verschluss (Gefäßhyalinose) der Arteriolen, also von Arterien mit einem Durchmesser unter 200 μm (Mikrometer). Dies
ist in erster Linie Folge eines arteriellen Hypertonus oder einer diabetischen
Gefäßveränderung. Eine **Lakune** ist ein etwa kugelförmiger **Hirngewebs-
untergang** (Loch) von max. 2 cm Durchmesser. Solche Lakunen finden sich
häufig in den z. B. von der Media abgehenden Arteriolen, die Basalganglien
und die Innere Kapsel versorgen, durch die dicht gepackt motorische und
sensorische Verbindungen von Großhirn und Körper ziehen. Deshalb
können hier kleinste Lakunen zu erheblichen Ausfällen führen.

Hämodynamischer
Schlaganfall

Dabei kommt es zum Ausfall eines Grenzbezirkes zwischen zwei Gefäß-
territorien oder im Endstromgebiet (»Letzte Wiese«) von Gefäßterrito-
rien. Beides sind Gefäßbezirke, die unter einem verminderten Durchblutungsdruck als Erste leiden. Ein **verminderter Durchblutungsdruck**
entsteht z. B. auf dem Boden einer verminderten Pumpfunktion des Herzens oder durch einen Druckabfall im Circulus Willisii, wenn eine oder
mehrere der großen Halsschlagadern stark verengt oder verschlossen
sind; besonders wenn der Circulus Willisii nicht vollständig angelegt ist
oder wenn wichtige Kollateralen der Blutversorgung fehlen.

In einem Bewässerungssystem leiden bei Wassermangel nicht alle Wiesen
gleichzeitig, sondern zuerst die am Ende eines Versorgungskanals, weil
für weiter vorn liegenden Wiesen das wenige Wasser bereits abgezogen
wurde. In diesem Sinne gehen bei mangelndem Blutangebot wegen einer
verminderten Durchblutung zuerst die Hirnbezirke zugrunde am Ende

von Endstromarterien und im Grenzgebiet zwischen zwei Gefäßbezirken; diese Bezirke lassen sich im CCT identifizieren.

Bei hämodynamischen Infarkten kommt es also zu einem Blutmangel, der von Areal zu Areal zunimmt, wobei zunächst **Funktionsstörungen** auftreten und dann die Struktur selbst untergeht (Infarkt). Die Bezirke mit einer Funktionsstörung sind erheblich größer, als die Infarkte; sie heißen **Penumbra,** weil sie wie ein »Schatten« um die Infarktbezirke herum anzutreffen sind.

Hinweis

Auf diese Bezirke richten sich alle Therapiebemühungen! Besonders die notfallmedizinische Erstversorgung und die Basistherapie (☞ Kap. 4.3.3, S. 133) zielen auf die Wiederbelebung der **Penumbra.** Diese Areale mit einer Funktionsstörung sind auch nach Stunden bis Tagen noch zu retten, während Infarkte bei einem Stopp der Blutzufuhr bereits nach wenigen Minuten irreversibel sind.

Die Penumbra ist bei hämodynamischen Infarkten besonders groß, es folgen die Territorialinfarkte mit ihrer Abhängigkeit von der Blutversorgung über Kollateralen.

4.2.2.3 Einteilung nach der Arteriengröße

Eine andere gängige Einteilung unterscheidet nach Befall **großer** oder **kleiner** Arterien; die makroangiopathischen Veränderungen sind dopplersonographisch fassbar (☞ Kap. 3.6, S. 98).

Makroangiopathie

Eine »**Makroangiopathie**« meint den Verschluss einer großen hirnversorgenden extrakraniellen oder intrakraniellen Arterie (☞ Abschnitt 4.1.1 Anatomie, S. 113). Je nach Lage dieser großen Arterien (vor oder hinter dem Circulus Willisii) führt ein Verschluss zu einem **hämodynamischen** oder **territorialen** Schlaganfall (s. o.).

Eine Sonderstellung nehmen die Kleinhirnarterien ein, die mehr oder weniger weit entfernt vor dem Circulus Willisii direkt der A. vertebralis oder der A. basilaris entspringen und deshalb ebenfalls territoriale Infarkte verursachen können.

Mikroangiopathie

Eine »**Mikroangiopathie**« ist entsprechend ein Verschluss der kleineren (etwa bis 200 μm Durchmesser) Arteriolen; diese liegen an besonderen Stellen im Gehirn. Es handelt sich um **Endstromarterien,** deren Versorgungsgebiet von keiner anderen Arteriole versorgt werden kann. Ein Verschluss führt zu typischen kleinen »lakunären« Infarkten mit einem Durchmesser von max. 2 cm. Als Ursache lakunärer Infarkte wird eine **arteriosklerotische Gefäßveränderung** angenommen, deren Ursache in erster Linie auf einen **Diabetes mellitus** oder eine **arterielle Hypertonie** zurückzuführen sind.

4.2.2.4 Einteilung nach Verlauf und Schweregrad

Eine weitere Unterteilung richtet sich nach dem Schweregrad bzw. Verlauf der Schlaganfälle. Bis in die 80er Jahre hinein war dies die einzige gängige Unterteilung der Schlaganfälle. Wir gehen davon aus, dass viele Therapien sich als unwirksam erwiesen, weil die Schlaganfälle zu undifferenziert behandelt wurden. Zudem ist die Einteilung nach Schweregrad und Verlauf erst im Nachhinein möglich. Danach unterscheidet man:

- TIA, PRIND (Warnzeichen eines Schlaganfalls)
- Schlaganfall
- voranschreitender Schlaganfall.

TIA/PRIND

Die **transitorisch-ischämische Attacke (TIA)** bzw. das **prolongierte reversible ischämische neurologische Defizit (PRIND)** sind schlaganfallartige Ereignisse, die klinisch vollständig reversibel sind: die TIA hält oft nur Minuten an und ist nach max. 24 Stunden abgeklungen; dauert die (vollständige) Rückbildung länger, so spricht man vom PRIND. Die Symptomatik unterscheidet sich zunächst nicht von typischen Schlaganfällen. TIAs neigen zur Wiederholung und können in etwa 20 % der Fälle schnell in einen Schlaganfall übergehen. Eine frühzeitige Erkennung und Identifizierung solcher Störungen als Schlaganfallverdacht ist deshalb wichtig (☞ Kap. 4.2, S. 119)

(vollständiger) Schlaganfall

Wenn die Symptomatik sich **nicht** oder **nicht vollständig** zurückbildet, sprechen wir von einem Schlaganfall. Typischerweise ist es zu einem Infarkt des minderdurchbluteten oder durch Ödem oder Blutung gequetschten Hirngewebes gekommen (»vollständig«), aber auch bei TIAs oder PRINDs lassen sich in einem kleineren Anteil Infarkte im CCT oder CMRT nachzuweisen, die jedoch funktionell »stumm« bleiben oder deren Funktion durch andere Hirnanteile kompensiert oder übernommen werden kann, sodass es klinisch zu einer vollständigen Rückbildung kommt.

voranschreitender Schlaganfall

Wenn sich die klin. Symptomatik langsam oder zügig, manchmal auch stotternd verschlechtert, so spricht man von einem voranschreitenden Schlaganfall (»progressive stroke«), der bis zum Tod führen kann. Die Abgrenzung vom vollständigen Schlaganfall ist fließend: zum Tode kann auch ein einfacher Schlaganfall bereits in der Primärphase führen. Die Ursachen der Verschlechterung sind vielfältig. So schwillt das absterbende Hirngewebe an und kann zu Schäden in der Umgebung führen. In das infarzierte Hirngewebe kann es hineinbluten, sodass eine weitere Schwellung entsteht. Vorübergehende Blutdruckschwankungen, Herzrhythmusstörungen oder mangelnde Oxygenierung des Blutes sind weitere Gründe für eine Verschlechterung.

Die **Verlaufsdokumentation** von Schlaganfällen ist ☞ in Tab. 4.2, S. 146 gesondert dargestellt.

4.2.3 Schlaganfallsyndrome der Gefäßbezirke

Die intra- und extrakraniellen Arterien vor und nach dem Circulus Willisii versorgen bestimmte Gehirnareale (☞ Kap. 4.1.1 Anatomie, S. 113). Diesen Gefäßbezirken lassen sich bestimmte Symptomkombinationen

(Syndrome) zuordnen, sodass die vom Schlaganfall betroffenen Gehirn-areale bereits identifiziert werden können, bevor sie im CCT sichtbar werden.

Die Hirnhemisphären versorgen jeweils die gegenüberliegende Körper-hälfte, die Verbindungsbahnen »kreuzen« also, und zwar auf die »**kon-tralaterale**« Seite. Die auf der Seite des Schlaganfalls gelegene Körperseite heißt »**ipsilateral**«.

»gekreuzte« Symptomatik

Ein Schlaganfall im Gebiet der A. cerebri media zeigt **kontralateral:**
- Parese, betont an Hand/Unterarm oder Gesicht (hängender Mund-winkel)
- Hemihypästhesie, besonders an Arm oder Gesicht.

A. cerebri media

Dominante Hemisphäre betroffen (bei Rechtshändern links):
- Aphasie
- Motorische Aphasie (Unfähigkeit zu Sprechen) auch Dysarthrie
- Sensorische Aphasie (Unfähigkeit zu verstehen)
- Akalkulie, Agraphie (Unfähigkeit zu rechnen bzw. zu schreiben).

> Ausmaß der Störungen erfassen. Gesunde Funktionen fördern! Manchmal gelingt Reflexsprechen, Nachsprechen oder Aufsagen von Reihen (Zählen, Wochentage . . .) oder das Singen eines Liedes. Hilfreich sind eine logopädische Untersuchung und eine gezielte Therapieplanung!

Nichtdominante Hemisphäre:
- Anosognosie (Patient erkennt/versteht seine Krankheit nicht)
- Neglect (kontralaterale Körperregion oder Räume werden nicht wahr-genommen)
- Verwirrtheit
- Apraxie (vertraute und gewohnte Handlungsabläufe gelingen nicht mehr, z. B. Benutzung der Zahnbürste, Ankleiden . . .).

> Ausmaß der Störung erkennen!
> Gesunde Funktionen nutzen! (ansprechen! erklären!)
> Bei Erregung wegen allgemeiner Verständnislosigkeit ausreichende Sedierung veranlassen!

Kontralateral:
- bein- oder schulterbetonte Parese
- beinbetonte Hypästhesie
- Inkontinenz (ohne Restharn)

Anterior-Infarkt

> Patient erkennt Harndrang, kann diesen aber nicht (lange) willkür-lich unterdrücken (Urinflasche bereitlegen)!

- Antriebsminderung.

Posteriorinfarkt

Kontralateral:
- homonyme Hemianopsie (Ausfälle im vertikal begrenzten halben Gesichtsfeld beider Augen, das der Schlaganfallseite gegenüberliegt ☞ Abb. 2.6, S. 55)
- Hemihypästhesie

dominante Hemisphäre:
- Alexie (Lesestörung)

nichtdominante Hemisphäre:
- Neglect (s. o.) im kontralateralen Gesichtsfeld; Orientierungsstörung.

> Patient kann wahrscheinlich verstehen! (ansprechen, erklären!)
> Mit Orientierungsstörung und gestörter Raumwahrnehmung rechnen!

PICA-Infarkt

Ipsilateral:
- okzipitale Kopfschmerzen
- Ataxie (gestörter Bewegungsablauf, mangelnde Koordination)
- Blicklähmung beider Augen in Infarktrichtung
- Abduzensparese (betroffenes Auge kann nicht nach außen sehen).

Basilaris-Infarkt

- Tetraparese mit Pyramidenbahnzeichen
- Blickparese
- vertikaler Spontannystagmus (vertikales spontanes Zucken der Augen)
- Bulbärparalyse (schlaffe Lähmung der Muskeln für Sprechen, Schlucken, Kauen und Mimik)

> Patient kann sich verschlucken – Magensonde! Pat. kann verstehen, also ansprechen, erklären! Aspirationsgefahr! Atemrhythmus überwachen!

Lakunärer Infarkt der Media

- Bewusstseinsstörung, Koma (Lebensgefahr).

Verschluss penetrierender Arterien aus der Media in die Basalganglien

- Reine Hemiparese ohne sensible, visuelle oder kognitive Störungen (lakunärer Basalganglieninfarkt).

Verschluss penetrierender Arterien aus der Posterior in die hinteren Basalganglien

- Reine Hemihypästhesie ohne motorische oder kognitive Ausfälle (lakunärer Basalganglieninfarkt).

4.2.4 Schlaganfallstationen/Stroke Units

In den letzten Jahren wurde eine zunehmende Zahl von Schlaganfallstationen eingerichtet, auf denen besonders gut ausgebildete und spezialisierte Teams alle vorhandenen Therapie- und Prophylaxe-Strategien zum Wohle der Schlaganfallpatienten anwenden können.

Die Stiftung Deutsche Schlaganfall-Hilfe hat zusammen mit der Deutschen Gesellschaft für Neurologie Richtlinien zur Zielsetzung sowie personellen und apparativen Ausstetzung aufgestellt und zertifiziert anerkannte **Stroke Units.** Im Frühjahr 1999 gab es bundesweit 26 Schlaganfallstationen, die nur zum kleineren Teil an Universitätskliniken eingerichtet waren. Auch private, freie gemeinnützige und kommunale Häuser sind vertreten, häufig handelt es sich um Akademische Lehrkrankenhäuser.

Zertifikat

Die Schlaganfallstationen haben durchschnittlich 4–6 Betten, sind meistens selbstständig organisiert, aber auch Abteilungen einer neurologischen Klinik, seltener auch einer Intensivstation. Auf jeden Fall besteht ein Team speziell ausgebildeter Schwestern, Pfleger, Ärzte (Neurologen) und Krankengymnasten, hinzu kommen Sozialarbeiter, Logopäden, Neuropsychologen und Ergotherapeuten, jeweils mit einem recht hohen Stellenanteil. Hauptproblem ist fast immer der zu niedrige Stellenanteil der Ärzte. So haben nur rund 30 % der Stroke Units eine ärztliche 24-h-Anwesenheit. Neben zwei Pflegekräften sollte pro Bett ein Arzt zur Verfügung stehen, um den Schichtdienst gewährleisten zu können. Da die Krankenkassen bisher die Kosten nicht übernehmen wollen, müssen die Mittel aus hausinternen Umschichtungen geschaffen werden. Die durchschnittliche Liegedauer ist mit 3–4 Tagen recht kurz. Meist werden die Patienten auf neurologischen Allgemeinstationen weiterbehandelt, bevor sie in eine (Früh-)Rehabilitationsklinik verlegt werden.

Organisation

Fast alle Schlaganfallstationen verfügen über eine Neuroradiologische Fachabteilung mit 24-h-Bereitschaftsdienst (Spiral-CT, MR-Angiographie, digitale Subtraktionsangiographie, evtl. Diffusions- und Perfusions-MRT). Häufig existieren eine Gefäßchirurgie und eine Kardiologie (Echokardio-graphie TEE und TTE) am Hause, sinnvollerweise auch eine Neurochirurgie.

Kooperation

Auf eine Schlaganfallstation werden Patienten mit frischen Schlaganfällen aufgenommen, deren Symptomatik und Vitalparameter (Blutdruck, Herzrhythmus, Temperatur, Blutzucker etc.) nicht stabil sind, bei denen Indikationen für Spezialtherapien bestehen oder deren Diagnosestellung schwierig ist.
Komatöse oder beatmungspflichtige Patienten mit raumfordernden oder im Hirnstamm gelegenen Schlaganfällen werden meistens primär auf eine Intensivstation aufgenommen.

Patienten

4.3 Ischämische Schlaganfälle

4.3.1 Ursachen

Die ischämischen Schlaganfälle machen etwa 80 % aller Schlaganfälle aus (☞ Kap. 4.2.2.1, S. 121). Ischämie heißt Blutmangel oder -leere und entsteht durch

- Embolien
- lokale Thrombosen
- hämodynamische Entgleisungen und
- seltenere Ursachen wie Gerinnungsstörungen, Gefäßentzündungen, Gefäßdissektionen, Anzapfmechanismen u. a.

Embolie Embolien bestehen aus Blutbestandteilen, die durch Gerinnungsvorgänge thrombotisch verklumpt sind. Diese **Thromben** genannten Blutklumpen bilden sich z. B. an künstlichen Herzklappen, an der Herzwand nach einem Herzinfarkt, an arteriosklerotisch veränderten Gefäßwänden oder wenn der Blutfluss lokal zum Erliegen kommt (z. B. in einem erweiterten arrhythmisch schlagenden Herzvorhof oder in einem Aneurysma). Die Thromben werden vom Blutstrom mitgerissen und verstopfen schließlich die Arterie, in die sie hineingetrieben wurden.

Embolien können aus dem Herzen (**kardiale Embolien**) oder auch aus dem Körper stammen, und zwar über ein Loch in der Herzwand (»**paradoxe**« Embolie: statt in die Lunge durch den Herzwanddefekt wieder in den Körper und damit auch ins Hirn). Eine weitere »Emboliequelle« sind Wandveränderungen der Arterien, die zwischen Herz und Gehirn liegen (**arterio-arterielle Embolie**).
Erforderlich ist eine Echokardiographie des Herzens. Man unterscheidet die transthorakale (TTE) und die transösophageale Echokardiographie (TEE).
Im CCT sieht man einen **Territorialinfarkt** (☞ Abb. 4.4, S. 122).

Lokale Thrombose Eine Thrombose führt am Ort der Erkrankung zu einem Verschluss der Arterie. Es entsteht ein Territorialinfarkt beim Verschluss einer großen intrakraniellen Arterie, ein hämodynamisch bedingter Infarkt bei einem Verschluss einer extrakraniellen Arterie und eine Lakune (☞ Abb. 4.4, S. 122) beim Verschluss einer subkortikalen Arteriole.

Hämodynamische Ursachen Wenn der Druck des fließenden Blutes zu gering wird und deshalb ein Blutmangel in den noch zu versorgenden Gefäßbezirken entsteht, spricht man von einer hämodynamischen Schlaganfallursache. Es kann sich dabei um eine mangelnde Pumpleistung des Herzens handeln (Herzinsuffizienz, frischer Herzinfarkt, Rhythmusstörung etc.) oder um eine Stenose der hirnversorgenden Arterien, die so stark ist, dass der Strömungsdruck hinter der Stenose nicht mehr ausreicht. Die Hirninfarkte entstehen in den so genannten »Letzten Wiesen« der subkortikalen Arteriolen und in den Grenzzonen zwischen den Gefäßbezirken der großen intrakraniellen Arterien (Grenzzoneninfarkte; ☞ Abb. 4.4, S. 122).

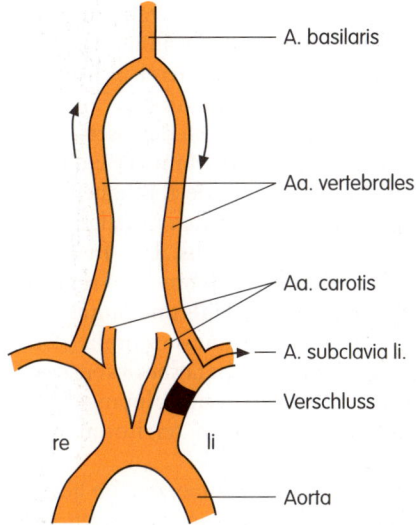

A. basilaris

Aa. vertebrales

Aa. carotis

A. subclavia li.

Verschluss

re   li

Aorta

Abb. 4.5: Subclavia-Entzugs-Syndrom: Wegen eines Verschlusses oder einer hochgradigen Stenose versorgt sich die linke A. subclavia (Armarterie) aus der linken A. vertebralis.

Subclavia-Entzugs-Syndrom

Kollateralversorgungen schaffen Blut auf Reservewegen in minderversorgte Gebiete. Im Unterschied zu den hirnversorgenden Kollateralflüssen (☞ Kap. 4.1.1, S. 113, z. B. Ophthalmica-Anastomose) wird bei einem Anzapfmechanismus Blut dem Hirn entzogen, im Falle des Subclavia-Entzugs-Syndroms zugunsten der Durchblutung des Armes.

Der Mechanismus beruht auf einem Verschluss oder einer hochgradigen Verengung der **A. subclavia** zwischen ihrem Ursprung aus der Aorta und dem Abgang der Vertebralis (☞ Abb. 4.5). Der Arm bezieht dann sein Blut aus der A. vertebralis, die eine **Strömungsumkehr** erlebt und ihr Blut wiederum aus der anderen A. vertebralis und gelegentlich sogar aus der A. basilaris bezieht. Auf diese Weise kommt es – besonders wenn der Arm arbeitet und deshalb besonders viel Blut benötigt – zu einer **Mangeldurchblutung** im vertebrobasilären Gefäßbezirk des Gehirns mit oft TIA-artigen Störungen der Hirnfunktion, z. B. Schwindel bei vermehrter Armarbeit auf der Stenoseseite. Der Arm kann vorzeitig ermüden, bei der Arbeit schmerzen und eine Blutdruckdifferenz zeigen. Bei der Auskultation in der Schlüsselbeingrube kann gelegentlich ein Stenosegeräusch gehört werden, die Doppler-Sonographie zeigt einen typischen beweisenden Befund.

Die Therapie besteht in einer angioplastischen Beseitigung der Stenose (z. B. Katheterdilatation).

Gefäßdissektionen

Eine **Dissektion** ist eine Blutung in eine Gefäßwand mit der Folge einer Verengung des Gefäßlumens bis zum Verschluss. Solche **Dissekate** bilden sich meist über eine Strecke von einigen Zentimetern und besonders oft in der A. carotis interna und der A. vertebralis. Ursache können Krankheiten und Verletzungen der Gefäßwände sein.

Spezielle Ursachen und Krankheitsbilder

Definition

Bei einer Dissektion bildet sich in den Wandschichten der Arterien ein Hämatom, das zu einer Einengung der inneren Gefäßlichtung (Lumen) führen kann. Besonders bei **jugendlicheren Schlaganfallpatienten** unter 45 Jahren wird nicht selten eine Dissektion gefunden. Sie treten meistens »spontan« auf, gelegentlich lassen sich auslösende Bagatellverletzungen (Handball, Reiten, chiropraktische Manöver etc.) finden. Gesucht werden muss nach Gefäßvorschäden, wie z. B. einer fibromuskulären Dysplasie (s. u.). Bevorzugt befallen werden mittelgroße Arterien wie die A. carotis interna oder die A. vertebralis. Der Befall ist oft langstreckig. Klinisch wegweisend sind typische Schmerzen im Gefäßverlauf (also für die A. carotis interna am lateralen Hals und hinter dem Kieferwinkel und einseitige Nackenschmerzen für die A. vertebralis). Durch eine Dissektion kann es zu Thrombembolien in Gefäßbezirken des Gehirns kommen. Grundsätzlich besteht ein vermindertes Blutangebot für das Gehirn, sodass die Hirninfarkte bei Embolien territorial oder hämodynamisch konfiguriert sein können.

Diagnostisch wegweisend sind Schmerzen im jeweiligen Gefäßbezirk beim Beginn des Schlaganfalls, ansonsten helfen Doppler-Sonographie und Angiographie sowie der Versuch des Nachweises eines Wandhämatoms mit dem MRT.

Die Therapie schließt wegen der Gefahr einer Thrombemboliebildung aus dem Gefäßstumpf hinter dem Verschluss oder bei einer Wiederöffnung des Gefäßes eine Antikoagulation ein. Unter Antikoagulation wird der spontane Verlauf mindestens $1/2$–1 Jahr beobachtet und dann neu entschieden.

Therapie: Antikoagulation, Thrombozytenfunktionshemmer.

Gefäßentzündungen/Vaskulitiden

Eine Reihe rheumatologischer bzw. immunologischer Erkrankungen kann zu einer Entzündung von Arterien und damit auch zu Schlaganfällen führen. Die ursächlichen Zusammenhänge sind noch nicht vollständig bekannt, je nach Krankheit stehen andere Mechanismen im Vordergrund. Eine entzündliche Aktivierung der Gefäßinnenwand (Endothel) oder die Bildung von Antikörpern führt zur Bildung von Thrombosen oder entzündlichen Schwellungen, Immunkomplexe stören die Mikrozirkulation etc. Gelegentlich sind auch Gefäßgifte ursächlich beteiligt.

Besonders bei jüngeren Schlaganfall-Patienten muss an **entzündliche generalisierte Gefäßkrankheiten** wie die Panarteriitis nodosa, die Riesenzellarteriitis bzw. Arteriitis temporalis, die Churg-Strauss-Arteriitis, die Wegenersche Granulomatose, die primäre Angiitis des ZNS und die Angiitis bei rheumatoiden Erkrankungen wie Lupus erythematodes gedacht werden. Die generalisiert auftretenden Systemerkrankungen haben ihr jeweils typisches klinisches Profil hinsichtlich der Vorgeschichte und der befallenen Organe. Auch die typischerweise befallenen Arterien sind oft unterschiedlich: So befällt die Vaskulitis bei einer Kollagenose kleine muskuläre Arteriolen oder auch Venolen und die Panarteriitis nodosa auch mittelgroße Arterien. Die Laboruntersuchungen dienen dem Nachweis unspezifischer oder auf spezielle Erkrankungen deutender Entzün-

dungswerte wie BSG (unspezifisch) oder c-ANCA (typisch für die Wegener-Granulomatose).
Die Diagnostik ist recht kompliziert. Das zur Therapie eingesetzte Kortison kann die Symptome verschleiern. Langfristig werden oft auch Zytostatika eingesetzt.

Die **Arteriitis temporalis** ist in neurologischen Kliniken häufig zu finden und soll deshalb näher beschrieben werden. Frauen sind häufiger betroffen als Männer, 15–30 von 100 000 Menschen sind erkrankt (Prävalenz). Typisch sind neu aufgetretene Kopfschmerzen, ein Alter über 50 Jahre, druckschmerzhafte oder geschwollene Temporalarterien, eine BSG > 50 in der ersten Stunde und typische histologische Veränderungen einer Temporalarterienbiopsie. Gelegentlich lassen sich leichte unspezifische Entzündungszeichen wie subfebrile Temperaturen oder eine Linksverschiebung im Blutbild finden. Den Patienten droht eine Erblindung. Unter mittel- bis längerfristiger Kortisontherapie lässt sich meist ein guter – typischerweise schnell einsetzender – Behandlungserfolg erzielen, der auch nach Absetzen des Kortisons (meist nach 1,5–2 Jahren) anhält.

Arteriitis temporalis

Die **zerebralen Aneurysmen** und die **arteriovenösen Malformationen** werden in ☞ Kap. 4.4 ab S. 150 besprochen.

Die **Fibromuskuläre Dysplasie** entspricht einer Fehlbildung der Blutgefäßwände, die sich an vielen Stellen im Gefäßbaum zeigt (multifokale Dysplasie). Im Rahmen von Schlaganfällen interessiert der Befall der A. carotis interna und der A. vertebralis. Außerdem kommt es durch die Dysplasie nicht selten zu Dissektionen (s. o.). Klinisch stehen Kopfschmerzen und Migräne, Schlaganfälle und Hörstörungen im Vordergrund.
Therapie: Antikoagulation, Thrombozytenfunktionshemmer.

Fibromuskuläre Dysplasie

Koagulopathien/Gerinnungsstörungen
Eine ganze Reihe von Erkrankungen kann zu einer erhöhten Gerinnungsfähigkeit des Blutes und damit zur Ausbildung von Thromben und Schlaganfällen führen.
Ein Mangel an Gerinnungshemmern liegt vor bei einem Mangel an **AT-III, Protein C, Protein S** und bei der Aktiviertes Protein C – Resistenz **APC-Resistenz**. Das normale Gleichgewicht in der Gerinnungskaskade des Menschen wird dadurch zu einer erhöhten Gerinnungsneigung verschoben.
In diesem Sinne wirken auch eine Gruppe von Antikörpern, die sich gegen bestimmte Bestandteile des Gerinnungssystems richten: die **Anti-Phospholipid-AK (APA)**, die **Anti-Cardiolipin-AK (ACA)** und **Lupus anticoagulant (LA)**. Paradoxerweise können sie mit einem Thrombozytenmangel einhergehen.
Diese Erkrankungen können sich in der Schwangerschaft mit einer erhöhten Abortrate bemerkbar machen. Manchmal bestehen atypische Kopfschmerzen und eine erhöhte Neigung zu Thrombosen.
Therapeutisch werden Low-dose-Heparinisierung und bei Antikörpersyndromen ggf. Kortison oder auch Immunsuppressiva eingesetzt.

4.3.2 Risikofaktoren

Durch das Vorhandensein bestimmter Risikofaktoren multipliziert sich das Schlaganfallrisiko nach folgender Tabelle (bezogen auf das Risiko eines 45–54-jährigen Patienten, das = 1 gesetzt wird). Bei einem Zusammentreffen **mehrerer Faktoren** wird das Risiko nicht addiert, sondern **multipliziert!**

Tab. 4.1: Risikofaktoren für einen Schlaganfall

Alter/Risikofaktoren	Multiplikationsfaktor
• 55–64 Jahre • 75–80 Jahre	× 2–3 × 12
• Übergewicht (BMI > 30) • Rauchen	× 1–2 × 1,5–2
• Lipidstoffwechselstörung • Bewegungsmangel • Diabetes mellitus • Koronare Herzerkrankung (KHK) • chronischer Alkoholmissbrauch • AVK der Beine • Ovulationshemmer in Kombination mit Rauchen und Übergewicht • akute Alkoholintoxikation • Herzinsuffizienz • TIA • arterielle Hypertonie • Vorhofflimmern	× 2 × 2,5 × 2–3 × 2–3 × 2–3 × 3 × 4 × 5 × 5 × 6–7 × 6–8 × 6–18

Pflege

Durch die Kenntnis der Risikofaktoren kann den Patienten durch Aufklärung geholfen werden, keinen (weiteren) Schlaganfall zu erleiden. Durch die Behandlung der **Risikofaktoren** (Prävention) lässt sich in vielen Fällen mehr erreichen als durch eine optimale Pflege und Therapie nach einem bereits **eingetretenen Schlaganfall.** Beeinflussen lassen sich aus pflegerischer Perspektive:

• das Übergewicht,
• das Rauchen,
• der Alkoholkonsum,
• die arterielle Hypertonie,
• der Diabetes mellitus,
• die TIA (Gabe von Thrombozytenfunktionshemmern),
• das Vorhofflimmern, die Herzinsuffizienz etc. sowie
• der Bewegungsmangel.

Durch Vermeidung oder Behandlung lässt sich das Risiko einiger Faktoren nachgewiesenermaßen senken:

• Arterielle Hypertonie   um > 40 %
• Vorhofflimmern   um > 40 %

- TIA   um > 20 %
- Rauchen   um > 20 %
- Diabetes mellitus   um > 10 %

Für einige der genannten Faktoren liegen noch keine Untersuchungen vor.

4.3.3 Therapieprinzipien

4.3.3.1 Primärprävention

Definition

> **Primärprävention** bedeutet eine Prävention vor dem ersten Auftreten der Krankheit, vor der geschützt werden soll. Die **Sekundärprävention** soll vor einem Wiederauftreten der Krankheit schützen.

Risikofaktoren

Die Beeinflussung der **Risikofaktoren** stellt eine wesentliche und noch immer im allgemeinen Bewusstsein viel zu wenig verankerte Möglichkeit zur Vermeidung von Schlaganfällen dar (☞ Kap. 4.3.2).
Die Einnahme von Thrombozytenfunktionshemmern (z. B. Aspirin®) hat sich für Patienten, die noch keine Durchblutungsstörungen hatten, nicht als vorteilhaft in Bezug auf die Vermeidung von Schlaganfällen erwiesen.

Vorhofflimmern und absolute Arrhythmie

Falls keine sonstigen Herzerkrankungen und keine Risikofaktoren (☞ Kap. 4.3.2) vorliegen, ist keine spezielle Präventionstherapie erforderlich. Patienten mit **Vorhofflimmern,** die zusätzlich vaskuläre Risikofaktoren wie einen Diabetes mellitus oder eine Hypertonie haben, sollten antikoaguliert werden (z. B. Marcumar®) mit einem Ziel-INR von 2–3.
Falls Kontraindikationen für eine Antikoagulation bestehen, wird ASS® 300 mg (in Deutschland meistens nur 100 mg) empfohlen. Bei Patienten die älter als 75 Jahre sind, ist die Indikation für eine Antikoagulation wegen zunehmender Blutungsrisiken kaum noch gegeben. Sie kann erwogen werden, falls keinerlei Kontraindikationen (s. u.) vorliegen.

Merke

> Kontraindikationen für eine Antikoagulation:
> - Anfallsleiden
> - unzuverlässige Einnahme
> - schlecht eingestellte Hypertonie
> - vaskuläre Leukenzephalopathie
> - chronischer Alkoholabusus
> - Gerinnungsstörungen
> - Magen-Darm-Ulcera.

Asymptomatische Carotisstenosen

Eine **Carotisstenose** gilt als **asymptomatisch,** solange in ihrem Versorgungsgebiet keine Schlaganfälle oder/und TIAs aufgetreten sind. Empfohlen werden:

- Behandlung der Risikofaktoren
- kardiologische Untersuchung (erhöhtes Herzinfarktrisiko)
- Aufklärung über TIAs (Warnzeichen eines Schlaganfalls)
- dopplersonographische Kontrolle alle 6 Monate, falls die Einengung über 50 % beträgt
- eine Carotisoperation, falls die Stenose rasch progredient ist und bei einem Verschluss auf der Gegenseite eine schlechte Kollateralisierung vorliegt
- Gabe von Thrombozytenfunktionshemmern.

4.3.3.2 Akuttherapie

Sofortmaßnahmen

»Schlaganfall – ein Notfall!«

Ein Schlaganfall ist ein Notfall. Schon bei begründetem Verdacht sollte der Rettungsdienst der Feuerwehr über die Nummer 112 alarmiert werden!
Beim Schlaganfall im Krankenhaus können spezielle Rettungswege des Krankenhauses genutzt werden. In der nächsten geeigneten Schlaganfall-Zentrale wird nach zügiger Diagnostik über das weitere Vorgehen entschieden (☞ Kap. 4.2.1, S. 119).

Wichtige Informationen

Informationen des eintreffenden Notarztes:
- über den Hergang der Symptome, (möglichst genau den **Beginn der Symptome** nennen bzw. **wann** der Patient **zuletzt sicher beschwerdefrei** war)
- über frühere Warnzeichen (TIA) eines Schlaganfalls
- über **regelmäßig eingenommene Medikamente.**

Sofortmaßnahmen

Sofortmaßnahmen von Pflegenden und Angehörigen:
- beengende Kleindung lockern (Atmung erleichtern!)
- 30 °-Oberkörperhochlagerung
  (Vorsicht bei Schluckstörung und Aspiration)
- evtl. vorhandene Zahnprothesen entfernen (Erstickungsgefahr)
- Bewusstlose in stabile Seitenlage bringen
  (Atmung erleichtern, bei Erbrechen)
- bei Atemstillstand Mund-zu-Nase-Beatmung
- bei Kreislaufstillstand Versuch der Herzmassage
- Unterkühlung vermeiden.

Notfallmedizinische Erstversorgung

Sofortmaßnahmen
Rettungsdienst
ZNA-Personal

Sofortmaßnahmen durch Rettungsdienst und Personal der Zentralen Notaufnahme (ZNA):
- bei respiratorischer Insuffizienz Intubation und Beatmung
- Sauerstoff über Nasensonde 2–6 l/Min. so früh wie möglich!
- Blutdruck, Puls, Temperatur messen, Gewicht schätzen
- EKG
- NaCl 0,9 %-Infusion vorbereiten
- Labor vorbereiten (Blutbild, Gerinnung, AT III, Elektrolyte, Leberwerte, CK, CK-MB, LDH, Harnstoff, Kreatinin; Elastase, BKS) und schnellstmöglich bestimmen lassen
- CCT anmelden und vorbereiten
- Rö-Thorax anmelden und vorbereiten.

Bereits in der Zentralen Notaufnahme müssen die wesentlichen Bedingungen, die zur Entstehung des Schlaganfalls führten, aufgedeckt werden, um eine zielgerichtete, ursachenorientierte Therapie einleiten zu können.

Der **Kernschaden** des Schlaganfalls ist meist bereits eingetreten, wenn die Therapie beginnt. Findet keinerlei Hirndurchblutung statt, kommt es nach 10 Sekunden zur Bewusstlosigkeit, und nach 4 Minuten beginnt sehr rasch der irreversible Untergang (**Nekrose**) von Nervenzellen. Hirngewebe, das 9 Minuten nicht durchblutet wird, ist als **tot** zu bezeichnen. Die Erfahrung zeigt, dass zu Beginn des Schlaganfalls viel Hirngewebe »nur« funktionsgestört ist, weil es durch Kollateralen noch notdürftig versorgt wird. Dieses Gewebe soll gerettet werden. Außerdem müssen Sekundärschäden durch schlechte Durchblutung und zunehmende Hirnschwellung vermieden werden.

Die ärztlichen Maßnahmen **nach der Erstversorgung** dienen über **Anamneseerhebung** und **Untersuchung** der zügigen **Therapiefortführung:**

Ärztliche Sofortmaßnahmen
bei der Erstversorgung

- Wann zuletzt war der Patient noch sicher gesund? Zeitfenster Lysetherapie?
- neurologischer Befund, CCT, Rö-Thorax, ggf. Doppler-/Farbduplex-Sonographie, ggf. Herzechokardiographie TTE:
- Lage und Größe des gefährdeten Gehirnbezirks?
- Wahrscheinliche Schlaganfallursache?
- Ausschlusskriterien Thrombolysetherapie?
- Ausschluss Blutung?
- Ausschlusskriterien Lysetherapie.

Basistherapie

Die Basistherapie des Schlaganfalls wird frühestmöglich eingeleitet und bis zur **Stabilisierung des klinischen Befundes** nach mehreren Tagen fortgeführt. Das Ziel ist die **Aufrechterhaltung** und **Optimierung** der **Grundfunktionen** der **Durchblutung** und **Stoffwechselfunktionen des Gehirns.**

Es handelt sich dabei ganz wesentlich um **pflegerische Maßnahmen,** oft in Kombination mit ärztlichen Anordnungen für gewisse Grenzwerte.

Lagerung

> 30°-Oberkörperhochlagerung (Oberkörper, nicht der Kopfteil des Bettes).

Puls, EKG

> Normofrequenz, Normorhythmie.

Blutdruck

> Je nach Ursache der Blutung und eingeschlagener Therapie werden bestimmte Grenzwerte vorgegeben, die durch Senken oder Heben des Blutdrucks (Bedarfsmedikation ist verordnet: Antihypertonika bzw. NaCl 0,9 % oder HAES® oder Katecholamine) eingehalten werden soll.

Sauerstoffsättigung/BGA

> O_2-Gabe über Nasensonde/Maske 2 (–6) l/Min.
> Bei guter Sättigung (Oxymeter 95–100 %) ausschleichend reduzieren.
> Bei chronischer Hyperkapnie sind Blutgas-Analysen erforderlich!
> Der CO_2-Wert sollte niedrig-normal sein.

Temperatur

> Die Temperatur sollte 37 °C nicht übersteigen, da sich mit zunehmender Temperatur die Prognose verschlechtert. Ab einer Körpertemperatur von 37 °C wird physikalisch gekühlt (Wadenwickel, Eiselemente, Kühldecke) und/oder bis zu 4 × 1 000 mg Paracetamol pro Tag gegeben.

Blutzucker

> Der Blutzucker soll 120 mg/dl nicht übersteigen. Wir empfehlen bei einem BZ > 150 mg/dl 4 IE Altinsulin und bei BZ > 250 mg/dl 6 IE bei etwa zweistündlichen BZ-Kontrollen.

Neurologischer Befund

> Der klinische Befund wird auch vom erfahrenen Pflegepersonal im Verlauf kontrolliert. Am meisten gebräuchlich und auch von der Deutschen Schlaganfallhilfe für die Auswertung gemeldeter Fälle verwendet wird die Schlaganfall-Skala (Stroke Scale) des NHI National Health Institute. Die Kriterien lassen sich bei der täglichen Pflegearbeit ohne großen Mehraufwand gewinnen.
> Besonders wichtig sind Hirndruckzeichen und Störungen der vitalen Funktionen (Atmung, Schlucken, Vigilanz etc.).

Prophylaxen

Thrombembolie:	AT-Strümpfe niedermolekulares Heparin s.c. (nicht bis 24 h nach einer Lyse).
Schluckstörungen:	Magensonde (großzügig und nicht zu spät).
Dekubitus:	sorgfältige Hautpflege 2-stündliche Lagerung.
Pneumonie:	Atemgymnastik, Einreibungen.
Kontrakturen:	Lagerung der Gelenke in Funktionsstellung.

Frührehabilitation

Krankengymnastik
Frühmobilisierung anstreben
Logopädie
Überleitung in eine geeignete Reha-Klinik.

Vgl. ergänzend ☞ Kapitel 4.7 Pflegerische Maßnahmen bei Schlaganfall-patienten, S. 160!

Systemische Thrombolyse

Definitionen

Die **Thrombolyse** aktiviert medikamentös die **Fibrinolyse,** d. h. den Abbau des Fibrins. Die Fibrinolyse ist Bestandteil des körpereigenen Gerinnungssystems. Die medikamentöse Auflösung eines Thrombus ist geläufig beim Herzinfarkt, einer großen Lungenembolie oder einer tiefen Venenthrombose. Sie kann unter bestimmten Bedingungen auch beim Schlaganfall eingesetzt werden.

Lysetherapie:	Auflösung eines thrombotischen Gefäßver-schlusses mit einem Medikament.
Systemische Lyse:	Das Medikament wird i. v. als Infusion gegeben und wirkt im ganzen Körper.
Lokale Lyse:	Das Medikament wird mit einem intraarte-riellen Katheter unmittelbar vor dem Throm-bus freigesetzt.
rtPA:	recombinant tissue Plasminogen Activator (Actilyse®) ist das gebräuchlichste Fibrinolyti-kum.

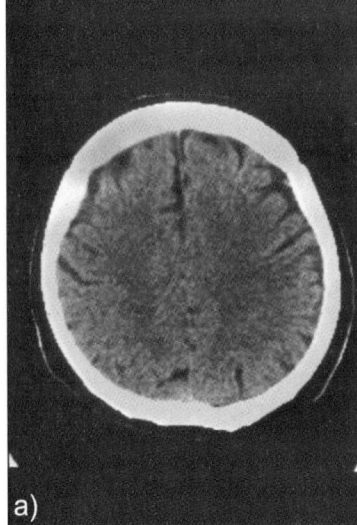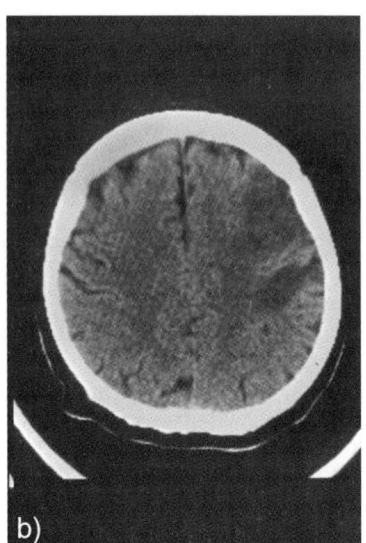

Abb. 4.6: Territorialinfarkt der A. cerebri media links: Nach 2 Stunden **(a)** ist nur eine leichte Minderdichtigkeit zu sehen (guter Zeitpunkt für eine systemische Thrombolyse); 2 Tage später **(b)** ist der Infarkt deutlich markiert (Lyse war nicht möglich).

Wenn ein Verschluss einer großen Hirnarterie vorliegt, so ist die Hoffnung groß, die Situation durch eine möglichst frühzeitige Auflösung des Verschlusses zu verbessern. Bei einer Thromboembolie erfolgt sie mit einer Fibrinolyse des Thrombus, der sich unter der Therapie oft auch »nur« in kleinere Bruchstücke (Fragmente) auflöst, die sich ihrerseits in Endäste des Gefäßbaumes fortbewegen und damit weite Gefäßbereiche wieder freigeben können. Natürlich kann vollständig ischämisches Hirngewebe schon nach wenigen Minuten nicht mehr gerettet werden. Die Hoffnung richtet sich auf mangeldurchblutetes Gewebe, das Gefahr läuft, einen endgültigen Infarkt zu erleiden.

Indikationen

Die wesentlichen Indikationen für eine systemische Lyse sind:
1. akute Hemiparese ohne spontane Massenblutung durch Ischämie im Mediastromgebiet (ideale Indikation: akuter Mediaverschluss)
   - keine Hirnvenenthrombose,
   - keine Schlaganfälle im vertebrobasilären Stromgebiet,
   - kein zu geringes oder zu schweres Schädigungsbild.
2. Zeitfenster 3 Stunden!
   - Gerechnet wird vom Beginn der Symptomatik bis zum Lysebeginn; der Symptombeginn muss genau bekannt sein!
3. »Biologisches Alter« zwischen 18 und 80 Jahren.

Kontraindikationen

Wesentliche Kontraindikation ist ein **erhöhtes Blutungsrisiko!**
- Hinweise auf eine gestörte Gerinnung mit erhöhter Blutungsgefahr,
- dekompensierte Hypertonie,
- Antikoagulation in den letzten 48 Stunden,
- ausgedehnte »frühe Infarktzeichen« im CCT,
- Schädeltrauma, Hirn-OP, (weiterer) Schlaganfall in den vorangegangenen drei Monaten,
- Blutungszeichen im CCT, ausgedehnte schwere Mikroangiopathie,

- Krankheiten mit erhöhter Blutungsneigung, wie z. B. Magenulkus, Z. n. Hirnblutung etc.,
- invasive ärztliche Eingriffe, wie z. B. Operationen, arterielle Punktionen etc. in der unmittelbar zurückliegenden Periode,
- kein (verfügbarer) Intensiv-/Monitor-Platz.

Jedes Zentrum, das eine Lyse durchführen will, wird dazu eine genaue Checkliste erarbeiten und vor einer Thrombolyse in jedem Einzelfall genau durchgehen.

Pflegeaspekte

Vor der Lyse:
- RR, Puls und Gewicht feststellen
- zwei großlumige Braunülen mit NaCl 0,9 %-Infusion vorbereiten
- EKG vorbereiten und durchführen,
- Laboruntersuchung vorbereiten: Blutbild, Blutgruppe, Gerinnung, AT III, Kreuzblut für 4 Erythrozyten-Konzentrate plus Routine-Notfalllabor
- CCT vorbereiten
- Angehörige führen; mutmaßliches Einverständnis des Patienten muss bei Aphasie erfragt werden
- Intensiv-/Monitor-Platz bereithalten
- Rö-Thorax, im Notfall erst nach Therapiebeginn.

Nach der Lyse:
- Patient hinsichtlich möglicher Blutungen oder allergischer Reaktionen beobachten
- kein Dauerkatheter und keine Magensonde bis 30 Min. nach Abschluss der Lyse legen
- während 24 h keine gerinnungshemmenden Medikamente geben; Beginn mit der Antikoagulation erst nach der CCT-Kontrolle nach 24 Std.
- bei Schmerzen kein ASS und möglichst keine nichtsteroidalen Antiphlogistika (z. B. Voltaren®) geben
- innerhalb den folgenden 24 Std. keine i. m. – oder s. c. – Spritzen verabreichen
- 24 h nüchtern lassen, Bettruhe
- Ausscheidungen auf Blutbeimengungen beobachten.

Lokale intraarterielle Thrombolyse

Definition

Definition der lokalen (intra-arteriellen) Thrombolyse ☞ S. 137.

Indikationen

Mittelschwere akute, progrediente oder fluktuierende Hirnstamm- oder Kleinhirnsyndrome, die durch einen frischen Verschluss vertebrobasilärer Arterien hervorgerufen werden. Die Symptomatik sollte nicht zu gering und auch nicht zu schwer sein. Bei einer Komadauer über 4 Stunden und Ausfall aller Hirnstammreflexe ist die Prognose für eine Lyse z. B. zu schlecht.

Zeitfenster: Behandlungsbeginn 12 h (in Einzelfällen 24–48 h) nach Symptombeginn, wobei berücksichtigt werden muss, dass ein frischer Basilarisverschluss mit dem Leben praktisch nicht vereinbar ist. »Biologisches Alter«: 18–80 Jahre.

Kontraindikationen

Die wichtigsten Kontraindikationen sind
* klinischer Verdacht auf eine Subarachnoidalblutung,
* sämtliche Kontraindikationen einer systemischen Lyse (☞ S. 138).

> Vorbereitung und Nachsorge wie bei der systemischen Lyse, jedoch wird in der Regel unmittelbar nach der Lyse mit der Antikoagulation begonnen.

Antikoagulation

Definition Antikoagulation

> Volle, PTT-wirksame Hemmung der körpereigenen Gerinnung zur Hemmung der Ausweitung bestehender Thromben. Die dadurch geförderte körpereigene Lyse kann potenziell weiche Thromben verkleinern.

Eingesetzt werden Heparine (»Vollheparinisierung«) und Cumarine (in der Regel Marcumar®). Die Wirkung wird bei Heparin mit dem PTT-Wert und bei den Cumarinen mit dem INR-Wert (früher auch Quick-Wert) gemessen. Nach diesen Werten richtet sich die aktuelle Dosierung. Die Vorteile des Heparins liegen in seiner schnellen Steuerbarkeit (zwei Stunden nach Abstellen des Heparinperfusors ist die Gerinnungsfähigkeit wieder normal). Es wird **in der Akutphase** eingesetzt.
Der Vorteil von Marcumar® liegt in seiner oralen Verabreichbarkeit. Es hat eine lange Wirkdauer und wird **nach der Akutphase** gegeben.

Indikation

Der Nutzen einer PTT-wirksamen Antikoagulation mit Heparin ist beim Schlaganfall bisher noch nicht gesichert. **Mögliche Indikationen** sind (nach Ausschluss einer Hirnblutung mit CCT):
* embolische Ursache einer TIA oder eines Schlaganfalls (☞ Kap. 4.3.1, S. 128); bei begründetem Verdacht wird antikoaguliert,
* hochgradige Gefäßstenosen bis zum Zeitpunkt der Operation,
* Schlaganfälle bei einer Gefäßdissektion,
* Schlaganfälle bei gesicherter Gerinnungsstörung mit erhöhtem Thromboserisiko,
* Sinusvenenthrombose,
* ergänzender Einsatz im Rahmen einer Lysetherapie.

- Die Ausscheidungen des Patienten auf mögliche Blutungszeichen untersuchen.
- Die regelmäßigen Kontrollen des PTT- und INR-Wertes fest einplanen (PTT kann mehrmals täglich erforderlich sein, INR in der Einstellungsphase einmal täglich, später wöchentlich).
- Unter Heparin kann es zu einem gefährlichen Abfall der Thrombozyten kommen; deshalb sind auch regelmäßige Blutbildkontrollen erforderlich.
- Heparin wird i. d. R. via Perfusor gegeben. Die 50 ml-Perfusorspritzen enthalten haustypische Heparindosierungen:
  bei 10 000 IE auf 50 ml ist die mittlere Dosis 5,0 ml/h,
  bei 25 000 IE auf 50 ml ist die mittlere Dosis 2,0 ml/h.
  Die Einstellungen müssen mit Uhrzeit in der Kurve dokumentiert werden.
- Im Gespräch mit dem Patienten eruieren, ob noch Aufklärungsbedarf besteht. Informieren, evtl. den Arzt einschalten.
- Marcumar®-Patienten benötigen einen speziellen Marcumar®-Ausweis.

Schwerpunkte der Patienteninformation bei Antikoagulation (Marcumar®):

- Verzicht auf Nassrasur,
- Verzicht auf verletzungsträchtige Hobbies oder Sportarten,
- gehäufte Hämatome oder Teerstuhl können auf eine Überdosierung hinweisen → Arzt einschalten,
- Marcumar® soll immer zur gleichen Tageszeit (i. d. R. abends) eingenommen werden,
- keine neuen Medikamente (auch freikäufliche!) ohne Arztrücksprache,
- Kohl, grüne Gemüse und Salate enthalten viel Vitamin K, das die Wirkung von Marcumar® aufhebt. Nicht übermäßig – ansonsten regelmäßig – verzehren,
- regelmäßige Laboruntersuchungen mindestens einmal pro Woche,
- Laborwerte und Marcumar®-Dosis in den Marcumar®-Pass eintragen!

Frühe Thrombozytenfunktionshemmung
Die frühe Gabe von Thrombozytenfunktionshemmern nach einem Schlaganfall kann das Risiko, innerhalb weniger Wochen erneut einen Schlaganfall zu erleiden bzw. am Schlaganfall zu sterben, geringfügig senken. Zur Messung dieses Effektes wurden 1997 große Studien beendet. Vorteil dieses Verfahrens sind seine geringen Kosten und die einfache Durchführbarkeit, der Nachteil besteht in der erhöhten Blutungsrate. In der Regel gehört die Gabe von ASS deshalb zu den Therapiekonzepten des Schlaganfalls.

Hirndruckbehandlung

Hirninfarkte gehen mit der Ausbildung eines **zytotoxischen Ödems** einher, das je nach Größe des Infarkts bedrohlich werden kann. Das Ödem führt zu einer Raumforderung im Schädelinneren, die vom 2.–5. Tag zur Einklemmung führen kann. Man unterscheidet konservative von operativen Therapien (☞ S. 143).

Zeichen des Hirndrucks

- Zunehmende Bewusstseinstrübung
- beidseitige Erweiterung der Pupillen
- Pyramidenbahnzeichen auf der Gegenseite
- Pupillenstörungen
- Kopfschmerzen, Unruhe
- Übelkeit, Erbrechen
- Atemregulationsstörungen
- Bradykardie durch Vagusreiz
- Blutdruckanstieg
- Überstreckung des Rumpfes, Streckkrämpfe.

Therapie des Hirndrucks

Der Hirndruck steigt und fällt u. a. mit dem Druck des venösen Blutes. Je leichter und ungehinderter venöses Blut abfließen kann, desto mehr Platz steht im Schädelinneren zur Verfügung. Der venöse Druck steigt bei Kopftieflagen, beim Pressen und bei Stau der ableitenden Venen.

Merke

Unspezifische Hirndrucktherapie:
30°-Oberkörper Hochlagerung,
Kopf nicht rotiert oder flektiert lagern,
für leichten Stuhlgang sorgen.

Analgesie
Sedierung

Der Hirndruck lässt sich auch durch Vermeiden von Schmerzen und Unruhe günstig beeinflussen.

Ausreichende Analgosedierung durch den Arzt verordnen lassen!

Blutdruck

Ein optimaler arterieller Blutdruck liefert die besten Ergebnisse bei der Gradwanderung zwischen ischämischem Schlaganfall (durch zu geringen Blutdruck) und Hirndruckerhöhung (durch zu hohen Blutdruck).
Es wird empfohlen, bei Hirndruckgefahr den Blutdruck zwischen 185/110 mm Hg und 100/60 mm Hg zu halten.

Blutdruck engmaschig überwachen, dokumentieren und bei Entgleisung dem Arzt melden!

Atmung
Beatmung

Die Beatmung hat über den Venendruck Auswirkung auf den Hirndruck. Wir empfehlen CO_2 im unteren Normbereich, pH-Normalisierung, und bei Beatmung Normoventilation mit möglichst niedrigem PEEP (endexpiratorischer Druck).

Die Hyperventilation ist beim ischämischen Schlaganfall sicher nachteilig, weil die Blutgefäße enggestellt werden, was die Durchblutung noch mehr reduziert.

> Die vorgegebenen Beatmungsparameter müssen überwacht, dokumentiert und bei Entgleisung dem Arzt gemeldet werden.

Definition
Osmotherapie

> Unter **Osmose** wird der Übergang von Flüssigkeit (z. B. Blutserum) von einer Lösung mit geringerer Konzentration (z. B. dem Hirnödem) durch eine halbdurchlässige Membran (Gefäßwände, Blut-Hirn-Schranke) in eine Lösung mit stärkerer Konzentration (z. B. Blut mit Osmotherapeutikum) verstanden.
> Als **Osmotherapeutika** werden Glycerin oral und i. v. sowie Mannit eingesetzt.

Wir empfehlen
- Glycerin DAB 85 % oral bis zu 6 × 40 ml/d (geschmackskorrigiert!)
- Glycerol 10 % i. v. bis zu 4 × 125–250 ml jeweils über 2–3 Stunden
- Mannit 20 % i. v. bis zu 4 × 125 ml jeweils über 15 Minuten.

Speziell die i. v. Osmotherapie ist von sog. Rebound-Phänomenen bedroht, d. h. dass die beabsichtigte Wirkung verfliegen und sich im ungünstigsten Fall ins Gegenteil umkehren kann.

Geschmackskorrektur des
Glycerin

> Das orale Glycerin schmeckt unangenehm süß. Es obliegt dem Geschick und Wissen der Pflegenden, mit Zitronenkonzentrat (aus der Teeküche), Kakao- oder Instant-Kaffee-Pulver oder Quark den Geschmack angenehmer zu machen, damit die einfache und wirksame Therapie nicht unterbrochen werden muss.

Hemikraniektomie

Definition
Hemikraniektomie
beim Schlaganfall

> Unter Hemikraniektomie beim Schlaganfall mit Hirndruck versteht man die vorübergehende Entfernung eines größeren Knochendeckels von mindestens 12 cm Durchmesser unter Lockerung der dazugehörigen Dura. Der Knochendeckel wird kryokonserviert und nach Abschwellung des Hirnödems wieder eingesetzt.

Indikation

Es handelt sich um ein noch experimentelles Verfahren, das von erfahrenen Neurochirurgischen Kliniken zur Therapie des so genannten Malignen Mediainfarkts eingesetzt wird.

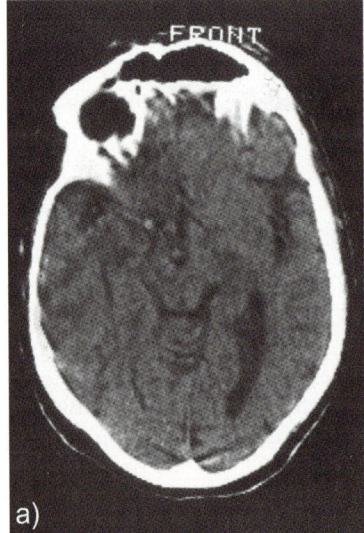 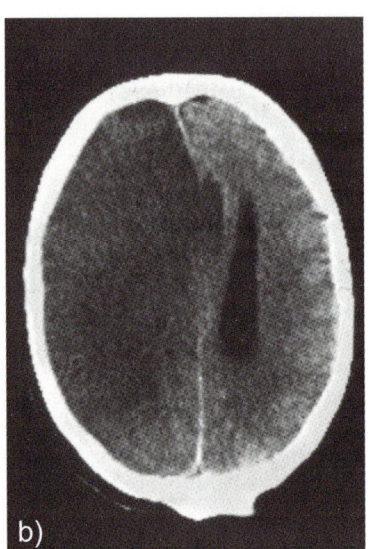

Abb. 4.7: Maligner Mediainfarkt in der Frühphase **(a)** und 2 Tage später **(b)**. Infarkte dieser Ausdehnung haben eine sehr schlechte Prognose. Oft stirbt der Patient innerhalb weniger Tage.

Ein maligner Mediainfarkt ist der akute Infarkt des **gesamten Media-stromgebietes** (manchmal unter Einschluss des Anterior- oder Posterior-Stromgebietes), sodass wegen des zu erwartenden **Hirnödems** mit einer **Hirneinklemmung** gerechnet werden muss.

Wir empfehlen dieses Verfahren in ausgesuchten Fällen eines malignen Mediainfarktes der nichtdominanten Hirnhälfte, also bei erhaltenem Sprachzentrum, wenn keine erhebliche Multimorbidität vorliegt. Mit diesem Verfahren lassen sich zwar nicht die schweren Defekte des Schlaganfalls rückgängig machen (Hemiparese links), aber es werden Folgeschäden vermieden und im geeigneten Fall ein Überleben in besserem Zustand erzielt.

Es handelt sich um eine invasive Therapie bei schwersten Schlaganfällen und todesbedrohten Patienten, die sich rechtfertigt, wenn ein würdiges Überleben erreicht werden kann. Die Indikationsstellung und Durchführung setzen große Erfahrung voraus.

Pflege

> Intensiv-Pflege/Wachzimmer-Pflege
> Fortführung der Hirndrucktherapie und der Basistherapie des Schlaganfalls.

Dekompression der hinteren Schädelgrube Ventrikeldrainage

Definition und Indikation

Ein ähnliches Verfahren wie die Hemikraniektomie beim malignen Mediainfarkt stellt dieses Verfahren für die Hirninfarkte der hinteren Schädelgrube, also des vertebrobasilären Stromgebietes dar. Meist handelt es sich um so genannte **raumfordernde Kleinhirninfarkte,** deren Schwellung zu einem Druck auf den Hirnstamm oder zu einem Druck auf den Aquädukt mit der Folge eines Hydrozephalus führt.

Die Dekompression wird also durch eine vorübergehende Entnahme großer occipitaler Kalottenanteile erreicht, ebenfalls unter Lockerung der Dura.

Unter einer Ventrikeldrainage wird die operative Anlage eines Drainagesystems (Schlauch und Druckventil) verstanden, um einen Hirndruck durch einen Aufstau des Liquors zu vermeiden.

Pflege

> Intensiv-Pflege/Wachzimmer-Pflege
> Fortführung der Hirndrucktherapie und der Basistherapie des Schlaganfalls.

Verlaufsdokumentation

Die Therapie von Schlaganfällen ist Gegenstand der aktuellen Forschung und Diskussion. Nicht nur Neurologische Kliniken mit überregionalen Schlaganfallzentren oder zumindest mit einer Schlaganfallstation richten ihre Diagnostik und Therapie nach den Ergebnissen der aktuellen Diskussion und gültiger Studien. Die Therapieergebnisse sollten möglichst exakt festgehalten werden, sodass ein Vergleich mit anderen Kliniken möglich wird. Auch in nicht zu Universitäten gehörigen Neurologischen Kliniken ist die Teilnahme an »multizentrischen« Studien möglich, dann sind genaue »Protokolle« mit exakten Dokumentationsanleitungen zu befolgen.

An dieser Stelle sollen die geeignetsten Dokumentationsskalen vorgestellt werden, die auch im klinischen Alltag eine Hilfe darstellen.

Merke

> In vielen Schlaganfallstationen ist es die Aufgabe besonders eingewiesenen Pflegepersonals, solche Dokumentationen selbst vorzunehmen. Nach einer Einarbeitung können die Einteilungen »beiläufig«, z. B. nach den üblichen Pflegearbeiten, vorgenommen werden.

NIH Schlaganfall-Skala (NIH-SS)

Die neurologischen Defizite, d. h. die durch den Schlaganfall eingetretenen funktionellen Einbußen, werden nach der »National Institute of Health Stroke Scale« sehr zuverlässig beschrieben. Diese Skala ist international anerkannt und wird auch von der Deutschen Schlaganfallhilfe benutzt. Sie erfordert keinen hohen Zeitaufwand und ist einfach zu dokumentieren. Auf Schlaganfallstationen sollte sie bei der Aufnahme sowie mindestens einmal täglich erfasst werden.

Tab. 4.2: NIH-Schlaganfall-Skala zur Verlaufsdokumentation

Prüfkriterien	Fähigkeiten	x
1. Bewusstsein		
• Reaktionen:	• wach, klares Bewusstsein • somnolent, braucht geringe Stimulation • soporös, braucht wiederholte oder starke Stimulation • komatös	0 1 2 4
• Fragen: (»Welchen Monat haben wir?« »Wie alt sind Sie?«) (Keine Hilfe! Erster Antwortversuch gilt!	• Beide Fragen werden richtig beantwortet • Eine Frage wird richtig beantwortet • Keine Frage wird korrekt beantwortet (Patient mit Intubation, Tracheostoma, schwerer Dysarthrie)	0 1 2
• Aufforderungen: (Augen und nicht-paretische Hand öffnen und schließen. Erst verbal, dann pantomimisch auffordern!)	• Beide Aufgaben korrekt erfüllt • Eine Aufgabe korrekt erfüllt • Keine Aufgabe korrekt erfüllt 1. Versuch zählt!	0 1 2
2. Horizontale Blickwendung (willkürlich oder reflexhaft nach Kopfbewegung)	• normal • leichte Parese • forcierte Blickwendung oder vollständige Lähmung	0 1 2
3. Gesichtsfeld (Fingerperimetrie der 4 Quadranten, bds. simultan)	• kein Ausfall • partielle Hemianopsie • komplette Hemianopsie • Blindheit, inkl. kortikale Blindheit	0 1 2 3
4. Gesichtslähmung	• normal • geringe Parese • mäßige Parese: nahezu vollständige Mundastparese • komplette Gesichtslähmung auf einer oder beiden Seiten	0 1 2 3
5. Armparese (Seite vermerken!) (Amputation, Verletzungen etc. zusätzlich vermerken)	• Arm kann 10 Sek. 90° gehalten werden (im Bett 45°) • leichtes Absinken in 10 Sek., ohne Unterlage zu berühren • sinkt auf die Unterlage • kann nicht gegen Schwerkraft gehoben werden • keinerlei Bewegung des Arms	0 1 2 3 4
6. Beinparese (Seite vermerken) (Amputation, Verletzungen etc. zusätzlich vermerken)	• Bein kann 5 Sek. 30° gehalten werden • leichtes Absinken in 5 Sek., ohne Bett zu berühren • sinkt auf die Unterlage • Bein kann nicht gegen Schwerkraft gehoben werden • keinerlei Bewegung des Beins	0 1 2 3 4
7. Extremitäten-Ataxie (Amputation, Verletzungen etc. vermerken)	• keine Ataxie • Ataxie einer Extremität • Ataxie von zwei Extremitäten	0 1 2
8. Sensibilität	• normal • partiell (Reiz wird noch wahrgenommen) • schwerer bis völliger Ausfall klar nachgewiesen	0 1 2

Prüfkriterien	Fähigkeiten	x
9. Sprache Sprachproduktion und -verständnis, im Stationsalltag oder nach Testaufgaben (Intubation etc. gesondert vermerken!)	• keine Aphasie • leichte bis mäßige Aphasie verminderter Sprachfluss, vermindertes Verstehen Verständigung ist erschwert, aber noch möglich Testbeschreibungen werden noch erkannt • schwere Aphasie Bruchstückhaftes Sprechen und Verstehen Verständigung erfordert erhebliches Bemühen des Gesprächspartners Testbeschreibungen werden nicht mehr erkannt • stumm, keine Sprache, kein Verständnis	0 1 2 3
10. Aussprache (Intubation etc. gesondert vermerken!)	• normale Aussprache • verwaschen, noch verständlich • schwere Dysarthrie	0 1 2
11. Auslöschung Neglect (Sehen, Berührung, Hören, Personenwahrnehmung)	• keine Auslöschung • Auslöschung für mind. 1 sensorische Qualität • schwere Auslöschung, oder für 1 Qualität	0 1 2
Gesamtwert (Score)　　　　Summe aller gegebenen Werte Schlechtest möglicher Wert:　　42 Bestmöglicher Wert (gesund)　　0 (Nicht messbare Parameter, z. B. Dysarthrie bei Intubation, zählen als »Null« = bestmöglich.)		

Barthel-Index (BI)

Ein weiterer sehr hilfreiche Skala ist der »Barthel-Index« zur Erfassung der basalen ATL. Allerdings werden einige alltagsrelevante Bereiche wie z. B. Kochen, Haushaltsführung oder Einkäufe nicht erfasst. Auch Kommunikation, Wahrnehmung und Emotionalität bleiben unberücksichtigt (manchmal in einem so genannten Erweiterten BI erfasst). Der BI ist international und in der Rehabilitation sehr gebräuchlich und unabhängig von der Art der Erkrankung.

Fähigkeit	Ausprägung	Punktzahl
Essen	selbstständig vorbereiten mehr Hilfe	10 5 0
Transfer Rollstuhl – Bett	selbstständig wenig Hilfe freies Sitzen mehr Hilfe	15 10 5 0
Körperpflege	unabhängig mit Hilfe	5 0
Toilettenbenutzung	unabhängig braucht Hilfe abhängig	10 5 0
Waschen	unabhängig abhängig	5 0
Gehen 50 m auf ebener Fläche	unabhängig mit Hilfe selbständig mit Rollstuhl nicht möglich	15 10 5 0
Treppensteigen	unabhängig mit Hilfe nicht möglich	10 5 0
Anziehen mit Schuhen und Verschlüssen	unabhängig mit Hilfe abhängig	10 5 0
Stuhlkontrolle	kontinent gelegentlich inkontinent inkontinent	10 5 0
Harnkontrolle	kontinent gelegentlich inkontinent inkontinent	10 5 0

Der Original-BI (1965) ist etwas einfacher, der »Modifizierte BI« (GRAN-GER 1975) ist noch genauer.

Auswertung und
Beurteilung

	Höchstwert der Beeinträchtigung
unter 20	vollständig hilfsbedürftig
von 20 bis 40	schwerst pflegebedürftig
von 40 bis 60	mäßig bis schwer pflegebedürftig
über 60	leicht pflegebedürftig, ambulante Betreuung möglich
100	keine Beeinträchtigung

4.3.3.3 Sekundärprävention

Definition

> **Sekundärprävention** bedeutet eine Prävention nach dem ersten Auftreten einer Krankheit und soll vor einem Wiederauftreten der Krankheit schützen. Die Entscheidung über eine Sekundärprävention muss alle Informationen über Ursache, Art, Lokalisation und Schwere des Schlaganfalls sowie Zustand des Hirngewebes, der Gerinnung und des Blutbildes einbeziehen.

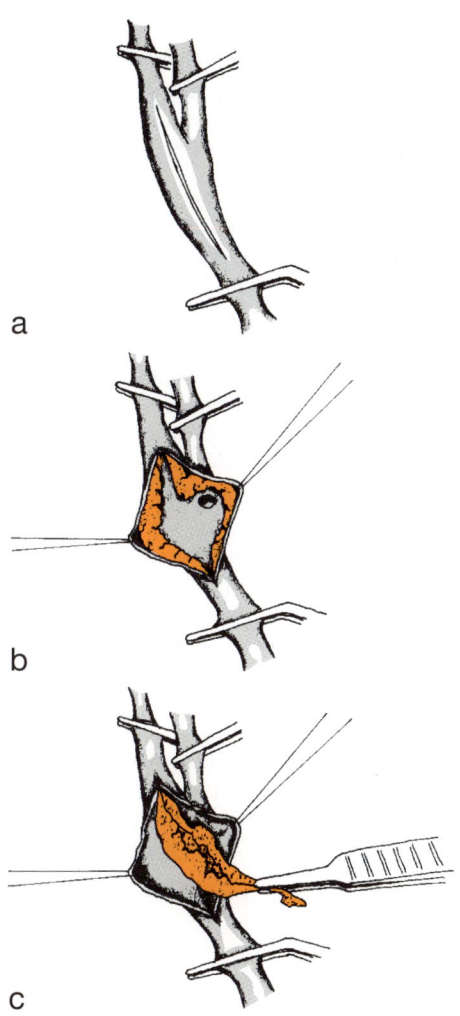

a

b

c

Abb. 4.8: Offene intramurale Desobliteration (Endarteriektomie) im Bereich einer Carotisgabelung

Antikoagulation

Die prophylaktische Wirkung von Heparin (Antikoagulation) in dieser Phase ist nicht generell gesichert. Frühe Antikoagulation ist aber allgemein üblich bei manifesten Emboliequellen, Dissektion, nach systemischer oder lokaler Thrombolyse und bei hochgradigen Stenosen hirnversorgender Arterien (☞ S. 140).

Frühe Sekundärprävention

Thrombozytenfunktionshemmer (TFH)

Zusammenfassungen einer Vielzahl von Studien und Patienten zeigen unter Thrombozytenfunktionshemmern eine Risikoreduktion für Schlaganfälle, Myokardinfarkt und überhaupt »vaskulären Tod« von etwa 25 %. Jüngere Studien zeigen, dass niedrige Dosen von Acetylsalicylsäure (ASS) ebenso wirksam sein könnten wie höhere und dass die Kombination mehrerer TFH wirksamer ist als einer allein. Ein Drittel aller Pat. verträgt ASS schlecht oder gar nicht, sodass Kombinationen von

TFH am besten geeignet sein könnten, weil sich die Wirkungen auf den Schlaganfall ergänzen, die jeweiligen Nebenwirkungen jedoch nicht.

In der Praxis werden ASS 100–300 mg/Tag verordnet. Bei einem Rezidiv werden modernere (auch teurere) Thrombozytenfunktionshemmer (Clopidogrel) verordnet oder Kombinationen z. B. mit Dipyridamol.

Carotis-Operation und Angioplastie

TEA · Ziel der **Carotis-Desobliterations-Operation** (Thrombendarteriektomie TEA) ist die Vermeidung eines akuten Gefäßverschlusses und die Beseitigung einer potenziellen Emboliequelle. Die Operation beseitigt im Gefäßlumen liegende arteriosklerotische Verengungen und ist zu empfehlen bei Stenosen über 70 % und besonders bei hochgradigen, voranschreitenden (progredienten) Stenosen, wenn bisher nur eine TIA oder ein leichter Schlaganfall vorliegt. Die Operation von Stenosen, die bisher keinen Schlaganfall und keine TIA verursachten, ist nur sinnvoll, wenn diese hochgradig und voranschreitend sind.

Die **perkutane transluminale Angioplastie** (PTA) beseitigt solche Stenosen nicht in offener Operation, sondern auf dem Wege eines über eine Leistenarterie eingeführten Angiographiekatheters, der bis in die Stenose vorgeschoben wird, um die Stenose dann mit einem Ballon aufzuweiten. Meist werden gitterartige Hülsen, die sich selbst entfalten und in der Gefäßwand verankern (STENT), zusätzlich implantiert, um das Stenoserezidiv zu vermindern. Dieses Verfahren ist ein gut etabliertes Verfahren bei der koronaren Herzkrankheit und beim Subclavia-Anzapf-Syndrom (☞ Kap. 4.3.1 und Abb. 4.5, S. 128/129) und ist auch bei der Carotisstenose auf dem Vormarsch. Wir selbst sehen für diese Verfahren Vorteile bei umschriebenen Stenosen, die nicht zu stark verkalkt oder operativ schwer erreichbar sind.

Risikofaktoren

Die Beeinflussung der Risikofaktoren stellt eine wesentliche und noch immer im allgemeinen Bewusstsein viel zu wenig verankerte Möglichkeit zur Vermeidung von Schlaganfällen dar (☞ Kap. 4.3.2 Risikofaktoren, S. 132).

4.4 Intrakranielle Blutungen

Blutungen innerhalb des Hirnschädels (intrakraniell) können auftreten:

- **intrazerebral** im Marklager von Groß- und Kleinhirn, in den Basalganglien und im Hirnstamm;
- **subarachnoidal** zwischen Hirnoberfläche und Arachnoidea im Subarachnoidalraum;
- **sub-** und **epidural** zwischen Schädelkalotte und Arachnoidea als sub- oder epidurale Hämatome.

Sie stellen oft lebensbedrohliche Situationen dar, die therapeutisch nicht leicht zu beeinflussen sind und von der Pflege ein hohes Maß an Einsatz verlangen.

4.4.1 Intrazerebrale Blutung

15–20 % aller Schlaganfälle entsprechen intrazerebralen Blutungen, die eine spezielle Therapie erfordern und in der Notfallambulanz sofort diagnostiziert werden müssen.

Häufigkeit

- **Blutung in die Basalganglien (60 %):**
  Halbseitenlähmung, Sprachstörung, Déviation conjuguée (beide Augen sind nach rechts oder links gerichtet; in der Regel »schauen sie den Krankheitsherd an«) oder vertikale Blickparese (die Augen können nicht nach oben bewegt werden), häufig Bewusstlosigkeit.
- **Blutung in das Marklager (30 %):**
  armbetonte Halbseitenlähmung, meist ohne stärkere Bewusstseinsstörung, selten epileptische Anfälle.
- **Blutung in das Kleinhirn und den Hirnstamm (10 %):**
  Kleinhirnsymptome: Gang- und Standataxie, verwaschene Sprache (Dysarthrie), Schwindel und Kopfschmerzen.
  Hirnstammsymptome: Bewusstlosigkeit, horizontale Blickparese (die Augen können nicht seitwärts gewendet werden), Lähmungen an beiden Armen und Beinen (Tetraparese) sowie Atemstörungen, Blutdruckanstieg und zentrale Hyperthermie.

Symptomatik

Vor dem 40. Lebensjahr handelt es sich meistens um eine Blutung aus einer **Gefäßmissbildung** (Angiomblutung), im höheren Lebensalter ist die häufigste Ursache ein Hypertonus. Die **hypertensive Massenblutung** stellt die größte Gruppe innerhalb der intrazerebralen Blutungen, gefolgt von den Angiomblutungen, der Amyloid-Angiopathie, den Tumorblutungen

Ursachen

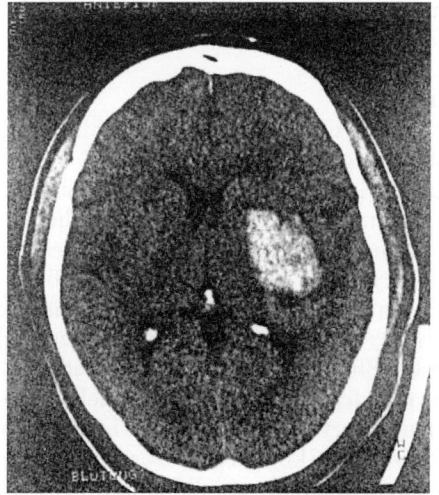

Abb. 4.9: Computertomogramm einer hypertensiven Massenblutung im Basalganglienbereich (vorwiegend Linsenkern) links mit Kompression des linken Seitenventrikels und Verlagerung der Mittellinienstrukturen nach rechts.

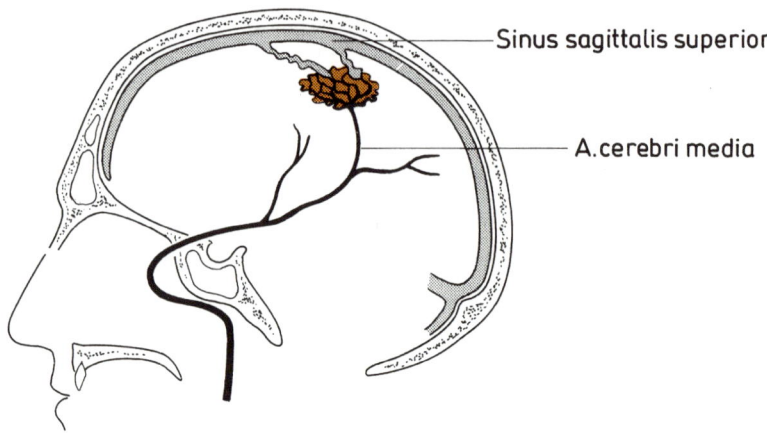

Sinus sagittalis superior

A. cerebri media

Abb. 4.10: Schema eines Angioms der A. cerebri media mit Abfluss zum Sinus sagittalis superior.

und Blutungen im Rahmen von Gerinnungsstörungen, Hirninfarkten und Hirnvenenthrombosen.

Hypertensive Massenblutung

Definition

Bei der hypertensiven Massenblutung blutet es in der Regel aus kleinsten Aneurysmen der Gefäßwand oder aus einer durch Lipohyalinose umgewandelten Gefäßwand, beide sind unmittelbare Folgen der Hypertonie. Die Blutungen ereignen sich meist **spontan** ohne erkennbaren Anlass am Tage und erfolgen im Hirnstamm sowie im Marklager von Groß- und Kleinhirn. Sie gehen mit Kopfschmerzen, Übelkeit, Erbrechen, Lähmungen, Sprachstörungen, gelegentlich auch mit epileptischen Anfällen und in etwa der Hälfte der Fälle mit einer Bewusstlosigkeit einher. Das Auftreten einer Bewusstlosigkeit bzw. eines Komas lässt einen ungünstigen Verlauf erwarten, der auch tödlich enden kann.

Hirnblutungen komplizieren sich, wenn sie in die Hirnkammern einbrechen oder wenn sie ein Hirnödem hervorrufen, das seinerseits raumfordernd wirkt und zu Einklemmungen am Tentoriumschlitz oder Hinterhauptsloch führt (☞ Kap. 7.1 Einklemmungserscheinungen bei Hirntumoren, S. 209).

Angiomblutung

Definition

Arteriovenöse Angiome sind anlagebedingte Fehlbildungen von Gefäßen im arteriovenösen Übergangsbereich.

Aus einem solchen Gefäßknäuel kann es **spontan** ohne erkennbaren Grund oder im Zusammenhang mit einer **körperlichen Belastung** bzw. einem leichten **Trauma** zu bluten beginnen. Dabei bluten die kleinen Angiome eher als die großen. Nach Feststellung der Blutung im CCT wird möglichst schnell ein MRT mit Angiosequenzen durchgeführt. Die endgültige diagnostische Abklärung erfolgt durch die zerebrale Angiographie nach Resorption der Blutung (nach ca. 6–8 Wochen).

Seltener können intrazerebrale Hämatome auch durch Blutungen aus einem rupturierten Aneurysma entstehen, das im Hirngewebe oder an der Hirnbasis gelegen ist. Dabei kommt es immer auch zu einer Blutung in den Subarachnoidalraum (Subarachnoidalblutung).

Therapeutisch sind folgende Prinzipien zu beachten:

Therapieprinzipien bei intrazerebralen Blutungen

- Beruhigung des Patienten und eine Normalisierung und Stabilisierung des Blutdrucks, damit eine Nachblutung verhindert wird. Der Oberkörper ist um 30° hochzulagern. Aufregungen und seelische Belastungen sind fernzuhalten. Eine Beruhigung muss eventuell medikamentös herbeigeführt werden. Wir empfehlen Bettruhe und ein Aufstehen zunächst nur zur Toilette, entsprechend muss Low-dose-Heparin gegeben werden (ab Stillstand der Blutung, in der Regel ab dem Folgetag).
- Ein die Blutung begleitendes Hirnödem ist mit osmotisch wirkenden Substanzen zu behandeln (☞ Kap. 4.3.3.2 Hirndruckbehandlung, S. 142).
- Eine Krampfprophylaxe ist medikamentös mit Antikonvulsiva durchzuführen, nachdem ein erster Krampfanfall aufgetreten ist und bei Hirnvenenthrombosen sofort.
- Die Kopfschmerzen müssen wirksam mit Analgetika angegangen werden.
- Die operative Entfernung des Hämatoms ist bei Kleinhirnblutungen eher zu erwägen als bei Großhirnblutungen. Diese Operation erfolgt aber nur dann, wenn konservative Maßnahmen keine Besserung versprechen und wenn die Bewusstseinstrübung zunimmt.
- Ein drohender Hydrozephalus wird u. U. mit einer Ventrikel-Drainage versorgt.
- Bei einer Blutung unter Antikoagulantien kann Prothrombin-Komplex-Konzentrat oder Fresh Frozen Plasma (FFP) gegeben werden.
- Bei einer Angiom-Operation soll das Angiom chirurgisch komplett entfernt werden. Die Operation ist technisch nicht immer einfach. Das OP-Risiko muss mit dem Risiko einer weiteren Blutung abgewogen werden.

Traumatische intrakranielle Blutungen ☞ Kap. 8, S. 226.

Besonderheiten der Pflege bei intrakraniellen Blutungen

- Die **Mobilisierung** erfolgt zurückhaltender als bei ischämischen Schlaganfällen. Bei einer intrazerebralen Blutung muss das Risiko einer Nachblutung vermindert werden durch
  - Bettruhe – nur das Aufstehen zur Toilette ist zunächst erlaubt. Nach einigen Tagen kann im Sitzen geduscht werden. Bei einer möglichen Aneurysmablutung kann komplette Bettruhe sinnvoll sein;
  - **Stuhlgang** auf der Toilette oder auf einem Toilettenstuhl neben dem Bett ist dem Stuhlgang auf dem Steckbecken wegen der geringeren Belastung in der Regel vorzuziehen (Pressen vermeiden);
  - Low-Heparin und Anti-Thrombose-Strümpfe;
  - Männer bekommen eine Urinflasche in Reichweite angeboten.
- Zur Vermeidung einer **Obstipation** durch Bettruhe und Sedativa sollten prophylaktisch die Ernährung umgestellt werden und routinemäßig Lactulose gegeben werden.
- In der Akutphase **Verzicht auf orale Kost** wegen möglicher Schluckstörungen oder Erbrechen bei Hirndruck.

- Eine milde gleichmäßige **Sedierung** ohne allzu störende Tagesmüdigkeit sollte durch eine geeignete medikamentöse Verordnung sichergestellt werden, damit die Bettruhe auch entspannend sein kann. Der Tag-Nacht-Rhythmus ist dabei zu unterstützen. Die Pflegenden können und sollten dem Arzt Hilfe bei der Einschätzung der Sedierung geben.
- Der **Blutdruck** sollte im Rahmen der Basistherapie von Schlaganfällen etwa zwischen 120/70 und 170/90 mmHg eingestellt werden (☞ Kap. 4.3.3.2 Basistherapie bei Schlaganfällen, S. 135 f.)
- Besonders verwiesen wird auf Kap. 4.7 ☞ Pflegerische Maßnahmen bei Schlaganfallpatienten (S. 160)!

4.4.2 Subarachnoidalblutung (SAB)

Ursachen einer SAB

Blutungen in den Subarachnoidalraum erfolgen überwiegend (bis 75 %) aus zerrissenen (rupturierten), sehr dünnen, sackförmigen und oft gestielten Ausstülpungen der arteriellen Gefäße (Aneurysmen) (☞ Abb. 4.11 und Abb. 4.12) und seltener auch aus arteriovenösen Missbildungen (Angiomen) (5–8 %) und Tumoren (ca. 2 %); etwa 10–20 % bleiben ungeklärt, in etwa 5 % wird eine arterielle Hypertonie für die Ursache gehalten.

Aneurysma

Die Entstehung der Aneurysmen ist nicht geklärt. Wahrscheinlich besteht anlagebedingt eine Schwäche der Gefäßwand, die durch blutströmungsbedingte (hämodynamische) Einflüsse mit der Zeit ausgestülpt wird. Die Aneurysmen haben einen Durchmesser von etwa 3 bis 10 mm. Die größeren Aneurysmen zerreißen häufiger. Die Rupturen kommen in jedem Lebensalter vor, am häufigsten jedoch **im mittleren Lebensalter.** Überwiegend befinden sie sich im vorderen Abschnitt des Circulus Willisii (☞ Kap. 4.1.1 Anatomie, S. 113).

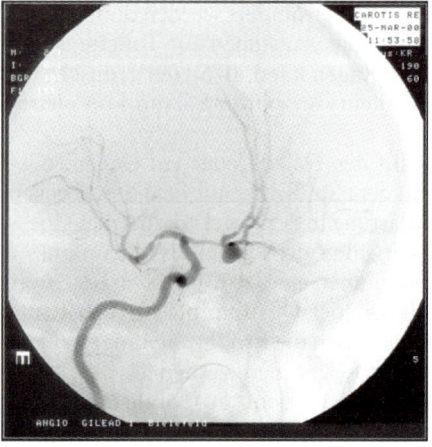

Abb. 4.11: Carotis-Angiographie rechts
Großes sackförmiges Aneurysma der A. communicans anterior.
Die Carotis interna teilt sich in die nach links ziehende Media und die nach rechts laufende Anterior. Die Communicans anterior ist durchgängig: die A2-Abschnitte beider Seiten füllen sich und ziehen parallel nach oben.

Die Patienten klagen plötzlich über **heftigste Kopfschmerzen,** die in keiner Weise mit den üblichen Kopfschmerzen vergleichbar sind. Außerdem können eine Nackensteifigkeit (Meningismus), Übelkeit, Erbrechen, Schweißausbrüche sowie Blutdruckschwankungen und Herzrhythmusstörungen auftreten. In etwa der Hälfte der Fälle kommt es zu einer Bewusstseinsstörung, die von der Benommenheit bis zum Koma reicht. Je 33 % beginnt im Schlaf, bei normaler Aktivität oder bei körperlicher Anstrengung.

Symptomatik

Stadieneinteilung nach Hunt und Hess

> **Stadieneinteilung nach Hunt und Hess**
> 0 unrupturiertes asymptomatisches Aneurysma
> 1 keine neurologischen Ausfälle, aber Kopfschmerzen, leichter Meningismus
> 2 lediglich Hirnnervenausfälle, starke Kopfschmerzen, Meningismus
> 3 Somnolenz und/oder Verwirrtheit und/oder neurologische Ausfälle (nicht nur Hirnnervenausfälle)
> 4 Sopor, mäßige bis schwere neurologische Ausfälle, vegetative Symptome wie Erbrechen, Blutdruckanstieg, Fieber
> 5 Koma, Einklemmung

Kompliziert wird die Subarachnoidalblutung häufig durch eine **arterielle Gefäßengstellung** (Vasospasmus), die sich besonders zwischen dem dritten und achten Tag nach Auftreten der Blutung einstellt. Der Spasmus führt zu einer Mangeldurchblutung im nachfolgenden Versorgungsgebiet und damit zu flüchtigen oder anhaltenden **kompletten Schlaganfällen.** Die Folgen eines Vasospasmus können den Krankheitsverlauf derart verschlechtern, dass es zum tödlichen Ausgang kommt.

Komplikation Schlaganfall

Eine weitere Komplikation stellt die Nachblutung dar, die nicht selten in einen Hirnventrikel einbricht und damit zu einer schlagartigen **dramatischen Verschlechterung** führen kann. Blutungen in den Subarachnoidalraum und in die Hirnventrikel können aber auch die Liquorzirkulation blockieren, den Liquor im Gehirn aufstauen und einen Hydrozephalus hervorrufen.

Komplikation Nachblutung

Das CCT soll am ersten Tag etwa 92 % der Subarachnoidalblutungen erkennen lassen. In nur 5 % wird auch ein Aneurysma gesehen, deshalb muss bei nachgewiesener SAB eine Angiographie zur Aneurysmasuche durchgeführt werden. Eine Gefäßdarstellung der Hirnarterien (zerebrale Angiographie) sollte so früh wie möglich nach der Blutung und vor dem Auftreten möglicher Gefäßspasmen (d. h. vor dem dritten Tag nach der akuten Blutung) durchgeführt werden. Bei typischer klinischer Symptomatik und unauffälligem CCT muss eine Lumbalpunktion erfolgen, um im Liquor Blutungshinweise zu finden:
xanthochrome Färbung des zentrifugierten Liquors (> 2 Std. nach SAB) und Erythrozyten abräumende (phagozytierende) Makrophagen. Spas-

Diagnostik

men der Hirnbasisarterien lassen sich mit der transkraniellen Doppler-Sonographie nachweisen.

Verlauf

Der Verlauf einer Subarachnoidalblutung ist durch die Gefahr einer Nachblutung belastet, die in 5 % am ersten Tag eintritt und mit insgesamt 25 % innerhalb der ersten 2 Wochen und mit 50 % innerhalb des ersten halben Jahres bei nicht operierten Fällen. Die operierten Patienten lassen einen deutlich günstigeren Verlauf erkennen. Ein großer Teil der auftretenden Todesfälle ereignet sich gleich nach Einsetzen der Blutung bereits vor der Klinikaufnahme (15 %). Etwa 30 % der Patienten hatten **Warnblutungen** in den Stunden oder Tagen zuvor.

Bei gut 20 % der Patienten mit Subarachnoidalblutung lässt sich keine Blutungsquelle nachweisen. Eine Nachblutung ist in diesen Fällen gering (< 1 %). Bei Spasmen während der ersten Angiographie muss bei fehlendem Aneurysmanachweis nach einigen Monaten nachangiographiert werden. Nach dem Abklingen möglicher Gefäßspasmen können die Patienten nach zweiwöchiger Schonung zunehmend belastet werden und wieder ohne Einschränkungen ihrer bisherigen Tätigkeit nachgehen.

Therapie

Um eine Nachblutung zu vermeiden, sollte das Aneurysma möglichst bald durch Koagulation (Verklumpung von Gewebe und der Blutteilchen im Aneurysma) oder besser durch einen Klipp »unschädlich« gemacht werden. Alle Patienten mit nachgewiesenem Aneurysma werden sofort operiert, sofern keine Gefäßspasmen bestehen und das Stadium nach Hunt/Hess nicht höher als 3 ist (Frühoperation). Bei Hunt/Hess 4 oder 5 muss mit Angiographie und Operation abgewartet werden, ggf. wird eine Liquordrainage erforderlich und angelegt. Kann die Operation in den ersten beiden Tagen nicht durchgeführt werden, ist erst später (ab zwei Wochen nach der Blutung) zu operieren – in der Hoffnung dass sich inzwischen die Kreislaufverhältnisse sowie der allgemeine Gesundheitszustand stabilisiert haben (Hunt/Hess < 4). Eine Spätoperation nach Abklingen der Vasospasmen hat den Nachteil des Nachblutungsrisikos von 25 % in den ersten 2 Wochen. Vasospasmen können bei gleichzeitiger Gabe von Kalzium-Antagonisten (Nimodipin) günstig beeinflusst werden. Zur Behandlung eines Hydrozephalus und der damit verbundenen Hirndrucksteigerung muss frühzeitig eine Liquordrainage durch Anlegen eines Ventrikelkatheters erfolgen.

Pflege

Die Pflege des noch nicht operierten Patienten, der von einer Nachblutung bedroht ist, erfordert einen großen Einsatz an Betreuung. Bei bewusstseinsklaren Patienten ist zunächst deren große Angst vor einer Nachblutung aufzufangen. Die Patienten müssen strenge Bettruhe einhalten, sollen bequem und mit leicht angehobenem Kopf (30°) liegen und dürfen sich beim Stuhlgang nicht anstrengen. Leichte Abführ- und Beruhigungsmittel sind erforderlich. Nach der Stabilisierung folgt die langsam ansteigende dosierte Mobilisierung und Belastung, die zwischen Ärzten, Pflegepersonal, Physio- und Ergotherapeuten genau abgesprochen und dem Patienten genau erläutert werden muss. Verschlechterungen der neurologischen Symptomatik und des Allgemeinzustandes müssen dem Arzt zur genaueren Diagnostik jederzeit sofort gemeldet werden.

4.5 Hirnvenenthrombosen

Hirnvenenthrombosen bilden sich in den Venen, die zwischen den beiden Blättern der harten Hirnhaut (Dura mater) liegen.
Es sind starrwandige, klappenlose Räume unterhalb der Schädelkalotte, die das venöse Blut vom Gehirn aufnehmen und in die großen Halsvenen abführen.

Die Hirnvenenthrombosen gelten als selten, in größeren Neurologischen Kliniken kann aber immer wieder mit ihrem Auftreten gerechnet werden.

Häufigkeit

Die meisten Hirnvenenthrombosen treten in der zweiten Hälfte einer Schwangerschaft, im Wochenbett, unter der Einnahme von Ovulationshemmern, bei bestimmten Gerinnungstörungen mit erhöhter Gerinnung, nach Bagatelltraumen, nach Operationen im kleinen Becken und bei kachektischen Patienten auf. Sie entwickeln sich über Tage und Wochen häufig ohne entzündliche Veränderungen (**blande Thrombosen**). Seltener kommt es zu Hirnvenenthrombosen bei fortgeleiteten Krankheitsprozessen des Mittelohres oder der Nasennebenhöhlen oder im Rahmen einer Meningitis. Hier handelt es sich um entzündliche Vorgänge (**septische Thrombosen**). Blande Hirnvenenthrombosen sind wahrscheinlich häufiger als bisher angenommen wird, weil bei den diagnostischen Überlegungen zu wenig an sie gedacht wird.

Auslösende Faktoren

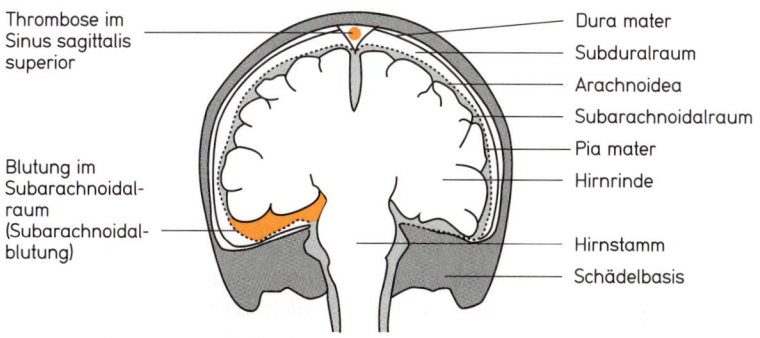

Thrombose im
Sinus sagittalis
superior

Blutung im
Subarachnoidal-
raum
(Subarachnoidal-
blutung)

Dura mater
Subduralraum
Arachnoidea
Subarachnoidalraum
Pia mater
Hirnrinde
Hirnstamm
Schädelbasis

Abb. 4.12: Schematische Darstellung einer Thrombose des Sinus sagittalis superior und einer Subarachnoidalblutung in einem Frontalschnitt

Folgende Symptomentrias muss an eine Hirnvenenthrombose/Sinusvenenthrombose denken lassen:

Symptomatik

- Kopfschmerzen (nicht selten mit Stauungspapille)
- wechselhafte, fokalneurologische Defizite (Ausfälle), oft mit Bewusstseinsstörungen oder Psychosyndrom
- plötzlich auftretende epileptische Anfälle.

Die venösen Abflussbehinderungen führen häufig zu starken Kopfschmerzen, die auch im Verlauf und unter Therapie mit wechselnder Intensität bestehen bleiben können. Nicht selten kommt es zu schweren und dramatischen zerebralen Krankheitsbildern aus voller Gesundheit.

Diagnostik | Am sichersten wird die Diagnose mit dem MRT (venöse Angiosequenzen) oder der Angiographie gestellt. Das Ausmaß der Venenthrombosierung kann auch im Verlauf kontrolliert werden. Der Liquor ist oft unauffällig, nicht selten zeigt sich eine leichte Zellzahlerhöhung, eine xanthochrome Färbung oder andere Hinweise auf eine Blutung. Bei septischen Thrombosen bestehen entzündliche Veränderungen. Im EEG können sich eine Allgemeinveränderung, Herdbefunde oder epileptische Aktivität zeigen, es kann zur Verlaufsbeobachtung mit eingesetzt werden. Laboruntersuchungen zur Aufdeckung von Gerinnungsstörungen oder Infektionsherden sind erforderlich.

Therapie | Es handelt sich um eine recht gefährliche Erkrankung mit Todesgefahr, deren Letalität auch unter Therapie noch bei 5 % liegt. Entscheidend ist eine konsequente Antikoagulation mit Heparin unter mehrfach täglicher PTT-Kontrolle (Ziel-PTT: 80–120 s). Infektionsherde müssen antibiotisch behandelt werden.
Nach Stabilisierung wird für ca. 6 Monate mit Marcumar® antikoaguliert (INR 2–3).

Pflegeschwerpunkte bei Hirnvenenthrombose

> - Exakte Durchführung der Heparinisierung. Der Perfusor darf auch bei technischen Untersuchungen nicht abgestellt werden!
> - 30 ° Oberkörperhochlagerung zum verbesserten venösen Abfluss.
> - Zunächst Bettruhe, nach Stabilisierung schonende Mobilisierung.
> - Standardbeobachtungswerte der Schlaganfall-Basistherapie wie Sauerstoffsättigung, Temperatur, Blutzucker und Blutdruck dokumentieren.
> - Stuhlregulierung (z. B. mit Lactulose), Pressen vermeiden!
> - Bei Kopfschmerzen Schmerzbedarfsmedikation geben.
> - Glycerin oral, geschmackskorrigierend (☞ Kap. 4.3.3.2 Hirndruckbehandlung, S. 142).

Komplikationen | Als Komplikationen drohen häufig venöse Stauungsblutungen oder -infarkte des Gehirns in der Umgebung der thrombosierten Arterien, eine Hirnschwellung mit Einklemmung oder auch Elektrolytstörungen im Rahmen einer inadäquaten Ausschüttung von antidiuretischem Hormon.

4.6 Subcortikale arteriosklerotische Enzephalopathie SAE (Vaskuläre Enzephalopathie)

Dieses Krankheitsbild im Schnittpunkt zwischen Schlaganfällen und Demenzen muss wegen seiner Besonderheiten hervorgehoben werden. **Ursächlich** handelt es sich im Wesentlichen um **Durchblutungsstörungen** des
Gehirns, das **Hauptsymptom** ist jedoch oft die **Demenz.** Die Durchblutungsstörungen treten meist wesentlich weniger dramatisch als ein typischer »Schlaganfall« in Erscheinung. Vielmehr handelt es sich häufig um
eine Vielzahl kleinster Durchblutungsstörungen, deren Auftreten klinisch
nur gelegentlich zu bemerken ist. Ursache ist eine arteriosklerotische
Veränderung der kleineren Arteriolen, die von den großen Hirnbasisarterien abzweigen und die Stammganglien versorgen und durchdringen.
Neben den Demenzen (☞ Kap. 6, S. 202) gibt es also auch eine Über-
schneidung mit den Erkrankungen der Basalganglien (☞ Kap. 5, S. 171).

Bei einer SAE handelt sich meistens um lakunäre Infarkte bzw. eine Mikroangiopathie (☞ Kap 4.2.2 Einteilung der Schlaganfälle, S. 121). Kleinere Grenzzoneninfarkte oder Territorialinfarkte kommen seltener vor.
Wenn sie das CCT-Bild bei einer Demenz wesentlich mitbestimmen,
spricht man von einer **Demenz vom Multi-Infarkt-Typ.** Beim **Binswanger-Typ** sind die Schäden des subcortikalen Marklagers diffuser, mit zu-
sammenfließenden (konfluierenden) Flecken von Entmarkung (»Minderdichtigkeit« im CCT), dabei stehen lakunäre mikroangiopathische
Schäden im Vordergrund. Die Begriffe sind jedoch fließend, vor allem
weil es auch Mischtypen gibt. In diesem Zusammenhang taucht auch die
Bezeichnung **Hypertone Enzephalopathie** auf, die je nach Autor als akute
oder auch als chronische Störung im Rahmen einer Hypertonie gesehen
wird. Da die Hypertonie neben dem Diabetes mellitus der Hauptrisiko-
faktor der zu Grunde liegenden Arteriosklerose ist, kann die chronische
Form mit dem Binswanger-Typ gleichgestellt werden (bei der es allerdings
noch eine unbekannte konstitutionelle Ursache neben der Hypertonie
gibt). Die akute hypertone Enzephalopathie äußert sich in Form von
Kopfschmerzen, zunehmender Bewusstseinsstörung, Stauungspapillen,
epileptischen Anfällen und wechselnden neurologischen Herdbefunden.
Diese werden bei einer akuten Entgleisung (Exazerbation) eines Hypertonus gesehen, z. B. nach dem Absetzen eines Antihypertonikums.

*Multi-Infarkt-Typ
Binswanger-Typ
Hypertone Enzephalopathie*

Mikroangiopathie und vaskuläre Enzephalopathie lassen die Hirnrinde
(Cortex) ungestört, der Schädigungsort liegt unter dem Cortex (subcor-
tikal); sie unterscheiden sich deshalb von anderen Schlaganfällen, die den
Cortex mit einbeziehen (Territorialinfarkte, Grenzzogeninfarkte), durch
das Fehlen cortikaler Ausfälle. Wo die subcortikale Enzephalopathie
Apathie, Antriebsminderung, Verlangsamung, Erschöpfbarkeit, Stimmungslabilität zeigt, da können die cortikalen Funktionsstörungen wie
Aphasie, Apraxie, homonyme Hemianopsien (Gesichtsfelddefekte, für
beide Augen gleichartig) oder Merkschwäche fehlen. Recht häufig wer-

*Cortikale und subcortikale
Funktionsstörung*

den bei der vaskulären Enzephalopathie Schwindel, Gangapraxie mit kleinschrittigem Gang, Gleichgewichtsstörung und TIAs gesehen. Gangstörungen und Urininkontinenz sind seltener als beim Hydrozephalus. Mikroinfarkte im Hirnstamm können zu einer verwaschenen, unartikulierten Sprache (Dysarthrie), Koordinationsstörungen, Paresen und schlaffen Gesichtszügen führen.

Verlauf   Vaskuläre Enzephalopathien verlaufen typischerweise in kleinsten oder merkbaren schubhaften Verschlechterungen, nicht selten mit wechselhaft stark ausgeprägter Symptomatik und »lichten Momenten«.

Therapie   Im Vordergrund stehen die Behandlung der Hypertonie und eines Diabetes mellitus sowie aller vaskulären Risikofaktoren. Bei lakunären Infarkten ist Acetylsalicylsäure prophylaktisch wirksam.

4.7 Pflegerische Maßnahmen

Die Therapie des Schlaganfalls ist in der Akutphase eine Notfall-Therapie, die ohne Einsatz eines eingespielten Teams von Sanitätern, Pflegenden, ArzthelferInnen und Technischen Assistenten kaum denkbar wäre. Dies wird mit den Querverweisen auf Pflegerische Aspekte in den vorangehenden Kapiteln deutlich, z. B. bei der Früherkennung, den Sofortmaßnahmen sowie der Notfallversorgung und Basistherapie des Schlaganfalls. Natürlich sind auch die Diagnose- und speziellen ärztlichen Therapie- und Prophylaxeverfahren wie Thrombolyse, Antikoagulation, Hirndrucktherapie, Carotisoperation, Dekompressionsoperation ohne Pflege und Assistenz gar nicht vorstellbar.

Der größte Beitrag des Pflegepersonals dürfte aber in der unmittelbaren und eigentlichen **Pflege** und **Patientenversorgung** liegen, von deren Qualität viel abhängt für die gesamte Behandlung der Schlaganfallpatienten. Im folgenden Kapitel sollen die grundlegenden speziellen pflegerischen Aspekte der Schlaganfallbehandlung beleuchtet werden.

Die bei der Pflege von Schlaganfallpatienten speziell zu berücksichtigenden Methoden werden im folgenden Kapitel besonders dargestellt. Allgemeinere neurologische Pflegeaspekte wie Kontrakturprophylaxe, Dekubitusprophylaxe, Pneumonieprophylaxe und Thromboseprophylaxe finden sich in ☞ Kapitel 20, S. 415.

4.7.1 Kontaktaufnahme

Ganzheitliche Wahrnehmung   Die Pflegeperson nimmt Kontakt zu einem Menschen auf, der nicht nur einen Schlaganfall erlitten hat, sondern dessen **Persönlichkeit** von einem Augenblick zum anderen empfindlich und meistens auch nachhaltig gestört wurde. Unvermittelt ist der Patient hilfsbedürftig geworden, muss sich waschen, füttern und betten lassen, kann am aktiven Leben nicht mehr oder nur eingeschränkt teilnehmen und fühlt sich in seinen menschlichen Beziehungen erheblich beeinträchtigt. Zu einer Halbseitenlähmung kann kommen, dass die Sprache beeinträchtigt ist, dass er inkontinent geworden ist, dass die geistige Leistungsfähigkeit nachgelassen hat. Alle diese Störungen, Veränderungen und Beeinträchtigungen muss die Pflegeperson berücksichtigen, und den Patienten immer wieder anregen und unterstützen, damit er sich selbst helfen kann. Man pflegt und behandelt nicht den Schlaganfall, sondern den **Menschen**, der einen Schlaganfall erlitten hat.

Neben der körperlichen Pflege ist die **persönliche Zuwendung** genauso wichtig. Diese kommt in der Hektik des Alltags und bei der Überlastung des Pflegepersonals häufig zu kurz. Diese persönliche Zuwendung kann aber schon bei kurzen Kontakten mit den Patienten deutlich werden, indem die Pflegeperson bemüht ist, sich dem Kranken freundlich, aufmerksam und ernsthaft zuzuwenden. Sie muss erkennen, welche Wünsche und Sorgen ein sprachgestörter oder bewusstseinsgetrübter Patient hat. Auch in der knapp bemessenen Pflegezeit müssen ein Gespräch, ein aufmunternder Zuspruch und eine Zuwendung durch körperliche Berührung (Arm um die Schultern oder Hand auf den Arm legen) möglich sein. Das muss bei der Pflege beachtet werden und kann gelernt und geübt werden.

Persönliche Zuwendung

4.7.2 Aufstellung des Krankenbetts

Die Pflege beginnt mit der richtigen Aufstellung des Krankenbetts und der Gestaltung des Zimmers. Steht das Bett an der Wand, ist die gelähmte Seite zur Zimmermitte hin zu lagern. Besucher und betreuende Personen treten **von der gelähmten Seite** des Kranken an ihn heran. Mit dieser Position wird erreicht, dass sich der Patient über die gelähmte Körperseite dem täglichen Geschehen zuwendet. Die gelähmte Seite wird dadurch in den Bewegungsablauf einbezogen und frühzeitig aktiviert. Der Tendenz, die gestörte Seite nicht wahrzunehmen, oder der Verdrängung der Funktionsstörung wird vorgebeugt. Auch auf Grund der Gefahr der Gelenkversteifung und Dekubitusentstehung dürfen die Patienten ihre gelähmte Seite nicht schonen.

4.7.3 Hirnorganisches Psychosyndrom

Besondere Anforderungen sind an das Pflegepersonal gestellt, wenn der Schlaganfall mit einem **hirnorganischen Psychosyndrom** einher geht. Die Kranken können reizbar, apathisch oder auch depressiv verstimmt sein. Reaktiv kommt es nicht selten zu einer resignativen Haltung. Vielleicht führt die Verkennung der Situation auch zu einer unerwarteten ablehnenden Haltung des Patienten. Das betreuende Personal muss sich individuell auf diese psychischen Störungen einstellen mit dem Ziel, diese zu überwinden. Dem Patienten liebgewordene Gegenstände und ihm eigene Verhaltensweisen sind zur Stabilisierung des Befindens hilfreich.

Wesensänderung
Verstimmung

Konzentrationsminderung
Verwirrtheit
Orientierungsstörung

Nicht nur durch zerebrale Vorschäden der oft bereits älteren Patienten kann es bei Schlaganfällen zu einer Erschöpfung der Konzentrationsfähigkeit mit Auflockerung der gedanklichen Zusammenhänge, Erschöpfung der Merkfähigkeit und schließlich Desorientierung kommen. Durch das sichtbare Aufhängen einer Uhr und eines Kalenders im Krankenzimmer kann die Reorientierung gefördert werden.

Hirnfunktionsstörungen

Gelegentlich handelt es sich weniger um ein Psychosyndrom mit Wesensänderung als um eine Hirnfunktionsstörung. So können Patienten mit einer **sensorischen Aphasie** (in der sie sprachlich gar nichts verstehen) oder mit einer **Störung der räumlichen Orientierung oder der visuellen Erkennung** (Gegenstände werden zwar gesehen, aber nicht erkannt und in einen richtigen Zusammenhang gebracht) zu nachvollziehbaren erheblichen Unruhezuständen gelangen, in denen zwar ruhige erklärende Sätze von großer Bedeutung sind, nicht minder aber auch eine ausreichend starke Sedierung.

Bei **schwerhörigen** Kranken muss deutlich, eher mit heller als mit dunkler, mitunter auch mit lauter Stimme gesprochen werden.

Immer müssen die Kranken beim Sprechen angeschaut werden und man sollte in kurzen Sätzen und mit freundlicher Tonlage sprechen!

Sprachtherapie

Die **Sprachtherapie** ist Aufgabe der Logopäden, die vom Arzt herangezogen werden, sobald die Beurteilung der Sprache möglich ist. Am Anfang steht eine logopädische Bestandsaufnahme der Fähigkeiten, die möglichst allen beteiligten Therapeuten bekannt gemacht werden sollten. So sind manche Patienten in ihrem Sprachverständnis und in ihrer Ausdrucksfähigkeit unterschiedlich stark beeinträchtigt. Auf diese Weise lässt sich die Kommunikation mit dem Patienten und damit auch die Sprachtherapie erheblich verbessern.

4.7.4 Syndrom der zentralen Lähmung

Nach einem Schlaganfall sind aufsteigende sensorische und absteigende motorische Bahnsysteme geschädigt. Die besonders augenfälligen motorischen Störungen lassen sich gliedern in Minus- und Plus-Symptome.

Minus- und Plus-Symptome

Minussymptome sind die eigentlichen Lähmungen mit Kraftverlust und Störung der Feinmotorik:
- Monoparese eines Armes oder Beines,
- Hemiparese einer Körperhälfte,
- Tetraparese aller Extremitäten und des Rumpfes und seltener die querschnittartige
- Paraparese bei Durchblutungsstörung des Rückenmarks.

Plussymptome sind:
- muskuläre Tonuserhöhung (Zunahme der Steifigkeit), »Spastik«
- gesteigerten Muskeleigenreflexe
- spastische Massenbewegungen (Synergismen).

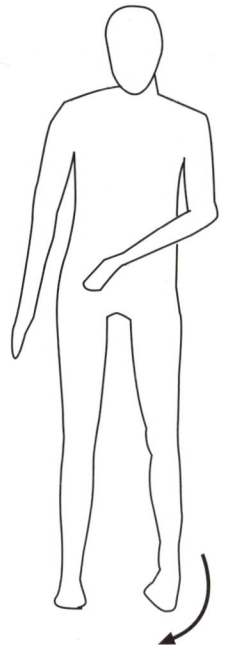 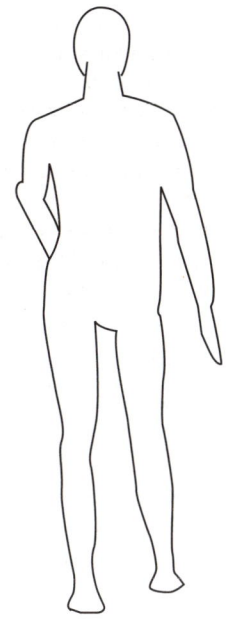

Abb. 4.13: Gangbild mit der typischen Wernicke-Mann-Haltung bei Schlaganfall mit Hemiparese links (n. Mauritz: Rehabilitation nach Schlaganfall, W. Kohlhammer-Verlag, 1994)

Der **muskuläre Hypertonus** bildet sich oft erst nach einigen Wochen aus und gilt als das Hauptphänomen der »Spastik«. Der Dehnungswiderstand dieser Muskeln ist höher als die gleichzeitig gemessene EMG-Aktivität, sodass man strukturelle Veränderungen des Muskels und seiner Nervenversorgung annehmen muss. Ein möglicher Vorteil des erhöhten Dehnungswiderstandes könnte die bessere Stützfunktion sein, die die steife gelähmte Seite gegenüber einer schlaffen gelähmten Seite bietet. Besonders nach schweren Schlaganfällen bilden sich typische Haltungsmuster heraus, z. B. die Wernicke-Mann-Haltung.

Wernicke-Mann-Haltung

Paretischer Arm:
- Schulter nach hinten gezogen
- Arm innenrotiert, im Ellbogen und Handgelenk gebeugt
- Hand proniert und in Fauststellung.

Paretisches Bein:
- Becken nach hinten gezogen
- Bein nach außen rotiert, in Knie und Hüfte gestreckt
- Fuß in Spitzfußstellung
- Beim Gehen wird das Gewicht weit auf die gesunde Seite (oft mit Handstock) verlagert und das paretische Bein beim Schwung nach vorn weit außen herumgeführt, weil Knie und Fußgelenk in beinverlängernder Stellung verharren.

Schulter-Hand-Syndrom

> Das Schulter-Hand-Syndrom besteht in einer schmerzbedingten Bewegungseinschränkung. Mögliche Ursachen sind:
> - ödematöse Schwellung durch zentrale Fehlregulation und mangelnden Lymph- und Blutabfluss nach falscher Lagerung.
> - Mikrotraumen der Gelenkkapseln und des Nervenplexus bei erschlaffter Muskelmanschette und den üblichen Pflegemanövern.
> - paragelaufene Infusionen, die am paretischen Arm besonders schlecht resorbiert werden.

Pflege

> Vorsicht bei längerem Hängen des Armes, beim Abknicken der Gelenke mit Druck auf die Gefäße und bei einschnürender Kleidung!
> Nicht an den schlaffen Gliedmaßen ziehen, sondern breit Schulterblatt und Becken unterfassen (3-Punkte-Griff)!
> Beim Aufrichten unter die Achsel fassen, nicht am Arm ziehen!

4.7.5 Förderung der gestörten Motorik

Die Rehabilitation von Schlaganfallpatienten sowie allen Patienten, bei denen eine spastische Lähmung zu erwarten ist, beginnt bereits **unmittelbar nach der Erstversorgung.** In der Frühphase nach einem Schlaganfall oder einem Schädel-Hirn-Trauma steht die Stabilisation der Vitalfunktionen im Mittelpunkt. Während dieser Phase liegt der Patient im Bett und kann, wenn überhaupt, nur für kurze Zeit mobilisiert werden. Bereits in dieser immobilen Zeit prägen sich spastische Bewegungsmuster aus, weil die hemmenden Einflüsse vom Gehirn (motorische Hirnrinde, Basalganglien, Formatio reticularis) vermindert sind oder ganz entfallen. Die sich neu bildenden **falschen** Bewegungsmuster müssen frühzeitig, d. h. noch bevor sich die Spastik entwickeln kann, durch physiotherapeutische Maßnahmen und korrekte Lagerung gemildert werden. Die frühzeitige Hemmung einer Spastik ist neben der Aktivierung funktionsgestörter Muskelgruppen die wichtigste Therapie bei der Schlaganfallbehandlung.

Mobilisierungsziele

Ziele der Mobilisierung sind die Minderung störender Muskeltonuserhöhungen und die Kräftigung und Förderung gehemmter oder gelähmter Muskelgruppen zur Wiedererlangung einer möglichst guten Bewegungsfähigkeit im Alltag.

Beteiligte Berufsgruppen

Die Mobilisierung von Patienten ist ureigenes Aufgabenfeld der **Krankengymnasten. Ergotherapeuten** unterstützen das motorische Lernen durch das Erarbeiten alltagsrelevanter Bewegungen (Kleidung oder Schuhe anziehen etc.). **Kinesiologen** helfen Pflegepersonen und Patienten, Aufmerksamkeit für die Bewegungsabläufe zu entwickeln. Sie schulen die Helfenden, den Patienten nicht zu bewegen, sondern ihn sich bewegen zu lassen, indem vorhandene Bewegungsansätze aufgegriffen und ausgebaut werden. Die **Pflegenden** stehen mit dem Patienten im Schnittpunkt dieser

Aktivitäten und sollten wie alle anderen Beteiligten möglichst viel an Kenntnissen und Fertigkeiten erlernen und übernehmen. Überdies kann im Rahmen der Pflege eine Vielzahl motorischer Fähigkeiten im Sinne der Frührehabilitation mit dem Patienten erarbeitet werden.

4.7.5.1 Minderung des spastischen Muskeltonus

Durch geeignete Maßnahmen lässt sich die spastische Tonuserhöhung gezielt beeinflussen. Diese werden bei den unterschiedlichen physiotherapeutischen oder ergotherapeutischen Konzepten genutzt und sind auch eine Chance in der mobilisierenden Pflege.

Sehr häufig kann die passive **Dehnung** eine reflektorische Erhöhung der zu überwindenden Muskelspannung hervorrufen. Je schneller die Dehnung ausgeführt wird, desto heftiger verstärkt sich die Spastik (spastische Gegenreaktion). Wird die Dehnung jedoch **langsam** ausgeführt, so lässt sie sich erheblich leichter überwinden. Die Orthopäden machen sich zu Nutze, dass bei einer langanhaltenden Dehnung (z. B. in einer Gips-Orthese oder Dehnungsschiene) die spastische Tonuserhöhung anhaltend vermindert werden kann. Bereits nach einigen Minuten ist eine Abnahme des spastischen Muskeltonus zu beobachten.

Dehnung

> Spastische Tonuserhöhungen der Muskulatur sollten langsam und anhaltend überwunden werden!
> Eine Lagerung in Dehnungsposition wirkt der Spastik entgegen!
> Die Beobachtung von Synergismen schult den Blick für die Nutzung der Antagonistenhemmung bzw. Agonistenbahnung.
> Mit Hautreizen lässt sich der Muskeltonus fördern.

Merke

Ein solcher Effekt kann bei der Spitzfußprophylaxe zum Einsatz kommen, wenn mit einem Kipptisch oder –bett die Füße auf einem Stehbrett in Standposition gedehnt werden.

Die **Kühlung** kann gegenläufige Effekte bewirken. Eine effektive Kühlung eines Muskels im Eisbad führt sicher zu einer Tonusreduktion. Andererseits wird eine **kurzfristige** Muskelkühlung eher zu einer Stimulation (Fazilitation) hypotoner Muskeln eingesetzt.

Kühlung

Die Anspannung des muskulären Gegenspielers (Antagonisten) führt zu einer Hemmung des Zielmuskels (z. B. Hemmung der Kniestrecker bei Aktivierung der Kniebeuger).

Antagonistenspannung

Das Londoner Ehepaar KAREL und BERTA BOBATH (Neurologe und Physiotherapeutin) entwickelte das Bobath-Konzept zunächst für die Behandlung von hirngeschädigten Kindern. Nachdem es sich bewährt hatte, wurde es auf Erwachsene mit spastischen Bewegungsstörungen übertragen. Das Bobath-Konzept legt hohen Wert auf die Unterdrückung von spastischen Synergismen, unerwünschten Bewegungsmustern und To-

Bobath-Konzept

nuserhöhungen. Dies wird durch ausgeklügelte Spastik hemmende Ausgangslagen von Kopf, Rumpf und proximalen Extremitäten sowie längerfristige Dehnungen erreicht. Erst danach werden fazilitierende Übungen eingesetzt. Die Hemmung der Spastik und das Wiedererlernen der physiologischen Bewegungsmuster sind wesentliche Ziele. Die Spastik wird von den Einflüssen und Rückmeldungen aus der Peripherie an das Gehirn (»Input«) abhängig gesehen. Daher muss ständig auf eine Spastik reduzierende Lagerung und einen physiologischen »Input« geachtet werden. Der Input hängt von der Stellung der gelagerten Extremitäten, vom Druck, von der Berührung, von Kälte- und Wärmeempfindungen und von der Muskelspannung ab. Wichtig sind ferner die Vermeidung von schmerzhaften Gelenkkontrakturen und Druckschäden der Haut. Massagen dürfen nicht unkritisch angewandt werden, weil spastische Muskulatur mit einer unerwünschten weiteren Tonussteigerung und unwillkürlichen Bewegungen reagieren könnte.

Die Lagerung von Schlaganfallpatienten nach dem Bobath-Konzept, welches Aspekte der Prophylaxe (Dekubitus, Pneumonie, Kreislaufstabilisation) mit physiotherapeutischen Erkenntnissen verknüpft, hat sich in der Pflege von Schlaganfallpatienten durchgesetzt.

In jüngerer Zeit wird versucht, dieses stark auf Spastikhemmung ausgerichtete Konzept durch Ansätze einer schnellen Mobilisierung und schnelleren Funktionssteigerung zu ergänzen.

4.7.5.2 Steigerung des schlaffen Muskeltonus/ Fazilitationstechniken

Die passive oder unterstützte Bewegung bestimmter Extremitätenabschnitte kann eine Massenbewegung der gesamten Extremität auslösen, z. B. wenn bei Beugung der Zehen und des Vorfußes plötzlich eine reflexartige Beugung des gesamten Beines in Knie und Hüfte in Gang kommt (spastische Synergismen). Das Bobath-Konzept geht von der Beobachtung an Kindern aus, dass die Kopfstellung Einfluss auf die Stellung der Extremitäten hat. Man versucht, durch die Aktivierung intakter Muskelgruppen **synergistische Effekte** in gelähmten Muskeln zu erzielen.

Symmetrie

Nachgewiesenermaßen führen Anspannungen von Muskeln zu Parallel-Anspannungen in Muskeln auf der gegenüberliegenden Körperseite. Dies wird durch Verbindungsbahnen zwischen den beiden Hirnhälften ermöglicht (Fazilitationstechniken der Brunnstrom-Methode).

Schmerzreiz, Kälte

Auch die Anwendung von **Schmerzreizen** ist eine Möglichkeit zur Förderung des Muskeltonus. So führen Schmerzreize an der Fußsohle zu einer Plantarflexion des Fußes (ähnlich dem Abrollen des Fußes).

Klopfen, Bürsten

Beklopfen oder Bürsten über dem Zielmuskel liegender Hautbezirke führt – wie lokale Kältereize – zu einer Kraftbahnung. Bei der Rood-Methode werden anschließend schnelle Muskeldehnungen durchgeführt.

Eine schnelle Dehnung des Muskels führt über spastische Mechanismen zu einer kurzfristigen Tonuserhöhung.

Muskeldehnung

Besonders die Vojta-Methode widmet sich dem Wiedererwerb motorischer Basismuster durch Anwendung bestimmter Ausgangslagen und Anwendung von Hautreizen. Dadurch sollen z. B. Reflexkriechen oder Reflexumdrehen neu erlernt werden.

Bewegungsmuster

4.7.5.3 Lagerung

Durch korrekte Lagerung sollen folgende Ziele erreicht werden:

Ziele

- Verminderung des Hirndrucks in der Akutphase
- Minderung unerwünschter Spastik
- Vermeidung von Dekubitalgeschwüren
- Vermeidung von Kreislaufdysregulation und hypostatischer Pneumonie
- Vermeidung eines akuten Schulter-Hand-Syndroms
- Förderung der Wahrnehmung und normaler Bewegungen.

Ein hemiplegischer Patient wird in der Regel alle 2–3 Stunden umgelagert, wobei die unterschiedlichen Lagerungen auf dem Rücken, auf der betroffenen und auf der nicht betroffenen Seite je nach Belastbarkeit des Patienten und je nach Notwendigkeit eingesetzt werden.
Die Lagerungen zur Spastikvermeidung zielen auf eine Hemmung der beschriebenen Wernicke-Mann-Haltung (s. o.).

Zur Verminderung des Hirndrucks ☞ Kap. 4.3.3.2, S. 142
Die speziellen Lagerungstechniken nach Bobath sind ☞ in Kapitel 20 ab S. 419 beschrieben!

Lagerungstechniken

4.7.5.4 Mobilisierung

Für die Überwindung der eingetretenen motorischen Funktionseinbußen nach einem Schlaganfall sind die **Mobilisierung** und ein Training zur Wiedererlangung der **motorischen Fähigkeiten** von entscheidender Bedeutung. An diesem Bemühen sind eine ganze Reihe von Berufsgruppen beteiligt.

Die speziellen pflegerischen Techniken und Maßnahmen, die diesem Ziel dienen, sind ☞ in Kapitel 20 ab S. 423 ausführlich dargestellt:

Mobilisierungstechniken

- Drehen im Bett
- Beckenanheben »Bridging«
- im Bett nach oben bewegen
- aufrechtes Sitzen im Bett
- Bewegen an den Bettrand/Sitzen auf der Bettkante
- Transfer zwischen Bett und Stuhl
- Stehtraining
- Gehen mit gelähmten Patienten.

4.7.6 Besonderheiten bei der Körperpflege

Blasenentleerungsstörung

In der Akutphase des Schlaganfalls kann es durch den Zusammenbruch der nervalen Steuerungsfunktionen von Gehirn und Rückenmark zu Entleerungsstörungen der Harnblase (**Harnverhalt**) kommen. Der Füllungszustand der Blase wird dem Gehirn nicht mehr korrekt gemeldet, der Entleerungsreflex kann fehlgesteuert sein oder über Tage ganz fehlen. Eine volle oder auch übervolle Blase wird gelegentlich nicht erkannt, weil bei der Akutversorgung des Schlaganfallpatienten nicht daran gedacht wird und weil der bewusstseinsgestörte Patient den Füllungszustand der Blase nicht wahrnimmt oder sich bei einer Sprachstörung (Aphasie) nicht entsprechend äußern kann. Die volle Blase macht sich in einer zunehmenden **Unruhe** und **Ängstlichkeit** des Patienten bemerkbar, es kann ferner zum **Schweißausbruch** und zu einer **Verschlechterung** des **Allgemeinzustandes** kommen.
☞ Neurogene Blasentleerungsstörung in Kap. 20.19, S. 434 und 12.8.3, S. 298.

Darmentleerungsstörung

Eine **Darmentleerungsstörung** über drei Tage ist bei akuten Erkrankungen wie bei einem Schlaganfall nicht ungewöhnlich. Nach dieser Zeit sollte die Entleerung jedoch in Gang gebracht werden. Dabei sollten zunächst die Gewohnheiten des Patienten beim Stuhlgang erfragt und entsprechend berücksichtigt werden.
☞ Obstipation in Kapitel 20.18, S. 433.

Schlucktraining

Nach einem Schlaganfall sollten am ersten Tag nur **kleine Mengen** Nahrung und Flüssigkeit gegeben werden, weil es zu Übelkeit und Erbrechen kommen kann. Dann jedoch ist darauf zu achten, dass täglich **zwei bis drei Liter** Flüssigkeit getrunken werden, auch wenn das vielen Patienten schwer fällt. Sie sind noch so sehr mit der akut auftretenden Lähmung und der veränderten Lebenssituation beschäftigt, dass sie i. d. R. dazu neigen, initiativlos und verzweifelt zu reagieren. Die Pflegeperson muss die Patienten von der Wichtigkeit der Flüssigkeitsaufnahme überzeugen und ihnen Getränke anbieten, die sie mögen. Weil viele Patienten wegen der Lähmung und/oder einer Benommenheit ungeschickt sind, verkleckern sie leicht Getränke und Speisen, sodass Kleidung und Bettzeug geschützt werden sollten. Hilfen beim Trinken können ein geknickter Strohhalm oder eine Schnabeltasse sein. Die Speisen müssen gegebenenfalls zerkleinert werden, damit der Patient sie in kleinen Happen mit der Gabel oder besser mit dem Löffel zu sich nehmen kann. Beim Essen und Trinken nehmen die bettlägerigen Patienten nach Möglichkeit eine aufrecht sitzende Position ein, um ein Verschlucken zu verhindern (Aspirationsgefahr).
☞ Aufrechtes Sitzen im Bett in Kap. 20.7, S. 424.

Mundpflege

Nach jeder Mahlzeit sollte vom Patient selbst oder von einer Pflegeperson eine Mundpflege mit Putzen der Zähne vorgenommen werden. Oft bleiben Speisereste in der Backentasche der gelähmten Seite zurück. Bei ungenügender Nahrungsaufnahme und mangelhaftem Kauen kann es insbesondere bei geschwächter Abwehrlage des Körpers zu einer Entzündung der Mundschleimhaut (Stomatitis) und zu einem Soorpilzbefall kommen. Mundspülungen erfolgen mit Kamillen- oder Panthenol-Lösung 5 % und bei Soorbefall mit Ampho-Moronal®-Suspension.

4.7.7 Ergotherapie-Ansätze

Pflege ist nicht nur Versorgung, ohne Anregung und Förderung ist sie unvollständig.

In diesem Sinne ergänzen sich die Konzepte von Pflege und Ergotherapie. Ergotherapie meint nicht bloße Beschäftigung der Kranken, sondern ein Training der beeinträchtigten Funktionen mit dem Ziel der selbstständigen Bewältigung der täglichen Lebensaufgaben. Das Aufstehen und Anziehen, die Körperpflege sowie das Essen und Trinken werden geübt. Ähnlich wie bei der Physiotherapie werden dazu physiologische Haltungs- und Bewegungsmuster angebahnt, spastische Bewegungsmuster gehemmt und gelähmte Muskelgruppen aktiviert (fazilitiert). Gleichzeitig werden Konzentration und Ausdauer im Sinne eines Hirnleistungstrainings geübt. Diese ergotherapeutischen Bemühungen tragen wesentlich mit dazu bei, dass der durch das Krankheitsgeschehen behinderte Patient wieder in das soziale Leben integriert wird.

Der Schlaganfallkranke wird bereits sehr früh, wenn er noch sehr unselbstständig ist, vom Pflegepersonal in Abstimmung mit der Physiotherapie in die Verrichtungen des Alltagslebens einbezogen. Bei allen Tätigkeiten sollen die funktionsgestörten Glieder so gut es geht in die Bewegungsabläufe mit einbezogen werden. Dadurch werden die Paresen und Funktionsstörungen bewusst gemacht, um sie willentlich zu aktivieren und in das Körperschema zu integrieren. Das bedeutet Geduld, Nachsicht, Zeit und Verständnis für Pflegepersonal und Ergotherapeuten.

Am Beispiel des Anziehtrainings können die Aufgaben der Ergotherapie gut beschrieben werden.

Anziehtraining

Der Patient muss bereits soweit hergestellt sein, dass er weitgehend bewusstseinsklar auf einem festen Stuhl oder Hocker sitzen und sich im Gleichgewicht halten kann. Eventuell steht neben dem Stuhl ein zweiter, damit der Patient die Sicherheit hat, sich notfalls abstützen zu können. Die Füße stehen fest auf dem Boden. Die Kleidung wird auf die Oberschenkel gelegt. Der gesunde Arm führt den paretischen Arm in die Öffnung des Kleidungsstücks. Dabei helfen die Beine und Knie mit, indem sie das Kleidungsstück festhalten. Beim Anziehen eines paretischen Beines wird dieses über das gesunde geschlagen, sodass Strumpf und Hose leicht über den Fuß gezogen werden können. Erhält der Patient von einer betreuenden Person Hilfe, wird zuerst die paretische Extremität an- oder ausgezogen.

Ein weiteres Beispiel für eine ergotherapeutische Maßnahme ist das Schreibtraining. Bei einer Hemiparese kann die Frage anstehen, ob der Patient mit der gelähmten Hand das Schreiben wieder üben oder auf die andere Hand umlernen soll. Beim Umlernen ist darauf zu achten, dass der paretische Arm auf den Tisch gelegt wird und eventuell das Papier festhält. Der paretische Arm ist – soweit das möglich ist – in den Schreibablauf einzubeziehen. Ist die Parese nur leichteren Grades, wird das Schreiben mit dem gelähmten Arm geübt. Dabei werden Schreibhilfen, wie z. B. verdickte Stifte, notwendig sein. Das Schreibtraining erinnert an die Schreibübungen in der ersten Grundschulklasse. Anfangs werden große Schwünge mit lockeren und flüssigen Bewegungen im Schulter-,

Schreibtraining

Arm- und Handgelenk geübt. Später werden diese Schwünge kleiner, feiner und in sich abwechselnden Größen durchgeführt.

Gesichtsfeldausfälle Neglect

Nicht selten entstehen bei Schlaganfällen im Gebiet der Cerebri posterior Gesichtsfelddefekte. Bei der Ergotherapie kann ein solcher Patient Unsicherheiten bei der Orientierung erkennen lassen oder Gegenstände einfach übersehen. Die Gesichtsfelddefekte sind in der Regel homonym, d. h. sie werden für beide Augen im gleichen Gesichtsfeld nachgewiesen. Der Patient muss üben, das fehlende Gesichtsfeld durch entsprechende Drehung und Haltung des Kopfes zu kompensieren.

Merkwürdiger sind die Neglect-Störungen (Auslöschung, Nichtbeachtung). Sie treten bei Durchblutungsstörungen der nichtdominanten Cerebri media (bei Rechtshändern also rechts; im Unterschied zu den Sprach- und Schreibstörungen bei linkshirniger Schädigung) auf. Die Kranken vernachlässigen in ihrer Wahrnehmung ihre linke Körperhälfte und darüber hinaus auch den linksseitigen Raum. Sie rempeln auf der linken Seite Gegenstände an, die sie nicht erkannt haben, sie übersehen Personen und haben Probleme bei der Orientierung.

Seheindrücke, Berührungsempfindungen, Gehörtes und auch komplexe räumliche Wahrnehmungen (z. B. von Personen, Möbeln etc.) können vom Patienten unbeachtet oder wie ausgelöscht bleiben. Die Ergotherapie versucht diese Defizite auszugleichen.

Zusammenfassung

Die Behandlung des Schlaganfalls hat in den letzten Jahren eine zunehmende Aufmerksamkeit erfahren. »**Schlaganfälle sind Notfälle**« – unter diesem Motto wird in Laienkreisen für eine sofortige Krankenhausaufnahme geworben, am besten indem der Notruf 112 gewählt wird. Die Therapiestrategien richten sich nach der Schlaganfallursache und erfordern neben den therapeutischen **Sofortmaßnahmen** ein gezieltes Diagnosekonzept zur **Erkennung der Schlafanfallursache**. Nach dem Ausschluss einer Blutung (CCT) können z. B. geeignete Schlaganfälle innerhalb eines engen Zeitfensters einer systemischen Lysetherapie unterzogen werden. Alle Schlaganfälle profitieren von einer sorgfältigen **Basistherapie**, die sich auf die Optimierung von Blutdruck, Sauerstoffsättigung des Blutes, Senkung erhöhter Blutzucker- und Temperaturwerte stützt. Komplikationen wie Aspiration bei Schluckstörung oder erhöhter Hirndruck müssen vermieden oder spezifisch behandelt werden. Die Analyse der Schlaganfallursachen ermöglicht auch eine gezielte **Sekundärprävention**, z. B. die operative Beseitigung von Stenosen und Emboliequellen an der Carotis, die Antikoagulation bei weiter bestehenden Emboliequellen z. B. am Herzen, die Behandlung mit Thrombozytenfunktionshemmern, die Behandlung der Risikofaktoren wie z. B. Hypertonus, Diabetes mellitus, Nikotinabusus, Übergewicht und Bewegungsmangel. Die **Rehabilitation** beginnt bereits in der Akutphase, sie kann in Spezialkliniken oder ambulant fortgeführt werden.

5 Bewegungsstörungen

Unter dem Begriff Bewegungsstörungen werden alle Erkrankungen mit Störungen der **unwillkürlichen Motorik** zusammengefasst.

Das recht weite Gebiet der Bewegungsstörungen wird selten umfassend dargestellt. Eine Reihe von Erkrankungen wird üblicherweise anderen großen Krankheitsgruppen zugerechnet und kann nicht voll befriedigend zugeordnet werden. So bleiben epileptische Bewegungsstörungen meist speziellen Darstellungen vorbehalten. Depressionen haben durchaus eine motorische Komponente (depressives Kernsymptom des Antriebsmangels), und bestimmte Psychosen aus dem schizophrenen Formenkreis gliedern sich geradezu um die gestörte Motorik (Katatonie, Motilitäspsychosen). Die Therapie solcher Psychosen ist aber im Wesentlichen psychiatrisch. Umgekehrt hat das Parkinsonsyndrom auch eine gewichtige psychiatrische Komponente mit der Bradyphrenie und den nicht seltenen depressiven Verstimmungen und Demenzen. Die Therapie wird aber aus gutem Grund von Neurologen geführt.

In das Kapitel der Bewegungsstörungen gehören alle Erkrankungen mit **Regulationsstörungen** der **Bewegungen** und **Haltungen.** Es handelt sich um eine Fehlfunktion der zentralen motorischen Innervation, wobei Läsionen der letzten ausführenden Nervenbahn, nämlich der Pyramidenbahn und der Hirnrinde (z. B. bei einer Aphasie oder Apraxie) üblicherweise nicht mit einbezogen werden. Im Zentrum stehen also die motorischen Kerngebiete unterhalb der Hirnrinde, die heute als **Basalganglien** zusammengefasst werden (der Begriff extrapyramidales System meint dasselbe, sollte aber nicht mehr benutzt werden).

Es erscheint konsequent, dass die Ataxien und (zerebellären) Koordinationsstörungen des Kleinhirns neuerdings zwanglos in die Gruppe der Bewegungsstörungen einbezogen werden.

Basalganglien sind eine große Gruppe von Kerngebieten (Nervenzellansammlungen) unterhalb der Hirnrinde und in Nachbarschaft des 3. Ventrikels, des Aquäduktes und des 4. Ventrikels gelegen. Sie werden auch als **Stammganglien** bezeichnet. Eine Erkrankung der Basalganglien geht überwiegend auf deren Degeneration (Entartung und Rückbildung zellulärer Strukturen) zurück.

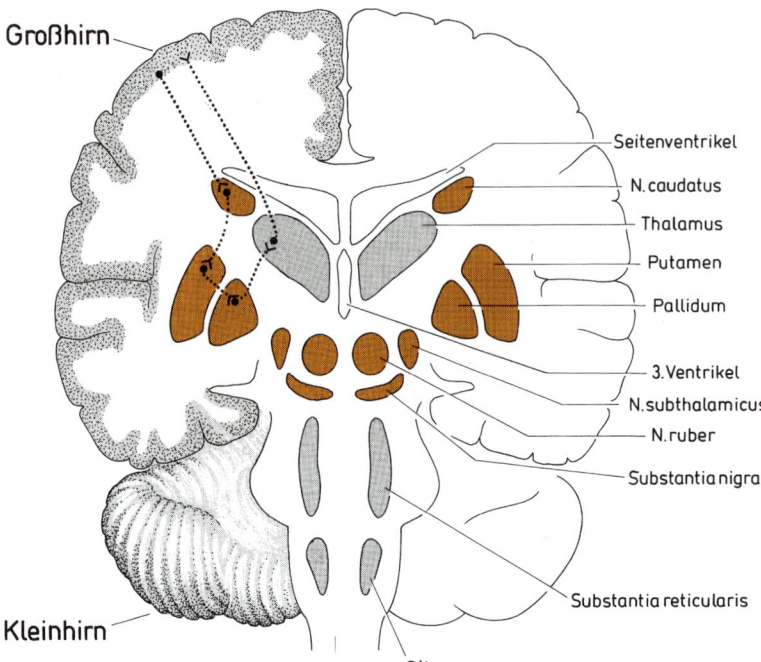

Großhirn

Seitenventrikel
N. caudatus
Thalamus
Putamen
Pallidum
3. Ventrikel
N. subthalamicus
N. ruber
Substantia nigra
Substantia reticularis

Kleinhirn

Olive

Abb. 5.1: Frontalschnitt durch das Gehirn. Gezeigt werden die Basalganglien und ein Regelkreis (Hirnrinde – N caudatus/Putamen [Striatum] – Pallidum – Thalamus-Hirnrinde).

Die Basalganglien umfassen folgende wesentliche Kerngebiete (Abb. 5.1):

- Nucleus caudatus und Putamen bilden zusammen das Striatum, den Basalganglien-Eingang (Verbindungen von der Hirnrinde);
- das Pallidum besteht aus den funktionell getrennten äußeren und inneren Anteilen;
- die Substantia nigra und das innere Pallidum bilden den Basalganglien-Ausgang (Verbindungen Richtung Thalamus);
- weitere Gebiete sind der Nucleus subthalamicus, die Substantia reticularis und der Nucleus ruber.

Funktion Die Basalganglien bilden unübersichtliche Regelkreise und Verbindungen untereinander sowie

- mit Frontalhirn sowie motorischer und sensorischer Hirnrinde,
- mit dem Thalamus im Zwischenhirn und
- mit dem Hirnstamm.

Dabei scheint eine unglaubliche Zahl extrem parallel verlaufender Verbindungen von Hirnrindenzellen über das Striatum zum Thalamus und wieder zur Hirnrinde zu bestehen (eine ähnliche Schleife ist in ☞ Abb. 5.1 abgebildet). Die motorische und sensible Zuständigkeit bestimmter Gebiete der Hirnrinde für einzelne Areale des Körpers (**somatotopische Gliederung**) setzt sich auf diese Weise in die Basalganglien und den Thalamus fort. Dies erklärt die enorme **Leistungsfähigkeit** der Basalganglien, die man sich als Parallel-Prozessor-Rechner zwischen Hirnrinde und

Thalamus sowie Hirnstamm vorstellen kann, und die **Schnelligkeit** und **Gleichzeitigkeit** der Erregungsübertragung.

Die Basalganglien verschalten dabei nicht nur motorische Bahnen zur Planung und Feinabstimmung von Bewegungen über das Putamen, sondern schaffen auch die Einbindung der Stimmungen und Affekte (limbisches System) für den Gefühlsgehalt der Gesten, Mimik und Körperbewegungen über das sog. ventrale Striatum. Außerdem werden »erkennende«, »Zusammenhänge herstellende« (kognitive) Hirnleistungen eingebunden (über den Nucleus caudatus), sodass verstehbar wird, wie Bewegungsstörungen mit einer Demenz einhergehen können (Chorea Huntington, einige Parkinson-Typen) oder eine verminderte Umstellungsfähigkeit des Verhaltens oder Denkens zeigen (Zwangsideen beim Tourette-Syndrom).

Neben der elektrischen Erregungsausbreitung über die Nervenfasern findet auch eine Signalübermittlung durch die chemische Substanz statt, die ein Nerv ausschütten kann, um einen anderen Nerv zu beeinflussen. | *Neurotransmitter*

Die wichtigste **erregende** Substanz ist die Aminosäure **Glutamat,** wichtige **hemmende** Substanzen sind Gammaaminobuttersäure (**GABA**) und **Glycin.** Weitere **Überträgerstoffe** sind Dopamin, Noradrenalin, Adrenalin und Serotonin. Sie können an verschiedenen Zellen sowohl erregend als auch hemmend wirken (☞ S. 35 f.).

Regelkreise leben von Rückkopplungen, d. h. es findet eine Selbstregulierung über hemmende und erregende Einflüsse auf die benachbarten Elemente des Regelkreises statt. Im Nervensystem überwiegen hemmende Einflüsse auf Zonen mit spontaner Erregung. Insgesamt besteht ein ausgewogenes Gleichgewicht der gegensätzlich wirkenden Neurotransmitter. | *Regelkreise*

Bewegungsstörungen entstehen durch eine Funktionsstörung im komplexen Zusammenspiel der Basalganglien mit Hirnrinde, Thalamus und Hirnstamm. Dies kann z. B. auf einem Zelluntergang einzelner Kerngebiete beruhen – z. B. der Dopamin-Bahnen beim M. Parkinson. | *Erkrankungen*

Das Bild der parallelen Regelkreise lässt sich erweitern. So hat man in der Verbindung zwischen Basalganglien-Eingang (Striatum) und Ausgang (Substantia nigra) Abkürzungen (direktes System) bzw. Umwege (indirektes System) gefunden. | *Hypo- und Hyperkinesen*

Auf eine Schädigung dieser unterschiedlichen Bahnen geht die Einteilung in bewegungsarme (hypokinetische, z. B. Parkinson) und bewegungsreiche (hyperkinetische, z. B. Chorea) Bewegungsstörungen zurück.

5.1 Parkinson-Syndrom

Kaum eine Bewegungsstörung ist so bekannt wie das Parkinson-Syndrom. Es wird häufig sogar fälschlich diagnostiziert. Viele Patienten befürchten, an dieser Krankheit zu leiden, obwohl es sich um eine völlig

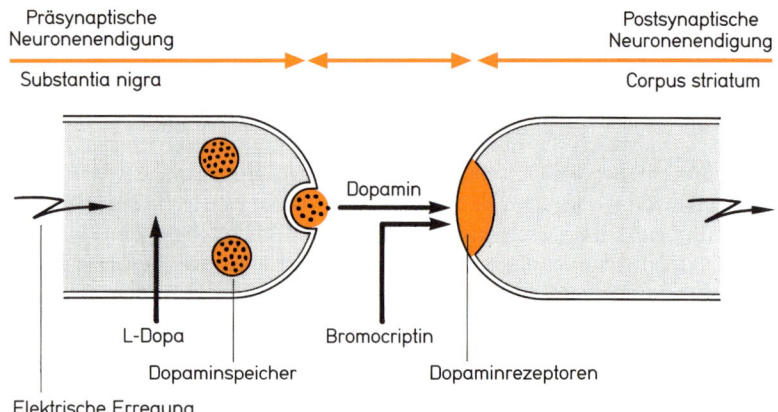

Abb. 5.2: Einfaches Schema zur Erregungsübertragung durch Dopamin und die Wirkorte von L-Dopa und Bromocriptin.

andere, ähnliche Erkrankung handelt. Die Ursache der Erkrankung ist eine **Störung** im **Gleichgewicht** der **Neurotransmitter,** und die Erforschung dieser Erkrankung hat viele Kenntnisse über die Funktion der Basalganglien beigesteuert.

Das Krankheitsbild ist nach dem Londoner Arzt J. PARKINSON benannt, der es 1817 zuerst beschrieben hat (»An essay on the shaking palsy«).

Häufigkeit

Es wird mit einer Erkrankungshäufigkeit von etwa 0,2 % der Bevölkerung gerechnet. Vorwiegend sind das höhere Lebensalter (1 % der 60-Jährigen und 3 % der 80-Jährigen) sowie Männer betroffen.

Pathophysiologie

Das Parkinson-Syndrom geht auf einen degenerativen Prozess im Bereich der Basalganglien, vorwiegend in der Substantia nigra zurück, bei dem es in erster Linie durch eine Degeneration Dopamin-haltiger Nervenbahnen im Bereich der Substantia nigra zu einem **Dopaminmangel** kommt. Dies stört das Gleichgewicht der Regelkreise, in denen nun u. a. **cholinerge Impulse** überwiegen.

Ursache

Die Ursache des ausgeprägten Neuronenuntergangs in der Substantia nigra ist weitgehend **ungeklärt.** Eine anlagebedingte Bereitschaft und/oder ein vorzeitiger Alterungsprozess können von Belang sein. Diese idiopathische Form des M. Parkinson (die eigentliche Parkinsonsche Krankheit) macht sich meist zwischen dem 50. und 60. Lebensjahr bemerkbar.

Definition

Unter einem **idiopathischen Morbus Parkinson** versteht man ein Parkinsonsyndrom unbekannter Ursache auf dem Boden eines Dopaminmangels. Wir sprechen vom **symptomatischen Parkinson-Syndrom,** wenn eine Ursache des Dopaminmangels identifiziert werden kann, und von einem **Pseudo-Parkinson-Syndrom,** wenn die Krankheit zwar einem M. Parkinson klinisch ähnlich ist, aber der Dopaminmangel nicht die herausragende Rolle spielt.

Ursachen eines symptomatischen Parkinson-Syndroms können sein: eine Enzephalitis oder toxische Einflüsse durch Neuroleptika (z. B. im Rahmen einer antipsychotischen Therapie), Mangan, Kohlenmonoxid oder MPTP (Substanz, die in selbsthergestelltem Heroinersatz gefunden wurde), eine Kupferstoffwechselstörung (M. Wilson).

Selten verursacht die Arteriosklerose ein symptomatisches Parkinson-Syndrom. Dies kann geschehen, wenn sich die Arteriosklerose in den kleinen Arterien der Basalganglien auswirkt.

Als Pseudo-Parkinson-Syndromen lassen sich eine ganze Reihe differenzialdiagnostisch wichtiger Erkrankungen nennen, sofern sie einem Parkinsonsydrom hinreichend ähnlich sind, also manche Formen der Multi-System-Atrophien, des Normaldruckhydrozephalus, des essenziellen Tremors und der subcortikalen arteriosklerotischen Enzephalopathie und der psychomotorischen Veränderungen bei Hirntumoren oder nach Schädel-Hirn-Verletzungen.

5.1.1 Diagnostik des Morbus Parkinson

Ein M. Parkinson wird diagnostiziert, wenn von den folgenden vier sogenannten Kardinalsymptomen mindestens zwei vorhanden sind (wobei eine Akinese wohl fast immer zwangsläufig besteht):

Kardinalsymptome: Akinese, Rigor, Tremor, Gleichgewichts-Reflexstörung

Eine ausgeprägte Bewegungsverarmung wird als **Akinese,** eine eingeschränkte Beweglichkeit als **Hypokinese** bezeichnet. Es besteht eine allgemein verminderte und verarmte Beweglichkeit mit einem kleinschrittigen, schlurfenden Gang, mit fehlenden Mitbewegungen der leicht angewinkelt gehaltenen Arme. Die »Idee« und der »Entwurf« der Bewegung scheinen noch intakt, bei der Umsetzung in die tatsächliche Bewegung aber findet ein Verlust statt: Statt eines normalen Schrittes wird nur kurz geschlurft, statt eines Riesenschrittes entsteht nur ein normaler Schritt usw. Die Stimme ist monoton, kraftlos, leise und wenig artikuliert. Die Schrift wird allmählich kleiner und krickeliger (Mikrographie). Die Patienten wenden sich nicht mehr spontan im Bett um, sondern wachen nach dem Schlaf in derselben Stellung auf, in der sie eingeschlafen sind. Gelegentlich besteht eine »Starthemmung« am Anfang oder im Verlauf einer Bewegung (freezing), die mit speziellen krankengymnastischen Tricks überwunden werden kann.

Akinese

Der **Rigor** ist gekennzeichnet durch eine gleichbleibende Tonuserhöhung der Muskulatur beim passiven Durchbewegen der Extremitäten. Der Untersucher hat dabei das Gefühl, einen wachsartigen Gegenstand zu bewegen. Anders als bei einer Spastik hängt der Widerstand nicht ab von der Schnelligkeit der Bewegung. Wenn sich dieser Rigor mit einem Tremor (s. u.) überlagert, entsteht das so genannte **Zahnradphänomen,** bei dem der Tonus ruckartig nachlässt oder sich aufbaut, als wäre ein Zahnrad in das Gelenk eingebaut. Die Erhöhung des Muskeltonus unterscheidet sich in den einzelnen Muskelgruppen, sodass sich eine bestimmte Haltung herausbildet mit einem vornüber geneigten Oberkörper und gebeugten Knien und Ellenbogen, die sich mit der Bewegungsverarmung

Rigor

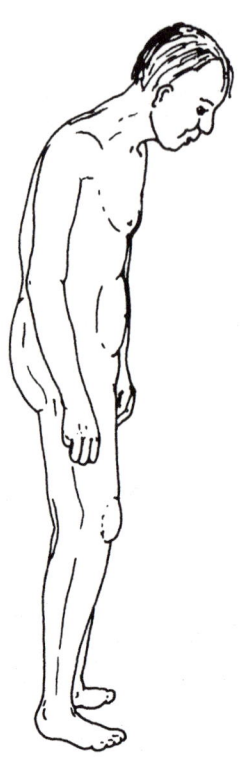

Abb. 5.3: Körperhaltung beim Parkinson-Syndrom – im Wesentlichen Folge des erhöhten Rigors (aus Ludin: Das Parkinson-Syndrom. Kohlhammer-Verlag)

zu einem charakteristischen Gesamtbild fügt, an dem man die das Parkinsonsyndrom schnell zu erkennen glaubt (☞ Abb. 5.3).

Tremor

Der Tremor ist durch rhythmische Bewegungen der Hände und Finger mit einer Frequenz von 4 bis 6 pro Sekunde gekennzeichnet, die an das Bild eines Pillendrehens oder Münzenzählens erinnern. Der Tremor setzt meist in Ruhe ein (Ruhetremor), wird durch affektive Beeinflussung verstärkt und geht bei aktiven Bewegungen deutlich zurück oder verschwindet.

Tremorformen

Auftreten des Tremors	
Ruhetremor:	in ruhiger Entspannung
Haltetremor:	beim (Vor-)Halten der Extremitäten
Bewegungstremor:	bei leichten Bewegungen
Intentionstremor:	bei Zielbewegungen, besonders Richtung Mund oder Nase.

Ein Intentionstremor besteht besonders bei Kleinhirnerkrankungen. Ein Halte- und Bewegungstremor ist typisch für das Krankheitsbild des »Essenziellen Tremors«, der völlig anders behandelt wird. Allerdings kann bei 20–40 % aller Parkinsonpatienten neben dem typischen Ruhetremor ein Halte- oder Bewegungstremor beobachtet werden.

Bei fast allen Parkinsonpatienten kommt es im Laufe der Erkrankung zu typischen **Gleichgewichtsstörungen** und Stürzen, weil die erforderlichen Ausgleichsbewegungen nicht schnell genug durchgeführt werden können oder weil das richtige Empfinden der Körperhaltung gestört ist. So mancher Patient fühlt sich senkrecht stehen, wenn er noch stark nach hinten geneigt ist, sogar von hinten gestützt werden muss. Wenn man einen solchen Patienten nach von drückt, wird er den Druck nach hinten verstärken, weil er sich nach vorn stürzen fühlt (Pulsionsneigung). Ein ähnliches Phänomen ist, dass eine einmal eingenommene Haltung nicht verändert werden kann oder eine Geh- oder Laufbewegung nicht adäquat abgebremst werden kann.

Störung der Haltereflexe

An **vegetativen Störungen** sind ein vermehrter Speichelfluss (Hypersalivation), eine erhöhte Talgdrüsensekretion mit Schuppenbildung der Haut (Seborrhoe) und ein dadurch bedingtes »Salbengesicht« sowie ein abnormes Schwitzen mit erschwerter Temperaturregulationsfähigkeit und Blasenstörungen, Libidoverlust sowie Obstipation zu nennen.

Begleiterscheinungen

Die Beurteilung **psychischer Störungen** beim Parkinson-Syndrom ist schwierig. Die häufiger zu beobachtende depressive Verstimmung bei einem Viertel der Kranken tritt in etwa der gleichen Häufigkeit auch bei anderen hirnorganischen Erkrankungen auf. Das gelegentlich auftretende ungeduldige, gereizte und empfindsame Verhalten der Parkinsonkranken ist überwiegend als reaktive Verstimmung bei der erheblichen Bewegungseinschränkung und Hilflosigkeit zu verstehen. Dementive Erscheinungen sind beim Parkinson-Syndrom nicht häufiger anzutreffen als bei anderen hirnatrophischen oder senilen Prozessen.

Auch Störungen der Geruchs-, Geschmacks- und Schmerzempfindung und in der Farb- und Kontrastwahrnehmung scheinen zu bestehen.

Zusätzliche technische Diagnostik dient überwiegend dem Erkennen einer symptomatischen Genese, also einer **Ursache**. Mit **PET** oder **SPECT** lassen sich Störungen im Dopaminstoffwechsel abklären. Apomorphin- oder Dopamin-Tests lassen die Ansprechbarkeit für eine dopaminerge Medikation erkennen. Gelegentlich sind neuropsychologische Verfahren zum Erkennen einer Demenz sinnvoll.

Zusatzdiagnostik

Beobachtung

> Die in Kapitel 5.1.2 beschriebenen motorischen Phänomene spielen in der Therapie eine große Rolle. Eine exakte Beobachtung, die insbesondere bei der Pflege und Physiotherapie möglich ist, kann die Therapieplanung erheblich verbessern!

5.1.2 Verlauf

Der M. Parkinson ist eine **chronische** Krankheit mit langsam über die Jahre voranschreitenden Verlauf ohne Schübe oder spontane Remissionen. Das Fortschreiten kann medikamentös aufgehalten werden. Unbe-

Spezielle Bewegungsphänomene

handelt würde etwa die Hälfte der Parkinsonkranken nach etwa 10 Jahren stark behindert oder verstorben sein. Unter der Therapie kommt es zu einer meist jahrelangen guten Besserung. Dann setzen typische Motilitätsschwankungen (Fluktuationen) ein, die zunächst noch von dem Zeitpunkt der Medikamenteneinnahme abhängen (z. B. typ. Akinese unmittelbar vor Einnahme der nächsten Dosis (»end-of-dose-akinesia«) und besonders am frühen Morgen (»early-morning-akinesia«). Später treten diese akinetischen Phasen regellos auf (»Off« wie nach einer Stromabschaltung), und manchmal können »On« und »Off« schnell wechseln, wobei sich Überschneidungen mit der Starthemmung und dem »Freezing« ergeben. Im »Off« können sich schmerzhafte Verkrampfungen mit abnormen Gelenkstellungen (Off-Dystonie) einstellen. Wenn die Medikamentenspiegel im Blut stark zu schwanken beginnen, kommt es außerdem zu Zeiten hoher Blutspiegel zu typischen Überbeweglichkeiten (Peak-dose-Hykerkinesia).

Im Endstadium bewegen sich die Kranken immer weniger, die Gelenke versteifen, sprachlich sind sie kaum oder nicht mehr zu verstehen, der Speichel läuft aus dem Mund, sie essen und trinken kaum noch und geraten in einen ausgezehrten und ausgetrockneten Zustand. Sie erscheinen durch den hilflosen und erbärmlichen Zustand dement, sind es aber nicht. Es kann plötzlich zu einem lebensbedrohlichen Zustand völliger Bewegungsunfähigkeit (akinetische Krise, oft mit Hyperthermie) kommen, die schnell behandelt werden muss. Parkinsonkranke sind bedroht durch Auszehrung (Kachexie) sowie Komplikationen vonseiten der Lungen und der ableitenden Harnwege.

Frühzeichen

Im **Anfangsstadium** ist das Leiden nicht immer gleich zu erkennen. Es wird zunächst über eine allgemeine Schwerfälligkeit und uncharakteristische Muskelsteife der meist älteren Kranken geklagt, nicht selten fehlgedeutet als orthopädisches Schulter-Arm-Syndrom oder als allgemeine Schwunglosigkeit und »Erschöpfung«. Typisch ist die **Seitenbetonung**, also der asymmetrische Beginn. Das Computerprogramm und die Kernspintomographie zeigen keine typischen Veränderungen.

Die Krankheitssymptome des Parkinson-Syndroms treten erst in Erscheinung, wenn etwa 70 % der dopaminproduzierenden Neurone der Substantia nigra zugrunde gegangen sind.

5.1.3 Medikamentöse Therapie

Ausgleich des Dopaminmangels

Die medikamentöse Therapie zielt darauf ab, den **Dopaminmangel** auszugleichen. Man kann Dopamin zuführen, den Abbau des Dopamin hemmen, dopaminähnliche Substanzen geben und das gestörte Gleichgewicht der Neurotransmitter mit Anticholinergika und Amantadinen ausgleichen. Dabei wird die noch vorhandene Fähigkeit zur Dopaminproduktion geschont und gestützt. Durch diese therapeutischen Maßnahmen wird ein Fortschreiten der Krankheitssymptome vorerst aufgehalten. Es ist aber zu betonen, dass die medikamentöse Therapie **keine Heilung** des Neuronenschwundes in der Substantia nigra bringt. Der eigentliche Krankheitsprozess der Dopaminverarmung schreitet weiter fort.

Im weiteren Verlauf der Erkrankung kommt es deshalb zu den oben beschriebenen Motilitätsschwankungen.

L-Dopa

L-Dopa oder Levodopa ist eine **Vorstufe** des Dopamins. Dopamin selbst kann nicht gegeben werden, weil es – vom Darm ins Blut gekommen – die **Blut-Hirn-Schranke** nicht überwinden kann. L-Dopa hingegen passiert die Blut-Hirn-Schranke und gelangt zu den Nervenzellen, um dort in das wirksame Dopamin decarboxyliert zu werden (☞ Abb. 5.2, S. 174).
Mit L-Dopa begann die moderne Parkinson-Therapie. Um die meist unangenehme Wirkung von Dopamin in der Körperperipherie, also außerhalb der Blut-Hirn-Schranke zu vermindern, wurde L-Dopa mit einem Decarboxylase-Hemmer kombiniert, der die Blut-Hirn-Schranke nicht überwindet. Bekannte Kombinationspräparate sind Madopar® und Nacom®. Da die Wirksamkeit von L-Dopa mit der Zeit nachlässt und die dann erforderliche Dosiserhöhung zu Nebenerscheinungen führen kann, versucht man, die Dosis möglichst niedrig zu halten.

Definition

> Ein **Rezeptor** ist der Ort, wo ein Neurotransmitter seine Wirkung auf das Nervensystem entfalten kann. Die Rezeptoren sind für ihre Transmitter spezifisch, d. h. Dopamin wirkt nur am Dopamin-Rezeptor, von dem es aber mehrere Typen gibt.

Gabe von Dopamin-agonisten

Zur Einsparung von L-Dopa werden frühzeitig Substanzen verordnet, die wie Dopamin den Dopaminrezeptor stimulieren (Dopaminagonisten). Verschiedene Studien belegen, dass es unter der Kombinationstherapie mit L-Dopa seltener zu Dyskinesien und Dystonien kommt.
Die Rezeptoren des Striatums (besonders D2-Rezeptoren) können durch bekannte Präparate wie Pravidel®, Dopergin®, Almirid® oder Cripar®, Cabaseril®), Parkotil®, Sifrol® oder Requip® angesprochen werden. Zur Diagnostik wird auch Apomorphin benutzt. Sie unterscheiden sich durch Halbwertszeit und Ansprechbarkeit unterschiedlicher Dopaminrezeptoren.
Zu den Nebenwirkungen zählen Inappetenz, Obstipation, orthostatische Regulationsstörung, Psychosen und Kopfschmerzen. Als Gegenmaßnahme sind peripher wirksamen Dopaminrezeptor-Blocker wie Motilium® denkbar.
Der Apomorphin-Test spielt eine Rolle bei der Aufdeckung von Dopamin-Defiziten.

MAO-B-Hemmer

Dopamin wird durch Monoaminooxidase-B (MAO-B) und Catechol-O-Methyl-Transferase (COMT) abgebaut. Für beide Enzyme sind spezielle Hemmer bekannt. Die Blockade der MAO-B verlängert die Wirkung des Dopamin. Der erste MOA-B-Hemmer war Movergan®; eine angebliche schützende Wirkung auf die Nervenzellen ist umstritten.

COMT-Hemmer

COMT-Hemmer hemmen nicht nur den Abbau des Dopamin, sondern auch z. B. der Katecholamine, sodass Dobutamin, Apomorphin und Isoprenalin potenziert werden, wodurch sich »Stress-Reaktionen« verstärken. Ein L-Dopa einsparender Effekt ist sicher. Die Nebenwirkungen sind Gegenstand aktueller Forschung.

Amantadin

Durch Hemmung des NMDA-Typs der Glutamatrezeptoren lässt sich unabhängig von Dopamin eine Steigerung der motorischen Aktivität erzielen. Das bekannteste Amantadin ist PK Merz®, das oral und – besonders in akinetischen Krisen – als Infusion gegeben werden kann. Möglicherweise besteht ein Wirkverlust bei oraler Langzeitmedikation.

Anticholinergika

Die positive Wirkung auf den Speichelfluss und den Parkinsontremor ist schon über 100 Jahre bekannt. Gehemmt wird die überschießende Wirkung des Acetylcholins. Als ein »Gegenspieler« des Dopamins ist es bei einem Dopaminmangel des M. Parkinson verstärkt wirksam. Häufig eingesetzt werden Akineton® und Tremarit®. Sie wirken auch auf den Rigor. Störend sind die Nebenwirkungen, wie Mundtrockenheit, unscharfes Sehen durch Akkomodationsstörungen, Harnverhalt bei Prostataleiden und Obstipation. Der Einsatz bei älteren Patienten ist dadurch begrenzt.

Budipin

Parkinsan® beeinflusst nicht nur den Stoffwechsel des Glutamats und Acetylcholins positiv, sondern zusätzlich den anderer Neurotransmitter wie Noradrenalin und Serotonin. Dadurch können unabhängig vom Dopamin neben den Hauptsymptomen des Parkinsons auch Depressionen, Kreislaufdysregulation und Hyperkinesen günstig beeinflusst werden. Die Substanz wird bevorzugt beim Tremor eingesetzt. Die Nebenwirkungen sind ebenfalls vielfältig: Mundtrockenheit, Magen-Darm-Störungen, Benommenheit und nervöse Unruhe sind die häufigsten.

5.1.4 Operative Therapieverfahren

Thermokoagulation Elektrostimulation

Bei der operativen Behandlung wird mit Methoden der Stereotaxie eine Thermokoagulations-Sonde in eine der ventralen Abschnitte des Thalamuskerns und bestimmte Abteilungen des Subthalamus eingeführt, um mit einem elektrischen Impuls das Gleichgewicht zwischen hemmenden und erregenden Impulsen auf die Motoneurone wieder herzustellen. Eine solche Operation wird nur bei Patienten erwogen, die jünger als 65 Jahre sind und keine Zeichen einer stärkeren Arteriosklerose erkennen lassen, bei denen ein Tremor im Vordergrund steht und bei denen die medikamentöse Behandlung nicht zu einem befriedigenden Ergebnis geführt hat. In den letzten Jahren wurden Erfahrungen ausgebaut, nach denen auch mit Mitteln der Stimulation und Dauerstimulation bestimmter Basalganglienareale zum Teil dramatische Verbesserungen zu erzielen sind. Allerdings sind die Ergebnisse noch nicht gefestigt und hinsichtlich der Langzeiteffekte überprüft.

Transplantation

Versucht wird die Implantation dopaminerzeugender Gewebe. Die Ergebnisse sind sehr widersprüchlich, wesentliche Fragen sind nicht beantwortet. Da fetale Zellen aus ethischen Gründen nicht zur Verfügung stehen, wird auch an genetisch veränderte Zellkulturen gedacht. Das Verfahren steht noch nicht konkret in Aussicht.

5.1.5 Pflegerische Maßnahmen

Parkinsonkranke sind durch Akinese und Rigor in ihrer Beweglichkeit behindert und ganz allgemein verlangsamt. Durch eine Schwung- und Antriebsminderung scheinen sie zur Unselbstständigkeit und Untätigkeit zu neigen, sie wirken hilfloser als sie sind. Sie benötigen erheblich mehr Energie und Anstrengung für alle Aktivitäten als Gesunde, was in Rechnung gestellt und anerkannt werden sollte. Keineswegs sollte es über eine Erschöpfung und Überforderung zu einer Verstärkung von depressiver oder resignativer Schwunglosigkeit kommen. Man sollte vielmehr darauf bedacht sein, Antrieb und Motivation der Patienten nach Möglichkeit zu fördern. Pflege sollte nicht unselbstständig machen, sondern die Kompetenz zur Selbstversorgung fördern. Aufgaben sollte man nicht abnehmen, sondern so erleichtern, dass sie noch selbst erledigt werden könnten. Wenn Zeitmangel dazu führt, dass einem Patienten eine Aufgabe oder eine Aktivität abgenommen wird, die noch selbst erledigt werden könnte, so käme dies einer Entmündigung gleich und zeigt, dass die zur Pflege erforderliche Zeit nicht richtig eingeteilt wurde. Für alle Aktivitäten sollte ausreichend Zeit zur Verfügung stehen und eingeplant werden.

Nach der Aufnahme eines neuen Patienten sollte ein individuelles Pflegekonzept mit allen beteiligten Berufsgruppen besprochen und festgelegt werden, das im weiteren Verlauf den Erfordernissen angepasst wird. Besonders Pflegende, Ärzte, Physiotherapeuten und Ergotherapeuten sollten ihre Ansätze abstimmen, um gemeinsame Ziele kontrolliert zu erreichen.
Die Pflegeziele auf der Station müssen auch mit der häuslichen und privaten Lebenssituation abgestimmt werden. Die folgenden Schlaglichter sollen das verdeutlichen und die Aufstellung eines optimalen Pflegekonzepts erleichtern, auch wenn selten alle Aspekte berücksichtigt werden können oder müssen.

Patienten sollten möglichst lange im Berufs- und Erwerbsleben integriert bleiben. Wenn das **Arbeitstempo** nicht gehalten werden kann, hilft oft ein offenes Wort mit Mitarbeitern und Vorgesetzten, damit eine evtl. reduzierte Arbeitsleistung nicht falsch bewertet wird. Vielleicht helfen Umsetzungen im Betrieb.
Falls ein **Erwerbsleben** nicht mehr möglich ist, sollten sinnvolle Betätigungen und Aufgaben zu Hause gefunden werden (Haustier, kleinere Besorgungen, Arbeiten im Haushalt oder Garten etc.).
Weitere **Motivationsförderung** bietet ein interessantes und herausforderndes Freizeitleben. Alle sinnvollen und dem Patienten wichtigen Aktivitäten werden seine Motivation und seinen Antrieb fördern – dazu gehören natürlich alle mit der Selbstpflege zusammenhängenden Tätigkeiten.

Antriebsminderung und Überforderung

Pflegekonzept

Motivationsförderung

Tagespläne

Jeder Tag sollte in seinem Grundgerüst und seinen wechselnden besonderen Aktionen genau geplant sein.

Ein Tagesplan kann sich als **Taktgeber** wesentlicher Aktivitäten erweisen. Sinnvoll ist ein Überblick über 2–3 Wochen im Voraus.

Tagesstruktur zu Hause

- Der Stationsalltag sollte den häuslichen Alltag nach Möglichkeit nachahmen!
- Nicht zu spät aufstehen! Das Liegen im Bett fördert die Versteifung und die Bewegungsarmut.
- Am Vormittag Hobbys, kleine Aufgaben in Haus oder Garten!
- Nach dem Mittagessen ein bis zwei Stunden Mittagsruhe, z. B. in einem Liegesessel.
- Vor dem Kaffee etwas Krankengymnastik aus einem erlernten täglichen Programm.
- Am späten Nachmittag oder am Abend gesellschaftliche Kontakte pflegen.
- Die Mahlzeiten sollten nicht zu üppig und mit Zwischenmahlzeiten eingeplant werden.
- Die Medikation mit ihren oft differenzierten Zeiten muss berücksichtigt werden.

Kleidung

Leichte Kleidung mit Klettverschlüssen, Reißverschlüssen bzw. ohne allzu viele Knöpfe sind vorteilhaft; alle Öffnungen sollten weit sein. An die gestörte Wärmeregulation denken: Transpiration muss möglich sein!

Das Schuhwerk sollte leicht sein und Halt bieten und nicht zu glatte (kein Leder) oder zu haftende (kein Gummi) Sohlen haben. Klettverschlüsse sind besser als Schnürsenkel. Auch manche Slipper sind geeignet.

Sitzgelegenheiten

Da Parkinsonkranke häufig schwer aus tiefen Sesseln hochkommen, sind höhere Sitze und höhenverstellbare Betten günstig. Polster und Matratzen sollte nicht zu weich sein. Standfeste Sessel mit einer passenden Lehne erleichtern das Aufstehen und Hinsetzen. Das aufrechte Sitzen kann durch eine leicht nach vorn geneigte Sitzfläche erleichtert werden.

Haltegriffe

Haltegriffe sind in der Dusche vor und hinter der Tür der Duschkabine, in der Badewanne, an der Toilette oder in Türnähe anzubringen. In der Wohnung können geeignete Möbel Abstützfläche bieten. Dort sollten allerdings nie Gegenstände liegen.

Mahlzeiten

Die gesamte Verdauung (Peristaltik und Enzymproduktion) kann verlangsamt sein. **Zwischenmahlzeiten** sind geeignet, übermäßige Einzelmahlzeiten zu vermeiden. Die **Verdauung** wird durch Obstsäfte und leicht verdauliche Gemüse und Salate angeregt. Mageres Fleisch, Käse, Quark und Milchprodukte decken den Einweiß- und Kalziumbedarf.

Der Parkinsonkranke braucht zu allem mehr **Zeit**, auch zum Essen. Damit dieses nicht kalt und unappetitlich wird, kann ein Warmhalteteller nützlich sein.

Essbesteck ist einfacher zu halten, wenn die **Griffe** mit Knetmasse oder aufgesteckte Schaumstoffhülsen oder –griffe verstärkt und griffsicherer gemacht werden. Die Teller sollten einen höheren Rand haben, damit die

Speisen bei ungeschickten Bewegungen leichter auf Gabel oder Löffel kommen und nicht über den Tellerrand fallen.
Fleisch muss gegebenenfalls mundgerecht zerkleinert oder passiert, Brot sollte in Stücke geschnitten werden.
Nach den Mahlzeiten ist auf eine Mundpflege zur Vermeidung einer Soorinfektion oder einer Parotitis zu achten.

Weil der Gebrauch des Trinkgefäßes wegen des Tremors oder der Bewegungsverarmung erschwert sein kann und ältere Menschen oft keinen besonderen Drang verspüren, ausreichend zu trinken, muss auf eine genügende Flüssigkeitszufuhr geachtet werden. Ebenso ist die Ausscheidung zu prüfen, damit insgesamt eine ausreichende Flüssigkeitsbilanz besteht. **Trink- und Ausfuhrlisten** erleichtern die Überprüfung. Ein Flüssigkeitsmangel kann zu einer Verschlechterung des Allgemeinzustandes und deutlicher Verschlimmerung der Parkinson-Symptomatik führen. Ist das Schlucken von Flüssigkeit erschwert, kann diese eingedickt in Brei oder Mus gegeben werden.

Trinken

Wegen der schweißigen, fettigen Haut sollte häufiger geduscht und die Haut anschließend gut frottiert werden.

Hautpflege

Das Umdrehen im Bett kann Schwierigkeiten bereiten, sodass die Kranken zwei- bis dreistündlich umgelagert werden müssen, um einem Druckgeschwür der Haut vorzubeugen. Umlagern und Durchbewegen beugt auch einer Pneumonie und Thrombose vor; ergänzend sollten die Patienten frühzeitig Atemübungen lernen.

Lagern

Die Kontaktaufnahme mit Parkinsonkranken kann sich mühsam gestalten, wenn diese mit ihrer monotonen, leisen Stimme kaum zu verstehen sind. Hier drohen Isolation, Vereinsamung und damit weitere Antriebsminderung. Die Patienten sollten ermuntert werden, langsam und deutlich zu sprechen und auch Mimik und Gestik einzusetzen. Logopäden können eingeschaltet werden. Die Teilnahme an allen sich bietenden sozialen Ereignissen sollte gefördert werden.

Kommunikation

Nächtliches Einnässen kann auf nächtliche Akinese hinweisen, dies muss im Therapieplan berücksichtigt werden. Die Toilette soll leicht zu erreichen und ausreichend beleuchtet sein.

Nykturie

Bodenunebenheiten, wie Matten, unnötige Teppiche etc., müssen nach Möglichkeit beseitigt werden. Bodenbeläge sollten nicht zu glatt und nicht zu haftend sein (keine dicken Teppiche).

Böden

Im Endstadium der Erkrankung kommt es zu einer schnellen Verschlechterung – insbesondere dann, wenn die Kranken bettlägerig sind, ungenügend essen und trinken und Infektionen hinzukommen. Dabei sind die Patienten geistig oft ganz wach. Diese Situation verlangt von den Angehörigen und vom Pflegepersonal einen besonders sensiblen und individuellen Umgang.

5.1.6 Krankengymnastik

Heimtrainingsprogramm

Die Bewegungsverarmung der Parkinsonkranken geht auf einen erhöhten Muskeltonus (Rigor), eine Hemmung physiologischer Bewegungsabläufe und einen oft verminderten Eigenantrieb zurück. So erfolgt das Gehen mit kleinen, schlurfenden und langsamen Schritten, und das Aufstehen vom Stuhl oder das Umdrehen im Bett kann unmöglich werden. Der Bewegungsraum der Gelenke wird nicht mehr voll genutzt, die Gelenke versteifen und die Muskulatur bildet sich infolge der zunehmenden Inaktivität zurück.

Krankengymnastik ist teuer und wird zurückhaltend rezeptiert. Die regelmäßige Teilnahme an Übungsstunden ist für den Patienten zeitaufwendig.

Krankengymnastische Übungskonzepte bauen deshalb auf das Erlernen von Heimtrainingsprogrammen, deren einzelne Elemente sich leicht in den Tagesablauf einbinden lassen. Die Hilfe von Angehörigen soll nur im Ausnahmefall erforderlich sein. Diese Übungen werden durchgeführt

- im Liegen (z. B. nach der Mittagsruhe)
- im Sitzen mit und ohne Hilfsmittel (Ball, Übungsstab!)
- im Stand.

Außerdem werden Übungen empfohlen zum Training von

- Feinmotorik
- Mimik.

Unter Federführung der Krankengymnasten sollten die Übungen gezeigt und in den Stationsalltag integriert werden!

Klassische Kranken-
gymnastik

Allgemein kann unterschieden werden:
Aktive krankengymnastische Behandlung, z. B.

- motorische Übungstherapie (Training von automatisierten Bewegungsmustern)
- Gangschulung (Techniken zur Überwindung der Starthemmung; Verbesserung des Bewegungsflusses und Antriebs durch innere und äußere Taktgeber)
- Bewegungs- und Atemübungen
- Training des Gleichgewichts.

Passive Therapie, z. B.

- Streck- und Dehnungsübungen
- Wärmeanwendung
- Massage.

Allgemeine Leitlinien

Die **Ziele** sind eine Vermeidung von Folgeschäden (Kontrakturen, Schmerzen), die Lockerung des Rigors, die Erweiterung der persönlichen Beweglichkeit und die Schulung des Gleichgewichts (Sturzvermeidung). Dadurch bessert sich die allgemeine Gesundheit, die Patienten werden sicherer, zufriedener, können leichter an sozialen Ereignissen teilnehmen und haben also insgesamt eine höhere Lebensqualität.

Für die Bahnung der Bewegungen, besonders beim »Freezing«, hat es sich als hilfreich erwiesen, sich rhythmisch und unter Nutzung innerer oder äußerer Taktgebern zu bewegen. So erleichtern klare rhythmische Kommandos oder akustische Signale den Start und die Aufrechterhaltung der Bewegung. Der Nutzen von Marschmusik muss nicht erläutert werden, Musik kann aber auch entspannend und tonusreduzierend wirken. Farbige Strukturierungen des Boden(belag)s können hilfreich sein, ebenso äußere Reize wie ein Ball oder ein Handstock.

Die Beweglichkeit kann durch akustische Reize wie z. B. rhythmisches Klatschen, Musik, Taktgeber etc. angeregt und gefördert werden. Wenn Patienten zu einem raschen Bewegungswechsel im Sinne der On-Off-Phasen neigen, dürfen Bewegungsübungen nicht übertrieben werden. Gruppengymnastik fördert außerdem die sozialen Kontakte. Eine konsequent und über lange Zeit durchgeführte Physiotherapie kann die Bewegungsstörungen beim Parkinson-Syndrom entscheidend bessern und gleichzeitig Medikamente einsparen.

5.1.7 Ergotherapie

Ähnlich wie bei der Physiotherapie wird vor allem die Beweglichkeit geübt. Gezielte Fingerübungen (Stecken, Montieren, Basteln, Textilarbeiten) dienen der Gelenkmobilisation. Schreiben, Knöpfen und Binden, Umgang mit Geräten aus dem Alltagsleben können geübt werden. Bei Ballspielen werden die Muskeln gedehnt und die Extremitäten gestreckt. Wichtig ist es, die ängstliche Haltung der Patienten zu überwinden und über eine erfolgreiche Tätigkeit zu mehr Selbstsicherheit und damit auch Aktivität zu gelangen. Geübt werden besonders das Umdrehen im Bett, das Aufstehen aus sitzender Position, das Treppensteigen und das Gehen. Aus dem kleinschrittigen, schlurfenden Gang muss ein elastischer, ausholender und schwungvoller Gang werden. Bei starker körperlicher Beeinträchtigung sind wie bei den Schlaganfallkranken die Verrichtungen des täglichen Lebens zu trainieren. Sprech- und Schreibübungen ergänzen das Therapieprogramm.

Allgemeine Leitlinien

5.1.8 Pseudo-Parkinson-Syndrome

In den bisherigen Abschnitten war vom M. Parkinson und symptomatischen – durch bekannte Schädigungen verursachte – Parkinson-Syndromen die Rede. Beide Gruppen haben ein Neurotransmitter-Ungleichgewicht mit Dopaminmangel. Die Pseudo-Parkinson-Syndrome umfassen eine Reihe von Erkrankungen, die zwar ähnlich aussehen, aber eine völlig andere Entstehung haben.

Differenzialdiagnose des M. Parkinson

Die Bedeutung einer solchen Unterteilung liegt in der ganz einfachen Feststellung, dass eine Therapie mit Parkinsonmitteln bei Pseudo-Parkinson-Patienten nicht greift, es droht sogar eine Schädigung der Patienten, mindestens aber die Verschwendung von Geldern der Kassen und nicht zuletzt ein Verfehlen einer anderen, vielleicht wirksamen Therapie. Deshalb werden bei Parkinsonpatienten immer auch Untersuchungen zum Ausschluss von Pseudo-Parkinson-Syndromen durchgeführt.

Bedeutung

Normaldruck-Hydrozephalus

Es handelt sich um eine Verschiebung im Gleichgewicht zwischen Liquorproduktion und –resorption mit der Folge einer geringfügig erhöhten Liquormenge. Da kein plötzlicher Verschluss der Liquorwege vorliegt, fehlt das Leitsymptom Kopfschmerz. Typisch ist die Trias (Gruppe von drei Hauptsymptomen) aus **Gangstörung, Blasenstörung** und **Demenz.** Das breitbasig-unsichere Gehen bessert sich häufig, wenn der Patient sich abstützen kann. Die Beweglichkeit im Liegen ist normal. Die Arme sind motorisch deutlich besser als die Beine. Die Demenz ist oft nur geringgradig. Bei den Blasenstörungen herrscht eine Inkontinenz meist ohne wesentliche Restharnmengen vor. Die Therapie besteht in wiederholten Liquorpunktionen oder der neurochirurgischen Anlage eines Shunt-Systems mit Mittel- oder Hochdruck-Ventil (☞ S. 413 einschl. Abb. 19.1).

Multi-System-Atrophie

Es handelt sich um eine Gruppe von Krankheitsbildern mit unterschiedlichen Schwerpunkten in der Symptomzusammenstellung von Störung der willkürlichen und unwillkürlichen Motorik, von autonomen Regulationsstörungen und Kleinhirnsymptomen wie Ataxie, Dysmetrie usw.
Im Unterschied zum M. Parkinson ist der Verlauf schneller, die Symptomatik meist symmetrisch und ein Tremor selten. Parkinson-Medikamente helfen wenig.

Essenzieller Tremor

Der Tremor kann dem Parkinson-Tremor ähnlich sehen, allerdings tritt der Tremor bei Parkinsonpatienten überwiegend in Ruhe auf und beim essenziellen Tremor beim Halten oder Bewegen der Extremitäten; es fehlen alle sonstigen Parkinson-Symptome, die Tremorfrequenz ist meist höher. Meist besteht eine familiäre Belastung. Therapie mit Betablockern oder Primidon.

Morbus Fahr

Es handelt sich um eine Verkalkung der Basalganglien, oft mit Athetosen, Dystonie und cerebellärer Symptomatik.

Häufige Fehldiagnosen sind außerdem das orthopädische Schulter-Arm-Syndrom und eine Depression.

5.2 Tremor

Definition

> Als Tremor bezeichnet man unwillkürliche, rhythmische und annähernd amplitudengleiche Bewegungen.

Klassifikation

Die Ursachen des Tremors sind noch weitgehend unbekannt. Eine Unterscheidung nach Ursachen ist also nicht möglich.

Man unterscheidet die Tremorformen nach ihrem Auftreten bzw. ihrer **Aktivierung.**

- Ruhetremor   in wacher, entspannter Ruhe
- Haltetremor   beim Halten der Extremitäten
- Bewegungstremor   beim Bewegen der Extremitäten
- Intentionstremor   bei gerichteten Zielbewegungen, meist unmittelbar vor dem Ziel, z. B. dem Mund (Essen!) oder der Nase.

Die **Frequenz** des Tremors lässt sich sinnvollerweise unterscheiden in

- < 4   Hz
-   4–7 Hz
- > 7   Hz

Der Tremor tritt als Begleitsymptom vieler Erkrankungen auf und kann dabei wesentlich zur Diagnose beitragen (z. B. beim M. Parkinson als Ruhetremor). Die Liste der mit Tremor einhergehenden Erkrankungen und Schädigungen ist lang und kann hier nur gruppiert wiedergegeben werden.

Begleitsymptom vieler Erkrankungen

Tab. 5.1: Tremorursachen

Tremorursachen	Beispiele
• degenerative und idiopathische Erkrankungen	M. Parkinson, Dystonien
• entzündliche ZNS-Erkrankungen	MS, Neuolues, HIV . . .
• Hirntumoren	
• metabolische Erkrankungen	Hyperthyreose, Lebererkrankungen
• Polyneuropathien	Guillain-Barré-Syndrom, bei Diabetes
• Vergiftungen	Nikotin, Alkohol, Blei
• Medikamente	Neuroleptika, Theophyllin, Koffein, Steroide
• sonstige	Emotionen, Muskelermüdung, Unterkühlung, Entzug, psychogen

5.2.1 Verstärkter physiologischer Tremor

Es handelt sich um hochfrequente und überwiegend beim Halten auftretende Tremorformen. Sie können beim Frieren, bei Angst und emotionaler Anspannung auch beim Gesunden vorkommen. Außerdem werden sie als unerwünschte Begleitwirkung von manchen Medikamenten und durch hormonelle Fehlfunktion ausgelöst. Man geht von einer vollständigen Reversibilität aus.

5.2.2 Essenzieller Tremor

Es handelt sich um eine Sammelgruppe für alle isolierten Tremorformen mit mittlerer und hoher Frequenz, und zwar meistens als Haltetremor, für die sich keine spezielle Ursache finden lässt. Der klassische essenzielle Tremor ist dominant vererbt. Meist besteht eine langsame Progredienz über viele Jahre. Unter Alkohol tritt eine Besserung ein (manchmal »bezahlt« mit einer Verschlechterung am Folgetag). Behandelt wird mit Betablockern und Primidon.

Eine Sonderform ist der **orthostatische Tremor,** der als Standunsicherheit auftritt und sich beim Umhergehen bessert. Mit dem Oberflächen-EMG lässt sich hochfrequentes Zittern der Beinmuskeln nachweisen.

Der **dystone Tremor** tritt in Verbindung mit den Dystonie auf (☞ Kap. 5.3, S. 190) und ist mittel- bis niedrigfrequent. Ähnlich wie bei den Dystonie lassen sich antagonisierende Haltungen oder Gesten finden.

5.2.3 Tremor beim Parkinson-Syndrom

Der Tremor beim Parkinson ist ein typischer mittel- bis niedrigfrequenter Ruhetremor, der verschwindet oder sich wenigstens vermindert zu Beginn und während einer Bewegung. In 30–60 % der Fälle ist er allerdings mit einem Halte- und Bewegungstremor verbunden. Beim symptomatischen und Pseudo-Parkinson ist der Ruhetremor deutlich seltener. Man nimmt an, dass kaum ein anderes Symptom beim M. Parkinson ein derartig hohes diagnostisches Gewicht hat wie der typische Ruhetremor.

5.2.4 Zerebellärer Tremor

Das Vorkommen eines Intentionstremors deutet mit hoher Sicherheit auf eine Erkrankung des Kleinhirns oder seiner unmittelbaren Faserverbindungen. Die Frequenz liegt im mittleren Bereich. Der Tremor verstärkt sich bei Annäherung an ein Ziel und wird mit dem Finger-Nase- oder Finger-Finger-Versuch geprüft. Wegen seines besonderen Auftretens stellt er eine besondere Beeinträchtigung dar. Er gilt als symptomatische Tremorform und bedarf einer genauen Abklärung. Sonderformen kommen vor.

5.2.5 Mittelhirntremor

Es handelt sich um eine niedrigfrequenten Tremor, der als Kombination eines Parkinson-Ruhe-Tremors und eines zerebellären Intentionstremors aufgefasst werden kann. Eine symptomatische Genese ist wahrscheinlich, als Ursache kommen die MS, eine Multisystematrophie, ein Hirnstamm-Infarkt, ein Tumor und die Parkinsonkrankheit oder eine Blockade der Dopamin-Rezeptoren durch ein Medikament (Neuroleptika) in Betracht.

5.2.6 Psychogener Tremor

Meist liegt eine situative Fehlverarbeitung oder eine Neurose mit körperlichen Symptomen (Somatisierung) vor, die sich auch mit anderen Symptomen als dem Tremor zeigt. Eine psychiatrische Untersuchung kann die ursächlichen Zusammenhänge aufdecken. Der Verdacht auf eine psychische Entstehung kann mit folgenden Beobachtungen erhärtet werden:

- andersartige, unspezifische und nicht diagnostizierte Symptome in der Vergangenheit
- plötzliches Auftreten und spontane Remissionen
- Variabilität der Tremorausgestaltung und Verschwinden des Tremors bei Ablenkung oder Belastung
- kräftige muskuläre Verspannung der zitternden Extremität, bei deren Entspannung auch der Tremor verschwindet.

5.2.7 Therapie des Tremors

Betablocker werden besonders beim essenziellen Tremor eingesetzt, können aber auch den Ruhetremor des Parkinsonpatienten bessern. Wenn wegen der Nebenwirkungen ausgewichen werden muss, wird häufig Primidon gegeben, das beim essenziellen Tremor recht gut wirkt. Der Parkinson-Tremor bessert sich am besten mit einer optimalen Parkinson-Medikation, wobei den Anticholinergika eine besondere Bedeutung zukommt. Beim dystonen Tremor kann gelegentlich lokal injiziertes Botulinumtoxin helfen.

Medikation

Medikamentös ausbehandelte Tremorformen bei jüngeren Patienten sollten besonders bei einseitiger Betonung einem geeigneten Zentrum zur Beratung vorgestellt werden.

Neurochirurgie

Eine Besserung ist nicht zu erwarten. Es geht eher um ergotherapeutische Techniken, die vorhandenen Fähigkeiten optimal im Alltag zu nutzen.

Krankengymnastik

Pflege

Ähnlich wie bei den Ataxien kann die Pflege Hilfe bei der Zubereitung der Mahlzeiten bieten (☞ S. 183). Die Patienten fühlen sich durch ihren Tremor häufig stigmatisiert, sie verbergen ihn und geraten in soziale Isolation. Die kann im Pflegealltag durchbrochen werden, wenn Patienten bemerken, dass ein Tremor nicht Zuwendung, Kontakt und Verständnis beeinträchtigt. Vertrauten Umgang mit Tremor wird der Patient dankbar zur Kenntnis nehmen, er selbst kennt seinen Tremor gut, findet aber in seiner Umgebung meist nur begrenztes Verständnis.

Die pflegerische Beobachtung ist bei allen Formen wichtig, wegweisend besonders bei psychogenem Tremor. Die Erfahrung mit Patienten und verschiedensten Tremorformen schult im Laufe der Zeit die erforderliche Fähigkeit zur Beobachtung und Beschreibung des Tremors.

5.3 Dystonien

Definition

> Die Dystonien umfassen eine vielfältige Gruppe von lokal begrenzten oder generalisierten Bewegungsstörungen mit **unwillkürlichen Muskelkontraktionen,** die zu anhaltenden (tonischen) oder schnell wechselnden (phasischen, myoklonischen) und sich evtl. rhythmisch wiederholenden (repetitiven, tremorartigen) Bewegungen oder abnormen Haltungen führen.

Die Bezeichnungen sind im Wandel und die Grenzen zu ähnlichen motorischen Störungen fließend. Die Unterscheidung vom Parkinson-Rigor, der ebenfalls zu einer auf Tonuserhöhung gründenden abnormen Haltung führt, und vom Wernicke-Mann-Bild bei der spastisch-hemiplegischen Tonuserhöhung hat sich im Alltag bewährt. Die **Athetosen** mit ihrer »Unfähigkeit, Finger und Zehen auf Grund ständiger Bewegung in einer bestimmten Lage zu halten« meint zumindest etwas Ähnliches wie eine distal betonte Dystonie, evtl. auch wie eine langsame Chorea.

Abhängigkeit von Aktivität

Charakteristisch für die Dystonien ist ihre Abhängigkeit von den übrigen Aktivitäten des Patienten. So lassen sich manche Dystonien nur durch spezifische Bewegungen hervorrufen (Schreibkrampf), viele Dystonien werden durch individuelle Bewegungen oder Haltungen gehemmt (durch »**antagonisierende Gesten**« oder Haltungen). Oft wird eine Verstärkung bei allgemeiner Aufregung oder Muskelarbeit gesehen. Viele Dystonien sind allerdings weitgehend bewegungsunabhängig.

Häufigkeit

Man geht von etwa 30–35 Fällen auf 100 000 Einwohner aus. Die Dunkelziffer ist hoch, der Schweregrad und die Behandlungsbedürftigkeit sind sehr unterschiedlich.

Die Entstehungsbedingungen sind nicht bekannt. Vermutet werden Gleichgewichtsstörungen der Neurotransmitter und ihrer Regelkreise. Es kommt jedenfalls zu einer Störung bestimmter zentraler Hemmungsmechanismen und dadurch zu überlangen Kontraktionen der Muskeln oder zu einer gleichzeitigen Anspannung der Gegenspieler-Muskeln (Antagonisten). Man könnte von einer Störung motorischer Programme und ihrer Abfolge sprechen.
Die **symptomatischen** Dystonien gehen auf definierte Schädigungen zurück, z. B. auf Stoffwechselstörungen der Aminosäuren, Lipide und des Kupfers (M. Wilson), Basalganglienverkalkung (M. Fahr), auf perinatale oder traumatische Hirnschäden, auf Intoxikationen (z. B. mit Neuroleptika oder Metoclopramid), auf Entzündungen (Infektionen oder immunologische Erkrankungen) und Durchblutungsstörungen des ZNS.

Ursache

Die Einteilung kann nur deskriptiv sein, da die Ursachen noch unbekannt sind. Man unterscheidet **generalisierte** und **herdförmige** (fokale) Dystonien verschiedener Körperregionen und Altersgruppen.

Klassifikation

Die Diagnostik zielt auf das Erkennen verursachender Erkrankungen, also symptomatischer Formen und der Abgrenzung anderer Erkrankungen.

Diagnostik

5.3.1 Zervikale Dystonie/Torticollis spasmodicus

Unwillkürliche anhaltende oder schnelle Kontraktionen der Nackenmuskulatur führen zu einer anhaltenden, tic-artigen oder tremorhaften Bewegung des Kopfes mit Drehung (Torticollis), Seitkippung (Laterocollis) oder Beugung bzw. Streckung (Antero-/Retrocollis) des Kopfes, häufig in Kombination (spasmodischer Schiefhals).

Definition

> Der Torticollis ist neben Blepharospasmus/Meige-Syndrom die häufigste dystone Störung.

Merke

Die »antagonisierenden Gesten« entsprechen nicht einem »Gegenhalten«, vielmehr können unerwartet bestimmte Berührungen oder Haltungen die Dystonie verschwinden lassen, z. B. das Legen des Fingers ans Kinn oder der Hand in den Nacken. Im Liegen lassen Dystonien oft nach.

5.3.2 Blepharospasmus

Die dystonen Bewegungen beschränken sich auf ein übermäßiges und beidseitiges Zukneifen der Augenlider, das sich bei Ruhe und Ablenkung verlieren kann und im Schlaf nicht zu beobachten ist. Die Lidschläge treten gehäuft auf und/oder sind verlängert. Dies führt nicht selten zu funktioneller Blindheit und damit einhergehender Berufsunfähigkeit und Unfallgefährdung. Die Patienten ziehen sich oft zurück, auch um nicht zu Unrecht als müde und desinteressiert zu gelten.

Die Therapie der Wahl beruht auf der Injektion von Botulinumtoxin in die Lidmuskeln.

5.3.3 Meige-Syndrom

Wenn – meist neben einem Blepharospasmus – dystone Muskelaktivitäten und –verspannungen die gesamte Mimik, die Kiefermuskulatur, auch die Zungen- und Schlundmuskulatur (oromandibuläre Dystonie) erfassen, so spricht man vom Meige-Syndrom (H. MEIGE, franz. Arzt). Durch die grimassierenden Bewegungen fühlen sich die meisten Patienten entstellt, es kommt zur sozialen Isolation.

Die Anwendung von Botulinumtoxin ist begrenzt, kann aber in der Hand der Kundigen doch gute, wenngleich begrenzte Hilfe leisten.

5.3.4 Seltenere Dystonien

Der **Schreibkrampf** tritt nur beim Schreiben auf. Es kommt zu schmerzhaften Muskelverspannungen, unleserlicher Schrift, oft ergänzenden Verkrampfungen des ganzen Armes und schließlich zu einer erheblich beeinträchtigten Schreibfähigkeit.

Die **Spasmodische Dysphonie** stellt eine Verspannung der Kehlkopfmuskeln dar, wobei es zu einem Stimmritzenverschluss (Sprechen wie beim Ersticken) oder zu einem weiten Öffnen der Stimmritzen (hauchendflüsterndes Sprechen) kommt.

L-Dopa-responsive Dystonie (Segawa)
Es handelt sich um eine belastungsabhängige, meist junge Mädchen betreffende erbliche Dystonie, die sich meist mit Gangstörungen und Beindystonie zu erkennen gibt, die sich voranschreitend zu einer generalisierten Dystonie mit Rollstuhlpflichtigkeit ausweiten kann. Sie kann verwechselt werden mit Spastischer Zerebralparese. Ursache ist eine verminderte Dopamin-Syntheserate; therapeutisch wird mit gutem Erfolg L-Dopa in geringeren Dosen gegeben.

5.3.5 Dystonien bei einer Neuroleptikabehandlung

Frühdyskinesie

Neuroleptika wirken über eine Blockade der Dopaminrezeptoren auf die Basalganglien ein. Die Basalganglien können konstitutionell (anlagebedingt) oder infolge einer vorausgegangenen Schädigung für Neuroleptika besonders empfindlich sein. Neben der erwünschten Wirkung der Neuroleptika auf psychische Symptome kommt es bei etwa der Hälfte der behandelten Patienten zu unerwünschten parkinsonartigen Nebenwirkungen, in der Akutphase der Behandlung immer wieder auch zu Dystonien. Diese **Frühdystonien** (-**dyskinesien**) sind abnorme unwillkürliche, meist schnellere und bizarr aussehende Bewegungsabläufe, häufig mit grimassenhaft verzogenem Gesicht, mit Verdrehen der Augen und Verkrampfungen der Schlundmuskulatur. Die Sprache ist undeutlich und das Schlucken gestört. Auch kann ein Torticollis auftreten. Die Kranken kommen nicht selten unter der Diagnose »Enzephalitis«, »Tetanus« oder »Bulbärparalyse« akut in die Klinik. Nach einer Ampulle Akineton® i. v. sind die Symptomatik oft schlagartig verschwunden. Auch Antiemetika wie Metoclopramid und Mittel gegen Reisekrankheit können diese Wirkung hervorrufen!

Die oft erst nach jahrelanger Neuroleptikabehandlung auftretenden **Spätdystonien** (-dykinesien) zeigen oft ein Meige-Syndrom; besonders störend kann ein häufiges unwillkürliches Herausstrecken der Zunge sein. Die unwillkürlichen Bewegungsstörungen haben mehr choreatischen Charakter und sind bevorzugt im Gesichts- und Halsbereich mit Schnauzbewegungen, Schmatzen, Blinzeln und Grimassieren zu beobachten. Die Spätdyskinesien bilden sich häufig nicht oder nur unvollständig zurück. Deshalb müssen sie frühzeitig erkannt werden, damit die Dosis reduziert oder besser das bisherige Neuroleptikum durch ein so genanntes atypisches Neuroleptikum (z. B. Clozapin oder Risperidon) ersetzt wird, das deutlich weniger oder keine Spätdyskinesien hervorruft, aber andere Nebenwirkungen, z. B. auf das blutbildende System, haben kann.

Spätdyskinesie

Mitunter fällt unter der Neuroleptikabehandlung auch eine allgemeine Unruhe auf. Die Kranken können nicht stillsitzen und stehen unter einem Drang, sich fortwährend bewegen zu müssen. Diese Unruhe wird als **Akathisie** bezeichnet und darf nicht unterschätzt werden, weil sie zum Abbrauch einer medikamentösen Psychose-Therapie führen kann und zu abrupten unüberlegten Handlungen der psychiatrisch Erkrankten. Ferner kann unter der Behandlung besonders mit hochpotenten Neuroleptika ein symptomatisches Parkinson-Syndrom auftreten mit Bewegungsverarmung, fehlenden Mitbewegungen der angewinkelten Armen, einem schlurfenden Gang und mit einer ausdrucksarmen Mimik (gebundene Körperhaltung).

Akathisie

5.3.6 Therapie

Das wirksamste Medikament ist lokal in überaktive Muskeln gespritztes **Botulinumtoxin.** Seit der Erstanwendung bei Schielenden hat diese Substanz in den letzten Jahren eine weite Verbreitung gefunden. Sie gehört allerdings in die Hand von Spezialisten und wird ambulant in Dystonie-Ambulanzen oder –Sprechstunden verabreicht. Ergänzend werden Anticholinergika (Artane®), Benzodiazepine (Diazepam®), Antispastika (Lioresal®, Sirdalud®), Dopamimetika (Parkinsonmittel), Dopaminantagonisten (Neuroleptika) und andere Medikamente gegeben, allerdings ist deren Effekt begrenzt. Psychotherapie dient der besseren Bewältigung der belastenden Bewegungsstörungen.
Bei neuroleptika-induzieten Dystonien kann eine Dosiserhöhung die Symptomatik zunächst mildern, langfristig hilft aber – wenn überhaupt – nur eine zügige Dosisreduktion oder falls erforderlich die Umstellung auf ein Neuroleptikum mit geringerer Dystonie-Gefährdung wie Clozapin

(Leponex®). Die Wirkung der moderneren Neuroleptika ist noch nicht abschließend zu beurteilen. Eine große Zahl von Patienten hat auch zwei Jahre nach der Umstellung noch Dystonien.

5.4 Chorea

Definition

> Als **Chorea** (»Tanz«) werden unwillkürliche, unregelmäßige, abrupt auftretenden kurzzeitige und zufällig verteilte Muskelbewegungen in allen Körperregionen bezeichnet, die sich nicht rhythmisch (repetitiv) wiederholen. Die Geschwindigkeit der Bewegungen kann bei den Untergruppen variieren. Der **(Hemi-)Ballismus** bezeichnet eine Variante mit vorwiegender Beteiligung rumpfnaher Muskeln, sodass ein Bild des »Werfens« entsteht.

Ähnlich wie bei den Dystonien werden **primäre** und **symptomatische** Formen unterschieden.

5.4.1 Chorea Huntington

Die bekannteste primäre Chorea ist die dominant erbliche Chorea Huntington. G. S. HUNTINGTON beschrieb 1872 als junger amerikanischer Arzt in 3. Generation diese Krankheit, die seit fast einem Jahrhundert seine Familie heimsuchte. Es handelt sich um einen degenerativen Prozess im Bereich der Basalganglien, und zwar vorwiegend um eine Atrophie im Striatum (Nucleus caudatus und Putamen). Das schädigende Gen ist auf dem kurzen Arm von Chromosom 4 lokalisiert worden. Es enthält eine Sequenz, das einen bestimmten DNS-Code pathologisch oft wiederholt, nämlich über 40-mal, während die Normalbevölkerung durchschnittlich 17 Wiederholungen zeigt (Trinukleotid-repeats).

Symptomatik

Das Krankheitsbild ist durch unkontrolliert und asymmetrisch auftretende, ausfahrende choreatische Überbewegungen (Hyperkinesen) in proximalen und distalen Muskeln, eine voranschreitende Demenz und psychiatrische Veränderungen gekennzeichnet, die sich in der Regel erst ab dem 35.–50. Lebensjahr bemerkbar machen, wenn Nachkommen bereits vorhanden sind. In zahlreichen Untersuchungen wurde der zerstörerische Effekt der Erkrankung auf die betroffene Familie beschrieben. Sie geht zurück auf die oft zu findende Launenhaftigkeit, Aggressivität und Gewalttätigkeit der Erkrankten, die zu früher Berufsunfähigkeit, Straffälligkeit, Scheidung und Drogenproblemen führen kann. Dies kann die Einrichtung einer gesetzlichen Betreuung und die Unterbringung in einer psychiatrischen Einrichtung erfordern. Der Tod tritt nach 10 bis 15 Jahren ein.

Entscheidend sind klinische Verdachtsmomente, eine belastende Familienanamnese und typische Hirnveränderungen im CT. Technisch unproblematisch ist der direkte Gentest aus EDTA-Blut, der wegen seiner erheblichen Konsequenzen (Möglichkeit des Nachweises einer schicksalhaft verlaufenden schwersten Erkrankung bei (noch) nicht betroffenen Jugendlichen) ernst zu nehmende ethische Bedenken wachruft. Der Test darf nur nach sorgfältiger Abwägung mit den Betroffenen und selbstverständlich nicht ohne gültige Zustimmung nach vollständiger Aufklärung durchgeführt werden, wobei vorweg zu planen ist, was bei einem »positiven« Test zu tun ist.

Diagnose

5.4.2 Neuroakanthozytose

Es handelt sich um die wahrscheinlich häufigste erbliche Form einer Chorea nach der Chorea Huntington. Sie manifestiert sich ebenfalls im Erwachsenenalter und zeigt neben der Chorea andere neurologische Phänomene wie orofaziale Betonung der Chorea, Tics, Dysarthrie, Polyneuropathie und leichte Myopathie. Die Diagnose wird durch den Nachweis eines hohen Anteils gekerbter und stacheliger Erythrozyten (Akanthozyten) im manuellen Blutbild gesichert.

5.4.3 Paroxysmale Choreoathetosen

Diese ebenfalls erblichen Erkrankungen manifestieren sich in später Jugend und jungen Erwachsenenalter. Es kommt zu isolierten anfallsartigen Attacken mit choreatisch-dystonen Bewegungsstörungen, die durch abrupte Bewegungen oder Erschrecken (kinesiogen) oder Alkohol, Kaffee, Tee, Stress (dystone Form) ausgelöst werden und mit Antikonvulsiva behandelt werden können.

5.4.4 Symptomatische Choreaformen

Zahlreiche Schädigungen der Basalganglien können choreatiforme Bewegungsstörungen hervorrufen:

- entzündliche ZNS-Erkrankungen wie Lupus erythematodes, rheumatisches Fieber
- Stoffwechselstörungen wie Vitamin B12-Mangel
- Elektrolytverschiebungen
- Thyreotoxikose
- Infektionen wie Neurosyphilis und Chorea Sydenham (autoimmunologisch nach Streptokokken-Infekt)
- Durchblutungsstörungen (»posthemiplegische Chorea«)
- toxisch (Lithium, Kohlenmonoxid, Isoniazid, orale Kontrazeptiva, Reserpin, Scopolamin etc.).

5.4.5 Therapie

Eine ursächliche Therapie der Chorea ist nicht bekannt. Gegen die zum Teil ausgeprägten Hyperkinesen werden hochpotente Neuroleptika (z. B. Tiaprid, Haloperidol, Perphenazin) eingesetzt; bei Unverträglichkeit Tetrabenazid, bei tremorartigen aktionsinduzierten Überbewegungen evtl. Clonazepam (Rivotril®, Gefahr der Abhängigkeit). Depressive Verstimmungen sollten nicht mit klassischen trizyklischen Antidepressiva, sondern mit Sulpirid (Dogmatil®) oder Tafil® behandelt werden. Auch Melleril® oder Leponex® kann indiziert sein. Bei den paroxoysmalen Choreoathetosen ist ein Versuch mit Antikonvulsiva aussichtsreich.

5.5 Tics und Tourette-Syndrom

Definition

> **Tics** (franz.) sind kurze, abrupte, nicht zweckgerichtete, periodisch auftretende **unwillkürliche Bewegungen** (motorische Tics) oder **Lautäußerungen** (vokale Tics). Sie können zumindest kurzzeitig unterdrückt werden, halten dafür im Schlaf meistens an. Komplexe Tics werden von einfachen unterschieden. Der Schweregrad kann weit gestreut sein und im Verlauf wechseln. Die stärkste Ausprägung dieser Tics stellt das 1885 von GILLES DE LA TOURETTE beschriebene komplexe Syndrom dar.
> Die einfachste Form ist der ticartige Spasmus durch Kontraktur der Muskelfasern nach einer pathologischen blitzartigen Entladung eines einzelnen Nerven und ist eigentlich eine Neuropathie.

Wie bei allen Bewegungsstörungen gibt es auch bei den Tics eine Einteilung in primäre und symptomatische (sekundäre) Formen. Als mögliche Ursachen werden autoimmunologische (»rheumatische«), entzündliche, toxische (Kohlenmonoxid) medikamentös induzierte (L-Dopa, Neuroleptika [tardive Formen], Antiepileptika [Carbamazepin], Amphetamine) und perinatale Hirnschäden genannt.

Verlauf

Unterschieden wird auch nach dem Verlauf in vorübergehende (nicht länger als 1 Jahr anhaltende), anhaltende Tics der Kindheit, chronische (das ganze Leben bestehende) und senile (erst nach dem 50. Lebensjahr auftretende) Tics.

Häufigkeit

Vorübergehende Tics im Kindes- und Jugendalter sind nicht selten, die Prävalenz fällt zum Erwachsenenalter von 30–50/100 000 auf 5/100.000. Jungen sind 4x häufiger befallen als Mädchen. Meist handelt es sich zunächst um einfache Tics der Augen, des Gesichts oder Nackens (Blinzeln, Stirnrunzeln, Naserümpfen, Schulterzucken). Weil sie für einige Zeit unterdrückbar sind, fällt die Unterscheidung zu willkürlichen Bewegungen oft nicht leicht. Unmittelbar vor der Tic-Auslösung kann bei fast allen Patienten ein Spannungsgefühl bestehen, das sich durch den Tic löst. Es kann sich dabei auch um sensorische Wahrnehmungen handeln, die mit dem Tic durchaus in Verbindung stehen – z. B. ein Jucken vor einem Zucken oder Räuspern. Das Spannungsgefühl kann sich durch längere Unterdrückung, aber auch durch Angst und stärkere Gefühle steigern.

5.5.1 Tourette-Syndrom

Beim Tourette-Syndrom sind neben komplexen, anhaltenden und schwerwiegenden Tics überdurchschnittlich häufig bestimmte Verhaltensstörungen zu beobachten, die einen Einblick in die auf Basalganglien-Ebene verschalteten Bewegungen, Emotionen und Wahrnehmungen zulassen (☞ S. 173). 50 % der Tourette-Patienten haben Zwangsgedanken (sich wiederholende Gedanken, Gedankenspiele, Zählen) oder nehmen sich dauernd wiederholende Zwangshandlungen vor (Riechen an oder Bewegen von Gegenständen, An- und Ausziehen, Licht an- und ausknipsen, Waschen, Aufräumen, Kontrollieren). Es gibt Übergänge zu Syndromen mit gestörter Aufmerksamkeit und motorischer Überaktivität. Auch labile Emotionen, impulsive Aggressivität und selbstverletzende Handlungen sind überdurchschnittlich gehäuft.

Symptomatik

Die **Therapie** stützt sich besonders auf Neuroleptika. Die Psychotherapie hilft bei der Bewältigung. Einen nützlichen Beitrag leisten Selbsthilfegruppen.

Therapie

5.5.2 Spasmus hemifazialis

Um eine völlig andere Krankheit handelt es sich bei den Tics im Rahmen eines Spasmus hemifazialis. Die Krankheit ist nicht in den Basalganglien lokalisiert, sondern im peripheren Nerv. Die treffende Bezeichnung Tic hat sich aber auch eingebürgert für die beim Fazialisspasmus zu beobachtenden schnellen, kurzen, blitzartigen Zuckungen, die nach einer Nervenentladung in der angeschlossen Muskulatur beobachtet werden können.
Da in der Regel nur ein Fazialnerv erkrankt ist, sind die Phänomene auf eine Gesichtshälfte beschränkt, wobei im Augenlid die Tics am häufigsten und stärksten auftreten, sie können aber auch die gesamte mimische Muskulatur des Gesichts und über die Hautmuskulatur (Platysma) auch den Hals, die Stirn bis zum Zucken eines Ohrs umfassen. Durch salvenartige Entladungen (Bursts) kann sich das Auge sekundenlang schließen. Schmerzen treten nicht auf, einige Patienten berichten von einem unangenehmen Druck. Die Krankheit kann nach einer peripheren Fazialislähmung, aber auch ohne erkennbare sonstige Krankheitszeichen einsetzen. Die Therapie mit lokal gespritztem Botulinumtoxin ist sehr hilfreich.

5.6 Restless-legs-Syndrom

Etwa 5 % der Normalbevölkerung soll dieses Syndrom zeigen, demnach wäre es häufig unerkannt.

Es handelt sich um eine im mittleren Lebensalter auftretende, progrediente Symptomatik mit Bewegungsdrang und Missempfindungen (Parästhesien) in Waden und Beinen beim Einschlafen oder in Ruhe und zur Nacht. Die daraus entstehenden Schlafstörungen werden oft unterschätzt. 11 % aller Schlafgestörten haben ein Restless legs-Syndrom. Die Missempfindungen können nur schwer erläutert werden, oft glauben die Patienten einfach, an einer Schlafstörung zu leiden. Die Akathisie hat ähnliche Züge, tritt aber nicht mit einer vergleichbaren Tagesrhythmik auf. Bei Urämie und bei Dialysepatienten soll es gehäuft vorkommen, eine Anämie scheint sich ungünstig auszuwirken, eine familiäre Häufung besteht.

Therapeutisch werden in erster Linie L-Dopa und Dopaminagonisten gegeben (☞ Kap. 5.1, S. 173).

5.7 Ataxie

Definition

> Unter Ataxien versteht man einen unkoordinierten Ablauf geplanter oder unwillkürlicher Bewegungen mit einem gestörten Zusammenspiel der Muskeln (Dyssynergie), falscher Abmessung von Zielbewegungen (Dysmetrie) und der Unfähigkeit zur schnellen Ausführung von antagonistischen Bewegungen (z. B. Hände drehen) (Dysdiadochokinese). Die Ataxie ist das Leitsymptom der Kleinhirn-Bewegungsstörung.

Klassifikation

Die Einteilung nach neuropathologischen Sektionsbefunden bzw. nach befallenen Hirnstrukturen (Kleinhirn allein und in Kombination mit den unmittelbar verschalteten Zentren Rückenmark, Hirnstamm und Großhirn) ist verlassen worden zugunsten klinisch und molekulargenetisch fassbarer Einteilungen. Einen einfachen Überblick gibt ☞ Tab. 5.2.

Auch die moderne Einteilung hat ihre Grenzen, weil die Ataxie häufig nur ein Symptom von andersartig klassifizierbaren Stoffwechselkrankheiten ist.

Diagnostik

Die Diagnostik versucht also familiär auftretende Fälle einem Vererbungsweg zuzuordnen und dann genetische Untersuchungen durchzuführen, nachdem man anhand der klinischen Symptomatik eine Eingrenzung vorgenommen hat, und ansonsten die symptomatischen Formen herauszufinden, die nicht selten einer ursächlichen Therapie zugänglich sind.

Ataxie	Beispiel
1. Erbliche Ataxien: • autosomal-rezessiv	Friedreich-Ataxie Abeta-Lipoproteinämie Vitamin-E-Mangel-Ataxie Ataxien mit bes. Begleitsymptomen
• autosomal-dominant	verschiedene Formen mit besonderen Begleitsymptomen darunter die **s**pino**c**erebellären **A**taxien SCA 1–5
2. Nichterbliche Ataxien: • primäre Ataxien	Verschiedene Formen mit besonderen Begleitsymptomen z. B. mit Multisystematrophie
• symptomatische Ataxien	alkoholtoxisch Phenytoin bei Malabsorption bei Hypothyreose u. a.

Tab. 5.2: Einteilung der Ataxien

Die kurze Darstellung einzelner Krankheiten soll das Verständnis der Ataxien vertiefen.

5.7.1 Morbus Friedreich

Etwa 1–5 von 100 000 Einwohnern sind von dieser rezessiven Erbkrankheit (beide Eltern müssen ein krankes Gen haben, ein Viertel der Nachkommen erkrankt, eine weitere Hälfte ist gesunder Genträger) betroffen. Die Krankheit beginnt um das 12. (bis 25.) Lebensjahr mit einer Ataxie, innerhalb von 5 Jahren zusätzliche Dysarthrie, die Beineigenreflexe fehlen. Zusätzlich Störung der über den Hinterstrang geleiteten Sensibilität: Lageempfinden und Vibrationsempfinden. Die Augenbeweglichkeit ist gestört mit Blickrichtungsnystagmus, gestörter Blickfolge und gestörter Punktfixation. Etwa 60 % haben eine zusätzliche Pyramidenbahnschädigung mit positivem Babinski-Zeichen. Wegen einer axonalen Polyneuropathie kommt es zu distal betonten Muskelatrophien und Paresen mit nachfolgenden Skelettdeformitäten wie Hohlfuß oder Skoliose. Manchmal entwickeln sich eine Sehstörung oder eine Hörminderung auf dem Boden eine Atrophie der entsprechenden Hirnnerven. Rund 70 % der Erkrankten haben eine hypertrophische Herzerkrankung und 10 % einen Diabetes mellitus. Rollstuhlpflicht nach etwa 15 Jahren, zumindest die schwereren Verläufe haben eine verkürzten Lebenserwartung.

5.7.2 Autosomal-dominante zerebelläre Ataxie (ADCA)

Es handelt sich um eine klinisch recht bunte Gruppe mit einem eher späten Symptombeginn in der Regel zwischen dem 30. und 50. Lebensjahr, nur 10 % beginnen vor dem 25. Lebensjahr. Die Häufigkeit liegt bei 1–2 von 100.000. Es handelt sich überwiegend um so genannte spinozerebelläre

Ataxien (SCA), deren Typen mit Gen-Tests unterschieden werden können. Der Schweregrad und die Symptomatik können in den betroffenen Familien sehr unterschiedlich sein. Die zerebellären Ataxien unterscheiden sich klinisch durch Hinzutreten von Phänomenen wie Opticusatrophie, Demenz, Augenmuskellähmung, sensorische Polyneuropathie, Choreoathetose, Dystonie, Myoklonus, Krampfanfälle, Pigmentstörung der Augennetzhaut (Retina), Dysarthrie, Taubheit.

5.7.3 Primäre (idiopathische) zerebelläre Ataxie

Sie wird diagnostiziert, wenn eine progrediente Ataxie nach dem 25. Lebensjahr beginnt, keine erkennbare Ursache zeigt (keine symptomatische Form) und in der Familie keine weiteren Erkrankungen mit Ataxie vorkommen.

Wenn innerhalb von 4 Jahren weitere, nicht-zerebelläre Symptome hinzutreten, könnte es sich um eine Multi-System-Atrophie handeln, die häufig ohne Ataxie, dafür aber mit parkinsonähnlichen Symptomen einhergehen. Wenn schwere vegetative Entgleisungen (orthostatische Dysregulation, verminderte Magen-Darm-Motilität, Blasenentleerungsstörungen, vermindertes Schwitzen) hinzutreten, könnte ein Shy-Drager-Syndrom vorliegen.

5.7.4 Symptomatische toxische Ataxie

Alkohol führt im Rahmen einer Intoxikation zu einer akuten reversiblen Ataxie; man kann aber auch recht häufig eine chronische Ataxie beim chronischen Alkoholismus sehen. Auch Medikamente können zu Ataxien führen, akut-reversibel z. B. bei Benzodiazepinen, Barbituraten und Antiepileptika, chronisch-persistierend z. B. nach einer langjährigen Einnahme von Phenytoin oder durch eine Intoxikation mit Lithium (therapeutisch zur Prophylaxe schwerer endogener Psychosen).

5.7.5 Paraneoplastisch bedingte Kleinhirndegeneration

Es handelt sich bei dieser symptomatischen Ataxie um eine autoimmunologische Erkrankung mit Produktion von Antikörpern gegen das Kleinhirn im Rahmen einer Tumorerkrankung, z. B. Yo/APCA–1 bei Ovarial-, Uterus- oder Mamma-CA oder APCA–2 bei M. Hodgkin.

5.7.6 Therapie der Ataxien

Medikation
Eine medikamentöse Therapie konnte noch nicht gefunden werden. Die Therapie einer möglichen verursachenden Erkrankung kann jedoch zu einer Besserung und zur völligen Remission führen.

Die Patienten sind im Stationsalltag noch stärker **sturzgefährdet** als in ihrer gewohnten Umgebung. Eine Immobilisation aus Vorsicht sollte jedoch vermieden werden. Vielmehr müssen die Patienten kontinuierlich angeleitet werden, ihre verbliebenen Fähigkeiten einzusetzen und zu trainieren. Das selbstständige Essen kann erleichtert werden durch geeignete **Hilfsmittel** wie standfeste Becher, löffelfertige Mahlzeiten, breite Lätzchen oder Serviette. Gelegentlich scheuen Patienten mit schwerer Ataxie das Essen in der Öffentlichkeit, sinnvolle Rücksicht kann geraten sein.

Im Vordergrund steht das Training der Koordination und des Gehens. Eine Beratung hinsichtlich geeigneter Schuhe, Gehstützen und evtl. die Verordnung eines Rollators können die Sicherheit erhöhen.

Mit einem Training der alltäglich zu erledigenden Aufgaben soll die Alltagskompetenz möglichst verbessert und lange erhalten bleiben.

Zusammenfassung

Bewegungsstörungen sind Krankheiten mit gestörter unwillkürlicher Motorik. Sie gehen ganz überwiegend auf Erkrankungen der Basalganglien zurück, die in komplexen Regelkreisen in Verbindung mit frontaler sowie motorischer und sensorischer Hirnrinde und Hirnstamm und Kleinhirn für eine Feinabstimmung aller Bewegungen sorgen; außerdem regeln sie die Einbindung von Stimmungen und Affekten und stellen Zusammenhänge mit den erkennenden und steuernden kortikalen Hirnfunktionen her. Bewegungsstörungen können deshalb auch Veränderungen der Stimmung (z. B. Depressionen) und der Hirnleistungsfähigkeit (z. B. demenzielle Entwicklung) umfassen. Die wichtigste Erkrankung der Gruppe ist die mit Dopaminmangel einhergehende **Parkinson-Erkrankung,** die gezielt behandelt werden kann. Andere Bewegungsstörungen sind die verschiedenen Formen des **Tremors,** die **Dystonien** (darunter Blepharospasmus und Torticollis spasmodicus), das **Tourette-Syndrom** und andere Tics incl. Spasmus hemifazialis, das **Restless-legs-Syndrom** und auch die Gruppe der **Ataxien,** die mit Erkrankungen vor allem des Kleinhirns in Verbindung stehen. Die Ursachen sind vielfältig, häufig ist eine umfangreiche Differentialdiagnostik erforderlich. Die Therapie ist ebenfalls sehr vielfältig und häufig schwierig. Je nach Erkrankung stehen Maßnahmen gegen die Ursache und gegen die störende Symptomatik im Vordergrund. Die Pflegenden benötigen Gespür und Verständnis für die vorliegenden Störungen, um gezielt eingreifen und helfen zu können. Dies umfasst neben der unterstützenden Pflege auch die Versorgung mit Hilfsmitteln für den Alltag zu Hause und in Zusammenarbeit mit Krankengymnasten und Ergotherapeuten das Erlernen neuer Bewegungs- und Verhaltensmuster.

6 Degenerative Hirnerkrankungen

6.1 Natürliche Hirnatrophie

Das Altern des Gehirns

Bei allen Menschen bilden sich mit zunehmendem Alter die Nervenzellen des Gehirns zurück, sie **degenerieren,** werden kleiner und schränken auch die Tätigkeit der Synapsen ein. Die Aktivität der Synapsen und damit auch die Vernetzung bzw. Verschaltung der Nervenzellen muss sich aber nicht in dem Maße verringern wie Nervenzellen degenerieren, wenn der Transmitterstoffwechsel der Synapsen durch entsprechendes körperliches und psychisches Training und ggf. auch durch Medikamente aufrechterhalten wird. Beim Degenerationsprozess kommt es zwischen den Nervenzellen zu eiweißhaltigen Ablagerungen (**senile Plaques**).

Dieser Rückbildungsprozess verläuft individuell sehr unterschiedlich. Mit folgenden Einschränkungen ist zu rechnen:

Natürliche Hirndegeneration im Alter

- Störung des Gedächtnisses
- Verlangsamung der Reaktionen und der Einstellfähigkeit
- Beeinträchtigung von Stimmung und Antrieb
- Nachlassen der Sehkraft und des Hörvermögens (insbesondere im Hochtonbereich)
- Unsicherheit der Bewegungen
- Kleinerwerden der Schritte.

Hirnatrophie

Die bildgebenden Verfahren (CT und MRT) lassen eine Hirnatrophie erkennen, die bei 80-Jährigen einen Volumenverlust von etwa 10 % ausmacht.

6.2 Pathologische Hirnatrophie

Hirndegeneration infolge bekannter Schädigungen

Neben dem natürlichen Alterungsvorgang kann es infolge von oft genetisch bedingten Stoffwechselstörungen, eines zerebralen Sauerstoffmangels, einer Enzephalitis oder eines Schädel-Hirn-Traumas zu einer krankheitsbedingten Hirnatrophie kommen.

Primär-degenerative Hirnerkrankung mit Demenz

Sind keine Ursachen nachzuweisen, setzt die Hirnatrophie vorzeitig ein oder schreitet sie schneller als gewöhnlich fort und wird eine deutliche

Minderung der erworbenen intellektuellen Fähigkeiten, die als **Demenz** bezeichnet wird, erkennbar, handelt es sich um die **primär-degenerativen demenziellen Erkrankungen.** Betrifft die Hirnatrophie das **gesamte** Marklager, wird von der **Alzheimer-Krankheit** gesprochen; eine auf das Frontal- und Schläfenhirn **lokalisierte** Atrophie spricht für die **Pick-Krankheit.**

Atrophien im Stammganglienbereich sind Ausdruck eines **Parkinson-Syndroms** (☞ S. 173 ff). Eine auf die motorischen Nervenzellen in der Hirnrinde und im Rückenmark begrenzte Atrophie weist auf eine **Amyotrophe Lateralsklerose** (☞ S. 339 f.) hin. Die auf die Basalganglien und die Nervenzellen der Hirnrinde begrenzten degenerativen Prozesse lassen keine Demenz erkennen.

Atrophien im Bereich der Basalganglien und der motorischen Nervenzellen

Demenzsyndrome kommen bei etwa 0,25 % der Gesamtbevölkerung vor; bei den über 65-Jährigen sind es 5 %, gut die Hälfte davon sind Patienten mit der Alzheimer-Krankheit.

6.2.1 Alzheimer-Krankheit

Es handelt sich um einen im mittleren Lebensalter einsetzenden und mit zunehmendem Alter häufiger auftretenden hirnatrophischen Prozess mit deutlicher **Demenz.** Diese schreitet über einige Jahre schnell fort. Im anglo-amerikanischen Schrifttum wird sie auch als Demenz von Alzheimer Typ (DAT) bezeichnet. Das Krankheitsbild wurde 1907 von dem deutschen Neurologen A. ALZHEIMER beschrieben.

Definition
Eine Demenz ist bei verschiedenen Hirnerkrankungen zu beobachten. Etwa die Hälfte aller Demenzen ist der Alzheimer-Krankheit zuzuordnen.

Eine einheitliche Ursache ist nicht bekannt; es werden genetische, strukturelle und biochemische Auffälligkeiten und Störungen für das Krankheitsbild beschrieben. Genetisch ist von Interesse, dass für die Alzheimer-Krankheit eine Veränderung am Chromosom 21 beschrieben wird, die auch für die Entstehung des Down-Syndroms (Fehlentwicklung vieler Organe mit geistiger Behinderung) verantwortlich ist. Es kommt im Gehirn zu unlöslichen Eiweißablagerungen, den so genannten Amyloidplaques, und in der Hirnrinde zu charakteristischen Nervenzellveränderungen, die zu einem Zelluntergang und damit zu einer Abnahme der Synapsendichte führen.

Ursachen und Entstehungsbedingungen

Die Alzheimer-Krankheit beginnt sehr langsam mit Störungen der Merkfähigkeit und der Orientierung. Dabei bleibt die Persönlichkeit sehr lange erhalten. Das abstrakte Denken sowie das Planen und Urteilen sind oft beeinträchtigt. Erst später macht sich ein intellektueller Abbau im Sinne einer Demenz bemerkbar. Sprachstörungen und diskrete Parkinson-Zeichen kommen hinzu. Die Krankheit schreitet stetig fort, um nach etwa sieben bis zehn Jahren das Endstadium zu erreichen.

Symptomatik und Verlauf

Anfangs Störung der Merkfähigkeit und Orientierung, später Demenz

Die Krankheitserscheinungen der Alzheimer-Krankheit treten oft erst nach bereits jahrelangem Bestehen der Erkrankung in Erscheinung, wenn ein Großteil der Nervenzellen nicht mehr funktionstüchtig ist. Deshalb ist

Diagnose

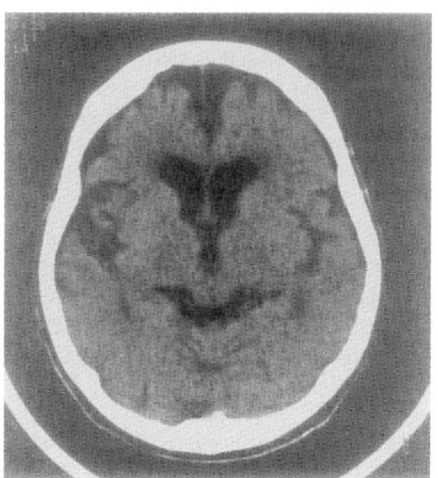

Abb. 6.1: Computertomogramm bei Alzheimer-Krankheit. Ausgeprägte Atrophie der Hirnrinde und des Marklagers.

man sehr um eine möglichst **frühe Diagnose** bemüht, damit Medikamente zur Verhinderung des Nervenzelluntergangs noch rechtzeitig zum Einsatz kommen. Ein besonders frühes Symptom soll eine Beeinträchtigung des sprachlichen Ausdrucks und der Wortflüssigkeit (**semantisches Defizit**) sein. Labormarker sind bisher nicht bekannt. Im Computertomogramm ist eine generalisierte Hirnatrophie erkennbar (☞ Abb. 6.1).

Therapie

Eine ursächliche Therapie ist nicht bekannt. Bei leichteren Formen der Alzheimer-Krankheit kommt der neue Wirkstoff Tacrin zur Anwendung, der durch eine Erhöhung der Acetylcholinkonzentration eine Verbesserung der Gedächtnis- und Denkleistung und damit eine bessere Bewältigung des Alltags bewirken soll. Auch Nicergolin wird ein verzögertes Fortschreiten der Erkrankung zugeschrieben.

Pflege

Die Pflege von Patienten mit Alzheimer-Krankheit oder fortgeschrittener Demenz ist eine besondere Aufgabe und Herausforderung. Anfangs sind es Beratung und Begleitung der durch Merkfähigkeitsstörung und Orientierungsschwäche verunsicherten und möglicherweise auch ratlosen Patienten. Später handelt es sich um die Pflege verwirrter und nicht-orientierter Patienten, die inkontinent, unruhig und auch aggressiv sein können und gefüttert werden müssen.

Beginnende Demenz

Umgang mit Alzheimerkranken

Beobachtung der Persönlichkeitsstörungen

Alzheimerkranke sind bei einer beginnenden dementiven Persönlichkeitsveränderung bezüglich ihres Leistungsvermögens schwer einzuschätzen. Sie selbst fühlen sich wie immer; ihr Verhalten und Erscheinungsbild sind unverändert. Nahestehende Personen jedoch nehmen Unsicherheiten der Erinnerung, Vergesslichkeit sowie Verstimmungszustände wahr. Spricht man die Kranken auf diese Auffälligkeiten an, können sie gereizt und misstrauisch reagieren. Wenn ihnen jetzt nicht mit Nachsicht und Verständnis begegnet wird, reagieren sie heftiger auf die sich anbahnende Beziehungsstörung. Sie ziehen sich zurück oder agieren unbesonnen querulatorisch. Im fortgeschrittenen Stadium beginnen die Patienten zu spüren, dass sie nicht mehr mithalten können und nicht mehr so leistungsfähig sind. Die betreuenden und beratenden Personen müssen diese psychopathologischen Auffälligkeiten erkennen und bestrebt sein, die Kommunikation zu erhalten. Dafür brauchen insbesondere Angehörige Beratung, die sie in Alzheimergruppen oder über die psychosozialen Dienste der Gesundheitsämter erhalten können.

In einem weiter fortgeschrittenen Stadium des dementiven Abbaus muss mit viel Geduld und Verständnis auf die Kranken eingegangen werden. Ihnen sind Hilfen bei der Strukturierung des Tages und der Erledigung der täglichen Aufgaben zu geben, wobei auf alte Gewohnheiten Rücksicht genommen werden sollte. Der Kranke darf nicht überfordert, aber durch zuviel Hilfe auch nicht unterfordert werden, damit er so lange wie möglich selbstständig bleibt. Depressive Verstimmungen und Versagenszustände sind aufzufangen. Es ist darauf zu achten, dass der Kranke seine Körperpflege einhält, dass er sich ausreichend ernährt und dass seine finanziellen Belange und Verpflichtungen geregelt sind. Eventuell muss eine Betreuung für bestimmte Belange des täglichen Lebens eingerichtet werden.

Ist der Kranke schließlich verwirrt und zum Pflegefall geworden, wird eine Versorgung rund um die Uhr erforderlich, nach Möglichkeit zu Hause, sonst in einem Pflegeheim. Dabei ist darauf zu achten, dass ihm liebgewordene Erinnerungsstücke wie Bilder, Fotografien, Bücher und kleine Möbelstücke erhalten bleiben. Auch im dementen Zustand muss der Kranke angezogen und zu Spaziergängen und einfachen Aufgaben angehalten werden. Wenn er bettlägerig geworden ist, sollte er zum Beispiel die Möglichkeit haben, vertraute Musikstücke zu hören. Mithilfe einer Ergotherapeutin sind bestimmte Tätigkeiten einfacher Art zu verrichten, wie z. B. Briefmarken ausschneiden oder ablösen, Postkarten sortieren oder Bilder anmalen. Häufig sollten Besucher kommen und vom Tagesgeschehen, der Familie oder von früheren Zeiten berichten. Das Leben sollte so normal wie möglich gestaltet werden; dazu gehört die abwechslungsreiche Gestaltung der Tage: Einkaufen, Arzt- und Friseurbesuche, Bücherei, Geburtstage feiern, Festtage vorbereiten, Abendprogramme, Fernsehen usw.

Fortgeschrittene Demenz

Versagenszustände

Hilfe im Alltag

Pflegefall

Verwirrtheit

Betreuung und Lebensgestaltung

6.2.2 Pick-Krankheit

Im Gegensatz zur Alzheimer-Krankheit ist bei der Pick-Krankheit die fortschreitende Hirnatrophie auf den Stirn- und Schläfenlappen begrenzt und die Demenz weniger ausgeprägt. Dafür stehen Persönlichkeitsveränderungen im Vordergrund. Die Pick-Krankheit ist selten; sie wurde von dem Prager Neuropsychiater A. PICK 1892 beschrieben.

Definition

Eine Ursache für die Pick-Krankheit ist nicht bekannt. Sie beginnt meist zwischen dem 50. und 60. Lebensjahr mit einem Nachlassen der psychischen Leistungsfähigkeit. Die Kranken machen bei täglichen Routineleistungen zunehmend Fehler und werden im Denken und Handeln langsamer und initiativlos. Bei einer Atrophie vorwiegend im Schläfenlappen

Symptomatik und Verlauf

und damit auch im Bereich des limbischen Systems kommen emotionale Störungen wie Reizbarkeit und Affektlabilität hinzu. Ist besonders der Stirnlappen betroffen, steht die Persönlichkeitsveränderung mit ethisch-sozialer Nivellierung und gesteigertem Lebensgefühl mit Sorglosigkeit bis hin zur triebhaften Enthemmung im Vordergrund. Der Verlauf der Pick-Krankheit beträgt etwa 7 Jahre; eine ursächliche Therapie ist nicht bekannt.

Zusammenfassung

Degenerative Hirnerkrankungen sind Ausdruck einer Rückbildung der Nervenzellen, deren Ursache bisher nicht bekannt ist oder die durch meist genetisch bedingte Stoffwechselstörungen, einen zerebralen Sauerstoffmangel, eine Enzephalitis oder eine Schädel-Hirn-Verletzung bedingt sein kann. Leitsymptom ist die Demenz, eine Minderung der intellektuellen Fähigkeiten. Die bildgebenden Verfahren lassen eine deutliche Hirnatrophie erkennen. Am häufigsten ist die Alzheimer-Krankheit, die mit einem semantischen Defizit (Störung des sprachlichen Ausdrucks) sowie mit Merk-, Konzentrations- und Orientierungsstörungen beginnen kann und stetig bis zur völligen Hilflosigkeit und Demenz fortschreitet. Die Betreuung der später verwirrten und in ihrer Persönlichkeit erheblich veränderten Patienten bedeutet für die Angehörigen und das Pflegepersonal besondere Anforderungen.

7 Hirntumoren

Hirntumoren sind Gewebsgeschwülste, die zu gefährlichen Funktionsstörungen führen durch
- ihre raumfordernde Wirkung innerhalb der Schädelkapsel oder durch
- ihr diffuses Wachsen in das Nachbargewebe.

Die WHO (Weltgesundheitsorganisation) unterscheidet

- Tumoren des Hirngewebes
- Tumoren der Hirnnerven und Spinalwurzeln
- Tumoren der Hirnhäute
- Lymphome
- Tumoren der Sella
- Metastasen

und andere seltenere Tumoren.

Der **Schweregrad** reicht von WHO Grad I (**gutartig**) bis IV (**bösartig**).

Eine spezielle Ursache von Hirntumoren ist nicht bekannt. Umwelteinflüsse spielen wohl keine Rolle. Nach hochdosierter Strahlenbehandlung ist nach Jahrzehnten das Tumorrisiko jedoch erhöht. Wahrscheinlich spielen punktuelle Mutationen oder Fehlregulationen des Zellwachstums eine Rolle. Auffällig ist, dass viele Tumorarten bevorzugt **in bestimmten Altersgruppen** auftreten.

Metastasen außerhalb des Schädels gelegener Tumoren stellen 20 % und **primäre Tumoren** der Hirngewebe 80 % der Hirntumoren.

Man rechnet mit etwa 8–9 primären Hirntumorkranken pro Jahr bei 100 000 Einwohnern, wobei etwa die Hälfte dieser Tumoren bösartig ist. Im Kindes- und Jugendalter überwiegen die vom Stützgewebe ausgehenden bösartigen Tumoren. Im mittleren Lebensalter sind gutartige Tumoren der Hirnhäute und des Drüsengewebes etwa ebenso häufig wie bösartige Tumoren. Im Alter überwiegen eindeutig die bösartigen Tumoren des Stützgewebes und die Metastasen.

Tab. 7.1: Relative Häufigkeit und mittleres Erkrankungsalter der häufigsten
Hirntumoren

Tumoren	relative Häufigkeit	mittleres Erkrankungsalter
Astrozytome WHO Grad II	27 %	50
Glioblastome WHO Grad IV	28 %	62
Meningeome	22 %	61
Neurinome	4 %	52
Astrozytome WHO III	3 %	54
Medulloblastome	2 %	12
pilozytäre Astrozytome WHO Grad I	1 %	13
primäre ZNS-Lymphome	1–2 %	56 ohne AIDS 31 mit AIDS

7.1 Wachstumsverhalten und Hirndruck

Malignität und Benignität

Das Verhalten eines Hirntumors wird bestimmt durch seine Wachstums-
geschwindigkeit (**schnell = bösartig**) und seine Fähigkeit, Nachbargewebe
diffus zu durchwachsen und so zu zerstören (**diffuses Wachstum = bösartig**). Allerdings können auch gutartige Hirntumoren, selbst wenn sie nur
langsam und in einer Kapsel wachsen, im Innern der Schädelkapsel
gefährlich werden, wenn sie an ungünstiger Stelle liegen und wichtige
Zentren durch Druck zerstören. Die Einschätzung des Wuchsverhaltens
wird durch (Verlaufs-)Beobachtungen der Bildgebung (CT, MRT) und
die Gewebeuntersuchung (Histologie) unter dem Mikroskop ermöglicht.
Aus dem histologischen Befund ergibt sich die WHO-Gradeinteilung
(☞ Tab. 7.2).

Tab. 7.2: WHO-Gradeinteilung der Hirntumoren

Grad	Dignität/Prognose/Beispiel
Grad I	gutartig, lange Überlebenszeit, z. B. Meningeom I
Grad II	noch gutartig, kürzere Überlebenszeit, z. B. Astrozytom II
Grad III	bösartig, Überlebenszeit bis 3 Jahre, z. B. Astrozytom III
Grad IV	sehr bösartig, Überlebenszeit bis 1 Jahr, z. B. Glioblastom, Medullo-blastom.

Hirndruck

Da der Gehirnschädel des Erwachsenen einen fest umschlossenen Raum
darstellt, der sich nicht ausdehnen kann, wird ein sich vergrößernder
Tumor bald einen erhöhten Druck auf das umgebende Hirngewebe, den
Liquor und die Blutgefäße ausüben. Der von dem Tumor ausgehende
Druck ist außerdem zu einem oft erheblichen Teil auf ein den Hirntumor
umgebendes **Hirnödem** zurückzuführen. Dieses entsteht toxisch durch
Stoffwechselprodukte insbesondere der bösartigen Tumoren und Metastasen sowie durch eine Störung der Hirndurchblutung, indem die Arterien und Venen eingeengt werden und es über eine Mangeldurchblutung
zu einer Beeinträchtigung des Hirnstoffwechsels kommt.

Zur **Trias des Hirndrucks** gehören:
- Kopfschmerzen
- Übelkeit mit Erbrechen und Schluckauf (Singultus)
- Stauungspapillen (Veränderungen der Augenhinterwand).

Bei Kleinkindern lösen sich bei zunehmendem Hirndruck die noch nicht festen Knochennähte des Schädeldachs, und der Schädel wird insgesamt größer. Beim ausgewachsenen Schädel mit seinen festen Nähten kommt es beim Tumorwachstum hingegen zu einer Verlagerung des sich ausdehnenden Gehirns in Richtung der gesunden Gehirnabschnitte. Die Folge ist die so genannte **Massenverschiebung** innerhalb des Gehirns. Diese Verschiebung von Hirngewebe kann durch zwei breite, starre und feste Durafalten (sie bestehen aus der festen Hirnhaut, der Dura mater) behindert werden (☞ Abb. 7.1). Dabei handelt es sich um die senkrecht in der Schädelmitte vom Schädeldach herab ziehende und beide Hirnhälften trennende Sichel (Falx) und um das quer verlaufende Dach (Tentorium) im Bereich der hinteren Schädelgrube, welches mit der vorderen Öffnung (Tentoriumschlitz) das Mittelhirn umgreift und hinten fest mit der Hinterhauptschuppe verwachsen ist. Das Tentorium trennt das Großhirn vom Kleinhirn. Durch den Tumor und seine Raumforderung kommt es zu einer Mittellinienverlagerung (Hirnmassenverschiebung unter der Falx) zur gesunden Seite oder auch zu einer Einklemmung im Tentoriumschlitz oder im großen Hinterhauptsloch (Foramen occipitale magnum) in Richtung des Rückenmarks.

Hirnmassenverschiebung
Einklemmung

Merke

Bei einer Einklemmung können gesunde Hirnanteile erheblichen Schaden erleiden. Unbehandelt führt die fortschreitende Einklemmung zum Tode.

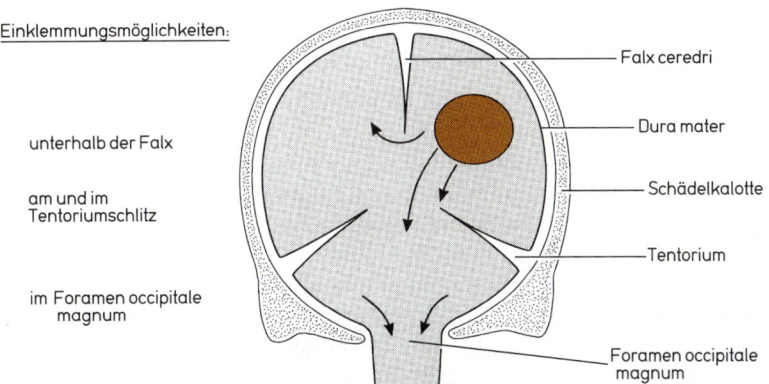

Einklemmungsmöglichkeiten:

unterhalb der Falx

am und im Tentoriumschlitz

im Foramen occipitale magnum

Falx ceredri

Dura mater

Schädelkalotte

Tentorium

Foramen occipitale magnum

Abb. 7.1: Frontalschnitt durch Hirn und Schädel. Gezeigt wird eine tumoröse Raumforderung im linken Marklager. Die Pfeile geben die Richtung der Massenverschiebungen im Bereich der einklemmungsgefährdeten Strukturen an.

7.2 Symptomatik

Symptome der Einklemmung

Eine Einklemmung von Großhirngewebe am unteren Rand der Falx oder eine Einklemmung von Mittelhirnanteilen am Tentorium wird als **obere Einklemmung** bezeichnet. Es kann unter anderem zu einer Okulomotoriusstörung (weite lichtstarre Pupille, Hängen des Augenlides, Augapfel nach unten-außen gedreht) kommen.

Eine Einklemmung von Hirnstammanteilen am großen Hinterhauptsloch (Foramen occipitale magnum) führt zur **unteren Einklemmung.** Der Patient wird unruhig, wälzt sich hin und her, die Pupillen sind eng, im fortgeschrittenen Stadium auch weit und lichtstarr, und die Augäpfel führen langsame Pendelbewegungen aus. Es kommt zu einer tiefen Bewusstlosigkeit, zu einer unregelmäßigen schnarchenden Atmung, zum Blutdruckabfall und zu beiderseits auftretenden pathologischen Reflexen (z. B. Babinski-Zeichen).

Merke

> Eine drohende Einklemmung ist zu erkennen
> - an der Verschlechterung der Bewusstseinslage
> - an der Störung des Atemrhythmus und der Kreislaufverhältnisse
> - an der auffälligen Pupillenreaktionen oder gestörten Augenbewegungen.

Beobachtung

> Für das Pflegepersonal ist es wichtig, eine drohende Einklemmung rechtzeitig zu erkennen. In regelmäßigen Abständen müssen überprüft werden:
> - Bewusstseinslage
> - Reaktionsvermögen
> - Beweglichkeit der Augen und Lider
> - Pupillenreaktion
> - Puls
> - Blutdruck
> - Atemtätigkeit
> - allgemeines Verhalten.

Hirntumorsymptome

Die Symptomatik eines Hirntumors hängt von vielen Faktoren und Bedingungen ab. Ein langsam wachsender, gutartiger Tumor zeigt besonders zu Beginn andere Symptome als ein schnell wachsender, bösartiger Tumor. Viel hängt von der **Lage** des Tumors ab, ob er zum Beispiel im Frontalhirn oder im Hirnstamm wächst. Wesentlich ist auch, welche Begleiterscheinungen ein Tumor hervorruft, ob er ein Hirnödem entwickelt, ob es zu einer Blutung in den Tumor selbst kommt oder ob bestimmte Hirnabschnitte komprimiert werden.

Es werden deshalb **allgemeine Hirntumorsymptome,** die bei jedem Tumorwachstum auftreten können, und **spezielle Hirntumorsymptome,** die an die Tumorlokalisation gebunden sind, beschrieben. Diese werden auch als **Herdsymptome** bezeichnet.

> Die häufigsten Symptome eines Hirntumors sind epileptische Anfälle, Kopfschmerzen, Persönlichkeitsstörungen, Lähmungen, Erbrechen, Sprachstörung und Vigilanzminderung.

Allgemeine
Hirntumorsymptome

- **Epileptische Anfälle** sind das häufigste Symptom eines Hirntumors und in knapp 40 % der Fälle auch das Erstsymptom. Wenn sie bei älteren Patienten zum ersten Mal auftreten, ist immer zuerst an einen Hirntumor zu denken, obwohl auch Durchblutungsstörungen oder unspezifische Hirnschäden in Betracht kommen.
- **Kopfschmerzen** treten bei etwa der Hälfte der Tumorpatienten auf. Sie fallen häufig morgens auf, werden als diffus, dumpf, drückend, mitunter auch als bohrend empfunden und verstärken sich bei Lagewechsel.
- Eine **Druckschmerzhaftigkeit der Nervenaustrittspunkte** z. B. des ersten und zweiten Trigeminusastes oberhalb und unterhalb des Auges fällt häufiger bei der neurologischen Untersuchung auf. Der N. trigeminus nimmt die sensiblen Empfindungen der Hirnhäute (Meningen) auf, die bei Hirndruck zunehmend gespannt sind.
- **Psychische Veränderungen** sind oft die ersten und auch häufigsten Auffälligkeiten. Bevor überhaupt neurologische Störungen erkennbar werden, kann über ein Nachlassen des Gedächtnisses und der Merkfähigkeit sowie über eine allgemeine Erschöpfung und Reizbarkeit geklagt werden. Hirntumorkranke wirken weniger depressiv, sondern eher gleichgültig, interesselos, antriebsarm und in ihren Äußerungen ausgesprochen sachlich. Diese Versachlichung und Verkargung des seelischen Befindens ist allerdings ein früher Hinweis auf jede hirnorganische Schädigung, nicht speziell auf einen Hirntumor. Erst mit zunehmendem Hirndruck kommt es zu einer Störung des Bewusstseins im Sinne einer Benommenheit und später auch zu einer Bewusstseinstrübung.
- **Schwallartiges Erbrechen im nüchternen Zustand,** besonders morgens, ist ein ziemlich sicheres Hirntumorzeichen. Übelkeit und Erbrechen sind bei Kindern oft die einzigen Symptome und werden durch den Druck auf Hirnstamm und Medulla oblongata erklärt.
- **Erbrechen und Schluckauf** zeigen eine bedrohliche Beeinträchtigung des Hirnstamms an.
- Eine **Stauungspapille** ist bei etwa zwei Drittel der Hirntumorpatienten am Augenhintergrund zu beobachten, vorwiegend bei den langsam wachsenden, eher gutartigen Tumoren. Bei jüngeren Patienten ist eine Stauungspapille häufiger als bei älteren Patienten anzutreffen, bei denen sich wegen der physiologischen Hirnatrophie Hirndruckzeichen erst später bemerkbar machen.

Im Zeitalter von CT, MRT usw. werden die speziellen Syndrome der Hirnregionen nicht mehr zur Lokalisation des Tumors genutzt; ihre Kenntnis fördert jedoch das Verstehen der besonderen Verhaltensweisen

Spezielle Hirntumor-
symptomatik der
Hirnregionen

der betroffenen Patienten. Am Beispiel der Lokalisation einiger Hirntumoren werden die wichtigsten Störungen genannt:

Stirnhirntumor

Antriebsverarmung und Schwerfälligkeit bei nur wenig gestörtem Bewusstsein fallen am meisten auf. Generalisierte Krampfanfälle können in einen Status epilepticus übergehen.

Schläfenlappentumor

Stimmungsschwankungen (z. B. Reizbarkeit, Ängstlichkeit) und eine Halbseitenlähmung sowie Partialanfälle (psychomotorische Anfälle), weniger auch generalisierte Anfälle sind zu beobachten.

Scheitellappentumor

Frühzeitig kommt es zur Halbseitenlähmung und gelegentlich zu einer Vernachlässigung der gegenüberliegenden Körperhälfte (Neglect ☞ S. 61). Ferner sind so genannte neuropsychologische Störungen (☞ S. 59 ff.) zu beobachten. Häufig treten fokale und generalisierte Anfälle auf.

Kleinhirntumor

Eine gleichzeitige Ataxie der Extremitäten sowie des Gehens und Stehens bestimmt das Bild. Früh kommt es zum Hirndruck mit beidseitiger Stauungspapille.

7.3 Diagnostik

Bildgebung

Im Rahmen der Diagnostik sind die Computertomographie (CT) (☞ Abb. 7.2) und die Magnetresonanztomographie (MRT) unverzichtbar. Das CT wird aus Kostengründen oft zur Verlaufsbeobachtung und zur postoperativen Kontrolle eingesetzt – die besseren Informationen bietet jedoch das MRT. Kalkanteile kann hingegen das CT besser darstellen. In gut 90 % der Fälle gelingt damit der Tumornachweis. Durch die zusätzliche intravenöse Kontrastmittelgabe können sich Hirntumoren, insbesondere wenn sie gefäßreich sind, anfärben und damit besser darstellen. Die **Verlaufsbeobachtung** bei Hirntumoren in Remission, deren Wachstum also zurzeit stillsteht, wird fast vollständig mit dem MRT gemacht, um die **Strahlenbelastung** gering zu halten.

Angiographie

Zur Abklärung der Blutversorgung eines Hirntumors und zur Beurteilung der Lage der größeren Hirnarterien in einem Tumorgebiet kann zusätzlich eine Angiographie durchgeführt werden.

Röntgenaufnahmen des Schädels

Röntgenaufnahmen des Schädels werden angefertigt zur Beurteilung von Sella-Tumoren und bei Meningeomen oder Metastasen, die in den Knochen gewachsen sein könnten.

EEG

Das EEG kann Allgemeinveränderungen, Herdbefunde oder epileptische Potenziale zeigen und hat seinen Wert in der Verlaufsbeobachtung und als Suchmethode in der Praxis.

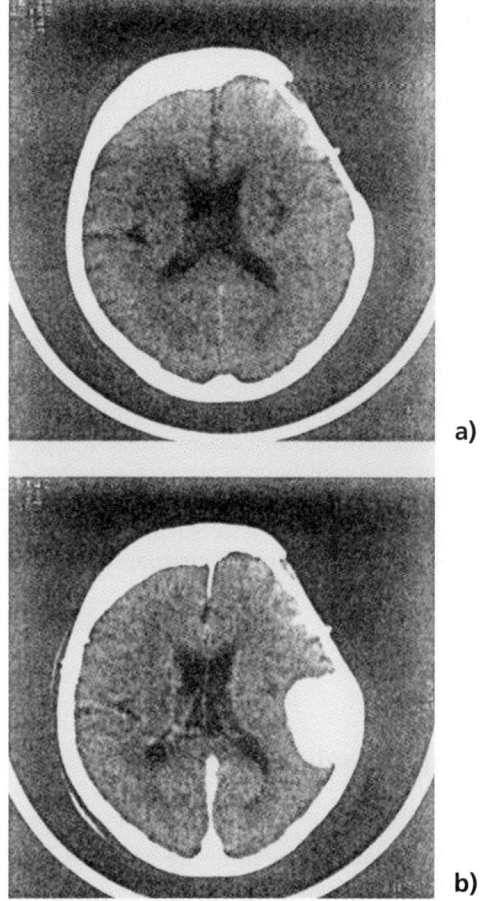

a)

b)

Abb. 7.2: Computertomogramme eines Konvexitätsmenigeoms. Abb. **a)** zeigt eine osteoklastische Trepanation, bei der der Knochendeckel nicht wieder eingesetzt wurde; das Meningeom stellt sich in Abb. **b)** erst nach Gabe von Kontrastmittel dar.

Bei inoperablen Hirntumoren wird zur Planung der Therapie (Chemotherapie oder Bestrahlung) operativ eine Hirngewebsprobe entnommen: »**offen**« oder **stereotaktisch** mit einer Biopsienadel oder -hülse durch Koordinatenberechnung nach CT- oder MRT-Bildern. Ernsthafte Komplikationen bei der Gewebsentnahme treten nur noch in etwa 1 % der Fälle auf.

Gewebsentnahme (Biopsie) offen oder stereotaktisch

Die pathologisch-anatomische Untersuchung durch den Neuropathologen erlaubt die Einordnung des Tumors (Staging) und seines Schweregrades (Grading) nach den WHO-Kriterien. Dies ist erforderlich zur Planung der Chemo- und/oder Strahlentherapie. Der Operateur benötigt noch intraoperativ die Ergebnisse von »**Schnellschnitt- Untersuchungen**« zur Planung des weiteren operativen Vorgehens.

Histologie

Eine Liquoruntersuchung durch Punktion des Spinalkanals darf nur nach Beurteilung der **Druckverhältnisse** im CT oder MRT durchgeführt werden, weil nach der Liquorentnahme infolge des Unterdrucks im Spinalraum die Gefahr der **Einklemmung** im Bereich des Tentoriums oder des Foramen occipitale magnum besteht. In besonderen Fällen wird Liquor auf Tumorzellen untersucht (Meningeosis carcinomatosa).

Liquoruntersuchung

Evozierte Potenziale	Die Beurteilung der evozierten Potenziale erlaubt ergänzende Erkenntnisse zur Funktion der Hirnbahnen.
SPECT/PET	Diese Verfahren stellen **Funktionen** und nicht Strukturen des Gehirns dar und sie könnten in der (mit CT, MRT oft nicht leichten) Unterscheidung von Hirntumoren und Nekrosen nach OP und Radiatio eine Bedeutung haben.
Spinale Bildgebung	CT, MRT oder Myelographie des Rückenmarks sind erforderlich bei Verdacht auf einen spinalen Tumor oder »Abtropf-Metastasen«.

Für den Patienten ist es wichtig, dass er bei den verschiedenen Untersuchungsmethoden über den Untersuchungsgang und das Untersuchungsziel informiert wird. Die Pflegeperson darf nicht vergessen, dass der Patient mit der großen Befürchtung oder schon Gewissheit lebt, einen Hirntumor zu haben, der sein weiteres Leben entscheidend verändern kann. Der Patient wartet ungeduldig und bedrückt auf die Untersuchungsergebnisse, sodass er einer besonders verständnisvollen Zuwendung und Begleitung vonseiten des Pflegepersonals bedarf.

7.4 Therapieprinzipien

Aufklärung	Da auch scheinbar vollständig entfernte bösartige Hirntumoren nachwachsen und auch mit Strahlentherapie und Chemotherapie ein Wachstumsstillstand nicht erwartet werden kann, muss die Situation mit dem Patienten und dessen Angehörigen zumindest bis zu diesem Punkt klar und ohne Weckung falscher Hoffnungen besprochen werden. Wenn weitere Fragen bestehen, werden auch diese vollständig beantwortet. Die meisten Patienten richten ihre Hoffnung auf ein möglichst gutes und langes Überleben und wenn erste Symptome des Rezidivs sich bemerkbar machen, auf Linderung, Hilfe und Beistand, die in einer kompetenten Klinik, die diese Hirntumortherapie begonnen hat, auch immer gewährleistet wird.
Therapieplanung	Die Führung des Kranken und die Beratung der Angehörigen verlangen große Erfahrung. Sinnvoll ist eine gute Zusammenarbeit mit der Familie, einem Hausarzt und im Spätstadium auch mit Pflegediensten. Die Klinik bietet sinnvollerweise eine ergänzende ambulante Betreuung der Patienten an, die sich besonders in Phasen einer Remission in vielen Fällen auch über Jahre erstrecken kann. Oft treten Komplikationen jedoch bereits in der frühen Therapiephase auf und bedürfen einer speziellen Therapie.

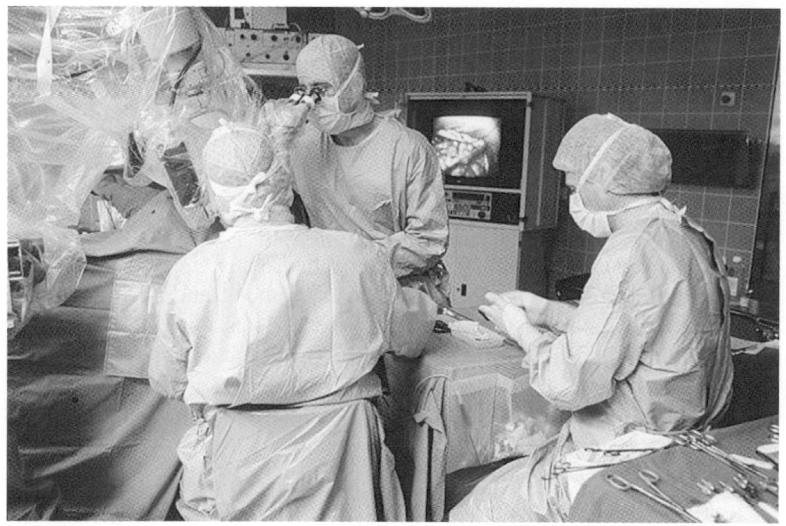

Abb. 7.3: Neurochirurgische Hirntumoroperation mit einem Operationsmikroskop. In jüngerer Zeit werden zunehmend zusätzlich Navigationstechniken eingesetzt, die dem Operateur ein äußerst genaues Auffinden seines Ziels bei minimaler Eröffnung des Schädels und Verletzung des Gehirns ermöglichen.

Operation

Mögliche Ziele einer Operation sind:

Ziele einer Hirntumor-OP

- die akute Druckentlastung durch Volumenverminderung und Beseitigung von Liquorabfluss-Störungen
- die Gewinnung einer Gewebeprobe zur histologischen Untersuchung als Grundlage jeder weiteren Therapie und
- die Tumorentfernung bzw. bei diffus wachsenden Tumoren ihre Massenreduktion. Die möglichst »komplette« Tumorentfernung verzögert (außer beim Lymphom) die Entstehung eines Rezidivs. Die Verfeinerung des operativen Vorgehens durch Sonographie, Kontrastmittel oder Färbung und Stereotaxie (Neuronavigation) wird zunehmend bessere Ergebnisse bringen.

Der Operationserfolg sollte innerhalb von 3 Tagen durch ein Kontrast-CT oder -MRT dokumentiert werden.

Rezidiv-Operationen müssen hinsichtlich Erfolgsaussichten, Risiken und Belastung individuell abgewogen werden.

Bösartige Tumoren werden nur dann »vollständig« entfernt, wenn sie relativ günstig gelegen und nach der Operation keine schwerwiegenden Ausfälle (Lähmungen, Aphasie) zu erwarten sind, ansonsten wird zumindest eine Biopsie angestrebt.

OP-Platzierung und Nachsorge

Um ein schnelles Nachwachsen bösartiger Tumoren aufzuhalten, werden möglichst bald, das heißt nach Abschluss der Wundheilung, die Strahlentherapie und/oder Chemotherapie erwogen.

Bei gutartigen Tumoren, besonders bei den Meningeomen, kann eine Heilung erwartet werden, wenn eine Entfernung mit Ansatzstelle gelingt. Allerdings kann die Operation bei großen und gefäßreichen Tumoren schwierig sein, besonders auch dann, wenn lebenswichtige Hirnarterien umwachsen sind oder der Tumor ungünstig gelegen ist.

Komplikationen

Als Risiken von Hirntumoroperationen können Hirninfarkte, Infektionen und Entzündungen, Blutungen und ein Hirnödem genannt werden. Todesfälle kommen nur selten vor (< 3 %), neurologische Verschlechterungen sind schon häufiger (< 20 %), und das Risiko der Summe aller Komplikationen reicht bis knapp 40 %.

Strahlentherapie

Die Indikation einer Strahlentherapie gründet sich in erster Linie auf den **Wachstumseigenschaften** des Tumors in Bildgebung und Histologie und ansonsten auf die zu erwartende **Prognose,** die sich mittels Alter, Allgemeinzustand und Radikalität der Operation abschätzen lässt.

Bestrahlungsfelder

Man unterscheidet drei mögliche Bestrahlungsfelder:
- erweitertes Tumorbett
- Gesamthirn
- Liquorraum.

Die postoperative Bestrahlung mit hochenergetischen Röntgenstrahlen (»Radiatio«) bessert die **Überlebenszeit** der Patienten bei **guter Lebensqualität.**

Indikation

Eine Indikation besteht
- bei allen malignen (WHO III oder IV) Gliomen (z. B. Glioblastomen und anaplastischen Astrozytomen)
- beim Medulloblastom
- beim Lymphom unter Abwägung
- im Einzelfall bei Gliomen WHO Grad II und Kraniopharyngeom
- selten beim Meningeom
- praktisch nie beim Hypophysentumor.

Die Dosis beträgt für das erweiterte Tumorbett maximal 60 Gy (Gray), für das Gesamthirn 54 Gy, für das Rückenmark 40 Gy mit Einzeldosen von 1,5 bis 2 Gy (meist pro Tag). Die Gabe von Kortison zum Schutz der Gewebe ist umstritten und sollte auf jeden Fall niedrig gehalten werden.

Nebenwirkungen

Als Nebenwirkungen können auftreten:
- Verschlimmerung des Hirnödems
- (meist vorübergehender) Haarausfall
- Müdigkeit, Mattigkeit
- nach etwa 3 Monaten vorübergehende neurologische Verschlechterung mit Kopfschmerz, Übelkeit und Somnolenz
- als Langzeitfolgen werden befürchtet Wesensänderung und demenzielle Entwicklung auf dem Boden einer Leukenzephalopathie.

Pflege

> Bei der Bestrahlung muss die (Kopf-)Haut, die im Bestrahlungsfeld liegt, geschützt werden. Die Pflege sollte mit dem Strahlentherapeuten abgestimmt werden. Das Bestahlungsfeld ist u. U. mit einem wasserfesten Stift markiert.

Die gefährdete Haut
- nicht waschen, parfümieren, salben. Starken Schmutz evtl. mit weichem Tuch und Panthenol-Lösung oder Kamillelösung entfernen;
- vor Sonne, Kälte, Hitze und mechanischen Reizen schützen, z. B. lockere Mütze aus Mullschlauch.
- Gelegentlich wird tägliches Pudern mit Kamillepuder empfohlen.

Chemotherapie

Die Chemotherapie kann bei etwa 25 % der Patienten mit malignen Gliomen eine deutliche **Verlängerung der Überlebenszeit** bringen. Die Studien der letzten Jahre haben gezeigt, dass jüngere, »gesündere« Patienten mit besserem Allgemeinzustand (Karnofsky-Index > 70, ☞ Übersicht 7.1) besonders von einer Chemotherapie profitieren. Bestimmte histologische Typen (Oligodendrogliome WHO III) sprechen besser an als andere Gliome. Wegen der **Blut-Hirn-Schranke** kommen nicht alle Chemotherapeutika in Betracht. Etabliert haben sich die Nitrosoharnstoffe ACNU und BCNU sowie CCNU in Kombination mit Procarbazin und Vincristin (PCV-Schema), außerdem die Kombination mit VM-26. Meistens werden vier »Zyklen«, die je nach Medikament unterschiedlich aufgebaut sind, in mehrwöchigem Abstand durchgeführt. Die Dosis richtet sich nach der Körperoberfläche des Patienten, die sich aus seinem Gewicht und der Körperlänge berechnen lässt.

Die Chemotherapie beginnt frühestens 14 Tage nach der OP. Manche Strahlentherapeuten empfehlen einen ersten Therapiezyklus unmittelbar vor der Radiatio. Die Chemotherapie ist in aller Regel gut verträglich. **Übelkeit** oder gar **Erbrechen** treten nur selten auf und lassen sich mit Zusatzmedikamenten gut behandeln. Risiken birgt die Chemotherapie für **ältere** und **bettlägerige** Patienten (Risiko der Leukopenie durch Knochenmarksdepression; durch die Schwächung der Abwehrlage steigt das Infektrisiko), denen diese Therapie keinen Vorteil bringt.

Bei **Rezidiven** kann eine Umstellung, besonders auf Temozolomide, durchgeführt werden. In besonderen Fällen kann bei der Rezidiv-OP ein Ommaya-Reservoir implantiert werden, das eine ergänzende lokale Behandlung mit Methotrexat MTX ermöglicht (es handelt sich um ein unter der Kopfhaut gelegenes Portsystem mit Verbindung zur Tumorhöhle, ☞ Abb. 7.5, S. 222).

Leitlinien

100	normal, keine Beschwerden oder Symptome
90	geringe Symptome, normale Lebensführung und Arbeit möglich
80	leichte Symptome, normale Lebensführung mit Anstrengung möglich
70	Selbstversorgung möglich, **Arbeitsunfähigkeit**
60	Selbstversorgung mit gelegentlicher Hilfe möglich
50	zu Hause erhebliche Unterstützung/häufige Hilfe erforderlich
40	behindert, besondere Pflege und Unterstützung
30	schwer behindert, Krankenhauseinweisung erforderlich
20	schwer krank, Krankenhausbehandlung unerlässlich
10	moribund, schnell voranschreitende Verschlechterung
0	Tod

Übersicht 7.1: Karnofsky-Index zur Abschätzung der Lebensqualität und der Selbstständigkeit

Merke

Zytostatika sind hochwirksame Zellgifte, die nicht nur Tumorzellen, sondern auch gesunde Zellen und Gewebe schädigen können, besonders die sich schnell teilenden Zellen (Tumorzellen, aber z. B. auch Blut- und Schleimhautzellen) werden angegriffen. Zytostatika schädigen bei Einatmung, Wirkung auf Haut und Schleimhäute sowie parenteral.

Vorsichtsmaßnahmen sind bei der Zubereitung, Anwendung und Entsorgung notwendig. Der Umgang ist nur speziell geschulten Mitarbeitern erlaubt, keinesfalls Schwangeren oder Jugendlichen.

Zubereitung von Injektionslösungen, Aufziehen in Spritzen und Infusionen erfordert Einweghandschuhe, langärmelige Schutzkittel, Schutzbrille sowie Mund- und Nasenschutz. Meist werden die Zytostatika fertig gemischt und speziell verpackt von der Krankenhausapotheke (die über eine Laminar-flow-Werkbank verfügt) geliefert. Auf eine fachgerechte Entsorgung auch der Infusionsbestecke ist zu achten (in gesonderten Plastiktüten oder Containern verschlossen als Sondermüll).

Kontaminierte Haut sofort mit viel Wasser abspülen, D-Arzt oder Betriebsarzt informieren.

Immungeschwächten Patienten (Leukopenie) oder bei Blutungsgefahr (Thrombopenie) dürfen keine **i. m.-Injektionen** gegeben werden (Infektions- bzw. Blutungsgefahr)!

Hirndrucktherapie

Leitlinien

Der Hirndruck geht auf die Gewebevermehrung (Tumor) und auf ein begleitendes Ödem zurück. Entsprechend werden therapeutisch
- die Operation,
- die Ödemtherapie und
- unspezifische Maßnahmen eingesetzt.

Gegen das Tumorödem sind **Kortisonpräparate** gut wirksam. Bevorzugt wird Dexamethason (oral, i. m. oder i. v. bis 4×12 mg täglich, anfangs auch mehr) gegeben. Gerne wird zu Beginn der Behandlung eine einmalige Dosis von 40 mg Dexamethason i. v. gegeben. Kortison hat **schwere Nebenwirkungen** und muss deshalb sparsam dorsiert werden.

Mit dem oralen **Glycerin** (Grundsubstanz der Pharmazie) lässt sich ein kleiner Teil der Kortisondosis einsparen. Es ist billig, muss aber unbedingt geschmackskorrigiert (Zitronensaft-Konzentrat, Naturjoghurt, Kakao- oder Kaffee-Pulver etc.) 4–5 ×/Tag gegeben werden.

Infusionslösungen mit **Mannit oder Sorbit** kommen nur selten und im Notfall zur Anwendung. Auch **Furosemid** (z. B. Lasix®) i. v. kann helfen.

Pflege

Unspezifische Mittel zur Senkung des Hirndrucks sind:
- eine 30 °-Oberkörper-Hochlagerung (Kopf dabei nicht knicken)
- die Vermeidung von Pressen (nicht Heben, keine Anstrengung, Stuhlregulation)
- schnelle Mobilisierung zum Sitzen.

Durch den Rückgang des Hirnödems kann oft eine erstaunliche Rückbildung des Krankheitszustandes erreicht werden, wobei das **Tumorwachstum** aber **nicht** beeinflusst wird. Nach einer gewissen Zeit der Besserung treten die Hirndrucksymptome dann **heftiger** und **intensiver** in Erscheinung, sodass es bald zum Tode kommt. Die Lebensqualität wird mit einer qualifizierten Hirnödembehandlung deutlich verbessert.

Hirntumorpatienten haben ein hohes Risiko für **Thrombosen** und Lungenembolien; eine konsequente Prophylaxe ist besonders wichtig!

Thromboseprophylaxe

Typische **Komplikationen** beziehen sich auf die Folgen der Chemo- und Strahlen-Therapie in Verbindung mit Kortikoiden: **Infektgefährdung** bei Leukopenien und Kortisondauertherapie mit der Gefahr z. B. von Pneumonien und/oder opportunistischen Infektionen, z. B. Mykosen.

Komplikationen

7.5 Besonderheiten einzelner Hirntumoren

Die Tumoren der Stützzellen (Gliazellen), also der Astrozyten, Oligodendrozyten und Mikroglia stellen gut die Hälfte aller Hirntumoren.

• Malignes Glioblastom IV
Ausgehend von histologisch nicht mehr differenzierbaren Gliazellen. Häufigster Hirntumor. Lokalisation vorwiegend frontal, temporal und parietal. Mittleres und höheres Lebensalter. Kurzer Krankheitsverlauf (6 Monate). Wächst gefäßreich, infiltrierend. Trotz Operation und Bestrahlung ist der weitere Verlauf meistens ungünstig.

1. Vom Hirngewebe ausgehende Tumoren

• Oligodendrogliom II und III
Geht von der Oligodendroglia aus. Meist frontal, temporo-medial und parietal lokalisiert. Mittleres Lebensalter, längerer Verlauf (3 Jahre). Wächst solide, verdrängend und leicht infiltrierend. Oft Rezidive noch nach 3 bis 5 Jahren. Vergleichsweise besseres Ansprechen auf Chemotherapie.

• Astrozytom II
Geht von den Astrozyten aus. Wächst vorwiegend frontal und temporal. Mittleres Lebensalter, eher etwas früher. Verlauf bei Grad II länger (3 Jahre) als bei der schon malignen Form Grad III (anaplastisches Astrozytom). Wächst gelegentlich zystisch, Abgrenzbarkeit häufig nur unscharf; neuroradiologisch nicht so gut fassbar..

• Pilozytisches Astrozytom I
Gutartigste Form der Astrozytome (Grad I). Langsam wachsend, vorwiegend im Bereich der Mittellinie (Kleinhirn, Hirnstamm, Thalamus).

Häufig im Kindes- und Jugendalter. Gute operative Ergebnisse wegen meist guter Abgrenzbarkeit.

- **Medulloblastom IV**

Embryonaler Tumor der Kinder und jungen Erwachsenen. Wächst nur unterhalb des Tentoriums im Bereich des Kleinhirns und des Hirnstamms und macht sich bemerkbar mit Hirndruck (Hydrozephalus). Er neigt zu »Abtropf«-Metastasen in den Liquorraum, deshalb müssen liquorableitende Shunt-Systeme vermieden werden. Es kommt immer wieder zu Rezidiven.
Gute Operabilität und Möglichkeit zur Radiatio verbessern die Prognose.

- **Ependymom II und III**

Geht von den Ependymzellen der Ventrikelwand aus. Kindes- und Jugendalter, im Erwachsenenalter selten. Langsamer Verlauf (viele Jahre). Liquoruntersuchung zur Frage der meningealen Aussaat: dann auch spinale Radiatio. Radiatio bessert die Prognose deutlich.

- **Neurinom/Neurofibrom I**

2. Von Nervenzellen ausgehende Tumoren

Tumor der Nervenfaserhülle, besonders des N. acusticus (Akustikusneurinom, Kleinhirnbrückenwinkeltumor). Hörminderung oft Erstsymptom. AEP sind empfindlicher Suchtest (☞ Kapitel 3.4.2 Akustisch evozierte Potenziale, S. 94). 35. bis 40. Lebensjahr. Langsamer Verlauf, OP nur bei Jüngeren (< 65 J.), dann günstige Erfolge, aber Risiko des Fazialisnerv-Ausfalls. Radiatio bessert die Prognose.

- **Meningeom I–III**

3. Von der Hirnhaut ausgehende Tumoren

Ausgehend von den Hirnhäuten, meist kugelig, gelegentlich rasenförmig, häufig mit Knochenveränderungen (Verdickung oder Verdünnung, kann in den Knochen einwachsen). Wächst vorwiegend in der Nähe der Mittellinie an der Falx, am Keilbeinflügel und an der Konvexität des Gehirns. Relativ häufiger, gutartiger Tumor; langsamer Verlauf (viele Jahre). Nach vollständiger operativer Entfernung bei Grad I praktisch kein Rezidiv. Ab WHO III mit Radiatio, evtl. präoperative Embolisation.

- **ZNS-Lymphome**

4. Vom Lymphgewebe ausgehende Tumoren

»Primäre« ZNS-Lymphome entstehen im ZNS und metastasieren nicht. Vermutlich verdanken sie ihre Entstehung der Blut-Hirn-Schranke, die sie vor der körpereigenen Tumorabwehr schützt. Sie haben durch die AIDS-Epidemie und die steigende Zahl immungeschwächter Patienten stark an Häufigkeit zugenommen. Sekundäre ZNS-Lymphome entsprechen in 5–29 % der Fälle der Metastasierung maligner Hodgkin- oder Non-Hodgkin-Lymphome ins ZNS. Häufig handelt es sich um supratentorielle, solitäre B-Zell-Lymphome.
Diagnostik: Verdacht in der Bildgebung; Liquor enthält in einem Drittel der Fälle monoklonale Lymphozyten; sehr hohe Diagnosesicherheit der stereotaktischen Biopsie, falls zuvor kein Kortison gegeben wurde, das (nicht nur) Lymphome schnell verschwinden lässt.
Therapie: die Überlebenszeit wird durch Strahlentherapie und durch hirngängige Chemotherapie erhöht, durch eine Kombination sogar um

mehrere Jahre. Zytostatika werden bei meningealer Beteiligung auch in den Liquorraum gegeben. Möglicherweise profitieren ältere Patienten nicht von der Radiatio. Bei HIV-Patienten ist die Überlebenszeit erheblich kürzer, was wesentlich an der AIDS-Erkrankung selbst liegt (CD4-Zell-zahlminderung, opportunistische Infektionen).

- **Hypophysenadenom**

Die Tumorzellen sezernieren (auch mehrere) Hormone, die entsprechende Nebenwirkungen verursachen:

5. Tumoren der Sellaregion

- Prolactin (35 %): Galaktorrhoe, Dysmenorrhoe, Libido-/Potenz-Verlust
- Wachstumshormon (21 %): Weichteilschwellung, Akromegalie, Diabetes mellitus, Müdigkeit, Schwitzen
- ACTH (10 %): M. Cushing, arterielle Hypertonie, Osteoporose
- FSH, LH (9 %): Störung der Sexualfunktionen
- TSH: Hyperthyreose

Durch Druck kann es auch zur verminderten Hormonfreisetzung kommen:
Minderung von Libido, Potenz und Sekundärbehaarung; Kälteintoleranz, Bradykardie; Pigmentverminderung der Haut; Diabetes insipidus. Es droht außerdem eine Erblindung durch Druck auf die Sehnerven. Gangstörung, Inkontinenz und Demenz durch Hydrozephalus.
Diagnostik: MRT; Hormonspiegelbestimmungen.
Therapie: Prolactinome werden zunächst mit Prolactin-Hemmern (Pravidel®) behandelt. Oeration durch Nase oder/und Schädelkalotte. Eine lebenslange Betreuung über eine Hormonsprechstunde ist erforderlich.

- **Kraniopharyngeom**

Ausgehend von Hypophysenresten, die während der Entwicklung im Rachendach verblieben sind. Am häufigsten im Kindes- und Jugendalter. Endokrine Störungen, Sehverschlechterung, Gesichtsfelddefekt, langsamer Verlauf, gutartig. Therapie: Operation und Strahlentherapie.

- **Hirnmetastasen**

Hirnmetastasen treten regellos im Gehirn auf und stammen in etwa 50 % der Fälle vom Bronchialkarzinom, in etwa 20 % der Fälle vom Mammakarzinom und in 5 % der Fälle vom Hypernephrom (Nierenkarzinom).

6. Metastasen

- **Meningeosis carcinomatosa**

Diese seltene neurologische Komplikation von Karzinomerkrankungen entsteht durch die diffuse Infiltration von Tumorzellen in Hirn- und Rückenmarkhäute und entsprechend in den Liquor. Typischerweise entstehen **Funktionsstörungen der Hirnnerven** (Augenmuskelparesen, Hörminderung, Fazialislähmung, Sehstörung etc.), spinale Ausfälle (vor allem der Nervenwurzeln), meningeale Reizsymptome (**Meningismus**) oder **psychische Anomalien** (Wensensänderung, Bewusstseinstrübung neben Kopfschmerzen, Übelkeit und Erbrechen) und **epileptische Anfälle** im

Abb. 7.4: Hirntumor eines 63-jährigen Mannes. Das MRT **(a)** zeigt einen kugelförmigen Tumor rechts parieto-zentral, von einigen Gefäßen durchzogen, ein umgebendes (perifokales) Ödem. Weitere Aufnahmen: Kontrastmittelaufnahme und zapfenförmige Tumorausläufer in das umliegende Hirn. Das histologische Präparat **(b)** zeigt pseudopalisadenförmig angeordnete astrozytenähnliche Zellen mit teils vielgestaltigen Kernen. Diagnose: Glioblastom WHO IV.

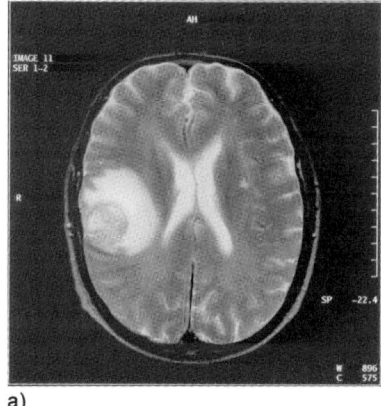

a)

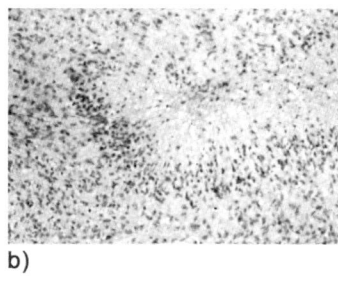

b)

Vordergrund. Die am häufigsten vom Mammakarzinom stammenden Tumorzellen sind im eiweißreichen Liquor nachweisbar (ein negativer Befund erzwingt bei Verdacht eine Kontrolle!), oft in Verbindung mit einer Erniedrigung des Liquorzuckers. Das MRT kann die abnorme Aufnahme von Kontrastmittel (»Enhancement«) in die Meningen zeigen und häufig auch die parallel vorhandenen ZNS-Metastasen und einen sich evtl. ausbildenden Hydrozephalus. Die Lebenserwartung hängt nach der Erstdiagnose des Ursprungstumors von seiner histologischen Klassifikation ab. Nach einer meningealen Aussaat von Tumorzellen ist die Lebenserwartung von deren individuellen Ansprechen auf die Therapie abhängig: Gabe von Methotrexat (MTX) in den Liquorraum (intrathekal) zweimal pro Woche, nach Ansprechen seltener. Wegen der häufigen Liquorraumpunktionen und besserer Wirksamkeit ist die Anlage eines Ommaya-Reservoirs sinnvoll. Die Überlebenszeit wird verlängert, vor allem aber wird das subjektive Befinden oft deutlich gebessert.

Abb. 7.5: Schemazeichnung eines Ommaya-Reservoirs, das unter der Haut in die Schädelkalotte eingepflanzt wird. Es handelt sich um ein Reservoir unter eine Durchstichmembran und über einem Stahlboden. Der Verbindungsschlauch wird in die Seitenventrikel des Liquorraums (oder in die Tumorhöhle) gelegt. Bei geeigneter Schnittführung bleibt die Haut über dem Reservoir schmerzunempfindlich (anästhetisch), sodass schmerzfreie und komplikationsarme diagnostische oder therapeutische Punktion möglich ist.

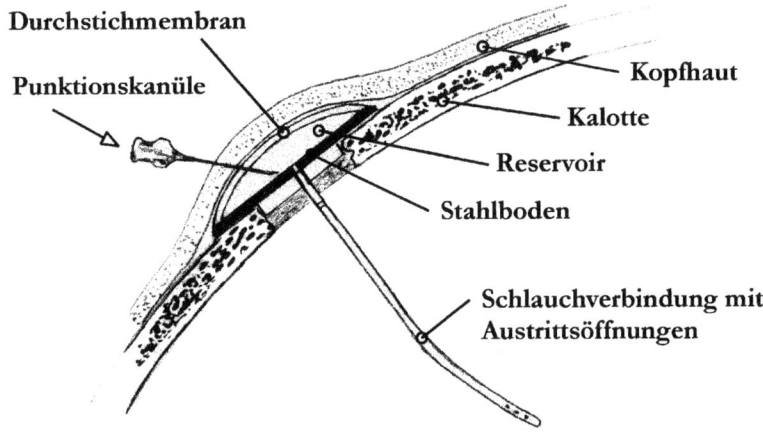

Durchstichmembran

Punktionskanüle

Kopfhaut

Kalotte

Reservoir

Stahlboden

Schlauchverbindung mit Austrittsöffnungen

7.6 Pflegerische Prinzipien

Postoperative Versorgung

Die unmittelbare postoperative Betreuung folgt intensivpflegerischen Prinzipien. Die Überwachung von Bewusstsein (Glasgow-Koma-Skala, ☞ Übersicht 8.1, S. 230), Pupillenweite und -reaktionen, Atmung, Hirnnerven und Bewegungsfähigkeit der Extremitäten ist erforderlich. Oft ist ein Monitoring von EKG, Blutdruck, Temperatur und ZVD notwendig.
Jede Verschlechterung des Zustands ist verdächtig auf eine Komplikation (s. o.) und bedarf der Diagnostik.
Epileptische Anfälle sind nicht selten.

Hirndruck

Oberkörperhochlagerung 30–40 °, wobei der Kopf in Mittelstellung zu halten ist, um keinen Druck auf die Jugularvenen auszuüben.
Gabe von Laxantien und Antitussiva zur Vermeidung von Pressen, Husten, Niesen.

Ulkus

Im postoperativen Stress erhöht sich durch die oft erforderliche Kortisongabe die Gefahr eines Magengeschwürs enorm. Die Ärzte werden Antazida oder H_2-Blocker verordnen. Frühzeitiger Nahrungsaufbau.

Thrombose

Auch die postoperative Thrombosegefährdung wird durch Kortison erhöht. Antithrombose-Strümpfe, frühe Mobilisierung und Low-Dose-Heparin sind sinnvolle Gegenmaßnahmen.

Paresen

Die Therapie der Paresen einschließlich der drohenden Spastik ähnelt der beim Schlaganfall (☞ Kap. 4.7.4, S. 162 und Kap. 20.3–20.12, S. 419 ff.).

Psychosyndrome

Postoperative Psychosyndrome sind nach Hirnoperationen häufiger als nach anderen Operationen. Die Führung der Patienten bedarf besonderer Erfahrung. Neben einer **Bewusstseinstrübung** bis hin zum Koma sind **Ausfälle der kognitiven Hirnfunktionen** (Konzentration, Verständnis von Sprache, Situation und Gesten, Gesichtsfeldeinschränkungen, Apraxie, Neglect usw.) und **emotionell-affektive Störungen** (Affektinkontinenz oder -labilität, Stimmungsschwankungen, Erregbarkeit usw.) neben den verstehbaren psychischen und körperlichen **Reaktionen** auf die Krankheit in Rechnung zu ziehen.

Bei **Sprachstörungen** sollten klare Äußerungen mit einfachen Worten und untermauert von entsprechenden Gesten freundlich und bestimmt getan werden. Das Pflegepersonal wird bemüht sein, mit dem Patienten einzelne Worte und Sätze zu üben. Wort- und Bildtafeln, mit denen Kinder sich gerne beschäftigen, sind eine praktische Übungs- und Kommunikationshilfe. Mit einer logopädischen Behandlung sollte frühzeitig begonnen werden.

Eine **depressive Verstimmung** kann durch aufmunternde Führung und Anregung des Pflegepersonals positiv beeinflusst werden, auch geringe Dosen von Antidepressiva können indiziert sein.

Es ist gut, wenn Patienten nach Hirnoperationen in der Erholungsphase schon in der Klinik dem Pflegepersonal mit kleinen Handreichungen und Hilfestellungen helfen und an einer Ergotherapie teilnehmen können, damit sie ihre **Aktivität und Spontaneität** üben. Wie bei Schädelhirnverletzten und Schlaganfallpatienten sollte jedoch eine **Überforderung** unbedingt vermieden werden.

Verunsicherung

Während der Zeit der diagnostischen Abklärung und oft auch noch zu Beginn der Therapie sind die Patienten sehr verunsichert. Die Konfrontation mit einer existenziell gefährdenden Erkrankung kann zu einer **Krise** führen. Oft kann nicht gleich nach der Entdeckung beantwortet werden, um welche Art eines Tumors es sich handelt und welche Prognose er hat, welche Therapiemöglichkeiten vorhanden sind und wer sie ausführen wird. Das Pflegepersonal kann durch ein sachliches und geduldiges Verhalten den Patienten beruhigen und zur Auseinandersetzung mit den genannten Fragen aus eigener Kenntnis beitragen. Im Stationsteam wird der Stand der Diagnostik und Aufklärung abgestimmt, um **unklare und missverständliche Auskünfte zu vermeiden.** Hierbei haben der Stationsarzt und die Pflegeteamleitung eine wichtige koordinierende Funktion. Daneben wird es hilfreich sein, die Patienten zu gewohnten Tätigkeiten und Aktivitäten – soweit das möglich ist – anzuhalten, also z. B. Lesen der gewohnten Zeitung oder von Büchern bzw. Illustrierten; Nachrichten und Musik hören, Kontakte über Telefon oder Besuche mit der Familie und eventuell der Arbeitsstelle pflegen.

Kopfschmerzen/ Übelkeit/Erbrechen

Kopfschmerzen, Übelkeit und Erbrechen sind nach Hirnoperationen nicht selten. Parenterale Flüssigkeitsgaben und Antiemetika sowie Schmerzmittel und Sedativa können hilfreich sein.

Physiotherapie

Physiotherapeutische Maßnahmen richten sich an den postoperativ erhalten gebliebenen Rest- oder Ersatzfunktionen aus.

Maßnahmen und Ziele:
- Spastikvermeidung, vorwiegend mit den Prinzipien des Bobath-Konzeptes.
- Bei Ataxien oder Koordinationsstörungen kommen stabilisierende Maßnahmen zur Anwendung, indem der Muskeltonus durch tonusfördernde Haltungen oder Bewegungen gefördert wird. Die Empfindung für die Lage des Körpers und seiner Glieder kann unter Zuhilfenahme z. B. von Spiegeln kontrolliert und trainiert werden. Dem Körper wird beim Sitzen oder Stehen ein stabilisierender Halt durch einen leichten Druck auf das Brustbein oder den Schultergürtel vermittelt. Das übliche Unterhaken beim Gehen und Stehen sollte nicht der Fortbewegung, sondern der Vermittlung von Sicherheit dienen.

Logopädie

- Aphasien werden logopädisch behandelt. In der akuten Phase werden die Patienten immer wieder angeregt, spontan zu sprechen. Nach wenigen Wochen ist nach entsprechender Testung die »Kernstörung« der Aphasie erkennbar, sodass eine gezielte Behandlung über mehrere Monate hinweg beginnen kann.

Zusammenfassung

Die **Hirntumoren** entstehen ganz überwiegend aus dem Stützgewebe der Hirnneuronen (Glioblastom, Oligodendrogliom, Astrozytom, Medulloblastom, Ependymom) oder aus den Nervenzellen selbst (Neurinom, Neurofibrom), aus der Hirnhaut (Meningeom), aus dem lymphatischen Gewebe (Lymphom), aus dem Drüsengewebe der Sellaregion (Hypophysenadenom, Kraniopharyngeom), oder sie entsprechen Hirnmetastasen (besonders des Bronchial- und Mammakarzinoms). Selten ist eine diffuse Tumoraussaat in den Liquorraum (**Meningeosis carcinomatosa**). Hirntumoren geben sich durch unspezifische Symptome (Epileptische Anfälle, Kopfschmerzen, Erbrechen, psychische Veränderungen etc.) und spezielle Symptome der Hirnregionen zu erkennen. Gefürchtet sind **Hirnödem** und **Hirndruck** mit der Möglichkeit der **Einklemmung** von Hirngewebe. Die **Operation** führt zu einer Massenreduktion des Tumorgewebes und ermöglicht eine histologische **Klassifikation**. Bei bösartigen Hirntumoren schließt sich eine **Bestrahlung** an und in vielen Fällen eine **Chemotherapie**. Wichtig ist die Therapie der Komplikationen (Hirnödem, Infekte, Übelkeit und Erbrechen, epileptische Anfälle etc.) und der Rezidive. Die Beratung des Hausarztes und die intermittierende ambulante Betreuung während der Chemotherapie oder in Phasen der Remission sind wichtige ärztliche Aufgaben. Pflegerische Maßnahmen müssen auch für die häusliche Versorgung geplant werden. Mit Logo-, Physio- und Ergotherapie lassen sich eingeschränkte Funktionen bessern.

8 Schädel-Hirn-Verletzungen

Definition

Gewalteinwirkungen auf den Kopf führen entweder nur zu einer Verletzung der Weichteile des Kopfes (**Schädelprellung, Kopfplatzwunde**) und des knöchernen Schädels (**Schädelbruch**) oder zusätzlich zu einer vorübergehenden oder bleibenden Beeinträchtigung der Hirnfunktion (**Schädel-Hirn-Trauma, SHT**).

Folgende traumatisch bedingte Funktionsstörungen des Gehirns werden unterschieden:

Der Schweregrad einer Hirnschädigung richtet sich nach Länge und Tiefe der Bewusstseinsstörung sowie nach neurologischen Ausfällen, hirnelektrischen Auffälligkeiten und nachweisbaren Gewebsveränderungen im CT oder MRT.

- **Leichte Hirnschädigung (Grad I)** ohne Substanzschädigung des Gehirns. Die Bewusstseinsstörung dauert nicht länger als eine Stunde, wobei eine Bewusstlosigkeit nicht länger als 15 Minuten bestehen sollte. Die Störungen bilden sich innerhalb von vier Tagen vollständig zurück (**Commotio cerebri**).
- **Mittelschwere Hirnschädigung (Grad II)** mit leichter Substanzschädigung des Gehirns (ohne Hirnstammbeteiligung) und oft bleibenden neuropsychiatrischen Störungen geringer Ausprägung. Die Bewusstseinsstörung dauert bis zu 24 Stunden, die Bewusstlosigkeit bis zu einer Stunde (leichte **Contusio cerebri**).
- **Schwere Hirnschädigung (Grad III)** mit schwerer Substanzschädigung des Gehirns (auch Blutungen und Ödeme) und entsprechenden neuropsychiatrischen Störungen, die sich nur unvollständig zurückbilden. Häufig ist auch der Hirnstamm betroffen. Die Bewusstseinsstörung dauert länger als 24 Stunden, die Bewusstlosigkeit länger als eine Stunde (**schwere Contusio cerebri**).

Die mit einer Substanzschädigung des Gehirns (Contusio cerebri) einhergehenden Schädel-Hirn-Verletzungen führen oft zu hirneigenen Komplikationen:

Wichtige Komplikationen nach einem Hirntrauma sind intrakranielle Hämatome und epileptische Anfälle

- **Intrakranielle Hämatome:**
  50 % subdurale Hämatome
  30 % epidurale Hämatome
  10 % intrazerebrale Hämatome
  10 % Subarachnoidalblutungen.
- **Posttraumatische Epilepsie:**
  bei etwa 20 % der schweren Schädel-Hirn-Verletzungen.

Die Schädel-Hirn-Verletzung ist entweder **gedeckt** (geschlossen) oder – wenn die harte Hirnhaut (Dura mater) zerstört ist – **offen.**

Häufigkeit

In der Bundesrepublik Deutschland kommt es im Jahr zu etwa 300 000 Schädel-Hirn-Verletzungen, von denen etwa 40 000 schwer sind. Fast

10 000 Menschen sterben im Jahr direkt oder indirekt an den Folgen einer Schädel-Hirn-Verletzung. Etwa 70 % der Schädel-Hirn-Verletzungen ereignen sich bei Verkehrsunfällen, 10 – 14 % am Arbeitsplatz und 10 % durch Sturz bei anderen Gelegenheiten. Unter Alkoholeinfluss (fast 20 % aller Schädel-Hirn-Verletzungen) kommt es zu einer schwerwiegenderen Hirnverletzung, weil die angetrunkene Person sich im Moment des Unfallgeschehens nicht entsprechend absichern und schützen kann. Außerdem wirken sich die toxischen Einflüsse des Alkohols ungünstig auf die Regeneration des Gehirns aus.

Unter Alkohol- und Drogeneinfluss kommt es häufiger zu Schädel-Hirn-Verletzungen.

Bei der diagnostischen Abklärung einer akuten Schädel-Hirn-Verletzung ist folgendes zu berücksichtigen:

Diagnostik

- **Rekonstruktion des Unfallhergangs.** Art und Stärke der Gewalteinwirkung. Einfluss von Alkohol, Medikamenten oder Drogen. Fremdanamnese.
- **Allgemeiner körperlicher Befund.** Mehrfachverletzungen, Abgang von Blut und/oder Liquor aus Mund, Nase oder Ohren, Atmung, Kreislaufverhältnisse.
- **Neurologischer Befund.** Lähmungen, Reflexdifferenzen, pathologische Reflexe, Pupillenreaktion.
- **Psychischer Befund.** Orientierung, Bewusstseinslage (Wachheit).
- **Amnesie** (Erinnerungslücke):
  - **Retrograde Amnesie:** die verletzte Person kann sich an den Unfallhergang und an einen Zeitabschnitt **vor** dem Unfall nicht erinnern.
  - **Anterograde Amnesie:** die verletzte Person kann sich an den Unfallhergang und an einen Zeitabschnitt **nach** dem Unfall nicht erinnern.
- **Röntgenaufnahmen des Schädels** in zwei, besser in drei Ebenen zur Abklärung von Frakturen und damit möglicherweise einer Verletzung der Dura mater oder einer Arterie.
- **Röntgenaufnahmen der Halswirbelsäule** bei Bewusstlosigkeit (Luxationsfraktur?).
- **Computertomographie (CT) des Schädels** bei längerer Bewusstseinsstörung und neurologischen Störungen sowie sofort bei einer Symptomverschlechterung zur Abklärung von Komplikationen (Blutungen, Ödembildung).
- Das **EEG** weist bei pathologischen Veränderungen (Herdbefund, Verlangsamung, Allgemeinveränderung) auf eine substanzielle Hirnschädigung hin und kann im weiteren Verlauf eine Anfallsbereitschaft aufdecken.

Die Computertomographie des Schädels (CCT) ist das wichtigste technische Untersuchungsverfahren zur Abklärung von hirneigenen Komplikationen (z. B. epi- oder subdurales Hämatom, Ödem). Ferner ist der Verlauf des neurologischen und psychischen Befundes zu beobachten und zu dokumentieren.

Für die Überwachung und Klassifikation eines akuten Schädel-Hirntraumas ist nicht nur der neuropsychiatrische Befund, sondern auch die Entwicklung der Symptome von Belang.

Verlaufsbeobachtung

- **Beurteilung der Bewusstseinslage** (☞ Glasgow-Koma-Skala, S. 230)
- **Beurteilung der Lichtreaktion der Pupillen.** Seitengleiche lichtstarre Pupillen können Ausdruck einer Mittelhirnschädigung sein. Eine einseitig erweiterte und lichtstarre Pupille (**Okulomotoriusschädigung**) weist auf eine gleichseitige Raumforderung (z. B. Blutung, Ödem) hin.
- **Beurteilung der Atem- und Kreislaufverhältnisse.**

8.1 Einteilung von Schädel-Hirn-Verletzungen

8.1.1 Schädelprellung

Es kommt zu einer Prellmarke und/oder zu Schnitt- und Platzwunden im Bereich des Kopfes und im Gesicht sowie zu Kopfschwartenhämatomen, wobei das Bewusstsein ungestört bleibt und neurologische Störungen nicht auftreten. Die Weichteilverletzungen können aber mit einer Schreckreaktion sowie mit einem vegetativen Störsyndrom einhergehen, das in der Regel schnell abklingt und individuell verschieden ausgeprägt ist. Infolge der Durchtrennung, Quetschung oder narbigen Einengung des die Stirnhaut versorgenden Nervs (N. supraorbitalis) kann es zu unangenehmen Schmerzzuständen komen.

Schädelprellungen und Schädelbrüche können ohne Hirnbeteiligung einhergehen.

8.1.2 Schädelbrüche

Diese ereignen sich im Bereich der Schädelbasis und Kalotte.
- **Basisbrüche** sind auf den Röntgenaufnahmen häufig schwer oder nicht zu erkennen. Sie lassen sich aber durch Blutungen aus Nase, Mund oder Ohren sowie Blutergüsse um beide Augen (Brillenhämatom) oder nur um ein Auge (Monokelhämatom) wahrscheinlich machen. Ferner kann es zu einer Blutung im Ohr (Hämatotympanon) kommen.
Basisbrüche können zu einer Schädigung der Hirnnerven (insbesondere Abriss der Riechfäden, Augenmuskellähmungen, Fazialislähmung) und zu einem Einriss der Hirnhäute (Liquorausfluss aus Nase oder Ohren) führen.
- **Kalottenbrüche** sind in der Regel harmlos und beeinträchtigen den Verletzten nicht. Kompliziert werden sie aber, wenn Bruchstücke der Kalotte in das Schädelinnere eindringen (**Impressionsfraktur**) und das Hirn verletzen, oder wenn die Fraktur zur Zerreißung einer meningealen Arterie führt. Die dann auftretende arterielle Blutung wirkt zwischen Dura und Kalotte raumfordernd (epidurales Hämatom ☞ S. 233). Kommt es durch eine Impressionsfraktur zu einem Durariss, handelt es sich um eine offene Hirnverletzung.

Brillen- und Monokelhämatom weisen auf eine Schädelbasisfraktur hin.

8.1.3 Leichte Hirnschädigung (Grad I)

Diese entspricht etwa dem herkömmlichen Begriff der **Commotio cerebri** oder **Gehirnerschütterung.** Es kommt immer zu einer kurzen Bewusstlosigkeit bis zu 15 Minuten oder Bewusstseinstrübung bis zu höchstens einer Stunde. Für das Unfallereignis und die sich anschließende Zeit besteht eine Erinnerungslücke (**anterograde Amnesie**). Gelegentlich existiert sie auch für einige Sekunden vor dem Unfallereignis (**retrograde Amnesie**). Neurologische Störungen werden nicht beobachtet. Es kann aber zu vegetativen Auffälligkeiten im Sinne von Kopfschmerzen, Schwindel, Übelkeit und Erbrechen kommen. Während der Zeit der Be-

Anterograde Amnesie, keine neurologischen Störungen, aber vegetative Auffälligkeiten. Vollständige Ausheilung ohne Folgen.

wusstseinsstörung können im EEG pathologische Veränderungen beobachtet werden.

Bei einer leichten Hirnschädigung im Sinne einer Commotio cerebri handelt es sich um eine vorübergehende Funktionsstörung des Gehirns, die nicht mit nachweisbaren Strukturveränderungen desselben einhergeht und nicht zu bleibenden Hirnschädigungen führt. Es kommt immer zu einer restlosen Ausheilung.

Bettruhe sollte etwa drei Tage eingehalten und dann zügig mobilisiert werden. Nach vier bis sechs Wochen ist der Veletzte wieder arbeitsfähig, auch wenn noch leichte Restbeschwerden bestehen. Die abklingenden Folgeerscheinungen einer Commotio cerebri werden als **post-kommotionelles Syndrom** bezeichnet. Es handelt sich um ein vegetatives Störsyndrom.

8.1.4 Mittelschwere Hirnschädigung (Grad II)

Es kommt zu einer leichten Hirngewebsschädigung bleibender Art, die als Defektsyndrom ausheilt. Für diese mittelschwere Hirnschädigung wird auch der Begriff der leichten **Contusio cerebri** oder **Hirnquetschung** verwandt. Bei der mittelschweren Hirnschädigung beträgt die Bewusstlosigkeit bis zu einer Stunde, die Bewusstseinstrübung bis zu 24 Stunden. Die Erinnerung fehlt für eine kürzere oder auch längere Zeit vor dem Unfallgeschehen (**retrograde Amnesie**) und eine meist längere Zeit nach dem Unfallgeschehen (**anterograde Amnesie**). Die Hirnschädigungen müssen nicht immer zu neurologischen Ausfällen führen, weil sie nicht selten in Hirnregionen lokalisiert sind, die für den Untersucher kein neurologisch fassbares Korrelat haben. Häufiger jedoch kommt es zu psychischen Auffälligkeiten.

Treten bei der mittelschweren Hirnschädigung neurologische und psychische Ausfälle (Lähmungen und hirnorganisches Psychosyndrom) auf, bilden sie sich nach mehreren Wochen zurück, häufig jedoch nicht vollständig, sodass diskrete Reststörungen, insbesondere psychische Beeinträchtigungen, bestehen bleiben. Zu einer Hirnstammschädigung kommt es nicht.

Ebenso wie bei der leichten Hirnschädigung sind vegetative Regulationsstörungen zu beobachten, die sich als Kopfschmerzen, Schwindel, vermehrte Schweißneigung und hypotone Kreislaufzustände äußern können. Das EEG ist anfangs verändert, kann sich aber trotz eines bleibenden Hirndefekts normalisieren.

Retrograde und anterograde Amnesie, leichte substanzielle Hirnschädigung (die Folgebeschwerden hinterlassen kann), vegetative Auffälligkeiten, keine Hirnstammschädigung.

8.1.5 Schwere Hirnschädigung (Grad III)

Diese ausgeprägte Hirnschädigung geht mit kleineren und größeren Blutungsherden und mit begleitenden Ödemen unterschiedlichen Ausmaßes einher. Häufig ist auch der Hirnstamm (Mittelhirn, Brücke, verlängertes Mark) durch Einklemmung im Tentoriumschlitz oder Hinterhauptloch und der damit verbundenen Druckerhöhung innerhalb des

Schädels beteiligt. Diese schwere Hirnschädigung entspricht einer schweren **Contusio cerebri.**

Längere retrograde und anterograde Amnesie, Hirnödem und Blutung möglich, substanzielle Hirnschädigung, vegetative Auffälligkeiten, häufig Hirnstammschädigung, neurologisches und/oder psychisches Defektsyndrom.

In Abhängigkeit von der betroffenen Hirnregion kommt es zu mehr oder weniger ausgeprägten neurologischen und psychischen Ausfällen (Lähmungen und hirnorganisches Psychosyndrom), die sich oft nur teilweise zurückbilden und in ein Defektsyndrom übergehen. Die Bewusstlosigkeit dauert länger als eine Stunde, die Bewusstseinstrübung länger als 24 Stunden. Die retrograde und die anterograde Amnesie sind in der Regel ausgeprägter als bei der mittelschweren Hirnschädigung. Deutlich sind vegetativen Störungen.

Die Beurteilung der Bewusstseinslage ist nicht einfach. Das Bewusstsein kann zwischen Bewusstseinstrübung und Koma hin- und herschwanken. Das Koma selbst kann unterschiedlich stark ausgeprägt sein. Für den Einsatz therapeutischer Maßnahmen ist es wichtig, den Funktionszustand des Gehirns bei bewusstseinsgestörten Verletzten einzuschätzen. Hilfreich dabei ist die **Glasgow-Koma-Skala,** bei der für ausgesuchte Reaktionen bestimmte Punktwerte angegeben sind (☞ Übersicht 8.1).

Beurteilung der Bewusstseinslage und der Prognose

Bei einer maximalen Punktzahl von 15 ist das Bewusstsein nur leicht gestört, bei einer minimalen Punktzahl von 3 besteht ein tiefes Koma. Bei einer Punktzahl unter 8 versterben gut ein Drittel der Schädel-Hirn-Verletzten an den Unfallfolgen.

Übersicht 8.1: Einteilung der Bewusstseinsstörungen in Schweregrade nach der Glasgow-Koma-Skala

		Punkte
Öffnen der Augen:	spontan	4
	auf Ansprache	3
	auf Schmerzreiz	2
	keine Reaktion	1
Bewegungsart:	befolgt Aufforderungen	6
	reagiert auf Schmerzreize	5
	Beugemechanismen	4
	Beugehaltung	3
	Streckhaltung	2
	keine Bewegung	1
Sprachliche Äußerung:	orientiert	5
	verwirrt	4
	einzelne Worte	3
	unartikulierte Laute	2
	keine Äußerung	1

Verlauf

Im Verlauf einer schweren Hirnschädigung kann es zur Ausbildung eines neurologischen und/oder psychischen Defektsyndroms i. S. einer mehr oder weniger ausgeprägten spastischen Halbseitenlähmung, einer Epilepsie und einer Persönlichkeitsveränderung kommen. Diese wird bei vermehrter Reizbarkeit, Vergesslichkeit und Antriebsstörung als **Hirnleistungsschwäche,** bei intellektuellem Abbau, Umständlichkeit und Verlangsamung als **Wesensänderung** bezeichnet (☞ S. 236).

8.1.6 Offene Hirnverletzung

Das Hirngewebe kann direkt durch das Eindringen von Fremdkörpern (Stich- und Schussverletzungen) und Knochensplitter (**Impressionsfraktur**) verletzt werden. Es besteht erhöhte Infektionsgefahr. Die Ausheilung erfolgt mit stärkerer Narbenbildung und Verziehung der Hirnsubstanz. Epileptische Anfälle treten häufig auf. Offen sind Hirnverletzungen auch, wenn bei Frakturen im Bereich der Schädelbasis oder der Kalotte die harte Hirnhaut (Dura mater) zerreißt. Infektionen insbesondere aus den Nasennebenhöhlen können über eine Liquorfistel zu einer Meningoenzephalitis führen.

Neben einer antibiotischen Therapie muss die verletzte Dura operativ wieder verschlossen werden. Ragen bei einer Impressionsfraktur die Knochenteile mehr als eine Kalottendicke in das Schädelinnere hinein und sind im CT und MRT eine Gewebsschädigung und im EEG ein Herdbefund nachzuweisen, müssen die Knochenbruchstücke entfernt werden.

Infektionsgefahr bei Impressionsfraktur und Einreißen der Dura mater

8.1.7 Akutes Mittelhirnsyndrom

Durch zunehmenden Druck innerhalb des Schädels infolge eines traumatischen Hirnödems und/oder einer traumatisch bedingten Hirnblutung kann es zu einer Einklemmung des Mittelhirns im Tentoriumschlitz (**obere Einklemmung**) kommen. Bei tiefer Bewusstlosigkeit sind Streckmechanismen (»**Streckkrämpfe**«) besonders der Beine, weniger der Arme zu beobachten, die durch Schmerzreize ausgelöst oder verstärkt werden können. Die Augen gehen häufig auseinander und zeigen horizontale Pendelbewegungen, die nicht mit einem Nystagmus zu verwechseln sind. Die Lichtreaktion der eher engen Pupillen ist verlangsamt, der Kornealreflex aber auslösbar. Starke vegetative Funktionsstörungen (schnelle Atmung, Tachykardie, Blutdruckanstieg, heftiges Schwitzen) begleiten das akute Mittelhirnsyndrom.

Obere Einklemmung: Bewusstlosigkeit Streckkrämpfe Pendelbewegungen der Augen Enge Pupillen

8.1.8 Akutes Bulbärhirnsyndrom

Kommt es bei weiter zunehmendem Hirndruck zu einer Einklemmung der Medulla oblongata im Hinterhauptsloch (**untere Einklemmung**), sind die Symptome des akuten Bulbärhirnsyndroms zu beobachten. Die Streckkrämpfe des Mittelhirnsyndroms nehmen ab; es kommt zur Muskelerschlaffung (Atonie). Die Reflexe (einschließlich des Kornealreflexes) sind nicht mehr auszulösen. Die erweiterten Pupillen reagieren nicht mehr auf Lichteinfall. Die vegetative Regulation bricht zusammen, es kommt über eine Schnappatmung zum Atemstillstand, zur Bradykardie sowie zum Blutdruck- und schließlich Temperaturabfall. Im EEG sind keine Hirnpotenziale mehr nachweisbar (☞ Null-Linien-EEG, S. 84).

Untere Einklemmung: Bewusstlosigkeit Keine Reflexe Erweiterte, lichtstarre Pupillen

8.1.9 Apallisches Syndrom

Keine bewusste Wahrnehmungsfähigkeit bei erhaltenen vegetativen Funktionen. »Wachkoma«

Bildet sich das akute Mittelhirnsyndrom nicht innerhalb weniger Tage zurück, kann sich die gestörte Hirnfunktion derart stabilisieren, dass ein Überleben möglich ist. Dieses Stadium wird **apallisches Syndrom** genannt. Die lebensnotwendigen vegetativen Funktionen des Hirnstamms wie Temperatur-, Kreislauf- und Atemregulation sind erhalten, während wesentliche Anteile des Marklagers und der Hirnrinde, also der Hirnmantel (= Pallium) zerstört bleiben. Die verletzte Person lebt praktisch ohne funktionierenden Hirnmantel (apallisch). Das macht sich durch ein Fehlen der bewussten Wahrnehmungsfähigkeit und damit Reaktionslosigkeit bemerkbar, während die vom Hirnstamm regulierten Funktionen, z. B. Schlaf-Wach-Zyklus, erhalten sind. Die betroffenen Patienten liegen mit offenen, in die Ferne gerichteten Augen im Bett und lassen keine Reaktionen erkennen. Die Bewegungslosigkeit ist nicht auf echte Paresen zurückzuführen. Der Muskeltonus ist meistens erhöht, wobei die Arme sich in Beuge-, die Beine in Streckstellung befinden. Gelegentlich zu beobachtende Reaktionen im Gesicht, wie Grimassieren, Lächeln oder Weinen sind als unwillkürliche Reflexerscheinungen des Hirnstamms aufzufassen.

Ethische Probleme der Pflege

Die Überlebenszeit apallischer Patienten beträgt etwa zwei bis fünf Jahre und hängt sehr von der Qualität der Pflege ab. Mit den Angehörigen wird man sich absprechen, keine intensivmedizinischen Maßnahmen mehr zu veranlassen, aber die pflegerische Versorgung auf hohem Standard fortzuführen. Keinesfalls darf es zu einer Einschränkung von Flüssigkeits- und Nahrungszufuhr kommen.

Ein apallisches Syndrom kann auch Folge einer schweren hypoxischen Hirnschädigung nach Herzstillstand oder Aspiration sein.

8.2 Zerebrale Komplikationen bei Schädel-Hirn-Verletzungen

Viele Schädel-Hirn-Verletzungen sind von Komplikationen bedroht, sodass zu der primären Hirnverletzung noch eine sekundäre Hirnschädigung hinzukommen kann. Dabei handelt es sich um intrakranielle Blutungen, ein traumatisches Hirnödem, epileptische Anfälle, Liquorzirkulationsstörungen und Infektionen.

Engmaschige Kontrolle der Vitalfunktionen und der Pupillenreaktion

Patienten mit einer frischen Schädel-Hirn-Verletzung müssen deshalb ständig gewissenhaft beobachtet werden. Gerade für das Pflegepersonal ist das eine verantwortungsvolle Aufgabe. Etwa jede Stunde sind Atmung, Kreislauf, Bewusstseinslage, Motorik und Pupillenreaktion zu überprüfen und die Ergebnisse zu protokollieren. Besonders schwierig ist die Verlaufsbeobachtung bei bewusstlosen Patienten, weil sich eine Funktionsänderung schwer erkennen lässt. Bei etwa 2 % der Schädel-Hirn-Verletzungen ist mit ernsthaften Komplikationen zu rechnen.

8.2.1 Traumatische intrakranielle Hämatome

Hämatome innerhalb des Hirnschädels wirken raumfordernd. Sie können sich nach dem Trauma schnell entwickeln und stellen einen lebensbedrohlichen Zustand dar (**akutes** epidurales oder subdurales sowie intrazerebrales Hämatom).

Die Hämatome können aber auch langsam entstehen (**chronisches** subdurales Hämatom) und werden anfangs nicht und im weiteren Verlauf mitunter zu spät erkannt, sodass therapeutische Maßnahmen nicht selten zu spät kommen.

Besonders wichtig ist die Überprüfung der Pupillenreaktion. Die eindeutige Erweiterung einer Pupille (Mydriasis) ist Ausdruck einer Einklemmung des N. oculomotorius am Tentoriumschlitz und weist auf ein gleichseitiges intrakranielles Hämatom hin. Weitere Hinweise auf eine akute Raumforderung sind Eintrübung des Bewusstseins, Halbseitenlähmung und bei zunehmendem Hirndruck auch Streckkrämpfe und Bedrohung von Atmung und Kreislauf.

Bei dem sich unmittelbar nach einem Trauma entwickelnden Hämatom handelt es sich um eine arterielle Blutung zwischen Kalotte und harter Hirnhaut, das **epidurale Hämatom.** Die häufigste Blutungsquelle ist die bei einer Kalottenfraktur verletzte A. meningea media. Dabei kann das Hirntrauma selbst relativ unerheblich sein.

Der Zustand des Verletzten verschlechtert sich bald nach dem Trauma, das Bewusstsein trübt ein, und/oder es treten Lähmungen oder epileptische Anfälle auf. Bei primär schwer hirnverletzten und bewusstlosen Patienten ist eine solche Verschlechterung nicht ohne weiteres zu erkennen. In diesen Fällen müssen die Schwere und das Fortschreiten der neurologischen Störungen Anlass geben, an eine Blutung zu denken. Die Computertomographie, die notfalls in kurzen Abständen wiederholt werden muss, bringt schnell Klärung. Eine sofortige operative Behandlung ist erforderlich.

Nicht ganz so schnell entwickelt sich bei schweren Hirnverletzungen eine venöse Blutung in den Subduralraum zwischen harter Hirnhaut (Dura) und Arachnoidea, das **akute Subduralhämatom** (Abb. 8.1). Die Blutung erfolgt aus eingerissenen Venen, überwiegend aus den größeren, in den Sinusleiter einmündenden Venen (Brückenvenen). Da die primäre Hirnschädigung in der Regel schwer ist, kann die Entwicklung des Hämatoms und die dadurch bedingte zusätzliche Hirnschädigung zunächst verborgen bleiben. Dadurch wird die sofort notwendige Operation zum Nachteil des weiteren Verlaufs häufig verzögert. Auch bei einem schnellen operativen Eingriff liegt die Mortalität immer noch bei 60 %.

Besonders bei älteren Verletzten kann es schon nach leichten Hirntraumen (Bagatellverletzungen) zu einer diskreten Sickerblutung aus den Hirnvenen kommen, dem **chronischen Subduralhämatom.** Das Häma-

---

Marginalien:

Diagnostische Hinweise sind eine unterschiedliche Weite der Pupillen (Anisokorie), Halbseitenlähmung, zunehmende Bewusstseinsstörung

Epidurales Hämatom

Arterielle Blutung zwischen Kalotte und harter Hirnhaut (Dura)

Akutes Subduralhämatom

Venöse Blutung zwischen harter Hirnhaut (Dura) und Arachnoidea

Chronisches Subduralhämatom

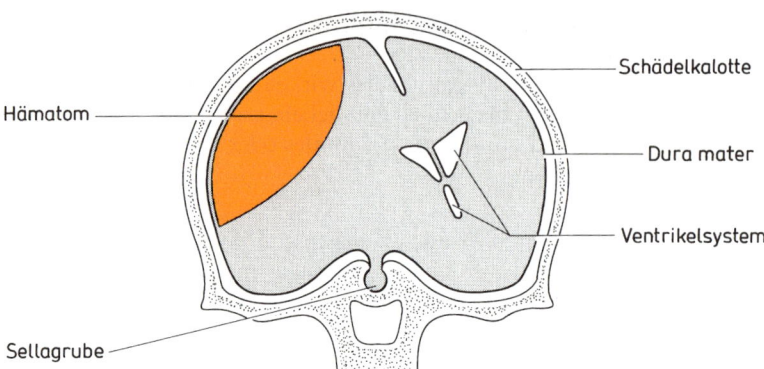

Hämatom

Schädelkalotte

Dura mater

Ventrikelsystem

Abb. 8.1: Frontalschnitt durch Hirn und Schädel. Subdurales Hämatom

Sellagrube

Venöse Sickerblutung in den Subduralraum

tom macht sich erst nach Wochen durch Symptome einer langsam zunehmenden Raumforderung bemerkbar. Neben einem hirnorganischen Psychosyndrom kann es zur Lähmung, Bewusstseinstrübung und zu epileptischen Anfällen kommen. Begünstigt wird die Bildung des chronischen Subduralhämatoms durch Alterungsvorgänge, chronischen Alkoholismus und Bluterkrankungen. Die Computertomographie bringt schnelle Klärung und die Operation durch Ausräumen des Hämatoms die Entlastung des Hirngewebes.

Die Mortalität ist deutlich geringer als beim akuten Subduralhämatom. Kleinere Hämatome bilden sich von selbst zurück.

Intrazerebrales Hämatom

Arterielle Blutung ins Marklager

Das traumatische Hämatom kann sich aber auch durch Zerreißen einer Arterie direkt im Marklager entwickeln, bevorzugt im Temporallappen (**intrazerebrales Hämatom**). Die Symptome entsprechen denen einer zerebralen Raumforderung. Von der Größe, Lage und Entwicklung des Hämatoms hängt es ab, wann und ob es operativ entleert werden kann.

8.2.2 Traumatisches Hirnödem

Flüssigkeitsvermehrung vorwiegend außerhalb der Hirnzellen bei Störung der Blut-Hirn-Schranke

Die gedeckten und offenen Hirnverletzungen können kompliziert werden durch das Auftreten eines stärkeren **Hirnödems** (Flüssigkeitsvermehrung vorwiegend außerhalb der Hirnzellen), das unter dem Zeichen einer intrakraniellen Drucksteigerung auftritt und schließlich zum gefürchteten Mittelhirnsyndrom oder gar Bulbärhirnsyndrom führen kann.

Das Hirnödem bildet sich vorwiegend im Marklager und führt später zur Marklageratrophie, die im Computertomogramm als Substanzdefekt nachzuweisen ist. Zunächst verursacht das Ödem aber eine Zunahme des intrakraniellen Volumens. Dadurch verschlechtern sich die Durchblutungsverhältnisse, und die Hirnfunktion wird zusätzlich erheblich beeinträchtigt.

8.2.3 Posttraumatische Epilepsie

Sofort oder innerhalb der ersten Wochen nach einer schweren Hirnverletzung kann es in etwa 20 % zu einem epileptischen Anfall kommen. Aber nur in wenigen Fällen entwickelt sich daraus eine Epilepsie (**Frühepilepsie**). Treten epileptische Anfälle erst drei Monate nach der Hirnverletzung oder später auf, wird von einer **Spätepilepsie** gesprochen. Eine medikamentöse Epilepsieprophylaxe hat wahrscheinlich keine Wirkung.

8.2.4 Posttraumatischer Hydrozephalus

Durch eine Hirnverletzung und die damit verbundene Hirnschwellung und/oder Hirnblutung können Sekretion und Resorption des Liquors so empfindlich gestört werden, dass es zu einer Liquorstauung und zur Bildung eines Hydrozephalus mit den Symptomen eines allgemeinen Hirndrucks kommt. In der Computertomographie ist eine Erweiterung der Hirnkammern zu sehen. Vielfach reguliert sich die Liquorzirkulation von selbst wieder. Andernfalls muss der Liquor durch eine operativ angelegte Ventrikeldrainage (Shunt) abgeleitet werden (☞ S. 413).

8.3 Neurologische Spätschäden nach Schädel-Hirn-Verletzungen

Neurologische Störungen, die noch zwei Jahre nach einer Hirnverletzung nachzuweisen sind, bilden sich nicht mehr zurück. Diese **neurologischen Dauerschäden** sind deutlich seltener anzutreffen als psychische Spätschäden nach Schädel-Hirn-Verletzungen.

- **Motorische Störungen** bilden sich oft schnell und relativ gut zurück, eine Spastik ist deshalb nur leicht ausgeprägt. Eine armbetonte Halbseitenlähmung ist am häufigsten zu beobachten. Eine ausgeprägte Spastik ist Ausdruck einer Mittelhirnschädigung.

  Ausgeprägte Lähmungen und Spastik sind selten.

- **Koordinationsstörungen** sind selten und auf Schädigungen im Kleinhirn und auf dessen Verbindungen zum Hirnstamm zurückzuführen. Neben einer Ataxie kann es zu einem Intentionstremor (Zittern bei Zielbewegungen) und einer Dysarthrie (vorwiegend Artikulationsstörungen) kommen.

  Koordinationsstörungen weisen auf ein Mittelhirnsyndrom hin.

- **Aphasische Störungen** sind ebenfalls selten und bilden sich unter logopädischer Behandlung gut zurück.

  Aphasische Störungen bilden sich gut zurück.

- **Epileptische Anfälle** verlieren sich oft im ersten Jahr nach einer Schädel-Hirn-Verletzung. Später können sie als Gelegenheitsanfälle vereinzelt auftreten (**posttraumatische Epilepsie**) und durch Schlafentzug und

  Epileptische Anfälle treten vereinzelt im späteren Verlauf auf.

vermehrten Alkoholgenuss ausgelöst werden (☞ S. 307, Erworbene und bleibende Hirnschädigungen).

8.4 Psychische Spätschäden nach Schädel-Hirn-Verletzungen

Als psychische Dauersymptome unterscheidet man die Hirnleistungsschwäche und die organische Wesensänderung.

Hirnleistungsschwäche

Bei einer **Hirnleistungsschwäche** bleibt die persönliche Eigenart des Verletzten erhalten; er lässt lediglich im psychischen und auch körperlichen Leistungsbereich eine deutliche Leistungsschwäche erkennen.
Vorwiegend ist sie gekennzeichnet durch
- eine subjektive Störung des Wohlbefindens
- vegetative Störungen (Kopfschmerzen, Schlafstörung, Schwindel, Schweißneigung)
- mangelnde Spannkraft, Leistungsminderung und Konzentrationsschwäche
- Gedächtnisstörungen, Vergesslichkeit
- Reizbarkeit, leichte Erregung, Überempfindlichkeit.

Organische Wesensänderung

Bei der **organischen Wesensänderung** kommt es neben den Symptomen der Hirnleistungsschwäche zu einer eingreifenden Änderung der Persönlichkeit; Fühlen, Werten, Streben und Wollen sind beeinträchtigt. Diese Patienten sind in unterschiedlicher Weise in ihrem Antrieb, ihrer Affektivität, ihrem Denken und Handeln, ihrer ethischen Einstellung sowie ihrer Intelligenz gestört.
Nach KURT SCHNEIDER (1887 – 1967, Psychiater in Heidelberg) werden drei Arten der organischen Wesensänderung unterschieden:
- apathisch, antriebsarm, langsam, schwerfällig
- euphorisch, umständlich, distanzlos, geschwätzig
- reizbar, unbeherrscht, enthemmt.

Die Pflegeperson muss diese psychischen Auffälligkeiten kennen, um dem Patienten verstehend und nachsichtig gegenübertreten zu können. Andererseits ist zu erwarten, dass der Hirnverletzte sich an bestimmte Situationen und Ordnungen des alltäglichen Lebens anpassen kann und muss.

8.5 Hirntod

Der Hirntod stellt den biologischen Tod dar. Alle Hirnfunktionen sind ausgefallen und bilden sich auch nicht mehr zurück. Dabei ist die Kreislauf- und Atemfunktion unter Umständen mit maschineller Unterstützung noch intakt. Sehr viel häufiger ist der Herz-Kreislauf-Tod beim Herzstillstand.

Folgende **Kriterien für den Hirntod** sind zu beachten:

- Bewusstlosigkeit i. S. eines Komas,
- keine Spontanatmung, Abfall der Körpertemperatur und des Blutdrucks,
- keine motorischen Reaktionen wie epileptische Anfälle, keine Greif-, Lid- und Schnauzreflexe,
- keine Hirnnerven- und Hirnstammreflexe wie Pupillen-, Würg- und Hustenreflexe.

Die klinischen Zeichen des Hirntodes (Koma, Atemstillstand, keine Hirnstammreflexe) sind seit über 30 Jahren gültig. Der Nachweis des Hirntodes ist weltweit als sicheres Todeszeichen anerkannt.

Diagnostik

Voraussetzung für die Hirntoddiagnostik ist, dass der komatöse Zustand mit den Reflexausfällen nicht Ausdruck eines stoffwechselbedingten oder endokrinen Leidens oder durch Medikamente bzw. toxische Substanzen verursacht ist.

Zusätzlich darf im EEG bei größtmöglicher Verstärkung und einer Ableitung über 30 Minuten keine elektrische Aktivität erkennbar sein: Null-Linien-EEG. Akustisch evozierte Hirnstammpotenziale sind nicht mehr abzuleiten. Im Doppler-Sonogramm und zerebralen Angiogramm lässt sich keine Hirnzirkulation mehr nachweisen.

Nach Feststellung des Hirntodes wird jegliche Therapie eingestellt, auch wenn Kreislauf und Atmung durch Apparate noch aufrecht erhalten werden könnten. Die Beendigung der Therapie bedeutet aber ein Abstellen der Apparate. Zu diesem Zeitpunkt können nach entsprechenden Absprachen und bei bestimmten Voraussetzungen Organe zur Transplantation entnommen werden.

Für Personen, die an der Bestimmung des Hirntodes beteiligt sind, ist dies ethisch eine besonders verantwortungsvolle Tätigkeit. Ein Mensch, der intensiv diagnostiziert und behandelt und um dessen Leben gerungen wurde, wird von uns Menschen zu einem bestimmten Zeitpunkt für tot erklärt. Den Ärzten und dem Pflegepersonal muss diese in ihrer Tragweite besondere Aufgabe bewusst sein, damit sie den Angehörigen des verstorbenen Menschen, aber auch den anderen Mitarbeiterinnen und Mitarbeitern des Krankenhauses glaubhaft und vertrauensvoll gegenübertreten können.

8.6 Therapie und Pflege

Für jeden Schädel-Hirn-Verletzten ist die Erstversorgung entscheidend. Auch bei **leichteren Hirnverletzungen,** die keiner Intensivbetreuung bedürfen, ist eine genaue Beobachtung des Verlaufs erforderlich, um die Entwicklung von Komplikationen rechtzeitig zu erkennen. Die Beobachtung richtet sich nicht nur auf das Zählen und Messen von Puls und Blutdruck und die Beurteilung der Atmung, sondern auch auf die Einschätzung des Verhaltens der verletzten

Leichte Hirnverletzung
Ständige Beobachtung des Verletzten durch das Pflegepersonal (Puls, Blutdruck, Atmung, Wachheit, Pupillenreaktion) zur Erkennung von Komplikationen (insbesondere epi- und subdurales Hämatom).

Person: Unvermittelt ist es zum Unfall gekommen. Nicht bewusstlose Verletzte reagieren mit einem mehr oder weniger ausgeprägten Schreck oder Schock, sie können irritiert sein und sich unbesonnen verhalten, sodass sie Rat, Zuspruch und Hilfe benötigen. Die Pflegeperson, die einen solchen Verletzten zu betreuen hat, muss damit rechnen, dass dieser sich in seinem Verhalten und in seiner Emotionalität anders als vor dem Unfall äußert. Die Kontaktaufnahme mit dem Unfallverletzten muss äußerst differenziert geschehen.

Schwere Hirnverletzung

Bei **schweren Hirnverletzungen** mit Bewusstlosigkeit sind am Unfallort die Maßnahmen der **Ersten Hilfe** zu beachten. Die Atemwege müssen freigehalten und Erbrochenes muss aus dem Mund entfernt werden. Nach Möglichkeit ist ein Guedel-Tubus in den Rachenraum einzuführen, damit die Zunge nicht nach hinten rutscht. Der Verletzte ist in die stabile Seitenlage zu bringen. Dabei ist auf Frakturen der Extremitäten und besonders der Halswirbelsäule zu achten. Diese darf nicht gestreckt oder gebeugt werden. Eine unsachgemäße Lagerung kann eine Querschnittslähmung begünstigen. Bereits am Unfallort kann intubiert und beatmet sowie ein venöser Zugang zur Schockbehandlung (z. B. 5 % Glukose-Lösung) gelegt werden. Auf eine genügende Sauerstoffzufuhr ist zu achten. Sehr unruhige Verletzte müssen eventuell sediert werden (z. B. mit Barbitursäure). Vorher muss aber die diagnostische Abklärung abgeschlossen sein, weil eine Sedierung die Entwicklung einer Komplikation (z. B. Blutung) verschleiern kann. Im Krankenhaus wird bei tief bewusstlosen Patienten die Beatmung bei meist nasaler Intubation fortgesetzt. Der Tubus muss saubergehalten und eine regelmäßige »tracheobronchiale Toilette« mit Absaugen durchgeführt werden. Gleichzeitig ist zur Vermeidung einer Ohrspeicheldrüsenentzündung (Parotitis) oder einer Soor-Infektion der Mund- und Rachenraum sauberzuhalten. Der Oberkörper wird leicht angehoben (15 bis 30°) gelagert, damit bei Hirndruck die Einklemmung des Hirns nicht begünstigt wird. Magensonde und Blasenkatheter sorgen für eine Entleerung von Magen und Blase. Der venöse Zugang wird gesichert.

Evtl. Intubation, Schockbehandlung durch Infusion, Sauerstoffzufuhr, CT.

Vermeidung einer verminderten Sauerstoffversorgung des Gehirns

Stimulation verschiedener Sinnesreize bei komatösen Patienten

Bewusstlose oder komatöse Patienten können oft noch verschiedene Reize wahrnehmen, auch wenn sie reaktionslos erscheinen. Sofort nach Eintreten des komatösen Zustandes müssen die Sinne angeregt oder stimuliert werden, damit sie nicht verkümmern und der Patient nicht in eine tiefere seelische Isolation gerät. Schon durch einfache Anregungen wie das Berühren der Hände und des Gesichtes, das angenehme Waschen, frische Bettwäsche, bequeme Lagerung und freundliche Raumgestaltung können die geschädigten neuronalen Verbindungen im Gehirn aufrechterhalten oder sogar verbessert werden. Die Angehörigen werden nach den liebgewordenen Gewohnheiten des Patienten befragt, was er z. B. gerne schmeckt, riecht oder hört. Die Intensivstation ist »wohnlich« zu gestalten: z. B. kein Neonlicht, nachts abgedunkelte Beleuchtung, angenehme Gelb- oder Grüntöne und gedämpfte Geräusche. Die betreuenden Personen kommen mit dem komatösen Patienten so in Kontakt, als wenn er ansprechbar wäre. Sie sprechen ihn an und erklären, was sie zu tun beabsichtigen und ausführen. Negative Reize (z. B. Absaugen, lärmende Geräusche) sind zu reduzieren und positive Reize (z. B. Berührung, Ansprache, leise Musik) zu betonen.

Basale Stimulation

Diese Erfahrungen gehen auf den Heilpädagogen ANDREAS FRÖHLICH zurück, die er in den 70er Jahren als **basale Stimulation** bezeichnete. Für die Krankenpflege hat CHRISTEL BIENSTEIN 1991 diese Vorgehensweise übernommen (☞ S. 436 f.).

Medikamentöse Behandlung

Behandlung des Hirnödems

Zur medikamentösen Behandlung des Hirnödems darf eine Osmotherapie mit hyperosmolaren Lösungen (z. B. Mannit) nur dann durchgeführt werden, wenn ein intrakranielles Hämatom ausgeschlossen wurde. Bei einer Entwässerung und Verkleinerung des Hirnvolumens würde es zur Nachblutung kommen. Hyperosmolare Lösungen müssen schnell infundiert werden, damit sich die erforderliche Druckdifferenz zwischen Gefäß und Hirngewebe ausbilden kann. Der Einsatz von Kortikosteroiden (z. B. Dexamethason) zur Ödembehandlung bei Schädel-Hirn-Verletzten ist umstritten.
Unruhige und aggressive Hirnverletzte sind vorsichtig zu sedieren. Dabei darf die Atemstörung nicht verstärkt und die Verschlechterung der Bewusstseinslage nicht kaschiert werden.
Ist der Hirnverletzte wieder bewusstseinsklar und orientiert, bestehen häufig noch amnestische und affektive Störungen. Die Verletzten können sehr ängstlich und aggressiv reagieren. Diese Gefühlsstörung ist nur zum Teil als Reaktion auf das vorangegangene Unfallgeschehen aufzufassen; überwiegend ist es Ausdruck der traumatisch bedingten Funktionsstörung im Rahmen eines organischen Psychosyndroms, das mit dem Willen kaum zu beeinflussen ist. Ermahnungen, sich zusammenzureißen oder sich zu beruhigen, führen zu keiner Änderung, weil der Verletzte es nicht kann. Das auffällige psychische Verhalten ist als krankhafte Störung anzusehen und durch entsprechende Führung des Pflegepersonals zu beeinflussen.

Psychologische Führung

Pflege

Auf das Pflegepersonal kommen umfangreiche Aufgaben zu. Neben der Grundpflege und den vorbeugenden Maßnahmen zur Vermeidung einer Pneumonie, einer Thrombose und eines Dekubitus ist eine ständige Beobachtung des Verletzten erforderlich. Die Entwicklung

Beobachtung der
Bewusstseinslage

der Bewusstseinslage und die Pupillen- und Schluckreflexe sind ständig zu überprüfen. Auf einen möglichen Blut- oder Liquorabgang aus Mund, Nase und Ohren ist zu achten. Epileptische Anfälle und spontane Bewegungen der Extremitäten sind zu registrieren.

Die Ausscheidungsfunktionen sowie die Beschaffenheit und der Umfang des Bauchs sind zu beobachten und zu messen. Immer besteht die Gefahr, dass es unmittelbar nach der Verletzung auch zu Blutungen im Bauchraum (Milzverletzung) kommen kann. Ein schneller Puls und ein sinkender Blutdruck können auf eine innere Blutung hinweisen. Ein langsamer Puls und ein steigender Blutdruck dagegen weisen auf einen erhöhten Hirndruck hin, besonders dann, wenn der Puls vorher schnell war. Hohe Körpertemperaturen zu Beginn des Hirntraumas sind auf eine Hirnstammschädigung verdächtig. Über alle Beobachtungen ist gewissenhaft Protokoll zu führen. Jede gravierende Veränderung oder Verschlechterung ist sofort dem Arzt mitzuteilen.

Respektvoller Umgang mit
komatösen Patienten

Der Umgang mit bewusstlosen oder auch komatösen Patienten ist für das Pflegepersonal und alle anderen Dienste immer wieder eine große Belastung. Nie sollte man sich so verhalten, als wenn der bewusstlose Patient nichts wahrnehmen würde. Einerseits wissen wir das nicht genau, andererseits verbietet es unser Handeln, mit bewusstlosen Menschen unaufmerksamer umzugehen. Es ist bekannt, dass auch einem bewusstlosen Menschen eine angenehme Stationsatmosphäre und eine liebevolle körperliche Zuwendung und Berührung bei der Pflege gut tun.

8.7 Rehabilitation

Psychologische Führung und
Beratung. Integration des
Verletzten in das gesell-
schaftliche Leben. Zu
vermeiden sind Über- und
Unterforderung in der
Rehabilitationsphase.

Das Überstehen einer schweren Hirnverletzung hinterlässt neurologische und psychische Ausfälle, das **hirntraumatische Mangel-Syndrom.** Es ist Aufgabe verschiedener Therapeuten, dieses Mangel-Syndrom so gering wie möglich zu halten, um die Integration des Verletzten in das gesellschaftliche Leben wieder herzustellen oder zu erleichtern. Dabei darf der Verletzte weder über- noch unterfordert werden.

Bei einer **Überforderung** kann der Verletzte schnell sein Therapieziel aufgeben und scheinbar versagen. Er zieht sich zurück und glaubt, nichts mehr leisten zu können. Dabei kann er ungehalten und aggressiv reagieren. Wird das Training jedoch behutsam durchgeführt und an seine Persönlichkeit und Leistungsfähigkeit angepasst, ist er zu mehr Ausdauer, Leistung und seelischer Ausgeglichenheit befähigt.

Bei einer **Unterforderung** wird der tatsächliche Leistungsstand nicht erreicht, das funktionelle Defizit erscheint ausgeprägter, als es in Wirklichkeit ist. Der Verletzte hat nicht genug Vertrauen für die Bewältigung seines Lebens, er kann ängstlich und zaghaft reagieren.

Die Rehabilitation muss mit psychologischem und pädagogischem Sachverstand begleitet und individuell strukturiert werden. Sie erfolgt in speziellen Rehabilitationseinrichtungen und ist in Deutschland durch umfangreiche gesetzliche Vorschriften zur Eingliederung behinderter Menschen geregelt.

8.7.1 Physiotherapie

Mit der Physiotherapie ist möglichst bald nach der Hirnverletzung zu beginnen. Je nach Befund müssen der Muskeltonus reguliert und nach dem Bobath-Konzept (☞ S. 165 f.) physiologische Bewegungsmuster angebahnt werden. Stabilisierende Maßnahmen verbessern Gleichgewicht und Koordination. Eine frühzeitige Mobilisation fördert den Wachheitszustand und ist insbesondere auch für die schnellere und bessere Rückbildung psychischer Beeinträchtigungen wichtig. Die Mobilisation geschieht durch das möglichst häufige Heraussetzen aus dem Bett in einen Sessel oder Rollstuhl, durch ein Stehtraining am Stehbrett und allgemein durch gymnastische Übungen. Das Erfahren und Erleben eines Fortschritts in der Beweglichkeit ist die beste Anregung für das Gehirn auf dem Wege zur Rehabilitation. Die Physiotherapie ist wirkungsvoller als alle die hirnorganische Leistungsfähigkeit verbessernden Medikamente. Kann der Patient Alltags- und Gebrauchsbewegungen nicht in ausreichendem Maße wiedererlangen, müssen Ersatzbewegungen gezeigt und Hilfsmittel wie Gehhilfen und Schienen zur Verfügung gestellt werden.

Frühzeitige Mobilisation. Anbahnung physiologischer Bewegungsmuster. Stabilisierung von Gleichgewicht und Koordination.

8.7.2 Ergotherapie

Die Ergotherapie ergänzt die Physiotherapie im Rehabilitationsprogramm. Bereits bei bewusstlosen oder komatösen Verletzten beginnt die spezielle Therapie, zunächst im Sinne der **basalen Stimulation,** wie sie auch bei der Schlaganfallbehandlung beschrieben wurde. Das schwere Schädel-Hirntrauma hat zu einer Beeinträchtigung von Antrieb und Wahrnehmung geführt, die sich ohne Stimulation weiter zurückbilden würden und dann nur schwer wieder angeregt werden könnte. Bereits bei Komatösen werden durch einfache Reize (Temperatur, Geräusche, Berührung, Schwingungen) die noch vorhandenen Rezeptoren angeregt, um damit eine Beeinflussung der zentralen Neurone zu erwirken. Das sind Maßnahmen, die auch bei der Pflege in Absprache mit der Ergotherapie zu leisten sind. Beispielhaft sind Saugschwämme zu nennen, welche die Lippen, die Zunge und die Wangenschleimhaut anregen und einen bestimmten Geschmack vermitteln. Die dabei gegebene Flüssigkeitsmenge ist so gering, dass eine Aspiration nicht zu befürchten ist. Auch über das Riechen können Anregungen gegeben werden.

Bei wachen Verletzten können Aufmerksamkeit, Gedächtnis und Konzentrationsfähigkeit noch deutlich gestört sein. Sie zählen zu den häufigsten Folgen einer Schädel-Hirn-Verletzung. Die Ergotherapie bietet bestimmte Übungsprogramme und Übungsstrategien an, ohne den Verletzten zu überfordern. Dabei kann es Hirnverletzten schon Schwierig-

Anwendung der basalen Stimulation bei komatösen Patienten. Training von Gedächtnis und Konzentrationsfähigkeit. Übung der Tätigkeiten des täglichen Lebens.

keiten bereiten, z. B. die Hände einzucremen und gleichzeitig die Tätigkeit der Hände wahrzunehmen.

Weitere Ziele der Ergotherapie liegen beim Üben insbesondere feinmotorischer Fähigkeiten, beim Ausdauertraining und bei der beruflichen Wiedereingliederung. Bleiben im psychischen und motorischen Bereich Ausfälle bestehen, müssen diese kompensiert werden.

Zusammenfassung

Bei **Schädel-Hirn-Verletzungen** werden Schädelprellung (ohne Hirnbeteiligung), leichte Hirnschädigung (Grad I, Commotio cerebri), mittelschwere Hirnschädigung (Grad II, leichte Contusio cerebri) und schwere Hirnschädigung (Grad III, schwere Contusio cerebri) unterschieden. Die Länge der traumatisch bedingten Bewusstlosigkeit beträgt bei einer leichten Hirnschädigung bis zu 15 Minuten, bei einer mittelschweren Hirnschädigung bis zu einer Stunde und bei einer schweren Hirnschädigung darüber hinaus. Bewusstseinstrübungen können länger anhalten. Bei der mittelschweren und schweren Hirnschädigung (Contusio cerebri) kommen neurologische Störungen als Ausdruck einer bleibenden Schädigung der Hirnsubstanz hinzu. Weitere Komplikationen können vor allem intrakranielle Hämatome und eine posttraumatische Epilepsie sein. Neurologische Spätschäden sind eher selten und können in motorischen Beeinträchtigungen mit Spastik, Koordinations- und aphasischen Störungen sowie epileptischen Anfällen bestehen. Häufiger kommt es zu psychischen Spätschädigungen wie Hirnleistungsschwäche und organische Wesensänderung. Bei der Verlaufsbeobachtung schädelhirnverletzter Patienten ist besonders auf die Bewusstseinslage und die Pupillenreaktion zu achten. Entscheidende diagnostische Hinweise bringt neben der neuropsychiatrischen Untersuchung die Computertomographie. Die Bestimmung des Hirntodes kann bei der Entscheidung für weitere therapeutische Maßnahmen wichtig werden. Eine intensive Pflege, eine Hirnödembehandlung, eventuell die operative Beseitigung eines Hämatoms und Rehabilitationsmaßnahmen bestimmen die Therapie.

9 Entzündliche Erkrankungen des zentralen Nervensystems

Mit Entzündungen des Gehirns und seiner Häute werden im klinischen Alltag in erster Linie Infektionen des ZNS gemeint. Erreger solcher Entzündungen können Bakterien und Spirochäten, Viren, Pilze, Parasiten und Protozoen sowie Prione sein.
Kap. 9 behandelt die Infektionskrankheiten des zentralen Nervensystems.

Gruppen entzündlicher Erkrankungen

Häufigste Ursache einer aseptischen Meningitis ist die durch Antikörper hervorgerufene entzündliche Erkrankung (immunologische Entzündung). Die gegen körpereigene Gewebe gerichteten Antikörper werden vom Patienten selbst gebildet (Auto-Antikörper). Eine solche Antikörperbildung kann auf akute oder bereits überwundene Infektionen (parainfektiöse Entzündungen), Tumorzellen (paraneoplastische Entzündungen), auf eine rheumatische Erkrankung (Kollagenose) und noch unbekannte Mechanismen (idiopathische Entzündungen) zurückgehen, wie z. B. bei der Multiplen Sklerose oder der Sarkoidose. Seltener sind toxisch-allergische Reaktionen auf bestimmte Antibiotika, Chemotherapeutika oder nichtsteroidale Antiphlogistika (Reye-Syndrom).

Aseptische Meningitis

Die lymphozytäre Meningitis ist ein Oberbegriff für meningitische Syndrome, die nicht unmittelbar auf eine Infektion zurückgeführt werden können, wobei die Grenze zwischen aseptischer und viraler Meningitis bei fehlendem Erregernachweis oft nicht exakt gezogen werden kann.

Alle Bereiche des zentralen Nervensystems (ZNS) können von Entzündungen erfasst werden: das **Gehirn** (Enzephalon) und das **Rückenmark** (Myelon) sowie deren **Häute** (Meningen). Entsprechend werden die Erkrankungen als Enzephalitis, Myelitis und Meningitis bezeichnet. Häufig jedoch sind Gehirn und Hirnhäute sowie das Rückenmark **gemeinsam** vom entzündlichen Geschehen betroffen, sodass es sich um eine Meningoenzephalitis oder Enzephalomyelitis handelt. Sind auch die Nervenwurzeln in den entzündlichen Prozess einbezogen, wird von einer Enzephalomyeloradikulitis gesprochen.

Lokalisation

9.1 Erscheinungsformen

9.1.1 Meningitis

Definition

Bei einer Meningitis handelt es sich um eine unter Umständen lebensbedrohliche Entzündung der Hirnhäute des ZNS. Eine leichte begleitende Enzephalitis (s. u.) bleibt oft unbemerkt. Die häufigste Ursache ist eine Infektion.

Entzündlich verändert sind die weiche Hirnhaut (Pia mater), die den Hirnwindungen direkt aufliegt, und die über die Hirnwindungen und Hirnfurchen hinweg ziehende Spinngewebshaut (Arachnoidea). Im Raum zwischen diesen beiden Häuten, dem mit Liquor gefüllten Subarachnoidalraum, sammelt sich entzündliche Flüssigkeit an, die z. B. bei bakteriellen Infektionen eitrig ist. Die Krankheitserscheinungen einer Meningitis werden als **meningitisches Syndrom** zusammengefasst, das auch als **Meningismus** bezeichnet wird.

Meningitisches Syndrom

- **Kopfschmerzen**
  Äußerst heftige und reißende Schmerzen im Hinterkopf- und Stirnbereich, als wenn der Kopf zerspringen will.
- **Nackensteifigkeit** (Meningismus im engeren Sinne)
  Der Kopf kann beim liegenden Patienten nur unter erheblichen Schmerzen nach vorne gebeugt werden (Drehung oft deutlich leichter). Beim Vorwärtsbeugen werden die Knie reflektorisch gebeugt (Brudzinski-Zeichen). Schmerzhaft ist ferner eine Streckbewegung in den Kniegelenken (Kernig-Zeichen).
- **Opisthotonus**
  Der auf dem Rücken liegende Patient bohrt seinen überstreckten Kopf in das Kopfkissen, hat die Arme und Beine gebeugt sowie bei Hohlkreuzbildung den Leib eingezogen.
- **Vegetative Störungen**
  Der Puls ist zunächst verlangsamt. Bei Versagen der zentralen Regulation wird der Puls schneller. Störungen der Temperaturregulation und rote Flecken beim Drücken der Haut werden beobachtet. Überempfindlichkeit der Haut und Weichteile bei Berührung. Lichtscheu und Geräuschempfindlichkeit. Druckschmerzhaftigkeit der Nervenaustrittsstellen im Gesicht (N. trigeminus) und im Nacken.
- **Psychische Veränderungen**
  Bewusstseinstrübungen und delirante Erscheinungen beim Übergang des entzündlichen Prozesses auf das Hirngewebe (Enzephalitis).
- **Schweregrad**
  Leichte Fälle zeigen nur wenige der Symptome in geringer Ausprägung. Bei komatösen Zuständen kann der Meningismus fehlen oder unbemerkt bleiben.

Erhöhung von Liquor-Zellzahl und häufig auch Eiweiß sowie Erniedrigung des Glukosewertes. Häufig Zeichen einer Immunglobulinsynthese im Liquorraum.

Liquorbefund

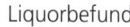
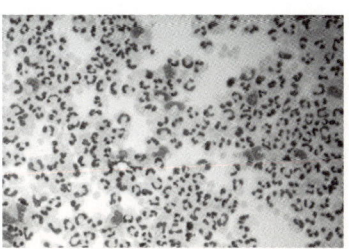
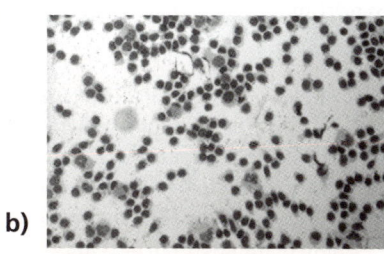

Abb. 9.1: (a) Bakterielle Meningitis und **(b)** virale Meningitis mit starker Granulozytenvermehrung

Merke

> Ein Meningismus ist unspezifisch! Er tritt nicht nur bei Infektionen auf, sondern z. B. auch bei der aseptischen Meningitis, bei der Subarachnoidalblutung, der Meningeosis carcinomatosa oder bei Hirndruck. Jedes meningitische Syndrom bedarf der sofortigen Abklärung und Behandlung!

Umgang mit Meningitis-Patienten

> Die Patienten benötigen nicht selten eine intensive **Überwachung** der Vitalzeichen und des Bewusstseins. Unter Umständen besteht eine vollständige Pflegebedürftigkeit. Eine **Isolierung** mit Unterbringung in Einzelzimmern und Eigenschutz (Schutzkittel, Mundschutz, Handschuhe etc.) ist nur selten erforderlich, auf jeden Fall aber bei einer Meningokokken-Meningitis.
> Meningitiskranke sind mitunter sehr **lärm- und lichtempfindlich**. Die Unterbringung sollte in einem ruhigen und abgedunkelten Zimmer erfolgen. Auch sonst sind unangenehme Reize (z. B. schlechte Lagerung, hartes Anfassen, zuviel Besuch) zu vermeiden.
> Bei hohem Fieber muss auf ausreichende **Flüssigkeitsaufnahme** geachtet werden; notfalls ist insbesondere bei benommenen Patienten eine intravenöse Dauerinfusion anzulegen. Die Ausscheidung der Urinmenge ist zu überprüfen.
> Es besteht eine Neigung zur **Obstipation** und zur Ausbildung von **Thrombosen**.
> Auf **Nebenwirkungen** von **Antibiotika** (z. B. Hautveränderungen, wunde Mundschleimhaut, Magenbeschwerden, Durchfall) muss geachtet werden.

9.1.2 Enzephalitis

Definition

> Eine Entzündung des ZNS mit vorwiegendem Befall des Gehirns wird Enzephalitis genannt. Meist wird dabei an eine Infektion gedacht. Oft sind die Häute des Gehirns und Rückenmarks ebenfalls betroffen. 90 % der Enzephalitiden werden durch Viren verursacht.

Das klinische Erscheinungsbild einer Enzephalitis ist schwerwiegender als das einer Meningitis. Meist kommt es nach einem kurzen unspezifischen »grippalen« Vorstadium mit Meningismus zum enzephalitischen Syndrom.

Enzephalitisches Syndrom

- **Hirnorganisches Psychosyndrom**
  Neben einer Bewusstseinstrübung bis zum Koma können Unruhezustände, aggressives Verhalten, Verwirrtheit sowie Sinnestäuschungen wie bei einer symptomatischen Psychose auftreten.
- **Neurologische Herdsymptome**
  Die befallenen Hirnareale zeigen eine Funktionsstörung: Zentrale Lähmungen und Sprachstörungen sind besonders häufig. Bei Hirnstammschädigungen werden auch Myoklonien (kurze ruckartige Zuckungen einzelner Muskeln) beobachtet.
- **Epileptische Anfälle** können auftreten.

Technische Diagnostik

EEG-Veränderungen sind immer nachzuweisen. Es handelt sich um Herd- und Allgemeinveränderungen, die teilweise für eine bestimmte Enzephalitisform charakteristisch sein können. CT- und MRT-Befunde weisen auf Entzündungsherde und ein entzündliches Hirnödem hin. Liquorveränderungen sind weniger eindrucksvoll als bei einer Meningitis und gelegentlich gar nicht nachzuweisen.

Sonderformen

Besonders hervorzuheben sind die **Embolische Herdenzephalitis** als Folge von infektiösen Embolien, z. B. bei bakteriellen Herzklappenentzündungen, der **Hirnabszess** und die **Parainfektiöse Enzephalitis,** die nicht auf einen unmittelbaren Erregerbefall zurückzuführen ist, sondern auf die immunologische Abwehrreaktion des Körpers auf einen Erreger.

Pflegerische Aspekte

Das schwere Krankheitsbild, das mit lang anhaltenden komatösen Zuständen, neurologischen Ausfällen und epileptischen Anfällen einhergehen kann, erfordert zunächst **intensivmedizinische Überwachung**. Dabei ist zu beachten, dass Patienten mit vollkommener Kommunikationslosigkeit oder Patienten, die in einem ausgeprägten Koma zu liegen scheinen, gelegentlich durchaus verstehen und erkennen können, was in ihrer Umgebung gesprochen und getan wird.
Die Immobilität kann zu **Bein- und Beckenvenenthrombosen** führen und damit die Gefahr einer Lungenembolie erhöhen, sodass eine Low-dose-Heparinisierung angezeigt ist.
Häufiges Umlagern zur **Dekubitus- und Pneumonieprophylaxe** sind erforderlich.
Bei hohem **Fieber** sind neben fiebersenkenden Medikamenten und einer reichlichen Flüssigkeitszufuhr zusätzlich feucht-kalte Wadenwickel, kalte Abwaschungen und Auflage von Eisbeuteln im Bereich der großen Gefäße vorzunehmen. Nasse Stirnkompressen und das Anfeuchten der Lippen werden als angenehm empfunden.

Während der wochen- und monatelangen **Erholungsphase** sind Physio- und Ergotherapie erforderlich (Rehabilitation).
Die häufig schnell erschöpfbaren Patienten dürfen nicht überfordert werden, weil sich sonst eine resignativ-depressive Haltung entwickeln oder verstärken kann. Eine Absprache mit Psychologen und anderen Therapeuten ist hinsichtlich der zumutbaren **Belastbarkeit** erforderlich.

9.1.3 Myelitis

Definition

Bei einer Myelitis handelt es sich oft um herdförmig auftretende entzündliche Veränderungen des Rückenmarks, die neben den verschiedenen Bahnsystemen auch die Nervenwurzeln schädigen können.

Es resultiert ein wenig einheitliches Krankheitsbild. Meistens klagen die Patienten über gürtelförmig auftretende reißende und ziehende Schmerzen, die in die Extremitäten ausstrahlen können. Handelt es sich um einen ausgedehnten lokalisierten Entzündungsprozess, kommt es zum Bild einer Querschnittsmyelitis. Häufig tritt die Myelitis zusammen mit einer Enzephalitis auf.
Das klinische Erscheinungsbild einer Myelitis wird im Kapitel »Erkrankungen des Rückenmarks« (☞ S. 337) dargestellt.

9.2 Infektionen durch Bakterien

Bakterielle Infektionen des zentralen Nervensystems führen überwiegend zu einer **Meningitis,** Virusinfektionen dagegen eher zu einer Enzephalitis. Infektionen durch Bakterien sind nur etwa halb so häufig wie die durch Viren. Die häufigsten Erreger der außerhalb eines Krankenhauses erworbenen eitrigen Meningitis sind im Jugend- und Erwachsenenalter Meningokokken, im höheren Lebensalter Pneumokokken und bei Infektionen im Krankenhaus gramnegative Enterobakterien, Pseudomonas aeroginosa, Staphylokokken und Mykobakterien. Kleinkinder sind vorzugsweise von Hämophilus influenzae betroffen.

Die häufigsten Erreger

Die Bakterien erreichen das ZNS
- über das Blut
- durch Ausbreitung bzw. Durchwanderung aus den Nachbarorganen (z. B. Sinusitis)

Ausbreitung im Körper

• durch offene Hirnverletzungen bzw. Liquorfisteln bei Schädel-Hirn-Traumen oder Operationen.

Ergänzende Diagnostik

Im **Blutbild** findet sich eine granulozytäre Leukozytose neben allgemeinen unspezifischen Entzündungszeichen. BKS und CRP sind erhöht.

Der **Liquor** ist eitrig-trüb, lässt eine Leukozytose von einigen 100–10 000/3 Zellen erkennen, wobei anfangs segmentkernige Granulozyten überwiegen, in der frühen Remission Monozyten vor Lymphozyten und in der späten Remission Lymphozyten vor Monozyten (Zytologie). Der Eiweißgehalt ist vermehrt, der Liquorzucker erniedrigt.

Bakteriologisch werden bei unbehandelten Fällen mit kulturellen Verfahren Meningokokken oder andere Bakterien im Blut und/oder im Liquor nachgewiesen.

Röntgen: Ein CCT wird in aller Regel schon vor der Liquorpunktion veranlasst. Dabei sollen auch mögliche Eintrittspforten wie Schädelfrakturen, eine Sinusitis oder eine Mastoiditis abgeklärt werden. Evtl. sind Spezialaufnahmen erforderlich.

Komplikationen

Durch Verklebung der Liquorabflusswege oder durch Funktionsstörung der Liquor resorbierenden Zellen kann es zum Hydrozephalus occlusus oder malresorptivus kommen. Eine Arteriitis oder eine Thrombose der Sinusvenen kann zu Schlaganfällen führen. Eine Hirnödem kann bis zur Einklemmung voranschreiten. Hirnabszesse sind selten und bedürfen unter Umständen einer neurochirurgischen Sanierung. Schwerhörigkeit kann auch auf eingesetztes Streptomycin zurückzuführen sein. Internistische Komplikationen können sich in den Vordergrund schieben.

Therapie

Beginn einer Antibiotikatherapie bei klinischem Verdacht unmittelbar nach der Liquorpunktion. Die anfängliche unspezifische Kombination (z. B. Rocephin® und Ampicillin) kann bei speziellen Entstehungsmechanismen (im Krankenhaus erworben, bei offenen Hirnverletzungen) und nach Eintreffen des Resistogramms ergänzt oder abgewandelt werden.

Prognose

Heilungen sind nicht selten (10–50 %) unvollständig (**Defektheilung**). Die Todesrate (**Mortalität**) wird mit über 25 % angegeben.

9.2.1 Meningokokkenmeningitis

Vorkommen und Verlauf

Die jährlichen Neuerkrankungen häufen sich in den Monaten Februar bis April, außerdem in bestimmten Gebieten oder Gruppen (epidemisch), sie tritt aber auch vereinzelt (sporadisch) auf. Massenansammlungen von Menschen, wie z. B. in Schulen oder in öffentlichen Verkehrsmitteln, begünstigen die Ausbreitung der Infektion.
Die Erkrankung kann äußerst akut verlaufen und ist potenziell tödlich. Kontaktpersonen müssen u. U. prophylaktisch behandelt werden, die Patienten werden isoliert.

Die Übertragung der Erreger geschieht durch **Tröpfcheninfektion.** Im Nasen-Rachen-Raum können die Erreger monatelang bleiben und lediglich zu einem Katarrh führen. Erst unter besonderer Belastung und gleichzeitig bestehender immunologischer Abwehrschwäche kommt es zum Ausbruch der Erkrankung.

Die akute Meningokokkenmeningitis beginnt mit einem einige Stunden anhaltenden Vorstadium (allgemeines Krankheitsgefühl, Frösteln, Abgeschlagenheit, Glieder- und Leibschmerzen), dem heftige Kopfschmerzen mit den Symptomen des meningitischen Syndroms (☞ S. 242) folgen. Es wird über reißende Schmerzen entlang der Wirbelsäule, über Übelkeit, Erbrechen und Überempfindlichkeit der Haut geklagt. Die Temperatur ist stark erhöht. Als Zeichen einer Begleitenzephalitis kann es gelegentlich zu psychischen Störungen kommen im Sinne einer Benommenheit oder eines deliranten Zustandes, zu Augenmuskellähmungen, zu Lähmungen im Bereich der Extremitäten und zu epileptische Anfällen. Ein Herpes simplex der Lippengegend sowie auch ein masernähnliches Exanthem am Rumpf begleiten häufig die Erkrankung. Der Verlauf ist ohne Behandlung entweder akut mit septischen Erscheinungen und Kreislaufstörungen oder schleppend mit zunehmender Bewusstseinstrübung bis hin zum Koma und zentralem Versagen. Im Verlauf einer Sepsis können auch die Herzklappen (Endokarditis), die Gelenke (Arthritis) und die Nebennieren befallen werden. In den Nebennieren verursacht die Infektion vorwiegend bei Kindern Blutungen, die das Drüsengewebe zerstören. Dieser Funktionsausfall führt innerhalb von Stunden durch hohes Fieber, Schock und diffuse Hautblutungen zum Tode (Waterhouse-Friderichsen-Syndrom).

Symptomatik

Unter antibiotischer Therapie (z. B. 30 Mill. Einheiten Penicillin G tgl.) kommt es nach 2–3 Wochen zur Besserung. Hirnnervenlähmungen, spastische Paresen und psychische Auffälligkeiten können als Folgeerscheinungen bestehen bleiben.

Therapie

9.2.2 Pneumokokkenmeningitis

Die Pneumokokkenmeningitis verläuft schwerer und ist häufiger durch das Auftreten **neurologischer Störungen** (z. B. epileptische Anfälle, Lähmungen, Bewusstseinsstörungen) kompliziert. Ohne Behandlung kommt es schnell zum Tod. Die antibiotische Therapie erfolgt intensiv und lange mit Penicillinen und Cephalosporinen. Trotzdem ist bei gut 50 % der Erkrankten mit **bleibenden Hirnschäden** zu rechnen.

9.2.3 Hirnabszess

Hirnabszesse entstehen fortgeleitet von eitrigen Erkrankungen in der Nachbarschaft (Ohr, Nasennebenhöhlen), weitergeleitet auf dem Blutweg (hämatogene Aussaat) – ausgehend von eitrigen Prozessen in den Lungen oder im Herzen (eitrige Endokarditis) und direkt bei offenen

Hirnverletzungen. Als Erreger kommen vorwiegend Staphylokokken, Streptokokken und seltener Proteus, Pseudomonas u. a. in Frage.

Der Abszess bildet sich überwiegend im Großhirn, weniger im Kleinhirn und selten im Hirnstamm. Er tritt klinisch häufig als schnell wachsende Raumforderung in Erscheinung, wobei die BKS und die Leukozyten im Blut deutlich erhöht sind und Fieber besteht. Der Liquor ist oft nur gering verändert. Im EEG findet sich eine Allgemeinveränderung mit Herdhinweisen. Im CCT ist eine ringförmige Kontrastmittelanreicherung erkennbar.

Die Therapie besteht im akuten Stadium neben der Gabe von Antibiotika unter Umständen in einer sofortigen (evtl. diagnostisch-stereotaktischen) Punktion und Drainage des Abszesses. Abgekapselte Abszesse werden mit ihrer Kapsel operativ entfernt. Trotz der operativen Möglichkeiten ist die **Mortalität** immer noch recht **hoch**.

9.2.4 Tuberkulöse Meningitis

Die tuberkulöse Meningitis entsteht fast immer durch eine Aussaat von Tuberkulosebakterien auf dem Blutweg von den Lungen. Der Beginn dieser Erkrankung ist schleichend mit leichten **psychischen Erscheinungen** im Sinne einer vermehrten Reizbarkeit und Lustlosigkeit. Die Kopfschmerzen sind nicht so heftig. Häufiger als Augenmuskelstörungen, die zu Doppelbildern führen, sind **Stauungspapillen.** Es kann bald zu einer Benommenheit und zu deliranten Zuständen kommen. Auch Halbseitenlähmungen, epileptische Anfälle und aphasische Störungen kommen vor. Die Temperaturen sind leicht erhöht.

Der Liquor ist klar. Er hat etwa 100/3 bis 1 000/3 Zellen, vorwiegend Lymphozyten. Das Eiweiß ist vermehrt und kann sich, wenn das Reagenzglas mit dem Liquor längere Zeit steht, als »**Spinngewebsgerinnsel**« absetzen. Der Liquorzucker ist stark erniedrigt. Beweisend ist der Nachweis von Tbc-Bakterien-Partikeln mit der Polymerase-Kettenreaktion PCR. Ein Hydrozephalus oder ein Hirninfarkt kann komplizierend hinzutreten.

Behandelt wird mit einer Kombination verschiedener tuberkulostatischer Medikamente über einen Zeitraum von 1,5–2 Jahren. Der Heilungsverlauf ist zwar günstiger als bei der Meningokokkenmeningitis, es kann aber zu Folgeerscheinungen im Sinne von Lähmungen und epileptischen Anfällen sowie einer hirnorganischen Wesensänderung kommen.

9.2.5 Embolische Herdenzephalitis

Bei der embolischen Herdenzephalitis gelangen mit Bakterien (Streptokokken) angereicherte, entzündlich veränderte Partikel von der entzündeten Herzinnenhaut und den Herzklappen (**Endokarditis lenta**) mit dem Blutstrom im Sinne eines embolischen Geschehens ins Gehirn. Dort kommt es zu kleinen umschriebenen Herdenzephalitiden, die zu uncharakteristischen, flüchtigen neurologischen Ausfallerscheinungen, Kopfschmerzen und Benommenheitszuständen sowie auch zu epileptischen Anfällen, Halbseitenlähmungen und aphasischen Störungen führen können. Der Verlauf ist **schubförmig.**

Im klaren Liquor finden sich etwa 50/3 bis 500/3 Zellen. Die Therapie erfolgt mit hohen Penicillingaben, eventuell kombiniert mit Gentamycin. Von höchster Bedeutung ist die jahrelange Therapie der Endokarditis lenta.

9.2.6. **Lues des zentralen Nervensystems**

Der Erreger der Lues (**Syphilis**) ist die 1905 entdeckte Spirochäte **Trepo-nema pallidum,** die durch den Geschlechtsverkehr übertragen wird. Die Erreger breiten sich im Blut aus. Die neurologischen Erscheinungsformen sind vielfältig, in Neurologischen Kliniken werden zumindest unbekann-te Patienten routinemäßig mit einem Treponemen-Suchtest untersucht. Man rechnet mit etwa einer Erkrankung pro Jahr bei 100 000 Einwoh-nern. Der nach dem Krieg mit dem geänderten Sexualverhalten gefürch-tete Häufigkeitsanstieg scheint nicht einzutreten, was evtl. auf die häufi-geren unspezifischen Antibiotika-Therapien zurückzuführen ist.
Allgemeines

Etwa drei Wochen nach der Infektion treten vorwiegend im Genitalbe-reich schmerzlose Geschwüre der Haut auf (**Primäraffekt**). Etwa zwei Wochen später schwellen die regionalen Lymphknoten an. In diesem Primärstadium der Erkrankung können die Erreger bereits das zentrale Nervensystem erreichen, ohne dass es zu einer neurologischen Störung kommt. Auch ohne Behandlung überwindet der Körper in den meisten Fällen ohne Folgen die Infektion.
Primärstadium

Etwa neun Wochen nach der Infektion kann es zu einer Ausbreitung der Erreger in die Haut i. S. eines Exanthems, in die inneren Organe und auch in das zentrale Nervensystem kommen. Diese Generalisation der Erreger wird als **Sekundärstadium** bezeichnet. Eine Antibiotika-Therapie wäre spätestens jetzt sehr sinnvoll, die Krankheit kann aber auch spontan zur Ausheilung kommen.
Sekundärstadium

Nach dieser Krankheitsphase sind keine Krankheitserscheinungen mehr erkennbar. Im Serum der Infizierten ist der TPHA-Test positiv, man spricht von einer (latenten) **Lues latens.**

Bei etwa 10 % der unzureichend oder nicht behandelten Lues-Patienten breiten sich die Treponemen mit entzündlichen Veränderungen und unter Bildung von Gummen in verschiedenen Organen des Körpers aus. Dabei haben einige Treponemen eine besondere Affinität zum Nervensystem, sodass es drei bis fünf Jahre nach der Infektion zu einer Erkrankung von Gehirn und Rückenmark kommen kann.
Tertiärstadium

Auf Grund der ähnlichen Übertragung ist häufiger mit einem gemeinsa-men Auftreten zu rechnen. Die HIV-Erkrankung erschwert die Beurtei-lung von Antikörpertests, der TPHA-Test gilt jedoch als qualitativ sicher.
Lues und HIV

Es scheint von Vorteil zu sein, alle HIV-Patienten mit einem positiven TPHA-Test wie bei einer Neurolues antibiotisch zu behandeln.

Frühluische Meningitis

Frühlues

Bei 30 % der Infizierten tritt im Sekundärstadium eine **frühluische Meninigitis** auf, die häufig als Grippe mit Kopf- und Gliederschmerzen verkannt wird.

Spätlues

Bei diesem spätluischen Nervenleiden unterscheidet man die Lues cerebrospinalis (Erkrankung der Meningen und Hirnarterien), die Tabes dorsalis (Erkrankung der Hinterstränge im Rückenmark) und die Paralyse (Erkrankung des Stirnhirns).

Lues cerebrospinalis

Die meningovaskuläre Lues kann bereits im Sekundärstadium auftreten, häufiger jedoch im Tertiärstadium, d. h. drei bis viele Jahre nach der Infektion.

Es handelt sich um entzündliche Veränderungen an den Arterien (vor allem der A. cerebri media und der A. cerebri posterior, seltener des Rückenmarks), die zu Durchblutungsstörungen führen, und um meningitische Entzündungen.

Symptomatik

Die meningitische Form beginnt meist schleichend mit Kopfschmerzen, Schwindel, Erbrechen und epileptischen Anfällen (menigitische Symptomatik). Diesen stehen schlaganfallartige Symptome wie Paresen, Sensibilitätsstörungen, Hemianopsie und psychische Auffälligkeiten gegenüber. Bei der Lues spinalis kann es schnell zu einem Querschnittssyndrom mit zunächst schlaffer, nach mehreren Wochen spastischer Paraparese, Sensibilitäts- sowie Blasen- und Mastdarmstörungen kommen. Ist die A. spinalis anterior betroffen, ist eine so genannte dissoziierte Empfindungstörung am Rumpf und an den Extremitäten nachzuweisen (Spinalis-anterior-Syndrom, ☞ S. 330).

Tabes dorsalis

Die Tabes dorsalis ist eine Erkrankung des Spätstadiums der Lues, 15 bis 25 Jahre nach der Infektion. Ihr Anteil an der Neurolues beträgt etwa ein Drittel, Männer erkranken häufiger als Frauen. Vorwiegend sind die Hinterstränge des Rückenmarks betroffen. Im Vordergrund des Erkrankungsbildes stehen deshalb eine Ataxie und sensible Störungen.

Symptomatik

• Schmerzphänomene treten besonders in den Beinen (seltener in Bauch und Rücken) als heftige, plötzlich einschießende, unangenehme (»lanzinierende«) Parästhesien auf.
• Die Beineigenreflexe sind in der Regel erloschen.
• Eine Unempfindlichkeit besonders der Kniegelenke führt zu Gelenkschäden.
• Blasenstörungen
• Fast immer ist eine reflektorische Pupillenstarre (Lichtreaktion erloschen bzw. abgeschwächt, Konvergenzreaktion erhalten) mit häufig engen Pupillen (Miosis, Stecknadelkopfpupillen) oder eine absolute

Pupillenstarre (keine Reaktion auf Licht und Konvergenz) mit oft weiter Pupillenöffnung (Mydriasis) zu beobachten. Die Pupillen sind oft entrundet und unterschiedlich weit (Anisokorie). Seltener ist eine Optikusatrophie mit Erblindung des Auges (Amaurose) anzutreffen.
- Ataxie: Besonders bei Dunkelheit macht sich eine Gleichgewichtsstörung bemerkbar, weil das gestörte Lageempfinden der Extremitäten (spinale Ataxie) nicht durch Augenkontrolle korrigiert werden kann.

Progressive Paralyse
Fast die Hälfte der Patienten mit einer Neurolues erleidet eine Progressive Paralyse, die – wie die Tabes dorsalis – im Tertiärstadium etwa 8–20 Jahre nach der Infektion auftritt und Männer häufiger als Frauen befällt. Vorwiegend im Bereich des Stirnhirns kommt es zu einer Atrophie der Hirnwindungen.

Die Symptomatik besteht in:
- **Wesensänderung:** Nach einem neurasthenischen Vorstadium mit Leistungsabfall und Nachlassen aller Aktivitäten kommt es zu depressivklagsamem Versagen und/oder schließlich zu expansiver Wesensänderung mit Größenideen und Kritiklosigkeit.
- **Demenz** und **intellektueller Abbau**
- **Pupillenstörungen**, eine **verwaschene Sprache** (Dysarthrie) und ein **schlaffer Gesichtsausdruck**. Selten können auch epileptische Anfälle, Halbseitenlähmungen und ein Tremor können hinzukommen.

Symptomatik

Als geeigneter Suchtest gilt der Treponema pallidum-Hämagglutinations-Test (TPHA-Test).
Mit speziellen Quotienten-Berechnungen kann eine IgG-Antikörperbildung im Liquorraum (Hagedorn-Quotient) als Zeichen einer Neurolues nachgewiesen werden.

Diagnostik

Die Therapie richtet sich nach der klinischen Symptomatik und den Ergebnissen der Aktivitäts-Tests.
Die Therapie der Neurolues wird mit 3×10 Mega Penicillin G über 14 Tage durchgeführt. Ohne Neurolues ist bei einer entdeckten Infektion eine niedrigere Dosis ausreichend. Wenn nötig, werden mehrere Penicillinkuren in Abständen von 3–6 Monaten durchgeführt. Etwa 6 Wochen nach Beendigung der Kur ist der Liquor zu kontrollieren.
Die Schmerzen bei der Tabes dorsalis können mit Neuroleptika (z. B. Neurocil®), Antidepressiva (z. B. Aponal®) oder recht gut mit Carbamazepin (z. B. Tegretal® oder Timonil®) beeinflusst werden.

Therapie

9.2.7 Neuroborreliose

In den letzten Jahren wurde eine vorwiegend durch Zecken, weniger auch durch Bremsen und Stechfliegen übertragene Infektionskrankheit bekannt, die sowohl das zentrale als auch das periphere Nervensystem befallen kann. Erreger ist ein schraubenförmiges Bakterium aus der Familie der Spirochäten, das nach dem amerikanischen Entdecker W. BURGDORFER (1982) Borrelia burgdorferi genannt wurde.

Der Verlauf der Erkrankung ist dem Erkrankungsverlauf der Lues ähnlich und wird in drei Stadien unterteilt.

Stadium I   Einige Tage bis einige Wochen nach dem Zeckenbiss kommt es zu einer sich schnell ringförmig ausbreitenden, entzündlichen Hautrötung (**Erythema migrans**). Gelegentlich treten begleitend grippeähnliche Erscheinungen auf.

Stadium II   Bei etwa 15 % der Infizierten kommt es drei bis mehrere Wochen nach dem Zeckenbiss zu **neurologischen Symptomen.** Sie äußern sich meistens in

- radikulären Schmerzen (Schulter-Arm- und Lumbal-Syndrom) und Lähmungen peripherer Nerven, insbesondere des Fazialis (oft beidseitig) in Verbindung mit einem entzündlichen Liquor (Zellzahl 30/3 bis einige tausend Lymphozyten und Monozyten, Schrankenstörung, überwiegend IgM-Synthese), Bannwarth-Syndrom genannt.
- Seltener (bei Kindern häufiger als bei Erwachsenen) kommt es zu Kopfschmerzen, Meningismus, Meningo-Enzephalo-Myelitis, Nervenentzündungen und zerebraler Angiitis.

Diese Symptomatik wird auch als **akute Neuroborreliose** zusammengefasst. Neben den neurologischen Symptomen sind möglich:

- Myokarditis mit AV-Block, Arthralgien, regionale Lymphknotenschwellungen, Lymphozyteninfiltrate der Haut und Augenentzündungen.

Stadium III   Ein halbes bis mehrere Jahre nach dem Zeckenbiss kann es zu einer **chronischen Neuroborreliose** kommen mit:

- chronischer Myelitis mit spastisch-ataktischer Gangstörung
- chronischer Enzephalitis mit z. B. Hemiparesen, Sprachstörungen, epileptischen Anfällen
- Hirnnervenläsionen mit Fazialisparese und zunehmender Opticusatrophie
- zerebraler Angiitis mit schlaganfallartigen Durchblutungsstörungen
- chronischer Polyneuropathie, meist mit Sensibilitätsstörungen und Schmerzen
- Post-Borreliose-Syndrom: hypothetisches Defektsyndrom ohne nachzuweisende noch manifeste Liquorveränderung und ohne Besserung unter Antibiose.

Lyme-Krankheit   Nicht neurologisch bestehen oft Erkrankungen der großen Gelenke (Knie!), typische chronisch-atrophisierende Hauterkrankung besonders der Akren (Acrodermatitis chronica atrophicans), benannt nach dem in den USA gelegenen Ort Lyme (Lyme-Krankheit).

Diagnostik   Die Diagnostik erfolgt serologisch durch Titer-Bestimmung der Borrelienantikörper. Da dieses Verfahren noch nicht standardisiert ist, sollten die Proben immer zu einem bewährten Referenzlabor geschickt werden.

Therapeutisch verlässt man sich in erster Linie auf die Gabe von Cephalosporinen, Rocephin® 1–2 × 2 g/die über 21 Tage, und zwar so früh wie möglich, um einer Defektheilung vorzubeugen.

Therapie

9.2.8 Listerien-Meningitis/Enzephalitis

Besonders Schwangere und Patienten mit Abwehrschwäche können eine Infektion mit Listeria monozytogenes erleiden, die überwiegend über unpasteurisierte Milchprodukte bei bestehenden Darmvorschäden aufgenommen werden. Nach einem unspezifischen meningitischen Prodromalstadium entwickeln sich eine Ataxie, Hirnnervenausfälle und eine zunehmende Benommenheit. Diagnostisch helfen Liquorpunktion und Erregernachweis im Blut und Liquor. Ampicillin in hoher Dosis ist wirksam, Cephalosporine (Rocephin®) sind unwirksam! Die Prognose ist schlechter als bei häufigen anderen bakteriellen Infektionen.

9.3 Infektionen durch Parasiten

Definition

> Parasiten sind kleine einzellige Lebewesen (Protozoen) und Würmer, die zu einer Infektion des zentralen Nervensystems (Myelitis, Enzephalitis) führen können.

9.3.1 Toxoplasmose

Die Durchseuchung mit dem zu den Protozoen gehörenden Toxoplasma gondii ist in Deutschland groß. Die Übertragung erfolgt bei der erworbenen Toxoplasmose durch Nahrungsmittel, z. B. durch rohes Fleisch, oder durch Kontakt mit Tieren (z. B. Hunde, Katzen und Kaninchen) oder bei der konnatalen Toxoplasmose von der infizierten Mutter auf das Kind. Die erworbene Erkrankung bleibt häufig symptomlos. Sie kommt besonders bei geschwächten Personen, z. B. bei Immunschwäche oder Unterernährung, als Meningoenzephalitis zum Ausdruck. Die meisten **AIDS-Patienten** (☞ Kap. 9.5.4, S. 261) haben eine zerebrale Toxoplasmose, die über eine Probe-Therapie diagnostiziert wird. Die **konnatal**e (angeborene) Erkrankung führt häufig zu schweren Hirnmissbildungen (z. B. Hydrozephalus), die mit Lähmungen, epileptischen Anfällen und einer zerebralen Behinderung einhergehen können.
Die Diagnostik geschieht im Wesentlichen durch den Antikörpernachweis oder durch Antigen-Antikörperreaktionen wie z. B. den Sabin-Feldman-Test oder den ELISA-Test.

9.3.2 Malaria

In den vom Tourismus erschlossenen Reiseländern Afrika, Asien sowie Mittel- und Südamerika tritt die durch die Stechmücken der Gattung **Anopheles** übertragene Malaria gehäuft auf. Erreger ist das zu den Protozoen gehörende **Plasmodium falciparum,** das in etwa 1 % der Infektionen zu einer schweren Enzephalitis mit Lähmungen, Bewusstseinsstörungen, Verwirrtheit und Myoklonien führen kann. Die Behandlung erfolgt mit Chinin-Infusionen.

9.3.3 Wurmerkrankungen

Mit der Nahrung oder durch andere orale Kontakte kann der Mensch Larven des Schweinebandwurms (**Zystizerken**) oder Eier des Hundebandwurms (**Echinokokken**) aufnehmen, die vorwiegend eine chronische Meningoenzephalitis bewirken. Im Differentialblutbild fällt eine Vermehrung der eosinophilen Leukozyten (**Eosinophilie**) bis auf 40 % auf. Auch im entzündlich veränderten Liquor sind eosinophile Leukozyten vermehrt nachzuweisen. Der diagnostische Nachweis erfolgt mit entsprechenden Komplement-Bindungsreaktionen (KBR), Nachweis von Parasiteneiern im Stuhl und anhand typischen Veränderungen im CT und im MRT.

9.4 Infektionen durch Pilze

Pilzerkrankungen (Mykosen) des zentralen Nervensystems, die z. B. durch Candida albicans, Kryptokokken oder Aspergillen hervorgerufen werden, treten bevorzugt bei **abwehrgeschwächten Patienten** auf, also bei AIDS, nach längerer Cortison-, nach Zytostatika- oder Immunsuppressiva-Therapie. Der Anteil dieser Patienten nimmt zu, weil immer mehr Menschen intensivmedizinische Maßnahmen und spezielle Therapien erhalten und am Leben bleiben. Eintrittspforten sind die Atemwege, der Gastrointestinaltrakt und Hautschäden. Neben einer Meningitis und Herdenzephalitis kann es auch zu einem Hirnabszess kommen. Diagnostisch stehen der Pilznachweis mit einer Tuschefärbung des Liquorpräparates (bei nur geringen unspezifischen Liquorveränderungen mit Zuckerverminderung) sowie Antigennachweise zur Verfügung. Für die antimykotische Behandlung werden Amphotericin B und Ancotil® sowie Diflucan® eingesetzt.

9.5 Infektionen durch Viren

Viren | Viren sind nicht wie Bakterien als einzellige Lebewesen zu bezeichnen, sondern als **DNS-** oder **RNS-Verbindungen,** die **keinen** eigenen Stoffwechsel haben und nur in anderen Zellen existieren und diese auch schädigen können. Diese Zellschädigung wird als zytopathogener Effekt bezeichnet. Die Vermehrung der Viren geschieht biochemisch in der **Wirtszelle.**

Viren sind überall vorhanden und können von Mensch zu Mensch durch Schmier- und Tröpfcheninfektion und von Tier zu Mensch, z. B. durch Ausscheidungen der Mäuse und Vögel oder durch Zeckenbiss, übertragen werden. Die Viren führen erst dann zu einer Erkrankung, wenn aus verschiedenen Gründen die immunologische Abwehr geschwächt ist. Viruserkrankungen sind bis auf wenige Ausnahmen immer Infektionen, die den **ganzen Organismus** betreffen. Kommt es zu einer Beteiligung des zentralen Nervensystems, ist das als Komplikation zu sehen.

Epidemiologie

Die Virusinfektion kann in zwei Phasen beschrieben werden. Nach einer Phase der Ausbreitung der Viren im Blut (Virämie) mit allgemeinen Krankheitssymptomen wie Kopf- und Gliederschmerzen, Abgeschlagenheit und Fieber (erste Phase) treten einige Tage später neurologische Symptome als Ausdruck einer Meningitis oder Enzephalitis auf (zweite Phase). Die Viren können aber auch über einen Aufstieg entlang der peripheren Nerven das ZNS erreichen.

Verlauf

- Virusinfektionen führen über eine Erkrankung des Subarachnoidalraumes zu einem **meningitischen Syndrom** (☞ S. 244).
- Nicht selten kommt es aber auch zu einer **Enzephalitis** (Viren sind die häufigste Ursache einer Enzephalitis), zumindest jedoch einer enzephalitischen Beteiligung neben einer Meningitis. Es können also auch fokalneurologische Störungen, epileptische Anfälle und Bewusstseinsstörungen auftreten.
- **Allgemeinsymptome** sind Fieber, Hauterscheinungen, Lymphknotenschwellungen und evtl. internistische Organmanifestationen. Eine Parotisschwellung deutet auf eine Mumps-Meningitis, Art und Ausbreitung eines Erythems können auf Masern- oder Varizella-Zoster-Viren hindeuten.

Symptomatik

Häufigkeitsangaben für Virusinfektionen des zentralen Nervensystems sind schwer fassbar, weil viele Infektionen nicht erkannt oder wegen ihres leichten Verlaufs nicht gemeldet werden. Man kann mit etwa 10 Neuerkrankungen bei 100 000 Einwohnern im Jahr rechnen.

Häufigkeit

Der **Liquor** ist bei Virusinfekten des zentralen Nervensystems klar, die Zellzahl ist nur mäßig vermehrt, die Eiweißwerte sind normal oder leicht erhöht (Gesamteiweiß, Schrankenstörung), und der Liquorzucker ist normal (☞ Abb. 9.1, S. 245).
Der **Erregernachweis** kann im Stuhl, Urin, Sputum, Serum und Liquor erfolgen, ist aber schwierig. Die Rolle der Polymerase-Kettenreaktion PCR ist noch nicht gesichert, wird aber besonders bei Herpes simplex-, Varizella-Zoster- , HIV- und Masern-Viren eingesetzt. Der Nachweis einer Virusinfektion gelingt leichter **serologisch** durch entsprechende Komplementbindungsreaktionen (KBR) und die Beobachtung der Titer-

Diagnostik

bewegungen (Abfall oder Anstieg des Titers) im Rahmen der Verlaufs-kontrolle.

Die zerebrale **Bildgebung** (besonders MRT) kann wesentliche Beiträge liefern.

Virusgruppen | Es gibt eine große Zahl verschiedener, das zentrale Nervensystem be-fallender Virusarten mit zum Teil vielen Untergruppen. Auch ist die krankmachende Wirkung einer Virusart sehr unterschiedlich, sodass sie bei einigen Menschen nichts anrichtet, bei anderen eine leichte und bei wieder anderen eine schwere oder gar tödlich endende Erkrankung her-vorrufen kann. Die unterschiedliche Erkrankungsart der Menschen hängt sehr wahrscheinlich mit ihrer immunologischen Abwehrlage zusammen.

Die häufigsten Viren sind:
- **Enteroviren.** Sie kommen im Verdauungtrakt des Menschen vor und führen überwiegend zu einer Meningitis. Dazu gehören auch Poliomy-elitis-Viren, Coxsackie-Viren und ECHO-Viren.
- **Arboviren.** Sie werden von Arthropoden (Gliederfüßler u. a. Insekten) übertragen. Arbo ist die Abkürzung von Arthropod-borne, also von Arthropoden stammend. Am bekanntesten ist das Flavovirus als Erre-ger für die Frühsommer-Meningoenzephalitis (FSME).
- **Herpesviren.** Sie führen überwiegend zu einer Enzephalitis. Bekannte Erreger sind das Herpes-simplex-Virus, das Varizella-Zoster-Virus, das Epstein-Barr-Virus und das Zytomegalie-Virus.
- **Myxoviren.** Die Mumps- und Influenza-Viren haben einen meist gut-artigen Verlauf, ernster ist die Meningoenzephalitis beim Masernvirus.

Auf einige relativ häufige und bekannte Virusinfektionen des zentralen Nervensystems soll näher eingegangen werden. Dabei ist zu unterschei-den, ob die Nervenzellschädigung **direkt** durch das Virus oder **indirekt** (parainfektiös) durch toxische Stoffwechselprodukte der Viren erfolgt.

9.5.1 Frühsommer-Meningoenzephalitis (FSME)

In feuchten Wald- und Wiesengebieten bestimmter Endemiegebiete, wie z. B. Süddeutschland, Flusslandschaften in Österreich und Schweiz, Balkan, evtl. Südschweden und baltische Staaten, ist ein vermehrtes Auftreten von Meningitiden und Enzephalitiden durch FSME-Viren zu beobachten. Das Virus wird durch Zeckenbiss (nicht zu verwechseln mit den Borrelien, ☞ Kap. 9.2.7, S. 253) auf den Menschen übertragen. In Endemiegebieten und bei beruflicher Exposition wird eine Impfung empfohlen. Nach einer 1–4-wöchigen Inkubation kommt es meist zu einer grippalen Infektion und mit einem zweiten Gipfel zu einer Menin-goenzephalitis, oft auch Myelitis oder Radikulitis. Die **Diagnose** wird über einen Antikörpernachweis im Liquor gesichert. Die **Therapie** ist symptomatisch. Die **Prognose** für die Meningoenzephalitis ist gut, bei der Myelitis oder Radikulitis ist ein langwieriger Verlauf mit Dauerschäden eher möglich.

9.5.2 Herpes-simplex-Enzephalitis

Die Durchseuchung der Bevölkerung mit dem Herpes-simplex-Virus (HSV) ist groß. Die rezidivierenden Infektionen im Lippenbereich (Herpes labialis) durch im Körper verbleibende (persistente) Viren sind harmlos, aber lästig und können lokal mit Aciclovir (z. B. Zovirax®) behandelt werden.

Herpes labialis

Bei geschwächter Abwehrreaktion kann es in ungünstigen Fällen zu einer ernsthaften Enzephalitis kommen.
Es handelt sich meist um eine Temporallappen-Enzephalitis, die sich nach einem kurzen, Stunden bis wenige Tage dauernden, grippalen Prodromalstadium bemerkbar macht:

Verdachtssymptome der Herpes-Enzephalitis

- nach einem oft kurzen grippalen Prodromalstadium erneuter Fieberanstieg, Kopfschmerzen und evtl. Erbrechen
- Bewusstseinstrübung
- Aphasie (neben einer motorischen ist eine sensorische Aphasie möglich, bei der Gesprochenes nicht verstanden wird; manchmal fällt nur ein mangelndes Situationsverständnis auf)
- Wesensänderung, auch Konzentrationsminderung, Gedächtnisstörung
- epileptische Anfälle.

Ohne rechtzeitige Behandlung kommt es zu einem schweren Hirnödem, Atemstörungen, Streckkrämpfen und weiteren Hirnstammzeichen, die den Tod bedeuten.

Die Letalität liegt unbehandelt bei 80 %, unter Behandlung jedoch bei unter 20 %. Defektheilungen sind unter Therapie seltener. Deshalb muss bereits im Verdachtsfall und **vor** Diagnosesicherung mit Aciclovir (Zovirax® i. v.), nach Körpergewicht und Immunstatus und unter Dosisanpassung bei Niereninsuffizienz behandelt werden!

Therapie bereits im Verdachtsfall!

Eine **antiödematöse** Therapie wird meist prophylaktisch durchgeführt. Sinnvoll ist auch eine zumindest vorübergehende **antikonvulsive** Therapie.

Merke

> Eine Thromboseprophylaxe wird besonders empfohlen!

Die Indikation zur Behandlung wird rein **klinisch** bei Hinweisen auf eine Enzephalitis mit den o.g. Besonderheiten gestellt. Zum Therapiebeginn können CCT, MRT, Liquor und EEG noch Normalbefunde aufweisen. Die Prognose ist getrübt, wenn sich bereits pathologische Befunde zeigen. Eine schnelle Diagnose-Sicherung wird mit einem Virusnachweis im Liquor mittels einer **Polymerase-Kettenreaktion (PCR)** innerhalb weniger Tage ermöglicht. Im Verlauf zeigen sich im **MRT** Zeichen einer temporalen oder fronto-basalen Enzephalitis mit Hämorrhagien. Im EEG werden nach einigen Tagen frontotemporal periodisch auftretende, abgesetzte Gruppen mit triphasischen steilen Wellen und Verlangsamungen sichtbar.

Diagnostik

Der Liquor zeigt nach einigen Tagen unspezifische Zeichen einer viralen Meningitis; die Hämorrhagie kann sich mit Erythrozyten phagozytierenden Leukozyten belegen lassen.

Erst 7–14 Tage nach Infektionsbeginn sind im Liquor spezifische **Antikörper** nachzuweisen. Die Antikörperbildung kann bei rechtzeitiger Therapie jedoch fehlen.

9.5.3 Zoster-Radikulitis

»Gürtelrose«

Das Varizella-Zoster-Virus führt meist in der Kindheit zur **Windpocken-(Varizellen-)Infektion** und bleibt latent im Körper vorhanden. Wenn im Alter oder bei einer Schwächung des Immunsystems die Infektion erneut aufbricht, so kommt es zum Bild einer **Radikulitis** mit Schmerzen und einem typischen Exanthem. Nach wenigen Tagen mit meist nur geringen Allgemeinsymptomen treten Bläschen und Hautrötungen in einem oder mehreren Dermatomen an Rumpf (im Volksmund als »Gürtelrose« bekannt) oder an den Extremitäten oder im Gesicht (Trigeminusäste) auf. Die erneut virulent werdenden Viren sind vor allem in den Spinalganglien, d. h. in Ansammlungen von Zellkörpern der sensiblen Bahnen in der Nähe der hinteren Nervenwurzeln des Rückenmarks aktiv, was die unangenehmen sensiblen Reizerscheinungen und Schmerzen erklärt. Es besteht also typischerweise eine charakteristische, **halbseitige** Verteilung, selten werden multiple Dermatome befallen. Als Komplikation kann sich eine **Meningoenzephalitis** einstellen. Kommt es dann noch zu Blasen- und Mastdarmstörungen oder gar zu einem Querschnittssyndrom, so handelt es sich um eine **Zostermyelitis.** Der Liquor zeigt allerdings auch bei der »einfachen« Radikulitis bereits die unspezifischen Zeichen einer Virusinfektion. Eine Polymerase-Kettenreaktion (PCR) ist möglich. Die Therapie beginnt möglichst frühzeitig mit Aciclovir (Zovirax®).

Spezifische Hautpflege

Besonderer Aufmerksamkeit bedarf die **Hautpflege** der befallenen Dermatome.
- Im Bläschenstadium kann es schnell zu einer **Superinfektion** kommen, die einer speziellen Therapie bedarf, z. B. mit Betaisodona®, auch zu Unverträglichkeitsreaktionen (mit Ekzembildung) auf das Virustatikum.
- Befallene Partien nicht waschen, sondern trocken halten, Hautfalten evtl. pudern. Nur leichte und luftdurchlässige Verbände wählen. Trocknend und antiseptisch wirken Kaliumpermanganat- oder Pyoctanin-Lösung. Zinkhaltige Salben oder Pasten fördern die Abtrocknung.
- Aciclovir-Salben sind nur in der **Bläschen-Phase** wirksam.

> Der Bläschen-Inhalt ist infektiös! Schwangere, Abwehrgeschwächte und Kinder sollten den Patienten fernbleiben. Für den persönlichen Schutz ist die Anwendung der allgemeinen Hygienevorschriften sinnvoll und ausreichend.

Bei der (Post-)Zoster-Neuralgie handelt es sich um schmerzhafte Fehlwahrnehmungen (Dysästhesien) bzw. Überempfindlichkeiten (Hyperästhesien, Hyperpathien) auf dem Boden einer Defektheilung der Spinalwurzeln nach einer Zosterinfektion. Meist handelt es sich um quälende Brennschmerzen und plötzlich einschießende, stechende (neuralgiforme) Schmerzen. Die Hälfte der Fälle bildet sich spontan innerhalb eines halben Jahres zurück, weitere 25 % innerhalb eines Jahres. Die **Schmerztherapie** erfolgt lokal (TENS-Gerät [transcutane elektrische Nervenstimulation], Lokalanästhesie mit Gel oder Injektionen), systemisch (Antidepressiva, Antikonvulsiva, Neuroleptika, Antihistaminika, evtl. auch mit Opiaten) oder mit Sympathikusblockaden.

9.5.4 AIDS/HIV-Infektion

1981 wurde die durch das HIV (human immunodeficiency virus) genannte Retrovirus übertragbare Immunschwächekrankheit AIDS (acquired immunodeficiency syndrome) in der medizinischen Fachwelt bekannt. Das Virus wird durch Sexualkontakt, Blut- oder Blutprodukte sowie von der Mutter auf das Kind übertragen. Das HI-Virus schädigt bestimmte Zelltypen des Menschen in besonderer Weise, darunter besonders Zellen des Immunsystems, z. B. die T4-Helferzellen, die im Krankheitsverlauf gefährlich abnehmen. Auch die Antikörperproduktion kann gestört sein, indem neue Antikörper gegen aktuell zu bekämpfende Antigene nur erschwert gebildet werden; andererseits kann eine Überproduktion oft minderwertiger Antikörper stattfinden, die sich unter Umständen gegen körpereigenes Gewebe richten mit der Folge einer autoimmunogenen Thrombopenie oder eines Guillain-Barré-Syndroms. Das HIV befällt auch bevorzugt Nervenzellen und führt damit zu charakteristischen Krankheitsbildern. Gefährlich ist die **Abwehrschwäche**, die zu zusätzlichen (**opportunistischen**) **Infektionen** führen kann.

Die Infektion wird meist nicht bemerkt. Es folgt eine meist mehrjährige Latenzphase mit positivem HIV-Test, aber fehlenden Krankheitszeichen. Die folgende symptomatische Phase wird in der aktuellen CDC-Klassifikation (Centers of Desease Control) in zwei Kategorien unterschieden, wobei die erste (B) leichtergradige Symptome enthält, darunter auch eine periphere Neuropathie, und die Kategorie C die AIDS-definierenden opportunistischen Infektionskrankheiten wie Pneumocystis carinii – Pneumonie, generalisierte zytomegalie-Virus-Infektion, maligne Lymphome, die progrediente multifokale Leukenzephalopathie (PML), die Toxoplasmose-Enzephalitis und auch die HIV-Enzephalopathie.

Therapie

Die HIV-Infektion ist **nicht heilbar.** Mit virustatischen Medikamenten kann das Überleben jedoch deutlich verlängert werden. Sehr wichtig sind eine konsequente Diagnostik und Therapie der opportunistischen Infektionen und der Komplikationen. Entscheidend ist die **Infektionsprophylaxe.**

Neurologische Manifestationen

50 % der Erwachsenen mit einer HIV-Infektion haben im Krankheitsverlauf neurologische Symptome, Kinder sogar noch häufiger. Bei Sektionen steigt der Anteil mit Neuromanifestationen auf 70–90 %.

Akute HIV-Meningoenzephalitis

Sie wird im Rahmen der ersten Auseinandersetzung mit dem HIV selten (1–8 %) beobachtet und ist kaum von anderen Meningitisfällen zu unterscheiden, wenn der Erregernachweis misslingt. Hirnnervenausfälle sind allerdings häufiger zu erwarten. Die Liquorbefunde können im Einzelfall bei asymptomatischen HIV-Patienten sehr ähnlich aussehen. Der HIV-Test wird im Rahmen der Erkrankung (Kontrolle nach 6 Wochen und 6 Monaten) **positiv** (**Serokonversion**). Die Symptomatik klingt spontan ab. Allerdings werden Rezidive und chronifizierende Verläufe beschrieben, dann wird mit Retrovir® behandelt.

HIV-Enzephalopathie/AIDS-Demenz

Hierbei handelt es sich um eine Ausschlussdiagnose. Wenn keine opportunistische Infektion nachgewiesen werden kann, so könnte es sich um die Einwirkung des HIV-Infektion auf die Nervenzellen handeln, wenn im Krankheitsverlauf schleichend Symptome einer Demenz einsetzen und im CCT eine diffuse Hirnatrophie sichtbar wird (10–15 % der Patienten). Weitere neurologische Störungen wie Gangunsicherheit (Ataxie), Inkontinenz, leichte Störungen der Augen- und Extremitätenbewegungen können ebenfalls vorhanden sein. Das EEG zeigt eine Verlangsamung. Herdhinweise sind wie neurologische Herdstörungen immer verdächtig auf eine Opportunistische Infektion. Das MRT zeigt eine multifokale Leukenzephalopathie, ohne dass ein Papova-Virus nachgewiesen wird. Im Liquor gelingt der Nachweis einer intrathekalen Antikörperproduktion gegen HIV. Die Therapie erfolgt mit Retrovir®.

HIV-Myelopathie

6–10 % der Patienten bekommen eine HIV-Myelopathie. Die Entstehung und die differenzialdiagnostischen Schwierigkeiten entsprechen der HIV-Enzephalopathie. Die Therapie erfolgt mit Retrovir®.

Periphere Neuropathie

Es ist nicht sicher, ob Guillain-Barré-Syndrome im Rahmen einer HIV-Infektion einem zufälligen Zusammentreffen entsprechen. Typische distal-symmetrische sensomotorische Polyneuropathien treten bei HIV-Patienten in 15–30 % der Fälle auf; in diesem Zusammenhang scheinen autonome Störungen besonders häufig (Blasenfunktionsstörung, Diarrhoe, Orthostase-Probleme etc.). Es könnte sich um eine unmittelbare Schädigung durch das Virus handeln. Unterschieden wird die Mononeuropathie, die auf eine Durchblutungsstörung einzelner Nerven im Rahmen einer Vaskulitis bei HIV zurückgeführt wird (DD: Zoster-Radikulitis? Drogen-Neuropathie?). Schmerzhafte und rasch progrediente Polyneuropathien müssen an eine Zytomegalie-Infektion denken lassen. In den letzen Jahren stellte sich mit zunehmender Häufigkeit die Frage, inwieweit toxische Einwirkungen der therapeutisch eingesetzten neueren virustatischen Medikamente eine Rolle spielen. Eine Therapieumstellung führt in diesen Fällen zu Besserungen.

Myopathie

Auch die Myopathie kann verschiedene Ursachen haben. In Betracht kommen in erster Linie eine direkte Schädigung durch das HIV, eine toxische Schädigung durch Virustatika und die Myopathie im Rahmen einer Kachexie und Mangelernährung (Diarrhoe und Gewichtsverlust sind bei HIV-Patienten nicht selten).

HIV-assoziierte opportunistische Infektionen

Opportunistische Infektionen treten auf, wenn das **Immunsystem** eines Patienten **geschwächt** ist, z. B. durch eine anhaltende Kortison-Therapie oder nach der Gabe von Zytostatika. Menschen mit intaktem Immunsystem werden nicht befallen. Die im Rahmen von AIDS zu erwartenden opportunistischen Infektionen führen zu neurologischen Symptomen, wenn das ZNS befallen wird. Die häufigste Infektion (5–20 % der AIDS-Patienten) stellt die Toxoplasmose-Enzephalitis dar (☞ Kap. 9.3.1, S. 255). Sie ist zugleich die häufigste Ursache einer neurologischen Fokalsymptomatik bei AIDS. Unter einer diagnostisch entscheidenden antibiotischen Probe-Therapie kommt es zu einer schnellen Rückbildung der Herdbefunde in CT und MRT. Wichtigste Differentialdiagnose ist das ZNS-Lymphom bei AIDS. Die Kryptokokken-Meningoenzephalitis (bei 2–13 % ☞ Kap. 9.4, S. 256) wird durch überall vorhandene Pilze (Cryptococcus neoformans) hervorgerufen. Die Diagnose wird gesichert durch Liquortuschepräparat, Kultur und Antigentest in Liquor und Serum. Weitere seltenere opportunistische Erreger bei HIV sind das Zytomegalie-Virus (ZMV), das Papova-Virus (progrediente multifokale Leukenzephalopathie PML), die Herpes-Viren und Mykobakterien einschließlich der Tuberkulose.

Neoplasie

Zu denken ist an ZNS-Lymphome und an Kaposi-Sarkome (bräunliche, wuchernde und teilweise blutige Hautveränderungen, die ins Gehirn metastasieren können).

Zerebrovaskuläre Komplikationen

Zerebrovaskuläre Komplikationen treten im Spätstadium von AIDS gelegentlich auf und können auf eine HIV-Thrombopenie oder Vaskulitis im Rahmen der Infektion mit HIV oder Opportunisten zurückgehen. (☞ Kap. 4.3.1 Vaskulitis als Schlaganfallursache, S. 130).

Anforderungen an die Pflege

Die Pflege von HIV-/AIDS-Patienten stellt aus psychologischen Gründen **hohe Anforderungen** an das Pflegepersonal, zumal die Therapie häufig konzentriert in spezialisierten Abteilungen mit angeschlossenen Ambulanzen erfolgt. Freiwilligkeit und spezielle Schulungen sind in diesem Fall besonders zu fordern.

Infektionsgefahr

Die **Infektionsgefahr** besteht eher für die Patienten als für die Pflegenden:
- Die Unterbringung in Einzelzimmern ist deshalb wünschenswert.
- **Die Einhaltung der bekannten Hygienevorschriften,** wie sie z. B. auch gegen Hepatitis B etc. eingesetzt werden, **ist ausreichend.** Der normale Umgang mit den alltäglichen Kontakten ist nicht ansteckend!
- Die meisten bekannt gewordenen Infektionen geschahen beim Zurückschieben blutiger Kanülen in Schutzkappen!
- Bei Kontakt mit Patienten mit Hustenreiz Mundschutz und evtl. Schutzbrille tragen!
- Bei Operationen und Endoskopien gelten besondere Vorschriften.
- Eigene Hände und Haut gut pflegen und eincremen, um einem Erregereintritt über rissige Haut vorzubeugen!

9.6 Infektionen durch Prione

Die Diskussion um die Prion-Erkrankungen wurde entfacht durch die »Rinderwahn«-Seuche, die Ende der 80er Jahre in England auftrat und seitdem weitgehend, aber nicht völlig eingedämmt werden konnte. Die Diskussion der Übertragbarkeit der Bovinen spongiformen Enzephalopathie (BSE) auf den Menschen wurde angeheizt durch das Auftreten einer neuen Variante der bereits bekannten Creutzfeldt-Jakob-Erkrankung im Umfeld der BSE-Seuche. Die neue Variante zeigt ein geringeres Erkrankungsalter, einen schleichenderen Verlauf und geht meist früher mit psychopathologischen Auffälligkeiten einher als die bekannte Form der Creutzfeldt-Jakob-Erkrankung. Alle drei Erkrankungen weisen eine Reihe klinischer und pathologischer Vergleichbarkeiten auf und scheinen durch infektiöse Prione verursacht zu werden.

Definition

Prione gelten als Erreger der Prionerkrankungen. Prione sind isoliert nicht lebensfähige infektiöse proteinhaltige Teilchen, die im Unterschied zu Viren keine Nukleinsäure enthalten. Sie stellen kein Antigen dar und rufen keine Bildung von Antikörpern hervor, ein immunologischer Abwehrprozess findet also nicht statt. Prione sind sehr widerstandsfähig, und die üblichen Sterilisationsverfahren sind nicht wirksam. Prione wirken vermutlich durch katalytische Umwandlung körpereigener Prionproteine in pathologische Prione, wobei sich diese Umwandlung exponentiell ausbreitet.

Zu den Prionerkrankungen werden gerechnet
- **Creutzfeldt-Jakob-Erkrankung** (bekannte und neue Variante) des Menschen,
- **Kuru-Krankheit** der Menschen, übertragen durch Kannibalismus,
- **Scrapie-Krankheit** der Schafe,
- **BSE** (bovine spongiforme Enzephalopathie) der Rinder, übertragen vermutlich durch Tiermehl, darunter Bestandteile Scrapie-erkrankter Schafe.

Die Erkrankung wurde also wahrscheinlich durch das Essen infizierten Fleisches übertragen, wobei bei der BSE die Grenze von Art zu Art (Schaf auf Rind) überschritten wurde, sodass plötzlich auch die Übertragung vom Rind auf den Menschen denkbar wurde und sich mit der neuen Creutzfeldt-Jakob-Variante bestätigt haben könnte.

Creutzfeldt-Jakob-Erkrankung

Die am längsten bekannte Prion-Erkrankung wurde 1920 nach dem Kieler Neuropsychiater H.-G. CREUTZFELDT und dem Hamburger Neurologen A. JAKOB benannt. Sie ist sehr selten, man rechnet mit **einer** Erkrankung bei **einer Million** Einwohner.

Nach einer Inkubationszeit von 10–25 Jahren beginnt die Erkrankung im mittleren Lebensalter mit Myoklonien, visuellen oder zerebellären Störungen, Bewegungsstörungen und spastischen Lähmungen, akinetischem Mutismus und vor allem einer schnell fortschreitenden Demenz. Sie führt innerhalb kurzer Zeit zum Tod. Eine wirksame Therapie ist nicht bekannt.
Im Liquor ist die Neuronenspezifische Enolase NSE (unspezifisch) erhöht; eine höhere Spezifität hat der Nachweis von Protein 14–3–3.
Im EEG zeigen sich typische Veränderungen. — *Symptomatik*

Eine Übertragung Mensch zu Mensch ist bekannt durch Schnittverletzungen (chirurgische oder pathologische Instrumente), Korneatransplantation und Wachstumshormon. In Analogie zur Kuru-Krankheit wird eine theoretische Übertragbarkeit durch Kannibalismus gesehen. So könnte die neue Variante der Erkrankung durch orale Aufnahme BSE-infizierten Fleisches entstanden sein. — *Übertragungsweg*

Eine ursächliche Therapie ist nicht bekannt. — *Therapie*

Zusammenfassung

Die **entzündlichen Erkrankungen des Zentralnervensystems** gehen in erster Linie auf Infektionen durch Viren, Bakterien, Parasiten und Pilze, neuerdings auch Prionen zurück. Als besonders prägnant können die Meningokokken-Meningitis, die Neuroborreliose und die tuberkulöse Meningitis (bakteriell) und die Herpes-Enzephalitis, die Zoster-Radikulitis und die AIDS/HIV-Infektion (viral) hervorgehoben werden. Pilz- und Parasiten-Meningoenzephalitiden (Kryptokokken, Toxoplasmose) sind häufiger geworden als opportunistische Infektion bei AIDS-Erkrankungen und resistenzgeminderten Patienten.

Eine Sonderform ist die septisch-embolische Herdenzephalitis. Als Erscheinungsformen steht das meningitische Syndrom (Meningismus) im Vordergrund (Kopfschmerz, Nackensteife, Opisthotonus und vegetative Störungen). Das enzephalitische Syndrom führt zu einem Hirnorganischen Psychosyndrom und neurologischen Herdsymptomen, epileptische Anfälle können auftreten. Eine Myelitis kann zu einer Schädigung der langen Rückenmarksbahnen und der Nervenwurzeln führen. Die Diagnostik stützt sich auf Liquoruntersuchung, Serologie und das MRT.

Die **parainfektiösen, immunologischen** und »aseptischen« Meningoenzephalitiden werden meist gesondert betrachtet. Manchmal werden auch Erkrankungen zusammengefasst, die von entzündeten Blutgefäßen ausgehen (**Vaskulitiden**). Eine sehr große und eigenständige Gruppe stellt die **Multiple Sklerose** dar (☞ Kap. 12, S. 286).

10   Metabolische Erkrankungen und Intoxikationen

Es ist kaum möglich, auch nur einen einigermaßen vollständigen Überblick über die Vielfalt der Erkrankungen des Stoffwechsels zu geben. Es
gibt eine enorme Zahl offensichtlich stoffwechselbedingter (metabolischer) Erkrankungen, aber eine einfache, allgemein akzeptierte Klassifikation wird es wohl nie geben. Die biochemische Unterteilung z. B. in
Störungen des Zucker-, Aminosäuren- oder Lipidstoffwechsels verträgt
sich nicht mit humangenetischen Einteilungen (rezessiv/dominant etc.)
oder mit Zusammenstellungen nach den klassischen medizinischen
Fachgebieten, weil Stoffwechselstörungen typischerweise eben nicht nur
neurologische, sondern auch orthopädische, augenärztliche, hautärztli-
che oder internistische Symptome aufweisen. Eine zu systematische Darstellung müsste häufige neben extrem seltenen Erkrankungen auflisten.
So hat es sich bewährt, halbsystematische Übersichten oder Zusammenstellungen zu liefern, die einen gewissen Überblick verschaffen, die häufigsten Erkrankungen berücksichtigen, interessante neue Erkenntnisse
vermitteln oder differentialdiagnostischen Wert haben, wenn z. B. eine
Polyneuropathie oder eine Ataxie abzuklären ist (☞ Kap. 3.8.5 und 3.8.6,
S. 111 f.).

Klassifikationssysteme

10.1 Angeborene Stoffwechselerkrankungen

Leukodystrophien
Die angeborenen Erkrankungen des Lipoidstoffwechsels sind selten. Immerhin macht es Sinn, bei Leukenzephalopathien, also Erkrankungen der
weißen Hirnsubstanz – häufig in Verbindung mit einer Spastik oder Ataxie –, an erbliche Formen zu denken, wenn eine Durchblutungsstörung
(vaskuläre Leukenzephalopathie) oder eine MS nicht in Frage kommen.

Mitochondrien-Erkrankungen
Die Eizelle enthält Mitochondrien, ein Spermium nicht; insofern ist die in
Mitochondrien enthaltene DNS (für die Enzyme der Atmungskette) rein
mütterlich vererbt! Da sich die mutierten Mitochondrien zufällig auf die
verschiedenen Gewebe verteilen, ist die mögliche Symptomatik sehr vielfältig. Weil Mitochondrien Energie bereitstellen, erkranken besonders
Organe mit **hohem Energiebedarf,** wie Gehirn, Herz- und Skelettmuskel.

Symptome

Folgende (ererbte) Symptome lassen an eine Mitochondrien-Erkrankung denken:
- hängende Augenlider mit Augenmuskelschwäche, oft ohne Doppelbilder
- Krampfanfälle mit oder ohne Myoklonus
- proximale Muskelschwächen mit mangelnder Ausdauerkraft
- Demenz, Ataxie
- Retinadegeneration
- Kleinwuchs.

Lactat-Ischämie-Test

Diagnostik

Gemessen wird der Anstieg von Lactat und Ammoniak nach Muskelarbeit eines Armes in Blutleere (☞ S. 112).

Fahrradergometer-Test

Gemessen wird der Anstieg von Lactat, Pyruvat und Ammoniak unter einer leichten aeroben Belastung.

Akute intermittierende Porphyrie

Bei der akuten intermittierenden Porphyrie handelt es sich um eine autosomal dominant vererbte Störung im Stoffwechsel des Farbstoffanteils des Hämoglobins. Typischerweise ausgelöst durch Schwangerschaft, Infektionen oder bestimmte Medikamente, treten kolikartige Schmerzen sowie Verwirrtheit und Krampfanfälle auf. Im Verlauf kommt es zu einer deutlichen motorischen Polyneuropathie.

10.2 Erworbene Stoffwechselerkrankungen

Hepatische Enzephalopathie

Bei einer Lebererkrankung kann es infolge einer verminderten Entgiftung zu einem Anstieg von Ammoniak im Serum kommen. Dies führt zu einer Hirnschädigung, die sich besonders bemerkbar macht durch Verlangsamung, Bewusstseinstrübung (Somnolenz bis Koma), psychischen Veränderungen und einer Unfähigkeit, z. B. den Arm ruhig zu halten wegen plötzlicher Tonusverluste (Asterixis, Flapping tremor).

Urämische Enzephalopathie

Wenn die Niere harnpflichtige Substanzen wie Harnstoff und Kreatinin nicht in ausreichendem Maße ausscheidet, steigt deren Konzentration in Blut und Gehirn an. Aufmerksamkeit und Vigilanz nehmen ab, es kann zu Halluzinationen und zur Verwirrtheit kommen. Arrhythmische Zuckungen, Spastiken und generalisierte epileptische Anfälle können auftreten.

Chronisch-hypoxische Enzephalopathie

Durch eine chronische Anämie, Ventilationsstörungen der Lunge, eine Herzinsuffizienz oder auch durch eine zentrale Atemregulationsstörung – z. B. nach einer Herpes-Enzephalitis – kann es zu unspezifischen Funktionsstörungen des Hirns kommen.

Aus neurologischer Sicht sind von den Vitaminmangel-Erkrankungen folgende Krankheiten besonders interessant:

- **A-Hypovitaminose:**
  Nachtblindheit, später Hydrozephalus aresorptivus, Degenerationen an Hornhaut und Bindehaut der Augen.

- **B1-Hypovitaminose:**
  Typisch ist ein B1-Mangel bei Alkoholikern und exzessiv kohlenhydratreicher Ernährung.
  Wernicke-Enzephalopathie: Verwirrtheit, Gangataxie, Augenbewegungsstörungen, Bewusstseinstrübung.
  Beriberi: distal-symmetrische Polyneuropathie, evtl. mit akuten kardialen Symptomen.

- **B6-Hypovitaminose:**
  Unter der tuberkulostatischen INH-Therapie und bei Alkoholikern zu befürchten. Die häufigsten Symptome sind eine Polyneuropathie, Nervosität und Krampfanfälle.

- **B12-Hypovitaminose:**
  Zur Resorption ist ein von der Magenschleimhaut gebildeter Intrinsic-Faktor erforderlich. Bei Antikörpern gegen diesen Faktor, nach Magenresektionen und bei einer chronischen Atrophie der Magenschleimhaut kommt es besonders bei älteren Menschen zum Vitaminmangel, der sich mit einer distal-symmetrischen Polyneuropathie, zentralmotorischen Störungen und einem Psychosyndrom zeigen kann. Außerdem sind eine makrozytäre Anämie, die Hunter-Zunge (glatt, rot, brennend) sowie gastrointestinale Beschwerden möglich.

- **E-Hypovitaminose:**
  Die Symptomatik ähnelt sehr einer typischen Ataxie, zusätzlich bestehen eine Dysarthrie, proximal betonte Paresen mit Reflexabschwächung und Pyramidenzeichen. Es gibt sowohl eine erbliche Form als auch Verbindungen mit anderen Erbkrankheiten.

- **Folsäure-Mangel:**
  Beim Folsäure-Mangel kommt es zu sensiblen Polyneuropathien, Depression und Restless-legs sowie makrozytärer Anämie und einer Zungenentzündung. Häufigste Vitaminstörung, die besonders bei alten Menschen, Alkoholikern, Mangelernährung, in der Schwangerschaft und Stillzeit sowie unter Antikonvulsiva oder bei Darmerkrankungen auftritt.

Vitaminmangel-Erkrankungen

10.3 Intoxikationen

Vergiftungen (Intoxikationen) können mit zahlreichen Substanzen geschehen, darunter auch durch in der Neurologie gebräuchliche Medikamente wie Barbiturate, Neuroleptika, Antidepressiva, Lithium, Antikonvulsiva, Amantadin (z. B. PK-Merz®), Opiate, Schlafmittel oder Botulinumtoxin. Bei akuten Intoxikationen sollte sofort ein Arzt verständigt werden. Wichtig sind Hinweise auf das eingenommene Medikament (Medikamentenschachteln etc.), weil oft ein spezifisches Vorgehen erforderlich ist. Bei einer akuten Vergiftung kommt die frühzeitige Magenspülung mit Aktivkohle in Betracht. Eine intensivmedizinische Überwachung muss erwogen werden.

Alkoholfolgekrankheiten

Eine **akute toxische Enzephalopathie** stellt der Alkoholrausch dar, der mit einer Enthemmung, Selbstüberschätzung, gesteigerter Kontaktbereitschaft und Rededrang beginnt und über primitive Reaktionsweisen zur Ataxie, Dysarthrie und schließlich zur Desorientierung, Amnesie und zum Koma führt.

Das **Alkoholentzugsdelir** ist gekennzeichnet durch Tremor, Übelkeit und Erbrechen, eine vegetative Dysregulation (Schwitzen, Tachykardie, orthostatische Hypotonie, Pupillenerweiterung), Reizbarkeit, Bewusstseinstrübung, Suggestibilität, Halluzinationen und evtl. einem Temperaturanstieg.

Die **Wernicke-Enzephalopathie** ist beim Vitamin-B1-Mangel abgehandelt (☞ S. 269).

Sehr ähnlich kann eine **zentrale pontine Myelinolyse** mit schwerwiegenden Myelinschäden vor allem im Bereich der Brücke (Pons) aussehen. Als Ursache werden schwankende Natriumspiegel angesehen.

Von einem **Korsakow-Syndrom** wird gesprochen, wenn eine schwere Merkfähigkeitsstörung im Vordergrund der Symptomatik steht.

Alkohol ist neben dem Diabetes mellitus in Westeuropa die häufigste Ursache einer **distal-symmetrischen Polyneuropathie,** oft mit sensiblen Reizerscheinungen und vegetativer Fehlregulation (dünne glatte trockene Haut mit schwitzenden Hand- und Fußflächen).

Zusammenfassung

Metabolische Erkrankungen sind biochemischer Natur, sie werden hervorgerufen durch Fehlsteuerungen des körpereigenen Stoffwechsels. Sie haben einen Mangel an bestimmten Stoffwechselprodukten zu Folge oder schädigen auf dem Wege einer ungünstigen Überproduktion. Nachteilige Wirkung und eine Vergiftung kann aber auch durch eine Zufuhr biochemisch wirksamer Substanzen (Intoxikation) von außen geschehen.

Eine ganze Reihe von Stoffwechselerkrankungen ist **angeboren,** also genetisch vererbt, und für viele konnten der Genort und der Vererbungsweg aufgedeckt werden. Andere entstehen **durch äußere Einflüsse** wie z. B. auf entzündlich-immunologischem Wege wie beim juvenilen Diabetes mellitus, oder durch andere Erkrankungen der Leber oder der Niere.

Metabolische Erkrankungen und Intoxikationen sind vielgestaltig, auf neurologischem Gebiet handelt es sich in erster Linie um Erkrankungen des Gehirns (Enzephalopathien), aber auch des Rückenmarks (Myelopathien) und der peripheren Nerven (Poly- oder Mononeuropathien) sowie Myopathien. Häufig werden auch das Stütz- und Bewegungsorgan, die Haut, innere Organe oder Sinnesorgane in Mitleidenschaft gezogen. Eine Sonderstellung nehmen die mütterlich vererbten **Mitochondrien-Erkrankungen** ein, die mit Herz, Muskulatur und Gehirn besonders die Organe mit hohem Energiebedarf befallen. Die häufigsten akuten und chronischen **Intoxikationen** werden in den Industrieländern durch den Alkohol hervorgerufen, gefolgt von Schlaf- und Schmerzmitteln.

11 Häufige unspezifische zentrale Beschwerden

Dieses Kapitel behandelt Beschwerden, deren Gemeinsamkeit in einer Verursachung im Gehirn und seiner umgebenden Strukturen sowie der häufiger Vergesellschaftung mit psychovegetativen Begleiterscheinungen gesehen werden kann.

11.1 Kopfschmerzen und Gesichtsschmerzen

Häufigkeit

Chronische Kopfschmerzen können ähnlich den Rückenschmerzen als eine **Volkskrankheit** angesehen werden. Kopfschmerzen sind die häufigsten Beschwerden, die dem Arzt geklagt werden. Nach vorliegenden Studien aus Deutschland und Skandinavien leiden 20–30 % an gelegentlicher Migräne und 30–40 % an Spannungskopfschmerzen. Die volkswirtschaftliche Belastung durch Fehlzeiten und verminderte Produktivität ist entsprechend hoch.

Differenzierte Diagnostik und Therapie

Es gibt eine Vielzahl von Kopfschmerzursachen, viele bedürfen einer speziellen Therapie. Gefürchtet sind die **Chronifizierung** und die Ausbildung einer **Schmerzkrankheit**. Letztere wird gekennzeichnet durch eine Schmerzfehlverarbeitung mit Ausbildung einer vermehrten Schmerzwahrnehmbarkeit durch Ausdehnung der für die Schmerzwahrnehmung zuständigen Hirnareale. Überdies kann eine fehlerhafte Schmerzmedikation zum **Analgetika-Kopfschmerz** führen.

Vor dem Einsatz einer auf Dauer angelegten Medikation werden nichtmedikamentöse Therapieverfahren mit dem Patienten erwogen.

Allgemeine Therapiemaßnahmen

Unspezifisch wirksam können sein:
- Reizabschirmung (ruhiges Zimmer, evtl. verdunkeln).
- Körperliche Entspannung durch Hinlegen.
- Gelegentlich werden aufgelegte Kühlkompressen und ätherische Öle als lindernd empfunden.
- Rücksichtsvolle Versorgung mit Nahrung und Flüssigkeit in Abhängigkeit von Übelkeit und Erbrechen.
- Der positiven Schmerzbewältigung dient die Lenkung der Gedanken und Aufmerksamkeit auf andere Themen und das Erlernen prophylaktischer Hilfen.

- Im Umgang mit den Patienten muss berücksichtigt werden, dass durch langanhaltende Schmerzeinwirkung eine Erschöpfung und Zermürbung einsetzen kann, die nicht selten mit depressiver Resignation und auch mürrischer Reizbarkeit einhergehen. Die primär persönlichen Wesenszüge lassen sich im Schmerz kaum feststellen.

Die Deutsche Migräne- und Kopfschmerzgesellschaft hat sich aktiv an der Erstellung und Verbreitung der aktuellen Internationalen Kopfschmerzklassifikation beteiligt. Die Vergabe einer Diagnose ist danach nur möglich, wenn bestimmte jeweilige Kriterien, so genannte operationalisierte Diagnosekriterien erfüllt sind. Auf diese Weise konnten Kopfschmerzbezeichnungen (Terminologie) und Forschung ein bis dahin nicht gekanntes Maß an Übereinstimmung und Präzision erzielen.

Internationale Klassifikation

11.1.1 Migräne

Periodisch auftretende Kopfschmerzattacken von – unbehandelt – 4 bis 72 Stunden Dauer mit meist schleichendem Beginn von 1 bis 2 Stunden. Zwischen den Attacken besteht Beschwerdefreiheit, deshalb max. 8 Attacken pro Monat. Frauen sind häufiger betroffen als Männer.

Definition

Der Migränekopfschmerz hat typische **vegetative Begleiterscheinungen** wie Übelkeit/Erbrechen und/oder Licht-/Lärmempfindlichkeit, wegen der sich die Patienten zurückziehen und den Raum abdunkeln. Der Kopfschmerz muss zwei der folgenden vier **Kopfschmerzcharakteristika** erfüllen:

- einseitiger Kopfschmerz (meist seitenwechselnd)
- pulsierender Schmerzcharakter
- mäßig bis stark (Tagesaktivität erschwerend oder verhindernd)
- Verstärkung bei körperlicher Aktivität, z. B. beim Treppensteigen.

Ca. 10–15 % der Patienten hat vor einer Migräneattacke eine **Aura.** Migräne wird oft erst an einer solchen typischen, den Kopfschmerz begleitenden Aura erkannt, deshalb kann eine sichere Migräne erst angenommen werden, wenn mindestens fünf Attacken ohne Aura aufgetreten sind, mit typischer Aura genügen zwei Attacken.
Typische Auren – auch hier bestehen spezielle Kriterien – zeigen flüchtige (bis etwa 1 Stunde) neurologische Störungen:

Migräneaura

- häufig Sehstörungen wie fleckförmige oder auch gezackt begrenzte flimmernde Felder (Flimmerskotome)
- halbseitige Gesichtsfeldausfälle beider Augen (homonyme Hemianopsie)
- halbseitig auftretenden Parästhesien oder (selten) Paresen.

Sonderformen der Migräne sind hinsichtlich zeitlichem Verlauf und besonderer Symptomatik bekannt.

Sonderformen

Auslösemechanismen

Viele Patienten kennen typische Auslösemechanismen (Trigger) wie hormonelle Umschwünge (Menstruation), Nahrungsmittel (Rotwein, Schokolade etc.), Stressbeginn oder -ende (Montags- bzw. Wochenendkopfschmerz), jahreszeitliche Bindung (Frühjahr/Herbst) oder Umweltreize wie Flackerlicht, Kälte, Höhe oder verrauchte Räume .

Therapie

Die akute Attacke wird mit einem Antiemetikum (Paspertin®, Motilium®) und anschließend mit einem Schmerzmittel wie Acetylsalicylsäure (Brausetablette), Paracetamol oder Naproxen in ausreichender Dosierung behandelt, unter Umständen rektal oder intravenös. Ergotaminpräparate werden mit speziellen Vorsichtsmaßnahmen ebenfalls – alternativ – empfohlen. Anhaltende schwere Attacken bedürfen evtl. der Klinikeinweisung, wo zusätzlich sedierende Medikamente wie Neurocil® oder Diazepam gegeben werden können. Wegen der Übelkeit ist eine intermittierende parenterale Ernährung zu erwägen. Gute Erweiterungen des Therapiespektrums stellen die sog. Triptane wie Imigran® und Nachfolgeprodukte dar.

Prophylaxe

Prophylaktisch wirksam ist die Vermeidung der Auslösefaktoren, die Regulierung des Schlaf-Wach-Rhythmus, der Nahrungszufuhr und des Tagesablaufs. Wahrscheinlich haben Ausdauersportarten einen positiven Effekt. Ein positiver Effekt von Akupunktur ist (noch?) nicht nachgewiesen, Homöopathie ist nicht über den Placeboeffekt hinaus wirksam. Die Effekte können nur gemessen werden, wenn das Führen eines Kopfschmerzkalenders erlernt wird.

Medikamentös können Betablocker, Kalziumantagonisten, Valproinsäure und Serotoninantagonisten erwogen werden, Amitriptylin besonders bei kombinierten Spannungskopfschmerzen oder depressiven Verstimmungen.

Spezielle wirksame Verfahren stellen die progressive Muskelrelaxation nach JACOBSEN, Biofeedback und ein Stressbewältigungstraining dar.

11.1.2 Spannungskopfschmerz

Häufigkeit

Der Spannungskopfschmerz ist die häufigste Kopfschmerzform. Episodisch soll mindestens ein Drittel der Bevölkerung Spannungskopfschmerzen haben, in chronischer Form nur 3 %. Männer und Frauen sind gleich häufig betroffen.

Symptomatik

Unterschieden werden ein episodischer Typ (Dauer 30 Min. bis 7 Tage) und die chronische Form. Vegetative Begleitstörungen sind nicht so ausgeprägt wie bei der Migräne, d. h. kein Erbrechen und bei der chronischen Form maximal ein Symptom von Übelkeit, Lärm- oder Lichtempfindlichkeit, bei der episodischen Form nur Lärm- oder Lichtempfindlichkeit. Die **Schmerzcharakteristik** muss zwei der folgenden vier Charakteristika erfüllen:

- drückend bis ziehend, verengend, nicht pulsierend
- leicht bis mäßig (Tagesaktivität nicht verhindernd)
- beidseitige Lokalisation
- keine Verstärkung durch Tagesaktivität.

Mindestens 10 Episoden sind erforderlich zur sicheren Diagnosestellung. Die erhöhte Schmerzempfindlichkeit von Kopfmuskeln stellt eine Sonderform dar.

Die chronische Form belastet mindestens 15 Tage eines Monats über mindestens ein halbes Jahr.

Die **Ursache der** Spannungskopfschmerzen ist **unbekannt,** die **Therapie** ist entsprechend **schwierig.** In erster Linie kommen unspezifische und individuell zu erwägende Verfahren zur Anwendung.

Therapie

Eine analgetische Medikation kommt nur bei der episodischen Form in Betracht! Eingesetzt werden ASS, Paracetamol oder Ibuprofen. Die chronische Form kann evtl. mit Amitriptylin und andere Antidepressiva in niedriger Dosis gebessert werden.

Das Führen eines Kopfschmerzkalenders ist hilfreich. Hier werden Qualität und Intensität des Kopfschmerzes, therapeutische Verfahren sowie die Medikation dokumentiert.

Nicht medikamentös kommen unspezifisch wirksame Verfahren wie die progressive Muskelrelaxation nach JACOBSEN, Biofeedback, Stressbewältigungstraining, Entspannungsübungen und Kneippsche Wasseranwendungen in Betracht. Alkohol und Nikotin sollten vermieden werden.

Entscheidend sind die exakte diagnostische Abklärung und die Aufklärung über die fehlende Gefährdung durch diese unangenehme Erkrankung.

11.1.3 Cluster-Kopfschmerz

Es handelt sich um seltene (0,3 % der Bevölkerung, Männer erheblich häufiger als Frauen), äußerst heftige, halbseitige Kopf- und Gesichtsschmerzen der Augen- und Schläfenregion, die mit einer konjunktivalen Rötung, einer engen Pupille und Lidspalte, Tränenfluss und verstopfter Nase einhergehen und unbehandelt 15 Minuten bis 2 Stunden dauern.

Die Attacken können bis zu achtmal täglich, bevorzugt in der zweiten Nachthälfte, auftreten – und zwar typischerweise mit episodischen Häufungen (Clustern) nach oft monate- bis jahrelanger Beschwerdefreiheit.

Therapeutisch ist eine Sauerstoff-Inhalation in etwa der Hälfte der Fälle gut wirksam; entsprechende Geräte können verordnet werden.

Außerdem werden zur Attackenbehandlung Ergotamin-Aerosole und Triptane empfohlen. Bei stärkeren Clustern und schlechter Wirkung der O_2-Therapie können medikamentöse Prophylaxen angeboten werden.

11.1.4 Symptomatischer Kopfschmerz

Kopfschmerzen unterschiedlichster Art und Stärke treten bei vielen Erkrankungen des Gehirns und anderer Körperorgane auf. Die Diagnose einer Migräne, eines Spannungskopfschmerzes oder eines Cluster-Kopfschmerzes setzt immer voraus, dass ein symptomatischer Kopfschmerz, also ein Kopfschmerz durch eine anderweitige, definierbare Erkrankung

Bedeutung

ausgeschlossen wurde. Die **Differenzialdiagnostik** umfasst also immer den **Ausschluss** symptomatischer Kopfschmerzen:

Ursachen symptomatischer Kopfschmerzen

- **Schädel-Hirn-Trauma:** posttraumatischer Kopfschmerz
- **vaskuläre Störungen:** Subarachnoidalblutung, Hirninfarkt (selten), intrakranielle Hämatome, Gefäßmissbildung, Arteriitis temporalis, Gefäßdissektion, Hirnvenenthrombose, arterielle Hypertonie inkl. Eklampsie
- **intrakranielle Drucksteigerungen (nicht-vaskulär):** Liquordrucksteigerung/Hydrozephalus, Liquor-Unterdruck-Syndrom
- **Infektionen/Entzündungen:** Meningitis, Enzephalitis, Hirnabszess, Empyem, Sarkoidose, Kollagenose, virale und bakterielle Allgemeininfektionen
- **Liquorpunktion**
- **Hirntumoren**
- **Einwirkung von Substanzen/Entzug:** Analgetika, Nitrate/Nitrite, Glutamat (Geschmacksverstärker), Alkohol, Ergotamine, Coffein-Entzug, Narkotika-Entzug, hormonelle Kontrazeptiva
- **Stoffwechselstörungen:** Hypoxie, Hyperkapnie, Hypoglykämie, Dialyse
- **Erkrankungen des Schädels und Halses:** Frakturen, zervikogener Kopfschmerz, Glaukom, Kurz- oder Weitsichtigkeit, HNO- und Kiefer-Erkrankungen etc.

Analgetika-Kopfschmerz

Es handelt sich um eine besonders wichtige Kopfschmerzursache aus der Gruppe der medikamentös induzierten Kopfschmerzen. Er geht auf eine fehlerhaft empfohlene oder umgesetzte Therapie zurück und entsteht häufig bei der Therapie des medikamentös besonders schlecht beeinflussbaren Spannungskopfschmerzes. Er macht 5–8 % aller Kopfschmerzen aus, und bis zur Diagnosestellung vergehen in der Regel mehrere Jahre. Frauen sind 5 × häufiger betroffen als Männer. Häufig lässt sich ein primär behandelter anderer Kopfschmerztyp diagnostisch abgrenzen.

Die Therapie erfordert eine exakte Diagnosestellung, die genaue Aufklärung über die Entstehungsmechanismen und einen ambulant oder stationär durchzuführenden Medikamentenentzug.

11.1.5 Neuralgien

An die verschiedenen Schmerzen bei einer Hirnnervenerkrankung, z. B. einer Sehnerventzündung (Optikusneuritis) oder bei einer diabetischen Hirnnervenlähmung, soll an dieser Stelle nur erinnert werden.

Definition

> **Neuralgie** ist eine Bezeichnung für einen bestimmten Schmerztyp, der im Zusammenhang mit Nervenerkrankungen auftritt, meist einen hellen brennenden Schmerzcharakter hat und oft mit blitzartigen einschießenden Schmerzattacken verknüpft ist.

Typische Neuralgien können nach einer Herpes-Zoster-Infektion (postherpetische Neuralgie, Zosterneuralgie ☞ Kap. 9.5.3, S. 260) sowie auch nach Infektionen anderer Hirnnerven auftreten. Besonders häufig ist die **Trigeminusneuralgie.**

Trigeminusneuralgie

Man rechnet mit vier Neuerkrankungen auf 100 000 Einwohner im Jahr (**Inzidenz**) und 40 Erkrankten auf 10 000 Einwohner (**Prävalenz**).

Blitzartig einschießende (stechend, schneidend, reißend), sich unter Umständen in Sekundenabständen wiederholende, äußerst heftige und praktisch nur einseitig auftretende Gesichtsschmerzen sind Ausdruck einer Trigeminusneuralgie. Diese Neuralgie macht sich fast ausschließlich im 2. und 3. Ast des fast rein sensiblen Hirnnerven bemerkbar, der die gesamte Gesichtsfläche bis zum Scheitelpunkt versorgt. Der 3. Ast hat außerdem einen motorischen Anteil für die Kaumuskulatur. Weil die Patienten bei den sehr unangenehmen Schmerzattacken oft ruckartig ihr Gesicht verziehen, wird das Krankheitsbild auch als **Tic douloureux** bezeichnet. Die motorische Funktion muss aber im Wesentlichen als reflektorisch aufgefasst werden (es gibt allerdings vergleichbare nicht sensible und nun rein motorische »Tics« beim Spasmus hemifazialis, einer Neuralgie des motorischen Hirnnerven N. facialis, ☞ Kap. 5.5.2, S. 197). Die Neuralgie zeigt häufig eine gewisse Periodizität. Intensität und Frequenz der Tics können also ansteigen oder wieder abfallen mit jahrelanger Beschwerdefreiheit.

Die Trigeminusneuralgie kann oft durch typische Mechanismen ausgelöst (getriggert) werden. So werden beim Kauen, Sprechen, Berühren oder bei Kälteeinwirkung und Windzug – also einhergehend mit sensiblen Reizen – heftige Schmerzattacken beobachtet. Im späteren Stadium oder unter Therapie geht der attackenförmige Charakter oft verloren, es tritt ein Dauerschmerz mit Empfindlichkeit des Gesichtshaut auf.

In den meisten Fällen von Trigeminusneuralgien ist eine Ursache **nicht** erkennbar. Diese **idiopathische Trigeminusneuralgie** tritt fast ausschließlich nach dem 50. Lebensjahr in Erscheinung. Nicht selten wird der Trigeminus durch eine arteriosklerotisch veränderte, verlängerte und erweiterte Gefäßschlinge der Hirnbasis – z. B. der A. cerebelli superior – in der Nähe des Felsenbeins an der Schädelbasis komprimiert und damit mikroskopisch verletzt. Die damit zusammenhängenden Strukturschäden des Nerven werden als Ursache der Neuralgie angesehen. Seltener ist die Trigeminusneuralgie Symptom einer Hirnerkrankung. Diese **symptomatische Trigeminusneuralgie** ist z. B. bei Tumoren der Schädelbasis, bei der Multiplen Sklerose und beim Herpes zoster (Zosterneuralgie) zu beobachten.

Die Therapie zielt zunächst auf eine medikamentöse Dämpfung der Übererregbarkeit des Trigeminusnerven – das Mittel der Wahl ist Carbamazepin in retardierter Form. Es muss hoch genug dosiert und lange genug eingesetzt werden. Bei Dosisänderungen muss mit typischen Nebenwirkungen wie Unwohlsein, unsystematischem Schwindel, Nystag-

Häufigkeit

Symptomatik

Typische Trigger

Ursache

Therapie

mus etc.) gerechnet werden. Dosisabhängig kann es zu Müdigkeit und zur Verlangsamung kommen. 80–90 % der Patienten sprechen über viele Monate und Jahre auf diese Behandlung an. Leider lässt die Wirkung mit der Zeit etwas nach, sodass invasive Maßnahmen erwogen werden müssen. Dazu zählt die Ausschaltung des Ganglion Gasseri, (ein außerhalb des Gehirns gelegener Trigeminuskern (☞ Abb. 2.7, S. 57) mit Thermokoagulation, Ballon-Mikrokompression oder Chemoneurolyse. Schmerztherapeutisch werden Serienblockaden des Ganglion cervicale superius durchgeführt. Guten Erfolg zeigt auch die neurochirurgische mikrovaskuläre Dekompression der Trigeminuswurzel nach JANETTA, bei der die Nervenwurzel von der irritierenden Gefäßschlinge dadurch befreit wird, dass ein Kunststoffschwämmchen zwischen Nerv und Arterie eingelegt wird.

11.1.6 Atypischer Gesichtsschmerz

Bei atypischen Gesichtsschmerzen handelt es sich um Schmerzen des Gesichtes (Mundes), deren Ursache nicht zu finden ist und denen die typischen anderen Syndrome (z. B. Trigeminusneuralgie) nicht zugeordnet werden können. In der Anamnese sind nicht selten häufige chirurgische Eingriffe an Zähnen, Nebenhöhlen oder Kiefer zu finden. Psychische Symptome (Depression, Persönlichkeitsstörung etc.) kommen sowohl als Ursache als auch als Folge in Betracht. Therapeutisch kommen schmerzdistanzierende Psychopharmaka, Schmerzbewältigungstraining, transkutane Nervenstimulation (TENS) und Entspannungsverfahren in Frage.

11.2 Schwindel

Schwindel ist im Deutschen ein recht vieldeutiger Begriff und umfasst neben dem gerichteten und ungerichteten Schwindel gelegentlich auch das Gefühl von Benommenheit oder Leere im Kopf, der Gangunsicherheit und manchmal nur ein allgemeines Unwohlsein als Ausdruck einer Depressivität oder auch einer klaustrophoben Verfassung.

Definition

> **Schwindel** (Vertigo) bezeichnet im allgemeinsten Sinne eine Gleichgewichtsstörung (Störung der Orientierung im Raum). Unterschieden wird zwischen **gerichtet**em Schwindel (Empfindung einer gerichteten Bewegung, etwa des Drehens, oder wie im Lift oder einem Fahrzeug) und **ungerichtet**em Schwindel (allgemeine Unsicherheit). Schwindel kann einer normalen physiologischen Reaktion entsprechen aber auch Symptom vielfältiger Erkrankungen sein und bedarf beim erstmaligen Auftreten einer sofortigen diagnostischen Abklärung (Alarmsymptom).

Nach Kopfschmerzen sind Schwindel und Gleichgewichtsstörungen die zweithäufigste Klage, die Patienten zum Arzt führen.

Häufigkeit

Zur Regulation des Gleichgewichts benötigt das Gleichgewichtszentrum Informationen über die Stellung und Bewegung des Körpers im Raum. Dazu werden Sinneseindrücke verschiedener Systeme des Körpers dem Gleichgewichtszentrum zur Verfügung gestellt:

Einflüsse auf das Gleichgewichtszentrum

- **Gleichgewichtsorgan**/Innenohr (Vestibularorgan) mit Informationen zur Schwerkraft und zu aktuellen dynamischen Bewegungsänderungen,
- **Sehorgan** mit Informationen zur optischen Wahrnehmung der Umgebung,
- **Lagesinn** mit Information über Gelenkstellungen, Druckwahrnehmungen der Haut etc. (Propriozeption),
- Das **Kleinhirn** nimmt mit benachbarten Hirnregionen Einfluss auf diese Signale (Rückkopplungen über geplante und ablaufende Bewegungsprogramme usw.).

Weitere Einflüsse erreichen das Gleichgewichtszentrum auch aus der Psyche, indem emotionale Kopplungen erzeugt werden. Dies kann in Gefahrensituationen durchaus hilfreich sein.

Schwindel als sensorischer Konflikt

> Wir erleben ein Schwindelgefühl, wenn die zur Gleichgewichtsregulation erforderlichen Sinneseindrücke nicht zusammen passen.

Pathologischer Schwindel

Wenn eine Erkrankung des Gleichgewichtsorgans, Sehorgans oder des propriozeptiven Lagesinns sowie ihrer Verbindungsbahnen zum Gleichgewichtszentrum vorliegt, sodass Funktionsstörungen inkl. Kleinhirn und Assoziationsfelder der Hirnrinde entstehen, dann handelt es sich um einen pathologischen Schwindel. Als häufigere Schädigungsmechanismen kommen vor:

- Durchblutungsstörungen (Schlaganfälle und Innenohrinfarkte)
- Stoffwechselstörungen (einschließlich Vergiftungen, z. B. durch Alkohol)
- Raumforderungen (Ödeme, Tumoren etc.)
- Entzündungen (Infektionen, Autoimmunerkrankungen etc.) sowie
- degenerative Veränderungen.

Als sinnvoll hat sich die Unterscheidung des Schwindels in folgende Gruppen durchgesetzt:

Unterteilung des pathologischen Schwindels

- **vestibulärer** Schwindel (meist unterteilt in peripher-vestibulär und zentral-vestibulär) und
- **nichtvestibulärer** Schwindel (größte Gruppe, darunter auch der psychogene Schwindel).

Diagnostik

Einfache Anamnese- und Untersuchungstechniken sind aufwendigen technischen Methoden häufig überlegen. Eine erste einfache Unterteilung unterscheidet den vestibulären (immer gerichteten) vom nicht-vestibulären Schwindel, der am ehesten einer allgemeinen Unsicherheit ohne gerichtete Bewegungsempfindung (»wie auf einem Ruderboot stehend«) entspricht. Je näher sich die Störung am Vestibularorgan befindet, desto stärker und richtungsbezogener ist der Schwindel. Besonders typisch ist ein Drehschwindel, der durch eine Läsion der Bogengänge hervorgerufen wird. Der seltenere lineare Schwindel (Lift- oder Horizontalschwindel) beruht auf gestörten Otolithen. Der typische vestibuläre Schwindel geht mit Nystagmus, Übelkeit (Nausea) und Ataxie einher.

Nystagmus

Die vom Gleichgewichtsorgan im Innenohr empfangenen Signale über dynamische Bewegungen des Kopfes werden unmittelbar über den vestibulo-okulären Reflex (VOR) in kompensierende Augenbewegungen umgesetzt. So führt z. B. die Drehung des Kopfes nach links zu einer Blickwendung nach rechts. Störungen dieses Systems führen zu charakteristischen Bewegungsstörungen der Augen (pathologischer Nystagmus) mit einer langsamen Auslenkung und einer schnellen Rückstellbewegung. Ein solcher Nystagmus führt zu Scheinbewegungen der Umwelt (Oszillopsie), weshalb die Patienten dazu neigen, die Augen zu schließen. Außerdem lassen sich durch ein Ruhighalten des Kopfes zusätzliche störende Impulse des Vestibularorgans vermeiden. Der vestibuläre Nystagmus wird besonders gut sichtbar unter der FRENZEL-Brille, wenn die Möglichkeit der optischen Fixierung und Orientierung durch dicke Lupengläser, die gleichzeitig unter Beleuchtung eine gute Beobachtung erlauben, genommen wird. Ein latenter Spontan-Nystagmus kann so einfach und jederzeit sichtbar gemacht werden ($\mathcal{F}$ Abb. 11.1). Eine Hörstörung deutet auf eine Mitbeteiligung der Cochlea (Schneckengang des Hörorgans) hin.

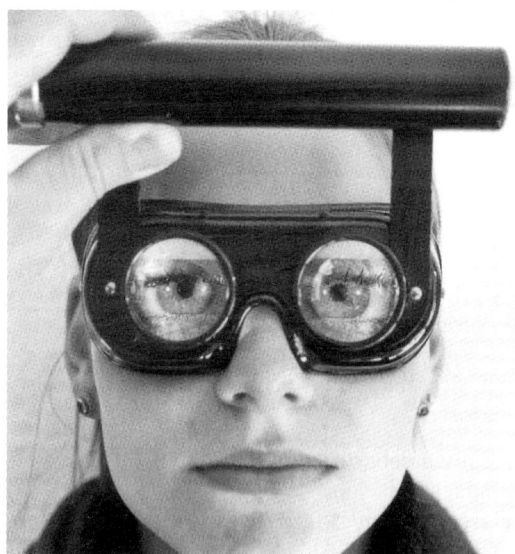

Abb. 11.1 Mit der FRENZEL-Brille lässt sich ein Nystagmus einfach untersuchen.

Ein weiterer diagnostischer Hinweis ergibt sich aus der **Entstehungs-** und **Zeitcharakteristik:** So wird ein attackenartiger Sekundenschwindel andere Ursachen haben als ein lange anhaltender chronischer Schwindel.

11.2.1 Physiologischer Reizschwindel

In typischen Situationen, z. B. in einem Karussell oder auf einem Schiff, kann es durch Überforderung der Sinnesorgane und des Gleichgewichtszentrums zur so genannten **Bewegungskrankheit** kommen mit Übelkeit, sinkendem Blutdruck, blasser Hautfarbe, Müdigkeit und Gähnen, kaltem Schweiß und dann Erbrechen. Der Schwindel im engeren Sinne steht im Hintergrund, wird aber in Form des Seemannsganges noch einige Zeit beobachtet. Ein physiologischer Schindel im engeren Sinne kann als **Höhenschwindel** in Erscheinung treten, wenn Körperbewegungen praktisch keine Änderungen des Seheindrucks (in der Ferne) hervorrufen, Beruhigung tritt ein beim Blick auf nahe Gegenstände, z. B. ein Geländer.

Therapeutisch ist die Gabe eines Antiemetikums (z. B. Vomex® A) oder das Anlegen eines Scopolamin-Pflasters sinnvoll. Vorbeugend können die Augen geschlossen gehalten oder auf orientierunggebende Objekte, wie z. B. Geländer, Wellen oder den Horizont, gerichtet werden.

Bewegungskrankheit und Höhenschwindel

11.2.2 Benigner paroxysmaler Lagerungsschwindel

Benigner paroxysmaler Lagerungsschwindel ist mit 20 % die häufigste Ursache des gerichteten Schwindels und entsteht meistens ohne definierbare Ursache, selten traumatisch oder nach einer Neuropathia vestibularis (s. u.). Typisch sind kurze, heftige Drehschwindelattacken, die einige Sekunden nach einer Kopfbewegung auftreten und innerhalb von 10 bis max. 60 Sekunden wieder abklingen. Er entsteht, weil Partikel aus dem Otolithenapparat in die Bogengänge gelangen und dort der Schwerkraft folgend absinken und die Sinneszellen der Bogengänge berühren, die keine schwerkraftabhängigen Reize kennen. Es werden eine Reihe typischer Lagerungsproben zur Auslösung des Lagerungsschwindels (Diagnostik) und zur Reinigung der Bogengänge (Therapie) empfohlen. Oft kommt es zu spontanen Heilungen.

11.2.3 Neuropathia vestibularis

Die zweithäufigste Ursache des peripher-vestibulären Schwindels wird durch einen Ausfall des Vestibularorgans hervorgerufen. Die Patienten klagen über eine starke Übelkeit, fallen zur kranken Seite und haben einen Nystagmus zum gesunden Ohr. Das Hören ist meist normal. Das Haupterkrankungsalter liegt zwischen 30 und 60 Jahren, was gegen Durchblutungsstörungen als Hauptursache spricht. Vermutlich handelt es sich in den meisten Fällen um eine entzündliche Ursache, eine breite differentialdiagnostische Abklärung ist erforderlich. Nach 3 Wochen sind die Symptome in der Regel wieder abgeklungen.

11.2.4 Morbus Menière

Beim M. Menière handelt es sich um gehäuft und attackenartig auftretende Vestibularisausfälle von 30 Minuten bis zu 24 Stunden, die häufig mit einer Hörminderung oder mit Ohrgeräuschen (Tinnitus) einhergehen. In der Hälfte der Fälle liegt ein beidseitiger Befall vor. Wahrscheinlich sind Flüssigkeitsverschiebungen der Endolymphe des Innenohres die Ursache. Die Erkrankung beginnt meist zwischen dem 40. und 60.Lebensjahr, wobei im Laufe der Jahre während der Attacken die Schwindelkomponente abnimmt, die Hörstörungen mit mangelnder Rückbildung aber zunehmen.

11.2.5 Akustikusneurinom

Akustikusneurinome sind langsam wachsende Tumoren, die von den Markscheiden des 8. Hirnnerven, des N. vestibulo-cochlearis, ausgehen. Sie wachsen im Kleinhirn-Brücken-Winkel und führen zu einer langsam zunehmenden Hörminderung. Die akustisch evozierten Potenziale (☞ Kap. 3.4.2, S. 94) sind pathologisch. Die Diagnose wird mit dem MRT gesichert. Die Einbußen der Gleichgewichtsfunktionen werden meist nicht bemerkt. Im Spätstadium oder nach einer Operation droht eine Fazialislähmung. Wegen des zunehmenden Drucks – auch auf den Hirnstamm – ist die Operation dennoch die Therapie der Wahl, die Prognose ist dann gut. Bei multimorbiden Patienten wird man vor einer Operation die Wachstumstendenz abwarten. Im Kleinhirn-Brücken-Winkel können auch andere Tumoren, z. B. Meningeome und Epidermoid-Zysten, wachsen.

11.2.6 Vestibularisparoxysmie

Ähnlich wie der Trigeminus bei der Trigeminusneuralgie (☞ Kap. 11.1.5, S. 276) kann auch der Gleichgewichtsnerv von pulsierenden Gefäßschlingen irritiert und infolgedessen geschädigt werden. Typisch sind Attackenschwindel von wenigen Sekunden bis wenige Minuten, die häufig von bestimmten Kopfpositionen oder -bewegungen abhängen. Außerdem werden in der klinischen oder elektrophysiologischen Untersuchung einseitige Störungen des Gleichgewicht- oder Hörorgans gefunden. Carbamazepin ist meist gut wirksam, in schweren Fällen kann auch die neurochirurgische mikrovaskuläre Dekompression der Trigeminuswurzel nach JANETTA durchgeführt werden.

11.2.7 Zentral-vestibulärer Schwindel

Typisch sind Formen des Dauerschwindels mit **wechselnder Intensität.** Da der Schädigungsort im Hirnstamm liegt, sind zusätzliche neurologische Symptome wegweisend:
Doppelbilder, Dysarthrie, »gekreuzte« Symptomatik eines Hirnstamms (Hirnnervenausfälle auf der erkrankten Seite und Schäden der langen Nervenbahnen zur krankheitsabgewandten Körperseite) durch z. B. Multiple Sklerose, einen Schlaganfall oder eine Raumforderung.

11.2.8 Nichtvestibulärer Schwindel

Die Übergänge vom nichtvestibulären zum zentral-vestibulären Schwindel sind fließend. Es handelt sich typischerweise um ungerichtete Schwindelzustände und Störungen des Gleichgewichts und Gehens, für die eine fassbare körperliche Ursache besteht, die allerdings nicht zu den oben beschriebenen typischen peripheren oder zentralen vestibulären Symptomen führt. Da hierbei auch die Basalganglien und Projektionsfelder der Hirnrinde bzw. deren Verbindungsbahnen zum Gleichgewichtszentrum betroffen sind, lassen sich weitere zusätzliche neurologische Symptome finden. Denkbar sind epileptische Phänomene z. B. des Temporallappens (komplex-fokale Anfälle, Auren mit Sinneseindrücken auf den Gebieten des Sehens, Schmeckens oder Riechens), Hinweise auf eine generalisierte Arteriosklerose der Hirnarterien (vaskuläre Demenz vom Multi-Infarkt-Typ) mit vermehrten Schlaganfällen, das Vorliegen einer das gesamte Hirn einbeziehenden entzündlichen Erkrankung wie Multiple Sklerose (Parästhesien, Sehstörungen) oder der Nachweis eines Tumors (klinisch Kopfschmerzen, Benommenheit).

11.2.9 Phobischer Schwankschwindel

Durch psychische Einflüsse werden normale alltagsübliche Bewegungen oder Körperpositionen mit Angst besetzt und nach Möglichkeit vermieden. Bereits der Gedanke an die entsprechenden Situationen – im Extremfall schließlich auch unabhängig davon – tritt Angst auf, deren körperliche Phänomene als Schwindel beschrieben werden. Die psychischen Ursachen können komplizierten neurotischen Konflikten entsprechen.
Es liegt in der ärztlichen Verantwortung, die ursächlichen Zusammenhänge zu erkennen und die Patienten der geeigneten Therapie zuzuführen. Beim phobischen Schwankschwindel ist eine Psychotherapie erforderlich.

11.2.10 Therapie

Neben der Therapie der **Grunderkrankung** ist eine speziell auf den Schwindel gerichtete **unspezifische Therapie** sinnvoll. In jedem Fall hilfreich ist nach der gründlichen Diagnostik und parallel zu einer evtl.

möglichen spezifischen Therapie eine Aufklärung über die Harmlosigkeit des Schwindels und seine spezielle Ursache im Einzelfall sowie ein geeignetes krankengymnastisches Trainingsprogramm zur Schulung von Gleichgewicht und Gangunsicherheit in Verbindung mit einer zügigen Mobilisierung, um einer allgemeinen Bewegungsangst vorzubeugen.

In der Anfangsphase ist besonders bei heftigem und akutem Schwindel meist über mehrere Tage Bettruhe erforderlich. Die Patienten erhalten Antivertiginosa (Antihistaminika und Neuroleptika wie z. B. Vomex A®, Atosil®, Dogmatil®, Psyquil®, bevorzugt als Suppositorien) und werden parenteral ernährt. Die Vernichtungsangst kann mit Tranquilizern oft noch besser behandelt werden als mit Neuroleptika. So früh wie möglich sollte danach allerdings eine Mobilisierung stattfinden.

Krankengymnastik

Unter krankengymnastischer Anleitung findet ein Gleichgewichts- und Koordinationstraining statt mit einem Aufbau des komplexen alltäglichen Bewegungsprogramms, beginnend mit den vorhandenen Fähigkeiten oder einfachen Grundübungen:

- Blickkoordination (Abfahren des Raumes, der Möbel oder Fenster mit Augenbewegungen, zunächst mit ruhig gehaltenem Kopf)
- zielgerichtete Kopf-, Gliedmaßen- und Rumpfbewegungen
- Drehbewegungen, z. B. auf einem Drehstuhl
- Gangschulung, zunächst mit Unterstützung, dann auf verunsichernden Flächen wie Waldboden, Kippbrett usw.

Pflege

Die Umsetzung der meisten oben genannten Methoden einer unspezifischen Therapie des Schwindels liegt in der Hand von Pflegepersonen. Die gesamte pflegerische Versorgung kann durch den Schwindel stark erschwert sein. Man sollte sich bewusst sein, dass die Nahrungsaufnahme wegen Übelkeit und Erbrechen erschwert ist, dass Elektrolytverschiebungen und Exsikkose drohen und dass alle Bewegungen der Patienten bei der täglichen Körperpflege Auslösereize für ein Schwindelgefühl darstellen. Nach Überwindung der stärksten Schwindelsymptome ist eine zügige Mobilisierung im Interesse des Patienten, der allerdings zunächst jedes weitere Auslösen von Schwindel meiden wird. Gefährlich sind in erster Linie die schwindelauslösenden Erkrankungen und nicht der Schwindel selbst. Beim Gleichgewichtstraining ist der Körper sogar auf ein gewisses Maß an »Fehlinformationen« (Schwindel) angewiesen, um sich an sie zu gewöhnen und das Schwindelgefühl damit zu überwinden.

In der Akutphase und bei attackenartig auftretenden Schwindelzuständen darf die Mobilisierung nicht übertrieben werden, in solchen Situationen ist eine Dauermedikation hilfreich.

Zusammenfassung

Kopfschmerzen und Schwindel sind die am häufigsten in einer Arztpraxis geklagten Beschwerden. Ihre Ursachen sind vielfältig und bedürfen der genauen Abklärung.

Die **Kopf- und Gesichtsschmerzen** werden nach einer Internationalen Klassifikation eingeteilt und diagnostiziert. Der häufigste Typ ist der Spannungskopfschmerz, dessen chronische Form möglichst nicht medikamentös behandelt werden sollte, weil er schlecht auf Schmerzmittel anspricht und die Gefahr der Entwicklung eines **Analgetika-Kopfschmerzes** besonders groß ist. Die Migräne kann mit und ohne **Aura** auftreten und bedarf einer exakten Strategie zur Akuttherapie und Prophylaxe. Ursachen eines symptomatischen Kopfschmerzes dürfen nicht übersehen werden und müssen vordringlich behandelt werden. Der häufigste **Gesichtsschmerz** ist die **Trigeminusneuralgie**.

Schwindel ist das Gefühl einer Gleichgewichtsstörung. Diese werden unterteilt in physiologische, peripher-vestibuläre, zentral-vestibuläre und nichtvestibuläre Formen. Der **Nystagmus** ist Symptom eines vestibulären Schwindels. Der **Benigne paroxysmale Lagerungsschwindel** kann mit speziellen Lagerungstechniken erkannt und behandelt werden. Schwindel bedarf ebenfalls der exakten Diagnosestellung, einer genauen Aufklärung der Patienten und in jedem Fall einer unspezifischen Therapie, um der Entwicklung eines **phobischen Schwankschwindels** vorzubeugen.

12 Multiple Sklerose (Enzephalomyelitis disseminata)

12.1 Geschichtliches und Namensgebung

Die Multiple Sklerose ist eine der **häufigsten neurologischen Erkrankungen** im nördlichen Europa und in Amerika. Dennoch sind erste sichere Krankheitsschilderungen noch vergleichsweise jung, sodass nicht sicher ist, ob es die Krankheit im Altertum überhaupt in gleicher Weise wie heute gab. Die Bezeichnungen **Multiple Sklerose** (MS) oder auch **Polysklerose** oder **Disseminierte Sklerose** beziehen sich auf die auffälligen Veränderungen im zentralen Nervensystem der Betroffenen. Die für eine MS typischen Veränderungen mit vielfältigen (multiplen, disseminierten) herdförmigen Vernarbungen (Sklerosierungen) lassen sich im Bildatlas des Anatomen HOOPER, London 1825, erstmals erkennen. Die Fortschritte der Mikroskopierkunst ermöglichten Th. SCHWANN 1833 die erste präzise Beschreibung von Nervenfasern und ihrer Myelinscheide. 1847 wurde erstmals bei einem Lebenden die Diagnose einer MS gestellt, und der franz. Neurologe J. M. CHARCOT beschrieb 1868 erstmals die typischen klinischen Krankheitszeichen und Verlaufsformen der MS unter der noch heute in Frankreich üblichen Bezeichnung »sclérose en plaque«. Der Begriff **Enzephalomyelitis disseminata** wurde erst geläufig, als man erkannte, dass es sich um eine entzündliche Erkrankung handelt.

12.2 Pathologische Befunde

Die Multiple Sklerose ist eine Erkrankung des **Zentralen Nervensystems,** also von Gehirn und Rückenmark. Die bereits genannten herdförmigen sklerosierenden Verhärtungen befinden sich bevorzugt in der so genannten **Weißen Substanz,** in der überwiegend Nervenbahnen mit ihrem »weißen« Markscheiden (Myelin) verlaufen (die Nervenzellen befinden sich in der Grauen Substanz). Ein gestörter Immunprozess richtet sich in erster Linie gegen das Myelin. Diese aus Eiweiß und Fett bestehende Substanz wird von Oligodendrozyten gebildet. Das Myelin wickelt sich in vielen Lagen um die Ausläufer (Fasern, Axone und Dendriten) der Nerven. Bei einem MS-Schub kommt es zunächst zu herdförmigen entzündlichen Reaktionen mit Durchbrechung der Blut-Hirn-Schranke und zur Einwanderung (Infiltration) von bestimmten Zellen (T-Lymphozyten,

Monozyten, Makrophagen) in das Hirngewebe, dann zur Ausbildung eines Ödems und zu einem Zerfall der Myelinbestandteile. Dadurch wird die Impulsleitung in den Nervenzellen verlangsamt bis völlig aufgehoben. Mit dem Abklingen der akuten Entzündung folgt nicht immer eine völlige Rückbildung zur Unversehrtheit mit Wiederaufbau des Myelins. Immerhin kann in begrenztem Umfang ein Wiederaufbau des Myelins (**Remyelinisierung**) stattfinden, wobei die alte Impulsleitungsgeschwindigkeit jedoch oft nicht wieder erreicht wird. Ersatzweise sprossen bindegewebige Stützzellen ein und führen zu narbigen Verhärtungen des Entzündungsherdes. In jüngerer Zeit wurde erkannt, dass offenbar früher als bisher angenommen auch die Graue Substanz in den Krankheitsprozess einbezogen werden kann mit der langsamen Entwicklung einer Hirnatrophie.

Die herdförmigen Entzündungen lassen sich mit dem MRT nachweisen. Aus Verlaufsbeobachtungen ist bekannt, dass die scheinbar regellos auftretenden Entzündungsherdchen sich nicht in jedem Fall klinisch bemerkbar machen. Eine größere Rolle scheint die »Gesamtlast« der kleinen Herde, also ihre Gesamtzahl und -größe zu spielen. In der Regel kommen entzündliche und vernarbte bzw. sklerotische Herde nebeneinander vor.

Die Herde bevorzugen bestimmte Hirnareale. Fast immer werden sie in unmittelbarer Nähe der Seitenventrikel, des 3. Ventrikels und Aquädukts, in der so genannten **Balkenstrahlung** mit wichtigen Verbindungen zwischen den Hirnhälften und auch im Kleinhirn gefunden. Bevorzugt befallen wird auch der **Nervus opticus,** der zum Zentralnervensystem gerechnet wird. Diese besondere Verteilung spielt in der Diagnosestellung eine nicht unerhebliche Rolle, sie führt auch zu bestimmten typischen Symptomen der MS.

12.3 Häufigkeit

Die Angaben zur Häufigkeit der Erkrankung schwanken stark. Weltweit lassen sich Zonen mit mittlerem, hohem oder niedrigem Erkrankungsrisiko unterscheiden. Ein hohes Erkrankungsrisiko besteht in Nordeuropa und Nordamerika sowie im Süden der Südhalbkugel – z. B. in Neuseeland. Man findet also eine Zunahme in gemäßigten Klimazonen und eine Abnahme in Äquatornähe. Auch innerhalb eines Landes kann es starke Häufigkeitsschwankungen geben. Klimazonen

Sicher spielt auch die Rassenzugehörigkeit eine Rolle bei der Entstehung der MS. In Nordamerika erkranken Schwarze nur halb so häufig wie Weiße; Schwarzafrikaner haben ein noch geringeres Risiko, ebenso wie Lappen, ungarische Zigeuner oder australische Aborigines. Rassenzugehörigkeit

Eine weitere Erkenntnis gelang in Einwanderungsländern wie Südafrika oder Israel, als man feststellte, dass das Erkrankungsrisiko für erwachsene Einwanderer dem Risiko des Geburtslandes und nicht dem des Ein- In der Jugend erworben wanderungslandes entspricht (z. B. für Weiße aus der Hochrisiko-Zone Nordeuropa elfmal höher als für in Südafrika geborene Weiße). Schon in der Nachfolgegeneration war dieser Unterschied nicht mehr nachweisbar. Bereits alle bei der Einwanderung unter 15-Jährigen hatten nicht das MS-Risiko der Geburtsregion, sondern das der neuen Heimat.

Häufigkeit

Die MS ist die häufigste Ursache bleibender neurologischer Behinderungen im jüngeren Erwachsenenalter. Sie macht sich bevorzugt zwischen dem 20. und 40. Lebensjahr bemerkbar. Die **Prävalenz** liegt mit 30 bis 130 von 100 000 Einwohnern in Europa aber deutlich niedriger als die des Schlaganfalls oder der Epilepsie. Als erkrankt gelten 0,03 bis 0,13 % der Bevölkerung. Die **Inzidenzrate** liegt in deutschsprachigen Ländern etwa bei 3.

Frauen erkranken fast doppelt so häufig wie Männer, dieser Unterschied ist jedoch nach der Menopause nicht mehr nachweisbar.

Definition

> **Prävalenz:** Anzahl der zu einem bestimmten Zeitpunkt von der MS betroffenen von 100 000 Einwohnern.
> **Inzidenz(rate):** Anzahl der Neuerkrankungen pro Jahr und pro 100 000 Einwohner.

12.4 Ursachen und Entstehungsbedingungen

Zusammentreffen mehrerer Ursachen

Die Ursachen der MS sind nicht vollständig geklärt. Man geht von einem Zusammentreffen mehrerer Faktoren aus. Die Zahlen zur Erkrankungshäufigkeit deuten auf klimatisch-geographische, genetische wie auch auf »erworbene« Ursachen. Verwandte 1. Grades haben ein deutlich erhöhtes Erkrankungsrisiko, allerdings ist die MS sicher keine Erbkrankheit. Bestimmte Kombinationen im HLA-System (genetisch festgelegte Merkmale von Leukozyten) scheinen das Auftreten einer MS zu begünstigen.

Autoimmunerkrankung

Wahrscheinlich spielen fehlgeleitete Reaktionen des Immunsystems nach einer in der Kindheit oder Jugend durchgemachten Infektion eine wesentliche Rolle. So könnte es sein, dass das Immunsystem, das sich gegen in den Körper eindringende Erreger oder Fremdmaterialien wendet und diese zerstört, sich nun auch gegen körpereigenes Gewebe richtet und das Zentralnervensystem herdförmig angreift (Autoimmunerkrankung). Eine wichtige Rolle beim autoimmunologischen Geschehen spielen T-Lymphozyten, d. h. Lymphozyten, die unter dem Einfluss des Thymus entstanden sind und mit immunologischer Fähigkeit ausgestattet wurden. Werden T-Lymphozyten (oder kurz T-Zellen) durch äußere Einflüsse – z. B. durch einen Virusinfekt – in einen aktivierten Zustand versetzt, können sie das Myelin der Markscheiden zerstören. Dabei können ein generalisierter Virusinfekt oder die Reaktivierung einer unterschwelligen

Infektion von Belang sein. So lässt sich erklären, dass auch andere Infektionen des Körpers über ein Aufflackern allgemeiner Immunprozesse zur Verschlechterung der MS-Symptomatik führen können.

Mit Tierversuchen lässt sich durch Injektion von Bestandteilen der Nervenmarkscheiden ein Krankheitsbild ganz ähnlich dem der MS erzeugen. Wahrscheinlich ist die MS ein Sammelbecken noch nicht genau unterscheidbarer Erkrankungen, die mit immunvermittelten Attacken auf das Nervensystem einhergehen. Vielleicht gelingt es in Zukunft, diese Untergruppen einer spezifischeren Therapie zuzuführen. Klinisch fassbare Unterschiede machen sich oberflächlich bereits durch die Verlaufsformen (schubhaft, chronisch-progredient) bemerkbar. Die Art der Schädigung könnte unterschiedlich sein. Neben der klassischen Myelinschädigung rückt die Schädigung der Nervenzellen und -axone selbst wieder ins Zentrum der Forschung. Erst 1998 konnte gezeigt werden, das axonale Schäden bereits viel früher einsetzen, als bis dahin angenommen wurde. Dies wird als Begründung einer bereits früh einsetzenden modernen immunmodulatorischen Therapie gesehen.

> Sicher können jedoch folgende Faktoren als MS-Ursache **ausgeschlossen** werden:
> * Kontakt mit bestimmten Haustieren, Ungezieferbefall
> * Operationen, Narkosen, Verletzungen von Gehirn und Rücken
> * berufliche Belastungen, Lebensgewohnheiten
> * Bodenbeschaffenheit, Wasserverhältnisse, Spurenelemente
> * Ernährungsgewohnheiten.
> Die MS ist nicht ansteckend!

Für eine Auslösung durch Umweltgifte oder Amalgam ergaben sich bisher keine ernsthaften Hinweise.

12.5 Symptomatik

Die scheinbare Regellosigkeit der aufflackernden und sich rückbildenden MS-Herdchen lässt eine vielgestaltige Symptomatik erwarten. Wegen des bevorzugten Befalls bestimmter Regionen (☞ Kap. 12.2, S. 286) kommt es andererseits doch zu **typischen Syndromen.**

Syndrom

> Als **Syndrom** wird das Zusammentreffen bestimmter Symptome gemeint. Je nach Krankheit werden sehr unterschiedliche klinische Syndrome beobachtet.

Beim ersten Auftreten von MS werden typischerweise folgende Symptome beobachtet:

	etwa:
• Lähmungen	45 %
• Gefühlsstörungen der Extremitäten	40 %
• Minderung der Sehkraft eines Auges (Visusminderung)	25 %
• Gang- und Gleichgewichtsstörungen	18 %
• Doppelbilder	14 %
• entzündliche Querschnittssymptomatik	6 %
• Gefühlsstörungen im Gesicht	3 %
• Lhermitte-Zeichen (elektrisierendes Gefühl beim Nackenbeugen)	3 %
• Schmerzen	2 %
• Hirnleistungsstörung	4 %

Im gesamten Krankheitsverlauf kommt es durch mangelnde Rückbildung und bevorzugten Befall langer Bahnen zu einer Verschiebung der Häufigkeiten mit relativer Zunahme besonders der Störungen in der unteren Körperhälfte, aber auch einer besonderen Ermüdbarkeit:

	etwa:
• Lähmungen	85 %
• Gefühlsstörungen	80 %
• Gang- und Gleichgewichtsstörungen	78 %
• verstärkte Ermüdbarkeit	65 %
• Schwäche in beiden Beinen	62 %
• Störungen beim Wasserlassen	62 %
• Störungen beim Geschlechtsverkehr	60 %
• Sehminderung eines Auges (Visusminderung)	60 %
• Koordinationsstörung der Arme oder Beine	45 %
• Hirnleistungsstörung	39 %
• Doppelbilder	30 %
• Schmerzen	25 %

(Häufigkeitsangaben n. SCHEINBERG u. SMITH, SCHäFER u. POSER)

Visusminderung (Optikusneuritis)
Die entzündlichen Veränderungen des Sehnervs sind am Augenhintergrund meist nicht zu erkennen (retrobulbäre Neuritis). Die Patienten sehen mit einem oder beiden Augen plötzlich vorübergehend verschwommen wie durch einen Schleier oder auch gar nichts. Die Diagnose einer Optikusneuritis bedeutet nicht, dass es sich um eine MS handelt: 20–40 % der Patienten bekommen im weiteren Leben keine weiteren MS-Symptome.

Doppeltsehen (Diplopie)
Durch eine Funktionsstörung der Nerven der äußeren Augenmuskeln ist die Bewegung der Augäpfel nicht mehr exakt aufeinander abgestimmt. Die von den Augen gesehenen Bilder kommen nicht mehr zur Deckung. Der räumliche Seheindruck geht verloren, und der Patient hat Doppelbilder.

Sensible Störungen
Sie beruhen auf einer gestörten Funktion der sensiblen Nervenbahnen. Es wird über Missempfindungen (Parästhesien) in der Art von Kribbeln, Ameisenlaufen, Kältegefühl und des Gefühls der merkwürdigen Veränderung geklagt, auch über eine Taubheit in verschiedenen Körperregionen. Relativ häufig besteht eine Minderung des Vibrationsempfindens.

Durch Schädigung der zentralen Pyramidenbahn (Verbindung der motorischen Hirnrindenfelder mit den peripheren motorischen Nervenbahnen) kommt es zu spastischen Lähmungen vorwiegend der Beine, die ein- oder beidseitig auftreten. Die Patienten berichten meist von einem Schweregefühl der Beine und einer Minderung der Feinmotorik. Typischerweise sind die Reflexe gesteigert auslösbar, und die »Pyramidenzeichen« – u. a. das Babinski-Zeichen – sind positiv.

Paresen und Lähmungen

Die Spastik ist Teil der zentralen motorischen Lähmung. Es handelt sich um eine erhöhte Muskelspannung (**Tonuserhöhung**) mit einem typischen Wechsel der Intensität beim Durchbewegen, der aus dem Zusammenspiel mit den Gegenspieler-Muskeln entsteht. Bei gesteigerter Spastik kann es zu rhythmisch zitternden Bewegungen (Kloni) oder zu schmerzhaften Verkrampfungen mit resultierenden Massenbewegungen der Extremität kommen.

Spastik

Die tonischen **Hirnstammanfälle** sind zwar selten, aber charakteristisch für die MS. Bei voll erhaltenem Bewusstsein können mehrfach am Tag anhaltende (tonische), fast immer schmerzhafte Verkrampfungen von Muskeln einer Körperhälfte auftreten, die gelegentlich von Missempfindungen begleitet werden und gut auf Carbamazepin ansprechen.

Schädigungen im Kleinhirnbereich führen zu einem unsicheren, breitbeinigen Gang (Ataxie) sowie zu einer Unsicherheit beim Greifen (Danebengreifen: Dysmetrie). Typisch ist auch der **Intentionstremor** mit einer kloniformen, groben rhythmischen Bewegung der Finger oder Hände, wenn sie sich einem Zielpunkt annähern. Der Intentionstremor ist besonders ausgeprägt, wenn sich die Hand dem Gesicht nähert. Daraus entstehen Probleme bei der Nahrungsaufnahme.

Koordinationsstörungen

Ähnliche zitternde Störungen können die Augenbeweglichkeit (Nystagmus) oder die Sprache betreffen, die explosiv und abgehackt (skandierend) werden kann.

Im weiteren Verlauf der Erkrankung können auch die vegetativen Nervenbahnen geschädigt werden. Neurogene Blasenentleerungsstörungen sind eines der häufigsten und wohl auch gefährlichsten Symptome der MS, nach denen aus Gründen der Scham aber fast immer gezielt gefragt werden muss. Die Beschwerden lassen sich in zwei große Gruppen gliedern:

Blasenentleerungsstörungen

- häufiger Harndrang, Nykturie (nächtliches Wasserlassen) und Inkontinenz
- verzögerte oder erschwerte Entleerung, Restharn oder Harnverhalt. Diese Symptome belasten den Patienten kaum und müssen ihm ausführlich erläutert werden!

Detrusor-Sphinkter-Dyssynergie meint eine Störung im Zusammenspiel entleerender und speichernder Blasenanteile, das auf Rückenmarkniveau reflektorisch gesteuert wird. Normalerweise kommt es parallel zur Anspannung des Detrusors (Blasenwandmuskel, Anspannung führt zur Entleerung) zu einer sinnvollen Erschlaffung des Blasensphinkters und umgekehrt. Bei einer MS kann dieses Zusammenspiel gestört sein (Dyssynergie). Es kommt zu einem unnatürlich hohen Blasendruck und nicht selten zu einem Reflux des Urins in die Harnleiter mit einem Aufstau ungünstigstenfalls bis in die Nieren.

Bei **Restharn** wird die Blase nicht vollständig geleert. Ein diskreter Restharn ist normal, Mengen ab 100 ml sind sicher behandlungsbedürftig (☞ Kapitel 20.18 ab S. 433 mit speziellen pflegerischen Hinweisen).

Störung der Mastdarm-funktion

Meist handelt es sich um eine Obstipation, die durch geeignete Diäten, z. B. die MS-Kranken häufig empfohlene Evers-Diät, gesteuert werden sollte.

Vorzeitige Ermüdung/ Psychische Veränderungen

Psychische Veränderungen wurden früher häufiger beschrieben (angeblich unkritisches, unbekümmertes und inadäquates Verhalten mit gehobener Stimmungslage im Sinne einer Euphorie). Vermutlich handelt es sich nicht selten um eine Reaktion auf das nicht zu Ändernde. Die heutige Diskussion bezieht sich mehr auf das Problem der vorzeitigen Ermüdung und Erschöpfung, das definitionsgemäß Teil des depressiven Syndroms ist und damit nicht verwechselt werden darf. Der Verlust von Nervenzellen und Axonen im Krankheitsverlauf dürfte die Ursache der Störung sein. Ein Nachlassen der intellektuellen Leistungsfähigkeit ist unter diesen Umständen nachvollziehbar und vergleichbar mit einer vorzeitigen Alterung.

12.6 Verlauf

Einteilung der MS nach Verlaufsformen

Da eine ursächliche Unterscheidung von MS-»Typen« (☞ Kap. 12.4 Ursachen, S. 288) noch nicht gelingt, hat sich allgemein die Einteilung der MS nach ihren **Verläufen** durchgesetzt:

- schubförmig
- schubförmig und sekundär chronisch progredient
- primär chronisch progredient.

Allerdings hat die Analyse von MRT-Serienuntersuchungen bei MS-Patienten ergeben, dass die MS nie völlig ruhend zu sein scheint und dass die im MRT erkennbare Aktivität sich nicht immer in klinisch fassbaren Schüben widerspiegelt. Dies passt zwanglos zu der Beobachtung, dass die im Liquor zu findenden Entzündungszeichen zumindest in der Hauptphase der Krankheitsaktivität, der Jugend- und Erwachsenenzeit, kontinuierlich nachweisbar sind und nicht nur während des akuten klinischen Schubs.

Schub

> Als **Schub** wird das plötzliche Auftreten alter oder neuer Symptome bezeichnet. Die Dauer beträgt mindestens 24 Stunden, meist zwei Wochen bis etwa zwei bis drei Monate (auch länger) mit deutlicher Besserung (Remission) auch ohne Therapie.
> Zwischen zwei Schüben sollte ein Intervall von mindestens vier Wochen liegen.

In allen Studien und in vielen Kliniken hat sich die Einordnung der eingetretenen Funktionsminderung und Behinderung in folgende Skala bewährt:

0	normal
1	keine Behinderung, aber abnorme neurologische Befunde
2	minimale Behinderung
3	mäßige Behinderung
4	gehfähig ohne Hilfe für mind. 500 m
5	gehfähig (ohne Hilfe 200 m); starke Einschränkung der Arbeitsfähigkeit
6	nur mit Krücke, Stock etc. 100 m gehfähig
7	weniger als 5 m gefähig; Rollstuhl erforderlich
8	Bett oder Rollstuhl, Hilfe bei Körperpflege
9	hilflos
10	Tod durch MS

Diese EDSS »Expandet Disability Status Scale« oder auch »Kurtzke-Skala« kann auch mit Zwischenschritten dargestellt werden.

Etwa 80 % der Verläufe beginnen schubförmig, besonders bei einem Beginn vor dem 25. Lebensjahr. Über zwei Drittel der schubförmigen Verläufe geht in eine sekundäre Progredienz über. 20 % der Verläufe ist primär chronisch-progredient, besonders bei einem Beginn nach dem 40. Lebensjahr. Es können Jahrzehnte zwischen dem ersten und dem zweiten Schub liegen. 50 % der schubförmigen Verläufe hat innerhalb von 2 Jahren den 2. Schub. Meistens kann nach etwa 4–5 Jahren der individuelle Verlauf einigermaßen abgeschätzt werden, bei günstigen Verläufen kann dies aber leicht über 10 Jahre dauern. 20 % der MS-Verläufe sind gutartig mit langen Intervallen und ohne eintretende Behinderung. Nach etwa 15jähriger Krankheitsdauer sind etwa 50 % der MS-Patienten noch weitgehend uneingeschränkt in ihrer Mobilität.
Nach 25 Jahren sind rund 30 % der Patienten noch arbeitsfähig und rund 65 % noch gehfähig.

Die Lebenserwartung ist in der Regel nicht verkürzt und hängt ganz wesentlich von der Diagnostik und der Therapie der Komplikationen ab! Es ist denkbar, dass eine optimal behandelte MS im Rahmen der Therapie natürlicherweise zu einem Stillstand kommt, wie dies von anderen Autoimmunerkrankungen, z. B. der Myasthenia gravis, bekannt ist.

12.7 Diagnostik

Die Diagnose einer MS kann bei gering ausgeprägter Symptomatik **schwierig** sein, wenn Hinweise auf eine entzündliche ZNS-Erkrankung fehlen. Durch eine sorgfältige Diagnostik kann meist eine befriedigende Aussage gefunden werden.

Typische Symptome Verlauf

Meistens lenkt das Auftreten verdächtiger Symptome (☞ S. 289) den Verdacht auf eine MS. Die Diagnose einer schubhaften MS (in etwa 80 % der Fälle) erfordert einen typischen Krankheitsverlauf mit wechselhafter Symptomatik entsprechend dem Aufflackern und Abklingen der Entzündungsherde an unterschiedlichen Stellen im ZNS.

MRT

Eine wichtige, nicht invasive Untersuchungsmethode ist die Kernspintomographie (MRT), die in solchen Verdachtsfällen, oft aber auch aus anderen Gründen durchgeführt wird. Frühzeitig sind in der Weißen Substanz in der Nähe der Hirnkammern (periventrikulär) zahlreiche Herde erkennbar, die nach Gabe eines Kontrastmittels kontrastreich (signalintensiv) zur Darstellung kommen (☞ Abb. 12.1), wenn sie noch frisch sind. Im Computertomogramm (CT) sind die Entmarkungsherde bei weitem nicht so gut erkennbar. Kleine Durchblutungsstörungen z. B. bei jugendlichen Diabetikern können sehr ähnlich aussehen, jedoch unterscheiden sich die typischen Verteilungsmuster.

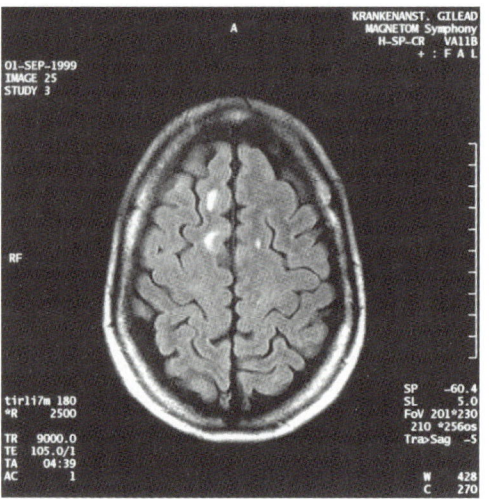

Abb. 12.1: Kernspintomographie mit zahlreichen ventrikelnahen, in der Balkenstrahlung gelegenen, signalintensiven MS-Herden

Liquor

Spätestens zur Liquoruntersuchung wird eine Einweisung in eine Neurologische Klinik erforderlich, da ambulante Lumbalpunktionen nicht empfehlenswert sind. Durch Untersuchung von Liquor und Serum lassen sich typische Zeichen einer Entzündung des Zentralnervensystems finden.

Definition

> Die **Zellzahl** im Liquor meint die Anzahl der Leukozyten. Sie wird heute in »ganzen« Zahlen pro µl angegeben (früher als »Drittel-Zellen«, nämlich gezählt in 3 µl). Eine **Pleozytose** ist eine Zellzahlerhöhung.

Eine Zellzahl bis 5 pro µl ist noch normal, bei der MS liegt sie meist deutlich unter 50 (bei viraler Meningitis liegt sie meist bei einigen hundert und bei einer bakteriellen können es schnell einige Tausend Zellen sein). Es überwiegen Lymphozyten.

Weitere Hinweise liefert die Untersuchung des **Liquoreiweißes.**

Während die Gesamteiweißmenge normal ist, ist die Aufteilung der einzelnen Eiweißfraktionen – besonders der Immunglobulinfraktion – in der Elektrophorese verändert. Heute werden die Mengen der einzelnen Immunglobulinklassen IgG, IgM und IgA in Liquor und Blut bestimmt und dann zueinander ins Verhältnis gesetzt (**Liquor-Serum-Quotient**), d. h. miteinander verglichen. Auf diese Weise lässt sich feststellen, ob im Liquor und damit im ZNS Immunglobuline gebildet worden sind. Dies ist dann der Fall, wenn im Liquor mehr Immunglobulin ist, als mit Diffusion durch die Blut-Hirn-Schranke dorthin gelangt sein kann. Ein erhöhter Immunglobulinwert im Liquor weist auf einen Entzündungsprozess des zentralen Nervensystems. Die Liquorpunktion hat keine Nachteile für den Patienten. Ein erneuter Schub wird dadurch nicht ausgelöst (☞ besondere Pflegehinweise in Kap. 3.7 Liquoruntersuchung, S. 104).

Die Ableitung evozierter Hirnpotenziale (☞ Kapitel 3.4) erlaubt Rückschlüsse auf die Funktion der Nervenbahnen. Eine Verlangsamung zentraler Nervenbahnen spricht für eine Myelinschädigung im ZNS, wie sie für die MS typisch ist. Bereits nach den ersten Schüben lassen sich häufig typische Veränderungen nachweisen, die die Diagnose sicherer machen. Am aussagekräftigsten sind die **visuell evozierten**, die **sensibel evozierten** und die **magnetisch evozierten Potenziale** (VEP, SEP und MEP), die in bis zu 80 % der MS-Erkrankungen pathologische Messwerte zeigen (☞ Abb. 3.8, S. 93 und 3.9, S. 96).

Evozierte Potenziale

Merke

> Eine exakte Diagnosestellung ist Voraussetzung für die oft eingreifenden und aufwendigen Therapien, die bei der MS zum Einsatz kommen können.

Aufklärung des Patienten

Wenn die Diagnose einer MS mitgeteilt werden muss, so ist dies für den Arzt und insbesondere den Patienten nicht leicht. Natürlich wird ein Patient nicht durch die Diagnosestellung krank, sondern durch seine Krankheit, aber in der Phase der **Aufklärung** muss nicht selten eine regelrechte Krise durchstanden werden. Besonders erschwerend wirkt sich aus, dass sich die Volksmeinung über die MS noch immer erheblich von der wissenschaftlichen Meinung unterscheidet. Während in »Medizinischen Hausbüchern« die MS meist mit schwerer Behinderung und einem Leben im Rollstuhl gleichgesetzt wird, so verfügen wir heute über erheblich exaktere und meist günstigere Kenntnisse über die Prognose. Bei leichteren und diagnostisch ungesicherten Erkrankungen ist der weitere Verlauf häufig abzuwarten. Wir möchten heute die Patienten schon deshalb früh vollständig aufklären, weil nach einer gesicherten Diagnose spezielle Therapien erforderlich sind. Die Patienten erhalten geeignete Aufklärungsbroschüren, auf die bei allen Gesprächen eingegangen werden kann. Die Haltung des Pflegepersonals und der Therapeuten ist besonders in noch ungesicherten Fällen mit dem Arzt abzusprechen. Die Kranken sollten auch auf Selbsthilfeorganisationen und Möglichkeiten zur Selbsthilfe hingewiesen werden.

12.8 Therapie

Gezielte Therapie

Der Gedanke einer möglichst frühzeitigen MS-Therapie ist sehr aktuell. Die Behandlungsmöglichkeiten haben sich in den letzten Jahren deutlich verbessert. Die angewandten Verfahren lassen sich unterscheiden in Therapieverfahren bei akuten Schüben oder bei chronischen Verschlechterungen und immunmodulatorische »prophylaktische« Verfahren zur Verbesserung des Gesamtverlaufs.

Placeboeffekt?

Eine interessante Beobachtung kann bei jeder gut konzipierten MS-Therapiestudie gemacht werden: Auch in der Placebogruppe tritt eine Besserung ein! Eine resignative Passivität führt zu ungünstigeren Spontanverläufen. Wahrscheinlich liegen die Gründe für den genannten Placeboeffekt in der beiläufig verbesserten symptomatischen Therapie und der gezielteren Behandlung von Komplikationen.

12.8.1 Behandlung mit Kortison

Akuter Schub

Die Therapie des akuten Schubes mit Kortikosteroiden gilt als allgemein akzeptierter Standard. Man schreibt dem Kortison eine **Unterdrückung entzündlicher Vorgänge** zu sowie eine **Verminderung** des **Entzündungsödems** und die **Wiederherstellung der Blut-Hirn-Schranke** vor allem bei Anwendung hoher Dosen.

Die intravenöse Hochdosistherapie ist in deutschsprachigen Ländern üblich und durch kontrollierte Studien abgesichert. Sie führt innerhalb von Stunden zu einer Rückbildung bestimmter im MRT nachweisbarer Blut-Hirn-Schrankenstörungen. Eine möglichst frühe Behandlung von Schüben ist dann besonders sinnvoll, wenn die Symptomatik eine Einschränkung der Lebensqualität für den Patienten bedeutet. Eine stationäre Aufnahme ist zum einen vorteilhaft wegen der besseren Kontrolle der Kortisonnebenwirkungen und zum anderen, weil man sich von der körperlichen Schonung im akuten Schub einen zusätzlichen antientzündlichen Effekt verspricht. Für die Patienten ergibt sich die Gelegenheit, sich in ärztlichen, pflegerischen oder ganz allgemeinen Gesprächen mit der Krankheit auseinanderzusetzen. Ob nach einer Kortison-Pulstherapie (hochdosiert für wenige Tage) oral ausschleichend weiterbehandelt wird, muss unter Abwägung von Nutzen und Risiken vom individuellen Verlauf abhängig gemacht werden. Eine niedrigdosierte Langzeittherapie mit Kortison wird abgelehnt.

Ein Behandlungsversuch mit einer Kortison-Pulstherapie ist möglich; er sollte genau dokumentiert werden, um über die Möglichkeit einer Wiederholung nach 3–6 Monaten vernünftig entscheiden zu können.

Chronischer Verlauf

12.8.2 Immunmodulatorische Stufentherapie (Prophylaxe)

Heute wird allgemein von einer immunmodulatorischen Stufentherapie gesprochen. Damit ist gemeint, dass zunächst eine Basistherapie eingesetzt wird mit der Möglichkeit einer Eskalation bei Unwirksamkeit.

Präparate mit **Beta-Interferon** bewirken eine Verminderung der Schubfrequenz und des Krankheitsverlaufs sowie der im MRT sichtbaren Entzündungsaktivität. Die Wirkung von Beta-Interferon wird auf eine Reihe antientzündlicher Effekte zurückgeführt, auch ein zusätzlicher Mechanismus zur Besserung der Blut-Hirn-Schranke wird diskutiert. Man kann von der Therapie erwarten, dass sich die Schubrate um 30 % verbessert und dass sich der Krankheitsverlauf erkennbar verlangsamt.
Zunächst wurde die Wirksamkeit für die schubhafte Verlaufsform der MS bewiesen, dann ließ sich auch für die bisher praktisch kaum medikamentös behandelbaren sekundär progredienten Fälle eine Wirksamkeit nachweisen.

Basistherapie

Alle Beta-Interferone verursachen besonders in der Anfangsphase grippeähnliche Nebenwirkungen (Müdigkeit, Abgeschlagenheit, Fieber, Kopfschmerzen), die mit nichtsteroidalen Antiphlogistika (wie Paracetamol oder Ibuprofen) behandelt werden. Da die Injektionsorte lokal tagelang Reizerscheinungen (gelegentlich sogar Nekrosen) zeigen können, werden die Injektionsorte nach einem Schema ausgewählt und dokumentiert, zusätzlich empfiehlt sich eine Kühlung des Injektionsortes und die Injektion mit einer »trockenen« Nadel. Wenn die Anwendung abends erfolgt, kann ein großer Anteil der Nebenwirkungen verschlafen werden.

Probleme

Training der Patienten

Die **Applikationstechnik** (s. c. oder i. m.) muss mit dem Patienten gut geübt werden, zunächst mit NaCl 0,9 %, dann mit dem Medikament. Die Patienten können **Videos** ansehen und erläuternde **Broschüren** lesen. Alle Fragen können mit dem Pflegepersonal und Ärzten besprochen werden. Das Erlernen der Applikationstechnik eine Aufgabe besonders interessierter Pflegepersonen. Es ist sinnvoll, dass auch in der ambulanten Weiterbehandlung Pflegepersonen als Ansprechpartner zur Verfügung stehen, um die Therapie besonders in der schwierigen Anfangsphase nicht zu gefährden. Die Ärzte treffen mit den Patienten die grundsätzliche Entscheidung für oder gegen die einzusetzenden Substanzen, sie sprechen die Weiterführung (Verordnung) der Therapie mit den weiterbehandelnden Ärzten ab und beraten bei auftretenden Schwierigkeiten.

Azathioprin (Imurek®)

Azathioprin wirkt immunsuppressiv und war vor den Beta-Interferonen das einzige prophylaktisch eingesetzte Medikament. Es scheint zurzeit verdrängt zu werden, obwohl ein unmittelbarer Vergleich beider Substanzen nicht vorliegt. Die Wirksamkeit von Azathioprin ist schlechter und kann nicht mit der heute erforderlichen Sicherheit belegt werden, aber Experten glauben an seine Wirksamkeit. Eine Azathioprin-Prophylaxe sollte bei stabilem MS-Verlauf nicht umgestellt werden. Azathioprin ist geeignet, wenn ein orales Mittel bevorzugt wird.

Wichtig

> Patienten, die auf Azathioprin oder Zytostatika behandelt werden, sollten auf das Rauchen verzichten. Die Verträglichkeit und die Risiken der Therapie werden dadurch günstig beeinflusst.

Immunglobuline

Intravenös gegebene humane Immunglobuline bewirken eine Verminderung von MS-Schüben. Eine positive Wirkung zur Remyelinisierung wird diskutiert, ist jedoch noch nicht nachgewiesen. Offen sind noch die Dosierungen und die Fragen der Risiken, da es sich um einen großen Spenderpool handelt. Auch hinsichtlich eines möglichen Schutzes gegen die erhöhte Schubrate in der Zeit nach einer Entbindung fehlen noch eindeutige Belege und Empfehlungen.

Zytostatika

Bei einem Versagen der Basistherapie mit Beta-Interferon oder Azathioprin kommt der Einsatz von Mitoxantron oder als Mittel der letzten Wahl Cyclophosphamid in Betracht, wenn der Verlauf schwerwiegend ist und die Therapierisiken rechtfertigt und Erfahrungen mit dem langfristigen Einsatz von Zytostatika vorliegen. Der Einsatz sollte nur in enger Zusammenarbeit mit einem MS-Zentrum erwogen werden und erfordert eine engmaschige Überwachung der Patienten.

Kombinationen

Noch nicht genau bekannt ist die Wirkung einer Kombination der einzelnen immunmodulatorisch eingesetzten Substanzen. Ebenso ist ungeklärt, ob (und wann) nach einer Eindämmung der Krankheitsprogression wieder auf die Basistherapie zurückgeschaltet werden sollte.

12.8.3 Symptomatische Therapie und Pflege

Die gezielte Therapie vorliegender Symptome stellt einen ganz wesentlichen Pfeiler der MS-Therapie dar. Vor allem im Spätstadium, wenn die entzündlich-immunologischen Reaktionen zur Ruhe gekommen sind, steht die symptomatische Therapie im Vordergrund. Ansatzpunkt sind alle im ☞ Kapitel 12.5 (S. 289) genannten Symptome, für die die Ärzte, Krankengymnasten, Physio- und Ergotherapie wichtige Rahabilitationsmöglichkeiten bereithalten. Alle Pflegenden sollen lernen, sie möglichst weit in den Stationsalltag einzugliedern und nach Kräften zu unterstützen. Alle angewandten Verfahren sollten auch in der ambulanten häuslichen Versorgung weitergeführt werden. Hilfreich erweisen sich stationäre Rehabilitationsmaßnahmen im Intervall.

Nicht selten wird im Sinne einer Panikreaktion vorzeitig eine Berentung herbeigeführt, die nicht nur zu finanziellen Einbußen, sondern oft auch zu einer sozialen Verarmung und Sinnentleerung des Lebens führt. Die **Erhaltung der Geh- und Arbeitsfähigkeit** stehen im Zentrum der Aufmerksamkeit der Rehabilitation bei MS.

Therapie der Spastik

Zur Reduktion der Spastik eignen sich verschiedene oral gegebene Medikamente wie Baclofen (Lioresal®), Tizanidin (Sirdalud®), Tetrazepam (Musaril®), Memantine (Akatinol®) und Dantrolen (Dantamacrin®). Lioresal® kann sogar als kontinuierlich mit einer neurochirurgisch implantierten Medikamentenpumpe intrathekal gegeben werden. Die Füllung erfolgt in mehrwöchigen Abständen durch die Bauchhaut.

Lokale muskuläre Überaktivität einzelner Muskeln lässt sich gelegentlich hervorragend mit Botulinumtoxin behandeln, das direkt in die Zielmuskeln gespritzt wird und dort rund 3 Monate wirkt. Besonders häufig werden die Adduktoren behandelt, wenn deren Spastik die Intimpflege oder das Katheterisieren zu stark behindert. Die Pflege einer zur Faust geballten spastischen Hand kann nach eine Behandlung mit Botulinumtoxin wieder möglich werden. Auch störende Beugemyokloni der Hüfte lassen sich behandeln oder bestimmte umschriebene spastische Deformierungen der Füße (Dauerextension einer Großzehe oder ein die Gehfähigkeit behindernder Spitzfuß). Die Verträglichkeit ist gut.

Speziell die Therapie nach BOBATH oder VOJTA hat ihr wesentliches Ziel in einer Vermeidung und Bekämpfung der Spastik. Die Krankengymnasten versuchen, spastische Bewegungen oder Haltungen zu hemmen und die paretischen Muskeln zu bahnen (**fazilitieren**). Spastische Kontrakturen können durch endgradiges Durchbewegen der Gelenke vermieden werden. Diese Aufgabe kann von den Patienten selbst, von Angehörigen und Pflegenden mitübernommen werden. Bei drohenden Hüftkontrakturen sind tägliche Bauchlagerungen hilfreich.

Ergotherapeuten bemühen sich besonders um ein Training der ATL und die Wiedereinübung von Schlüsseltechniken der Körperpflege, des Anziehens und der Mobilität.

Die medikamentösen Möglichkeiten sind sehr begrenzt, manche Therapieversuche schaden sogar häufig mehr als sie nützen. Krankengymnasten und Ergotherapeuten können über ein systematisches Training deutliche Verbesserungen erzielen – besonders hinsichtlich des Gleichgewichtes und der Gehfähigkeit. Die Hippotherapie (Reiten) führt zu einer Aufrichtung des Beckens und des ganzen Körpers, durch die gleichmäßigen zyklischen Bewegungen zu einer Besserung der Spastik und der Koordination und ist eine motivierende und anregende Therapie. Eine Hilfsmittelberatung und -versorgung kann erhebliche Erleichterungen schaffen. Ausgeprägte Aktionsmyoklonien oder Tremorformen werden neurochirurgisch durch Implantation von Stimulatoren oder Gewebeausschaltung behandelt.

Marginalien:
Medikation

Botulinumtoxin

Krankengymnastik

Ergotherapie

Ataxie und Koordinationsstörungen

Neurogene Blasenstörung

Die sehr häufig bei der MS bestehenden **Blasenstörungen** stellen ein nicht unerhebliches therapeutisches und soziales Problem dar. Alle Maßnahmen müssen auch urologisch abgestimmt sein. Auch eine gynäkologische Ursache sollte korrekt abgeklärt werden. Es gibt medikamentöse Hilfen zur Besserung der Blasenfunktion. Auf die Vorschläge in ☞ Kap. 20.19 (S. 434) wird hingewiesen.

Aufsteigende Harnwegsinfektionen

Harnwegsinfekte sollten durch ausreichende Trinkmengen und evtl. eine Ansäuerung des Urins (Gabe von Vit. C oder Aminosäuren z. B. Methionin) vermieden werden. Antibiotische Therapien müssen genau geplant und kontrolliert werden, um Resistenzen zu umgehen. Ein Dauerkatheter sollte nach Möglichkeit vermieden werden, er führt mit der Zeit fast immer zu chronischen Harnwegsinfektionen. Das intermittierende Einmalkatheterisieren kann eine bessere Alternative sein.
Die Therapie bei einer neurogenen Blasenstörung richtet sich gegen die hohen Detrusordrücke, will ausreichende Speichervolumina erreichen und eine möglichst vollständige Entleerung. Auf diese Weise lassen sich Harnwegsinfekte bis hin zur Nierenbeckenentzündung vermeiden. Eine Blockierung der Urinproduktion für einige Stunden kann Konzertbesuche etc. ermöglichen (Minirin®).
Operationen sind wegen der Krankheitsdynamik nur in Ausnahmefällen geeignet.

Sexuelle Störungen

Bei Männern scheint es häufiger zu einer Erektionsschwäche zu kommen, und Frauen klagen eher über eine verminderte Empfindung. Dies kann ebenso wie die MS selbst zu psychologischen Problemen führen. Für die reine Erektionsschwäche bieten sich heute verbesserte medikamentöse urologische Hilfen an, die aber die kommunikative Verarbeitung und das harmonische Suchen nach geeigneten Wegen nicht ersetzen können.

Schmerzen

Diese können durch die Entzündungsherde verursacht sein (wie die nicht ganz seltene atypische Trigeminusneuralgie) oder durch Folgeschäden wie Wirbelsäulen- und Gelenkschäden oder Osteoporose. Die Therapie reicht von einer gezielten Medikation über die Verordnung von Hilfsmitteln nicht zuletzt zur Krankengymnastik.

Epileptische Anfälle

Epileptsche Reaktionen sind bei MS-Patienten gehäuft zu erwarten. Die typischerweise »fokalen« Störungen können zu kurz anhaltenden, meist recht schmerzhaften generalisierten Verspannungen der Muskulatur führen (Hirnstamm-Anfälle); kurze Attacken von Gefühlstörungen oder Sprechstörungen können auftreten. Therapieversuche mit Carbamazepin etc. werden empfohlen.

Vermeidung von Überwärmung

Das **Uhthoff-Phänomen** meint die vielfältigen Verschlechterungen der MS-Symptomatik im Zusammenhang mit Überwärmung. Typisch ist eine Zunahme der Sehstörung und auch der spastischen Parese. Die Vermeidung von Mittagshitze, falschen Urlaubszielen und die Nutzung von kühlen statt warmen Mittagsmahlzeiten kann hilfreich sein. Die Effekte auf die Spastik sind kompliziert, weil Wärme in der Muskulatur zu einer gewünschten Entspannung führen kann.

Die Ursachen sind vielfältig. Die Müdigkeit nach reichen Mahlzeiten wird bei der MS unterstützt durch die ungünstigen Effekte eines Temperaturanstiegs nach einem kräftigen Mittagessen wie auch nach anstrengender körperlicher Arbeit. Der Entzündungsaktivität im Zentralnervensystem und ihren Folgen wird ebenfalls ein ermüdender Effekt zugeschrieben. Medikamente wie Amantadin oder Pemolin oder ein Serotonin beeinflussendes modernes Antidepressivum kann man versuchsweise gezielt einsetzen.

Vorzeitige Ermüdbarkeit

Spezielle Diäten helfen nachweislich nicht. Die Bevorzugung mehrfach ungesättigter Fettsäuren ist in ihrer positiven Wirkung umstritten. Eine gesunde, kalorienbilanzierte Kost wird jedoch empfohlen. Gegen eine **Obstipation** (z. B. durch Bewegungsmangel) helfen eine faserstoffreiche Kost und evtl. Lactulose (☞ Kap. 20.18 Pflege bei Obstipation, S. 433), im Problemfall auch eine Bauchdeckenmassage. Die Vermeidung von Übergewicht erleichtert die Pflege erheblich und mindert auch das Thromboserisiko.

Ernährung

Die MS-Verschlimmerung im Zusammenhang mit grippalen Infekten führt zur Empfehlung von Expositionsprophylaxen, geeigneter Kleidung und auch Impfungen. Gegen Harnwegsinfektionen helfen ein Blasentraining mit ausreichender Blasenentleerung, die Vermeidung von Kathetern und eine ausreichende Trinkmenge.

Vermeidung von Infektionen

Im fortgeschrittenen Stadium steht die Beratung der Patienten bezüglich des Gebrauchs von Hilfsmitteln und des Erhalts der Selbstständigkeit im Vordergrund. Wichtig ist hierbei die Abstimmung zwischen Patient, häuslicher Situation, Physio- und Ergotherapie, Orthopädiemechaniker und behandelndem Arzt.

Hilfsmittel

Stress wird von vielen Selbsthilfegruppen als Begleitursache einer MS angenommen. Dies lässt sich aus methodischen Gründen schlecht beweisen, weil »Stress« für jeden etwas anderes bedeuten kann. Sicher sollen alle Überlastungen im privaten, sportlichen und auch beruflichen Bereich vermieden werden, das gilt besonders für Phasen einer Verschlechterung, in denen ein Schonungsgebot gilt.

Stress, Belastung, Schonung

Für die Patienten ist es bedrückend zu erfahren, wie ihre Beweglichkeit und Selbstständigkeit mit dem Fortschreiten der Erkrankung immer mehr zurückgehen und Beeinträchtigungen wie Spastizität und Inkontinenz zunehmen. Die Patienten könnten resignieren und möchten ihren Angehörigen nicht zur Last fallen. Das Pflegepersonal muss dieser Haltung durch eine mutmachende Einstellung und Anleitung zum selbstständigen Handeln entgegenwirken. MS-Patienten können, wenn die Behinderungen nicht schwerwiegend sind, ein Kraftfahrzeug führen und ihre berufliche Tätigkeit fortführen. Sie können Reisen unternehmen und an Veranstaltungen teilnehmen. Stärkere depressive Verstimmungen können durch kleine Gaben von Antidepressiva gut beeinflusst werden. Immer wieder ist auf die Ängste und Befürchtungen der Kranken einzugehen. Die euphorische Stimmungslage erleichtert bei vielen MS-Kranken das Akzeptieren der Erkrankung. Es gibt aber auch depressive, unzufriedene

Psychopathologische Symptome

und leicht reizbare MS-Kranke. Gelegentlich kann der kundige Einsatz von Psychopharmaka die Auseinandersetzung mit der Umgebung und der Krankheit erleichtern.

Der unwillkürliche Abgang von Urin oder das nicht mehr rechtzeitige Erreichen einer Toilette sind den Kranken äußerst unangenehm; sie leben in der Angst, dass ihnen erneut ein Missgeschick passiert. Begleitende und betreuende Personen müssen in dieser Angelegenheit nachsichtig und verständnisvoll mit den Kranken umgehen.

Dekubitus | Die Lähmungen erfordern eine Lagerung, die sich u. a. am Bobath-Konzept orientiert. Die Kosten zur Vermeidung eines Dekubitus sind häufig erheblich geringer als die Folgekosten bei einer notwendigen Therapie.

Auf die Vermeidung von Druckstellen der Haut ist zu achten. Häufiges Umlagern und Durchbewegen sowie Lagerungen auf Spezialmatratzen kann ebenso angezeigt sein, wie das Abpolstern der von Druck bedrohten Hautstellen mit Schaumstoff, Kissen und Fersenstützen. Schmerzen oder Entzündungsherde können eine Spastik verschlimmern (☞ Kap. 20.14, S. 429).

Thrombose | Antithrombosestrümpfe und eine Low-dose Heparinisierung beugen einer Thrombose vor. Die beste Prophylaxe ist die Erhaltung der Mobilität.

Zusammenfassung

Die **Multiple Sklerose** (Enzephalomyelitis disseminata) ist eine autoimmunologisch bedingte entzündliche Erkrankung des Zentralnervensystems, deren herdförmige Entmarkungsstörungen in der Weißen Substanz mit dem **MRT** sichtbar gemacht werden können. Die Diagnose gründet sich außerdem auf einen typischen **Liquorbefund** (Nachweis einer intrathekalen Immunglobulinsynthese und typischerweise von Oligoklonalem Immunglobulin G), charakteristische Veränderungen der **Evozierten Potentiale** (MEP, SEP oder VEP sind typischerweise verzögert als Hinweis auf eine Myelinschädigung) und nicht zuletzt auf einen typischen klinischen **Krankheitsverlauf**, der in 80 % primär schubhaft ist mit Neigung zu spontanen Rückbildungen. Charakteristische Symptome sind Lähmungen, Gefühlsstörungen, Gang- und Gleichgewichtsstörungen, Visusminderung eines Auges, auch Doppelbilder und Blasenentleerungsstörungen. Im Verlauf droht der Übergang in eine chronische Progredienz mit zunehmender Ermüdbarkeit und Minderung der Leistungsfähigkeit.

Die **Therapie** mit Kortison richtet sich im Falle einer akuten Verschlechterung gegen die aufflackernde Entzündung. Die immunmodulatorische Stufentherapie zur **Prophylaxe** kann die Häufigkeit und den Schweregrad von Schüben günstig beeinflussen und auch die sekundäre Progredienz bremsen; eingesetzt werden Beta-Interferon, Azathioprin und evtl. Immunglobuline und Zytostatika. Großen Vorteil gewinnen die Patienten durch eine systematische Behandlung ihrer behindernden Symptome.

13 Epilepsien

13.1 Allgemeines

Der Begriff Epilepsie leitet sich von der griechischen Form »epilepsis« ab und bedeutet **Fallsucht**. Ein einzelner epileptischer Anfall bedeutet noch keine Epilepsie. Erst das wiederholte Auftreten epileptischer Anfälle wird als Epilepsie bezeichnet. Epilepsie ist eine Krankheit. Sie kann in jedem Lebensalter, bei allen Rassen und in allen sozialen Schichten auftreten.

Bei einem **epileptischen Anfall** handelt es sich um eine plötzlich auftretende Überregbarkeit der Nervenzellen des Gehirns, die sich mit motorischen, sensiblen, sensorischen, vegetativen oder psychischen Erscheinungen, die einzeln oder kombiniert auftreten, bemerkbar macht. Der epileptische Anfall ist unspezifisch; er kann Ausdruck verschiedener Hirnprozesse oder Hirnstörungen sein.

Epileptische Anfälle können sehr unterschiedlich aussehen. Das hängt vom Reifungsgrad des Gehirns, von Art und Lokalisation der verursachenden Hirnstörung und von genetischen Bedingungen ab.

Die am häufigsten zu beobachtenden **Erscheinungsformen epileptischer Anfälle** sind:

- **Grand mal-Anfall** (franz.: großes Übel) oder **großer Krampfanfall:** Das Anfallgeschehen wird von plötzlich auftretenden heftigen Krämpfen und Bewusstlosigkeit beherrscht. Dabei sind die Gliedmaßen zunächst angespannt und steif gestreckt (tonische Phase) und gehen dann in rhythmische Zuckungen (klonische Phase) über. Vorübergehende Atemstörungen mit Zyanose, Urin- und Stuhlabgang, Schaum vor dem Mund und blutige Bissverletzungen der Zunge können hinzukommen.
- **Psychomotorischer Anfall:** Das Bewusstsein des Kranken ist in einer besonderen Weise so gestört, dass er mitunter für längere Zeit umdämmert und unbesonnen wirkt. Dabei kann er nestelnde Bewegungen mit den Händen ausführen, Schmatzbewegungen machen, sich räuspern und merkwürdige Handlungen (z. B. Kleidung verkehrt anziehen, ins Zimmer urinieren) ausüben.
- **Absence** (franz.: Abwesenheit): Für den Bruchteil einer Sekunde oder für einige wenige Sekunden setzt das Bewusstsein aus. Der Kranke wirkt – wenn es überhaupt auffällt – ganz kurz abwesend, blickt starr geradeaus oder nach oben und unterbricht seine Tätigkeit. Gelegentlich ist ein kurzes rhythmisches Zucken der Augenlider zu beobachten. Zu Krämpfen kommt es nicht.

Definition

Epilepsie – eine häufige, aber erfolgreich zu behandelnde Funktionsstörung des Gehirns. Betroffene können meistens ganz normal leben.

Einteilung der Anfälle nach Erscheinungsformen

Abrupte Bewusstlosigkeit, tonische Kontraktionen, klonische Krämpfe

Umdämmerung, unkontrollierte Bewegungen im Gesicht und mit den Händen

Sehr kurze Bewusstseinsstörung

Kurze Anspannung der
Muskulatur

- **Tonischer Anfall:** Plötzlich kommt es vorwiegend bei Jugendlichen für einige Sekunden zu einer angespannten Streckung einer oder mehrerer Gliedmaße, ohne dass rhythmische Zuckungen folgen. Das Bewusstsein kann erhalten bleiben. Gegenstände können aus der Hand fallen, und es kann zum Sturz kommen.

Akuter Tonusverlust,
Sturzgefahr

- **Atonischer Anfall:** Infolge eines plötzlichen, wenige Sekunden anhaltenden Tonusverlustes an Beinen und Armen kann es zu einem Sturz kommen, der häufiger zu Kopfverletzungen führt; auch **statischer Anfall** genannt.

Blitzartige Zuckungen der
Arme und des Kopfes nach
vorn

- **Myoklonischer Anfall:** Meist in Serien auftretende, an schreckhafte Reaktionen erinnernde Zuckungen der Gliedmaßen, besonders der Arme, führen überwiegend bei Säuglingen und Kleinkindern zu einem Haltverlust. Blitzartig können Kopf und Rumpf vorwiegend nach vorn gebeugt und die Arme ebenfalls nach vorn oder oben gestreckt werden.

Einteilung der Anfälle nach Lokalisation

Neben der Beschreibung der verschiedenen Anfallsformen ist es besonders für die Wahl einer erfolgreichen Therapie wichtig zu unterscheiden, ob das Anfallsgeschehen **fokal** oder **generalisiert** beginnt.

Fokale und generalisierte
Anfälle

- **Fokale** oder **partielle Anfälle:** Nach dem neurologischen, bildgebenden und EEG-Befund sowie nach dem Erscheinungsbild geht das Anfallsgeschehen von einer umschriebenen Region im Gehirn aus. In einem zweiten Schritt kann es auch zu einer Generalisation kommen.
- **Generalisierte Anfälle:** Das Anfallsgeschehen geht von beiden Großhirnhälften aus, sodass es zu motorischen Entäußerungen am ganzen Körper kommt. Ein Herdbefund ist nicht nachzuweisen.

Einteilung der Anfälle nach Ursachen

Für die Therapiewahl und die Beurteilung des Epilepsieverlaufs ist es ferner belangvoll, ob für das Anfallsgeschehen eine Ursache nachzuweisen ist, ob es sich also um **symptomatische** oder **idiopathische** Anfälle handelt.

Symptomatische, idiopathische und kryptogene
Anfälle

- **Symptomatische Anfälle:** Eine für das Anfallsgeschehen bedeutsame Ursache ist nachzuweisen, z. B. Hirntumor, Hirntrauma, angeborene Hirnmissbildung, Intoxikation.
- **Genuine** oder **idiopathische Anfälle:** Die Ursache dieser Anfälle ist (noch) nicht bekannt oder nicht nachzuweisen. Häufig handelt es sich um genetisch bedingte Faktoren.
- **Kryptogene Anfälle:** Bei diesen Anfällen wird eine bestimmte Ursache vermutet, ohne dass man sie nachweisen kann; die Ursache bleibt noch verborgen.

Klassifikation

Es gibt viele Klassifikationsvorschläge, die sich unterschiedlich an den Ursachen, Anfallsformen, EEG-Befunden oder dem Verlauf der Epilepsien orientieren. Eine befriedigende Klassifikationslösung gibt es bisher aber nicht. Eine vereinfachte und für die praktische Anwendung geeignete Klassifikation, die sich an den Vorschlägen der Internationalen Liga gegen Epilepsie orientiert, gibt ☞ Übersicht 13.1 wieder.

Übersicht 13.1: Vereinfachte Klassifikation der Epilepsien nach Anfallsformen

I. Fokale Anfälle
- einfache fokale Anfälle
- komplexe fokale Anfälle
  (psychomotorische Anfälle)
- fokale Anfälle, die sich zu generalisierten Anfällen entwickeln

II. Generalisierte Anfälle
- Grand-mal-Anfälle
- Blitz-, Nick-, Salaam-Anfälle (BNS-Krämpfe)
- Lennox-Gastaut-Syndrom
  (myoklonisch-astatische Anfälle)
- Impulsiv-Petit-mal-Anfälle
- Absencen

III. Unklassifizierbare Anfälle

Etwa ein Prozent der Gesamtbevölkerung leidet weltweit an Epilepsie. In der Bundesrepublik Deutschland sind es etwa 800 000 Menschen, fast ein Drittel davon sind Kinder unter 16 Jahren. Zählt man die Menschen hinzu, die irgendwann in ihrem Leben einmal einen epileptischen Anfall, einen so genannten **Gelegenheitsanfall,** erleiden, sind es immerhin 5 % der Gesamtbevölkerung. Das bedeutet, dass sich bei etwa jedem 20. Mensch mindestens ein epileptischer Anfall im Leben ereignen kann. Bei weiteren 5 % der Bevölkerung muss aufgrund auffälliger EEG-Befunde mit einer meist angeborenen **erhöhten Krampfbereitschaft** gerechnet werden, ohne dass es unter normalen Lebensbedingungen zu Krampfanfällen kommt. Somit kann bei etwa jedem 10. Mensch mit einer erhöhten Anfallsbereitschaft gerechnet werden. Die meisten Neuerkrankungen an Epilepsie werden im ersten Lebensjahr und nach dem 60. Lebensjahr erwartet. Obgleich die Epilepsie mit zu den häufigeren Krankheiten zählt, ist sie noch mit vielen negativen Vorurteilen und Einschränkungen belastet und wird aus unserem Denken gerne verdrängt. Dabei ist festzustellen, dass die überwiegende Zahl der Epilepsiekranken normal arbeitsfähig ist und viele heiraten und gesunde Kinder haben sowie vom Sport und auch Autofahren nicht ausgeschlossen sind.

Die **Entstehungsbedingungen der Epilepsie** sind recht kompliziert und noch nicht restlos geklärt. Mit Hilfe eines einfachen Modells soll versucht werden, die Epilepsieentstehung zu erläutern. Man geht davon aus, dass sich im Gehirn erregende und hemmende Nervenzellen die Waage halten und damit ein normales, das heißt unauffälliges Verhalten des Gehirns zum Ausdruck bringen. Die erregende Funktion ist an den Neurotransmitter Glutamat, die hemmende Funktion an den Neurotransmitter Gamma-Aminobuttersäure (GABA) gebunden (Abb. 13.1, S. 306). Plötzlich kommt es aus bestimmten Gründen, z. B. bei Bildung einer Hirnnarbe, durch das Wachsen eines Tumors oder durch andere schädigende Reize zu einer Erregung von Nervenzellen, indem Kalzium- und auch Natrium-Ionen in das Zellinnere einströmen, die den Glutamat-Anteil in der Zelle erhöhen und damit eine besonders hohe Spannung erzeugen.

Häufigkeit

Epilepsie:
etwa ein Prozent der Bevölkerung, ein Drittel davon Kinder

Pathophysiologie

Biochemie des epileptischen Anfalls: Kalzium- und Natriumeinstrom in die Nervenzelle bewirkt Freisetzung von Glutamat und eine Verminderung der anfallshemmenden Gamma-Aminobuttersäure (GABA). Dies führt zur epileptischen Entladung.

Ausgewogene Hirnfunktion

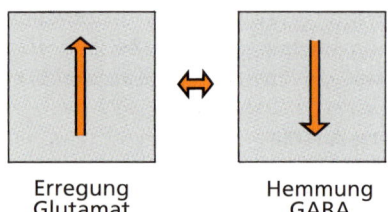

Erregung
Glutamat

Hemmung
GABA

Epileptischer Anfall

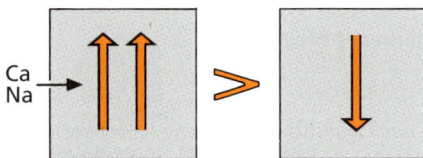

Ca
Na

Therapie:
- Erhöhung des GABA- Spiegels durch Hemmung des GABA-Abbaus
- Kalzium und Natrium-Blocker
- Zufuhr von Glutamat-hemmenden Substanzen

Abb. 13.1: Neurochemisches Modell der Epilepsie

Andererseits bewirkt wahrscheinlich eine zu starke Hemmung der GABA auch ein Ungleichgewicht, wie es z. B. bei Absencen angenommen wird. Das Ungleichgewicht der erregenden und hemmenden Zellen führt zu einer überschießenden Entladung der Neurone und damit zu einem epileptischen Anfall. Dieser wird umso eher auftreten, je mehr das Gehirn durch eine genetisch bedingte Anlage dazu bereit ist, mit einem epileptischen Anfall zu reagieren (**Prädisposition**). Um das Auftreten neuer epileptischer Anfälle zu verhindern, kann der GABA-Spiegel im Blut durch entsprechende Zufuhr dieser Substanz oder durch eine Verhinderung des GABA-Abbaus angehoben oder der Kalzium-Einstrom in die Zelle blockiert werden. Damit werden bereits verschiedene Therapiemöglichkeiten aufgezeigt.

Anfalls-Prädisposition

Der epileptische Anfall ist nicht Ausdruck einer bestimmten Hirnerkrankung, sondern er kann Symptom vieler verschiedener Hirnerkrankungen und zerebraler Beeinflussungen sein. Es kommen deshalb viele verschiedene Ursachen infrage, die einen epileptischen Anfall entstehen lassen können. Immer ist es aber die Störung des elektrischen Gleichgewichts von Erregung und Hemmung der Nervenzellen.

Ursachen

Die Anfälligkeit des elektrischen Gleichgewichts, die so genannte **Anfallsbereitschaft,** ist bei jedem Menschen verschieden. Sie hängt von genetischen Bedingungen, der Reizstärke und der strukturellen Hirnbeschaffenheit ab.

Anfallsbereitschaft

Beeinträchtigungen der Hirnstruktur sind auf vielfache Weise möglich. Sie können die Folge eines schweren Hirntraumas, eines Sauerstoffmangels, einer Durchblutungsstörung, einer Entzündung oder eines Tumors sein. Es werden aber auch so genannte **Migrationsstörungen** angenommen, bei denen häufig anlagebedingt Hirngewebsanteile sich an atypischen Stellen im Gehirn entwickeln.

Oder es kommt in bestimmten Hirnarealen infolge des Ausfalls von Neuronen und der dadurch bedingten Atrophie zu einem Ersatz durch Stütz- oder Gliazellen, also zu einer Gliose oder Sklerose. Dies geschieht bevorzugt in den medialen Abschnitten des Temporallappens (Ammonshorn, Hippocampus, Mandelkern [Amygdala]), der infolge entwicklungsgeschichtlich früher Anlage für Schädigungen besonders anfällig ist (**mesio-temporale Sklerose, Ammonshorn-Sklerose**).

Es wird bei derjenigen Person am ehesten zu einem epileptischen Anfall kommen, die anlagebedingt oder durch eine erworbene Hirnschädigung eine vermehrte Neigung zu epileptischen Reaktionen hat und bei der ein besonders starker epilepsieauslösender Reiz hinzukommt. Die Auslösung eines epileptischen Anfalls kann durch Fieber, Schlafentzug, starke Lichtreize, Alkohol, bestimmte Medikamente, aber auch durch Stress und Erschrecken erfolgen oder begünstigt werden.

Folgende ursächliche Möglichkeiten kommen infrage:

- **Erworbene und bleibende Hirnschädigungen**
  Irgendwann während der vorgeburtlichen Zeit, unter der Geburt oder in der Zeit danach kann das Gehirn geschädigt werden und mit einem Defekt ausheilen. Diese Epilepsien werden als **Residualepilepsien** bezeichnet. Folgende Formen werden unterschieden:
  - **Pränatale Form:** angeborene Hirnfehlbildung, Schädigung durch Infektionen der Mutter, Mangelernährung (Hypoxie) oder toxische Einflüsse (Alkoholabusus der Mutter).
  - **Perinatale Form:** Hirnschädigung unter der Geburt durch Hypoxie, Blutungen, Verletzungen oder Kernikterus.
  - **Postnatale Form:** Folge von Entzündungen, Verletzungen, Tumoren oder Gefäßerkrankungen.
- **Erworbene und fortschreitende Hirnschädigungen**
  Bei dieser Gruppe erworbener Hirnschädigungen ist das prozesshafte Krankheitsgeschehen noch nicht abgeschlossen. Zu nennen sind neurometabolisch-degenerative, meist genetisch bedingte Hirnerkrankungen (z. B. Amaurotische Idiotie, Phenylketonurie), Hirntumoren, chronisch entzündliche Erkrankungen (z. B. Multiple Sklerose), degenerative Hirnerkrankungen (z. B. Hirnarteriosklerose) sowie chronischer Alkoholismus. Diese epileptischen Anfälle sind Symptome einer bestimmten Hirnerkrankung. Sie werden deshalb auch als **symptomatische Epilepsien** bezeichnet.

Ohne erkennbare Hirnerkrankung oder Hirnverletzung können bei mit Epilepsie belasteten Familien epileptische Anfälle vermehrt auftreten, ohne dass ein auslösender Faktor nachzuweisen ist. Ist ein Elternteil epilepsiekrank, beträgt das Risiko für das Kind etwa 6 %; sind beide

Hirnschädigungen

Migrationsstörung

Bedeutung des Temporallappens für die Epilepsieentstehung

Auslösung epileptischer Anfälle

Residualepilepsien

Symptomatische Epilepsien

Erbliche Belastung

Eltern epilepsiekrank, liegt das Risiko für das Kind bei 12 % (etwa jedes 8. Kind der Eltern). Es wird die Neigung zu epileptischen Anfällen vererbt, nicht die eigentliche Krankheit Epilepsie.

Hirnschädigung durch
epileptische Anfälle?

Die häufig gestellte Frage, ob ein epileptischer Anfall eine Hirnschädigung bewirkt, kann nicht eindeutig beantwortet werden. Während in den letzten drei Jahrzehnten die Meinung vorherrschte, epileptische Anfälle würden zu keiner Hirnschädigung führen, ergeben neuere Untersuchungen, dass es bei einigen Formen der Epilepsie, insbesondere bei der Temporallappenepilepsie und weniger bei Fieberkrämpfen, zu Schädigungen im Temporallappen selbst (Ammonshornsklerose) oder auch am anderen Ort kommen kann, von dem das epileptische Geschehen wiederum ausgeht. Ziemlich sicher ist, dass eine starke Anhäufung von epileptischen Anfällen (sog. Status epilepticus) zu einer Hirnschädigung führt.

13.2 Diagnostik

Bei einem Anfallsgeschehen ist zunächst die Frage zu klären, ob es sich um einen epileptischen Anfall oder eine andere Störung handelt. Weiter interessiert, ob es der erste epileptische Anfall ist oder ob schon mehrere vorausgegangen sind. Das Anfallgeschehen ist genau zu beobachten und zu beschreiben. Eine wichtige Hilfe bei der Beurteilung des Anfallgeschehens ist das Elektroenzephalogramm (EEG). Ergänzend kommen die neurologische, psychiatrisch-psychologische, internistische und neuroradiologische Untersuchung hinzu.

Anfallsanamnese

- Bei der **Erhebung der Vorgeschichte** ist nach einer frühkindlichen Hirnschädigung oder einer anderen Hirnerkrankung zu fahnden. Wichtig sind Hinweise auf eine erbliche Belastung, auf Fieberkrämpfe, Schlafstörungen oder sonstige anfallsauslösende Faktoren sowie schließlich Hinweise auf den Anfallsbeginn. Wichtig sind die **Anfallsschilderung** durch begleitende Personen, Angaben zur Anfallshäufigkeit und zum tageszeitlichen Auftreten. Ein **Anfallskalender** ist zu führen.

Anfallsbeobachtung evtl. mit
Videoaufzeichnung

- Die **Anfallsbeobachtung** ist für begleitende Personen und das Pflegepersonal eine wichtige Aufgabe. In Kapitel 2.9 (S. 62 ff.) wird näher darauf eingegangen. Unterstützt und ergänzt werden kann die Anfallsbeobachtung durch **Videoaufzeichnungen** (videogestützte Anfallsanalyse oder simultane Doppelbildaufzeichnung). Durch die Analyse der Videoaufzeichnung ergeben sich Hinweise auf einen lokalen oder generalisierten Anfallsbeginn und auf bestimmte Anfallsmuster.

EEG

- Das **Elektroenzephalogramm (EEG)** gibt Auskunft über den Entstehungsort, die Ausbreitung und die Art des epileptischen Geschehens. Für die Epilepsie beweisende Hirnpotenziale sind spikes und spike-wave-Komplexe sowie sharp waves bei temporaler Lokalisation (☞ Abb. 3.5, S. 83).

Üblicherweise werden die Hirnpotenziale von der Kopfhaut abgeleitet. Damit werden die von der Hirnrinde gebildeten Potenziale erfasst. Sie können durch Hyperventilation, Fotostimulation, Schlafentzug und Ableitung während des Schlafs provoziert werden. Elektrische Entladungen aus dem Hirnstamm kommen nicht oder nur verformt an die Hirnoberfläche. Hirnstammpotenziale können mit Elektroden erfasst werden, die vom Neurochirurgen durch Bohrlöcher in das Gehirn eingeführt werden. Eine solche **invasive Diagnostik** (eindringende Diagnostik) ist für eine exakte Lokalisation des Epilepsieherdes zur Vorbereitung eines neurochirurgischen Eingriffs erforderlich.

- Zur Epilepsiediagnostik gehören weiter **Röntgenaufnahmen des Schädels** sowie **Computertomographie (CT)** und **Kernspintomographie (MRT)**. Insbesondere mit der Kernspintomographie lassen sich Sklerosen im Temporallappen gut nachweisen. Aussagen über die Stoffwechselfunktion bestimmter Hirnareale sind von der **Single-Photon-Emissionscomputertomographie (SPECT)** und von der **Positronen-Emissionstomographie (PET)** zu erwarten.

Bildgebende Verfahren

13.3 Fokale Anfälle

Fokale oder partielle Anfälle oder auch Herdanfälle gehen nach dem Erscheinungsbild und/oder dem hirnelektrischen Befund von einer bestimmten, meist rindennah gelegenen Hirnregion aus.

Definition

- Bei erhaltenem Bewusstsein handelt es sich um **einfache fokale Anfälle,**
- bei gestörtem Bewusstsein und besonderer Ausgestaltung der Anfälle um **komplexe fokale Anfälle.**

Fokale Anfälle können **generalisieren** und z. B. in einen Grand-mal-Anfall übergehen. Bei diesen **sekundär generalisierten Anfällen** ist das Bewusstsein gestört.

Primär fokale Anfälle machen fast die Hälfte aller Epilepsien aus. Sie treten bevorzugt im Erwachsenenalter auf. Primär generalisierte Anfälle sind etwa ebenso häufig wie fokale Anfälle, sind aber mehr im Kindesalter zu beobachten.

13.3.1 Einfache fokale Anfälle

Bei erhaltenem Bewusstsein kommt es am häufigsten zu tonisch-klonischen Zuckungen im Bereich der dem erregten Hirnanteil gegenüberliegenden Körperseite. Neben diesen **motorischen Anfällen** treten seltener auch fokal ausgelöste Missempfindungen (**sensible Anfälle**) auf. Die Patienten klagen plötzlich für einige Sekunden oder Minuten über Kribbeln und Taubheit oder abnorme Temperaturempfindungen in einer Gesichtshälfte, einer Hand oder einem Fuß. Anfallsweise kann ebenso über optische (z. B. Sehen von Lichtern oder Farben) oder akustische Wahrnehmungsstörungen (**sensorische Anfälle**) oder schließlich über seltsame

Symptomatik

Gefühle (z. B. »aufsteigendes Gefühl in der Magengegend«, Herzjagen, Schweißausbrüche oder Gesichtsrötung – **vegetative Anfälle**) berichtet werden.

Ursachen
Für diese anfallsartigen Erscheinungen müssen – wenn es sich um ein epileptisches Geschehen handeln soll – im EEG über der betroffenen Hirnregion Krampfpotenziale abgeleitet werden. Sie treten nicht selten erst bei einer Ableitung im Schlaf auf. Ursächlich für diese fokalen Anfälle ist eine umschriebene Hirnschädigung zu vermuten; oft handelt es sich um einen Hirntumor oder die Folgen einer traumatischen (auch frühkindlichen) Hirnschädigung. Die sensiblen, sensorischen und vegetativen Anfälle können als **Aura** die komplex-fokalen Anfälle einleiten.

13.3.2 Jackson-Anfall

Die Ausbreitung einer motorischen oder sensiblen epileptischen Reaktion von der Hand über den Arm auf die betroffene Körperseite oder von einer Gesichtshälfte auf den gleichseitigen Arm (von distal nach proximal) wird als Jackson-Anfall (J. H. JACKSON, Londoner Neurologe) oder als »march of convulsion« bezeichnet. Die vom epileptischen Geschehen betroffene Extremität kann nach dem Anfall für eine kurze Zeit gelähmt sein.

13.3.3 Adversiv-Anfall

Die epileptische Reaktion äußert sich darin, dass eine anfallsartige tonische Drehbewegung des Kopfes weg von der betroffenen Hirnseite und ein Anheben des Armes in Fechterstellung auf der entgegengesetzten (adversiven) Seite zu beobachten ist.

13.3.4 Rolando-Epilepsie

Die anfallsartig zwischen dem 2. und 12. Lebensjahr auftretenden halbseitigen Missempfindungen und klonischen Zuckungen vorwiegend im Gesicht können bei erhaltenem Bewusstsein mit Adversivbewegungen und Sprachstörungen einhergehen.

Diese gutartig verlaufende Anfallsform ist genetisch bedingt und tritt häufig im Schlaf auf. Sie hat ihren Ursprung im Bereich einer im zentralen Abschnitt des Temporallappens gelegenen Hirnfurche (Sulcus), die nach dem italienischen Anatomen und Physiologen L. ROLANDO benannt ist. Die Rolando-Epilepsie tritt im Kleinkind- und Schulalter relativ häufig auf (bei Jungen mehr als bei Mädchen), wird aber oft nicht erkannt, weil sie sich vorwiegend nachts bemerkbar macht. Die Selbstheilungstendenz ist groß.

13.3.5 Komplexe fokale Anfälle

Komplexe fokale Anfälle unterscheiden sich von einfachen fokalen Anfällen durch die besondere Ausgestaltung (Komplexhaftigkeit) des Anfallgeschehens und die Bewusstseinsstörung. Die Anfälle treten nicht ab-
rupt auf; sie entwickeln sich häufig aus einem Vorstadium (**Aura**) heraus,
das durch besondere Missempfindungen (u. a. aufsteigendes Gefühl in der
Magengegend) und Wahrnehmungsstörungen gekennzeichnet ist. Die
Anfälle selbst werden von stereotyp ausgeformten Bewegungsabläufen
(z. B. Nesteln, Räuspern oder eigenartigen Handlungen) begleitet.

Symptomatik

Sie treten mit einer Häufigkeit von etwa einem Viertel aller Epilepsien auf
und gehen von verschiedenen Hirnregionen aus, vorwiegend vom Temporallappen. Ursächlich handelt es sich vor allem um Folgezustände von
Hirnentzündungen, Gefäßprozessen, Verletzungen oder Tumoren, aber
auch um entwicklungsbedingte Störungen, die aufgrund einer gestörten
Migration (☞ S. 307) zustande gekommen sind.

Häufigkeit und Ursachen

Der Temporallappen gehört entwicklungsgeschichtlich zum ältesten
Hirnabschnitt und ist mit seinem **limbischen System** gegenüber Schädigungen besonders anfällig. Das limbische System ist ein übergeordnetes
Zentrum für die Ausgestaltung und Steuerung vieler hormonaler, vegetativer und psychischer Funktionen. Die Entstehung und Gestaltung vieler epileptischer Anfälle gehen von Teilen des limbischen Systems aus.
Betroffen sind die zur Mitte und tiefer gelegenen Anteile, also die Kerngebiete des Hippokampus und der Amygdala (Mandelkern). Kommt es
hier zu einem Schwund von Neuronen und nachfolgend zur Atrophie des
Hirngewebes, das durch Stütz- oder Gliazellen im Sinne einer Gliose oder
Sklerose ersetzt wird, können von diesen mesio-temporalen Anteilen Anfälle ausgehen (**mesio-temporale Sklerose**). Diese das epileptische Geschehen auslösenden strukturellen Veränderungen sind im Kernspintomogramm (MRT) gut, im Computertomogramm weniger gut oder gar
nicht nachzuweisen und können operativ entfernt werden.

Temporallappen-
Epilepsie

Temporallappen (Schlä-
fenlappen) und limbisches
System bilden eine funktionelle Einheit und haben für
die Entwicklung der komplexen fokalen Anfälle (psychomotorische Anfälle,
Dämmerattacken) eine
besondere Bedeutung.

Das Anfallsgeschehen beginnt häufig mit einer Umdämmerung (»dreamy
state«) des Kranken, der nicht bewusstlos aber doch derart bewusstseinsgestört ist, dass er verändert, merkwürdig fremd und unheimlich
wirkt. In diesem Zustand kann er unberechenbare Äußerungen und
Handlungen tun und seltsame Gefühle in der Magengegend sowie Riech-
und Geschmackssensationen wahrnehmen. Es können automatisch anmutende, nestelnde oder wischende Bewegungen der Hände und Füße
sowie Schmatzbewegungen des Mundes beobachtet werden. Wegen dieser Auffälligkeiten werden diese Anfälle auch als **psychomotorische Anfälle** oder **Dämmerattacken** bezeichnet. Sie dauern durchschnittlich etwa
zwei Minuten und können gehäuft, in so genannten Clustern auftreten.
Nicht selten gehen Temporallappen-Anfälle in große generalisierte tonisch-klonische Anfälle über.

Gehen epileptische Anfälle vom **Stirnlappen** (Frontalhirn) aus, lassen
bewusstseinsgestörte Patienten merkwürdig ausfahrende Armbewegun-
gen und tonische Haltungsanomalien wie bei der Fechterstellung erken-

Frontallappen-Epilepsie

nen. Dieses hysterisch anmutende Anfallsgeschehen darf nicht mit psychogenen Anfällen verwechselt werden.

Parietallappen-Epilepsie

Entstehen epileptische Anfälle im **Scheitellappen** (Parietallappen), kommt es im Bereich der Arme und im Gesicht zu anfallsweise auftretenden Missempfindungen prickelnder oder elektrisierender Art. Merkwürdig ist auch das Empfinden des Fehlens eines Körperteils oder einer ganzen Körperhälfte.

Okzipitallappen-Epilepsie

Im **Okzipitallappen** sich entwickelnde epileptische Anfälle gehen mit anfallsweise auftretenden Sehstörungen i. S. von Gesichtsfeldausfällen, Blitzen oder Wahrnehmen verzerrter Bilder einher.

13.4 Generalisierte Anfälle

Definition

Generalisierte Anfälle gehen von abnormen elektrischen Entladungen in beiden Großhirnhemisphären aus und treten beiderseits mit motorischen Entäußerungen in Erscheinung. Fast immer ist das Bewusstsein gestört, und häufig kommt es zur Pupillenstarre und Atemstörung.

13.4.1 Grand-mal-Anfälle

Definition

Diese häufige Anfallsform ist auch als großer Krampfanfall, großer generalisierter Anfall oder tonisch-klonischer Anfall bekannt. Etwa 40 % aller Epilepsien treten mit einem Grand-mal-Anfall in Erscheinung. Er ist in jedem Lebensalter zu beobachten. Beim erstmaligen Auftreten in jüngeren Lebensjahren ist häufig eine genetische Veranlagung von Belang (**genuine Epilepsie**), bei älteren Menschen ist zunächst an ein akutes hirnorganisches Geschehen, z. B. an einen Hirntumor oder eine Gefäßerkrankung, zu denken (**symptomatische Epilepsie**).

Symptomatik

Hauptsymptome sind:
Aura
tonische Phase
klonische Phase
Erschöpfungsstadium
Bewusstlosigkeit.

Der **Grand-mal-Anfall** kann sich Stunden oder Tage vorher mit gesteigerter Reizbarkeit, Kopfdruck, Schwindel und Herzklopfen ankündigen. In einigen Fällen kommt es unmittelbar vor dem Anfall zu einer so genannten **Aura** (Vorgefühl), die nur wenige Sekunden andauert und mit optischen, akustischen und sensiblen Wahrnehmungserscheinungen auftreten kann.
- Der große Anfall beginnt mit einem plötzlichen Bewusstseinsverlust. Gleichzeitig kommt es zum so genannten **tonischen Stadium.** Es ist ein starrer Streckkrampf, von dem auch die Atem- und Schlundmuskulatur betroffen ist und zum einleitenden Aufschrei (Initialschrei) führt. Die Atmung wird unterbrochen, es tritt eine Zyanose auf.
- Es folgt dann das **klonische Stadium.** Rhythmische Zuckungen an den Extremitäten und im Gesicht sind erkennbar, die zum Zungenbiss führen können. Das Schlagen der Zunge verursacht die Schaumbildung vor dem Mund. Stuhl und Urin können abgehen.
- Nach Abklingen des Krampfes kommt es zu einem **Erschöpfungsstadium,** das durch einen mehrere Stunden anhaltenden Tiefschlaf ein-

geleitet wird. Anschließend wird mitunter über Kopfschmerzen und Übelkeit geklagt. Die Kranken haben an das Anfallsgeschehen keine Erinnerung (Amnesie).

Während des tonisch-klonischen Stadiums können die Kranken plötzlich hinstürzen und sich erheblich verletzen. Es kann zu Knochenbrüchen und Schädel-Hirn-Verletzungen kommen. Die Pupillen sind während des Anfalls weit und lichtstarr.

Nach dem tageszeitlichen Auftreten der Anfälle unterscheidet man
- **Schlafanfälle,** die aus dem Schlaf heraus besonders in den frühen Morgenstunden auftreten,
- **Aufwachanfälle** nach dem Aufwachen,
- **Tagesanfälle,** die nur am Tage in Erscheinung treten und
- **diffuse Anfälle,** die tags und nachts auftreten.

Diese Differenzierung ist für die Medikamentenwahl wichtig.

13.4.2 Blitz-Nick-Salaam-Anfälle (BNS-Krämpfe, West-Syndrom)

Sie treten ausschließlich bei Kleinkindern, vorwiegend zwischen dem 3. und 8. Lebensmonat auf. Bei etwa drei Viertel der Kranken lassen sich frühkindliche Hirnschädigungen i. S. zerebraler Missbildungen, metabolischer Störungen, Hypoxien und Infektionen nachweisen.

- Bei den Blitz-Anfällen ist ein plötzliches und schnelles Zusammenzucken des ganzen Körpers oder einzelner Körperteile zu beobachten.
- Bei den Nick-Anfällen beschränkt sich das Zusammenzucken auf den Kopf.
- Bei den Salaam-Anfällen erfolgt die Vorwärts-Beugung des Oberkörpers nicht blitz- und ruckartig, sondern langsam und anhaltend.

Diese überwiegend symptomatischen Anfallsformen haben unbehandelt einen sehr ungünstigen Verlauf, es kommt zu einer ausgeprägten psychomotorischen Entwicklungsverzögerung mit schwerer geistiger Behinderung. Im EEG finden sich amplitudenhohe, langsame und stark verformte Potenziale (Hypsarrhythmie). Die idiopathischen Formen (keine Hirnschädigung nachzuweisen) haben einen günstigeren Verlauf.

13.4.3 Lennox-Gastaut-Syndrom

Es tritt zwischen dem 3. und 5. Lebensjahr auf und geht überwiegend auf einen Hirnschaden zurück oder entwickelt sich aus den BNS-Krämpfen. Gekennzeichnet ist es durch einen blitzartig eintretenden **Tonusverlust,** der zu heftigen Stürzen führen kann (**Sturzanfälle**). Es sind aber auch wenige Sekunden dauernde rhythmische Zuckungen im Gesicht sowie an den Armen und Schultern (**Myoklonien**) zu beobachten. In dieser Kombination wird auch von **myoklonisch-astatischen Anfällen** gesprochen. Das Bewusstsein ist gestört. Häufig kommt es zu einer geistigen Behinderung. Im EEG finden sich unregelmäßig geformte (irreguläre) Spike-sowie auch Polyspike-Wave-Komplexe. Gerne treten diese Anfälle in Serien oder einem Dauerzustand (Status) auf. Der weitere Verlauf dieser Anfallsform ist ungünstig.

13.4.4 Impulsiv-Petit-mal-Anfälle

Diese Anfälle beginnen in der Pubertät und sind durch vorwiegend in die Arme einschießende kurze, oft bizarr anmutende, unregelmäßige, stoßartige Bewegungen gekennzeichnet. Sie können salvenartig auftreten, wobei dem Anfallskranken Gegenstände aus der Hand geschleudert werden können. Im EEG finden sich bilateral-synchron Polyspike-Wave-Komplexe. Die genetische Veranlagung ist groß.

13.4.5 Absencen

Absencen zeigen eine starke genetische Veranlagung und treten im 5. bis 12. Lebensjahr auf, also im Schulalter. Diese Anfälle verlaufen ohne Dramatik. Sie treten mit einer kurzen Bewusstseinsstörung bis zu 10 Sekunden Dauer in Erscheinung. Dabei hat das Kind die Augen geöffnet, sieht starr geradeaus, die Gesichtsmuskulatur ist schlaff, stärkere Zuckungen oder Verkrampfungen fehlen. Das Kind macht einen verträumten Eindruck, sodass diese Anfälle zunächst nicht immer als ein krankhaftes Geschehen erkannt werden. Eine kurze Absence von unter 5 Sekunden bleibt oft unbemerkt.
Im EEG finden sich aber für Absencen ganz typische Veränderungen; es sind drei Spike-Wave-Komplexe pro Sekunde, die über beiden Hirnhälften synchron auftreten. Absencen können aber auch einen fokalen Einschlag haben, wenn sich wiederholende Drehbewegungen insbesondere der Augäpfel, rhythmische Muskelzuckungen oder Einnässen bemerkbar machen (**komplexe Absencen**). Treten die Absencen täglich auf, spricht man von einer **Pyknolepsie**. Gelegentlich steigert sich die Anfallshäufung derart, dass es zu einem Absencestatus kommt. Später kommen nicht selten große generalisierte Anfälle hinzu.

13.5 Unklassifizierbare Anfälle

Es gelingt nicht immer, ein Anfallsgeschehen zu klassifizieren. Entweder ist nicht festzustellen, ob es sich um lokale oder generalisierte Anfälle handelt, oder ob die motorischen und/oder sensibel-sensorischen und vegetativen Entäußerungen epileptisch sind. Es kann sich auch um zentrale Reaktionsformen verschiedener Hirnerkrankungen handeln. Hinzuweisen wäre auf das Anfallsgeschehen von Menschen mit schwerer und schwerster geistiger Behinderung, bei denen gleichzeitig körperliche Behinderungen in Form einer Tetraspastik oder einer choreoathetotischen Bewegungsstörung bestehen. Auch ist die Bewusstseinsstörung nicht immer klar zu beurteilen. Somit erhebt sich die Frage, ob bestimmte Reaktionsformen auch seelische Ursachen haben können. Die Klassifikation wird außerdem nicht selten dadurch erschwert, dass Anfallskranke keine typischen Anfallsbilder erkennen lassen, weil diese unter der Behandlung mit Antiepileptika entstellt werden. Bei geistig behinderten Menschen sind stereotyp anmutende Verhaltensmuster mitunter schwer von epileptischen Reaktionen zu unterscheiden.

13.6 Status epilepticus

Ein Status epilepticus kann bei allen Anfallsformen vorkommen. Es handelt sich um eine Häufung von Anfällen, indem ein Anfall in den folgenden übergeht, ohne dass der Patient zwischendurch das volle Bewusstsein wiedererlangt. Es besteht ein »andauernder epileptischer Zustand«, der lebensbedrohlich werden kann. Wird der Kranke zwischen den Anfällen wieder ansprechbar, handelt es sich um eine weniger gefährliche Häufung von Krampfanfällen.

Definition

Bei genuinen Anfällen ist der Grund für einen Status häufig ein abruptes Absetzen der Antiepileptika oder eine akut auftretende, meist fieberhafte Erkrankung. Bei symptomatischen Anfällen sind es die verschiedenen Hirnerkrankungen, die zu einem Status epilepticus führen können, z. B. Hirntumoren, Entzündungen und Verletzungen.
Bei einem Absence-Status sind keine motorischen Entäußerungen erkennbar, der Kranke ist aber in seinem Bewusstsein und in seiner Initiative beeinträchtigt, sodass er sich in einem merkwürdigen Dämmerzustand befindet. Bei einem Status epilepticus von komplexen Partialanfällen kann es zu einer allgemeinen Bewegungsunruhe und gestörtem Bewusstsein kommen. Ein Status epilepticus kann bis zu mehrere Tage anhalten. Das EEG ist immer eindeutig pathologisch verändert.

Der Status epilepticus ist ein lebensbedrohlicher Zustand. Während der Anfallshäufung bleibt die Bewusstlosigkeit durchgehend bestehen. Intensivmedizinische Maßnahmen.

13.7 Psychogene Anfälle

Bei einem Anfallsgeschehen muss es sich nicht immer um eine »echte« Epilepsie handeln. Anfälle können auch psychisch bedingt sein. Sie treten wie »echte« epileptische Anfälle in Erscheinung und sind mitunter schwer von diesen abzugrenzen. Sie werden auch als **pseudoepileptische Anfälle** bezeichnet.
Für einen psychogenen Anfall spricht, dass dieser in einer oft nur schwer erkennbaren Konfliktsituation auftritt und dass Bewusstlosigkeit, Biss am Zungenrand, Pupillenstarre, Zyanose infolge Atemstörung und Verletzungen vermisst werden. Außerdem können psychogene Anfälle auffällig gestaltet werden: Das Becken wird bogenförmig angehoben, der Kopf in den Nacken gebeugt, die Augen werden zugekniffen, und es fallen wälzende, strampelnde und rhythmisch-zitternde Bewegungen auf.

Während eines solchen psychogenen Anfalls zeigt das EEG keinerlei Krampfaktivität. Es ist aber zu beachten, dass insbesondere vom Frontal- oder Temporallappen ausgehende epileptische Anfälle den psychogenen Anfällen sehr ähnlich sein können.

Auch können psychogene und epileptische Anfälle zusammen vorkommen. Bei psychogenen Anfällen handelt es sich um ein rein psychodynamisches Geschehen im Sinne einer neurotischen Störung (**Konversionsneurose**). Sie dürfen nicht mit einem psychogen ausgelösten epileptischen Anfall verwechselt werden.

13.8 Psychische Veränderungen bei Epilepsien

Über die Hälfte der Kranken mit Epilepsie unterscheidet sich psychisch nicht von der Durchschnittsbevölkerung. Die Betroffenen sind trotz ihrer Anfälle beruflich und sozial eingegliedert. Schon dieser Hinweis widerspricht der Vorstellung, die Epilepsie sei eine Geisteskrankheit. Nur etwa 40 % der Anfallskranken lassen psychische Auffälligkeiten unterschiedlicher Schweregrade erkennen. Häufig ist es lediglich eine ängstlich-depressive Verstimmung des Kranken als Reaktion auf äußere Schwierigkeiten. Der Kranke kann wegen seiner Anfälle auf eine ablehnende Haltung der Mitmenschen am Arbeitsplatz und in der Familie stoßen, die ihn gereizt, resignierend oder depressiv reagieren lässt. Nur bei Anfällen infolge schwerer Hirnerkrankungen und bei gehäuft auftretenden Anfällen, die ihrerseits zu Hirnschädigungen führen, ist mit deutlichen psychischen Störungen zu rechnen.

Man unterscheidet drei Arten psychischer Störungen.

- »**Epileptischer**« **Dämmerzustand.** Dieser setzt plötzlich ein, häufig nach einem vorausgegangenen epileptischen Anfall, kann Stunden, Tage und Wochen anhalten, bildet sich aber immer wieder zurück. In einem solchen Dämmerzustand, an den der Kranke später keine oder nur eine unvollständige Erinnerung hat, sind das Denken und Handeln eingeengt, und es können Unruhezustände und Wahngedanken auftreten. Es kommt vor, dass die Kranken während eines Dämmerzustandes nach außen geordnet wirken, ihr Fahrzeug fahren oder Reisen unternehmen. Nach Abklingen des Dämmerzustandes sind sie erstaunt, dass sie eine Reise von mehreren 100 km bewältigt haben, ohne sich an Einzelheiten erinnern zu können.
- »**Epileptische**« **Wesensänderung.** Diese ist dauernder Art und beruht auf strukturellen Hirnveränderungen, die ursprünglich zum Anfallsleiden geführt haben, aber auch die Folge gehäufter Anfälle sind. Die Wesensänderung wird im Wesentlichen durch die Primärpersönlichkeit des Anfallskranken geprägt. Häufig ist sie gekennzeichnet durch eine Verlangsamung des Denkens, eine Auffassungsstörung, ein Haftenbleiben an gewissen Vorstellungen und Gedanken, eine Eigensinnigkeit und Gewissenhaftigkeit, aber auch durch geschwätziges und distanzloses sowie unterwürfiges und aufdringliches Verhalten.

- **»Epileptische« Demenz.** Diese stellt ein hirnorganisches Abbausyndrom dar und geht mit einem Rückgang der Intelligenz einher. Insbesondere kommt es zu einer Merk- und Erinnerungsschwäche, zur Affekt- und Stimmungslabilität, zu einer verminderten Kritik- und Urteilsfähigkeit und insgesamt zu einem Abbau der Persönlichkeit.

13.9 Therapie

Es gibt im Wesentlichen drei therapeutische Möglichkeiten, das Anfallsleiden zu beseitigen oder zu bessern:

Drei Säulen der Epilepsietherapie: Medikamente Hirnchirurgie Psychosoziale Hilfen

- **Ursächliche Therapie:** operative Behandlung eines Hirntumors oder einer Hirnmissbildung, Behandlung von Entzündungen und Durchblutungsstörungen.
- **Medikamentöse Therapie:** regelmäßige Einnahme anfallshemmender Medikamente (Antiepileptika) über längere Zeit, in vielen Fällen auch zeitlebens.
- **Psychosoziale Therapie:** Beratung zur Lebensführung und Vermeidung anfallsauslösender Faktoren wie Schlafentzug, Alkoholgenuss und Lichtreize.

Häufig führt erst die Berücksichtigung aller drei therapeutischer Möglichkeiten zum Erfolg. Es wird nicht nur die Krankheit Epilepsie behandelt, sondern der ganze Mensch mit seiner individuellen Persönlichkeit und sozialen Lebensgestaltung. Dieser **ganzheitliche Therapieansatz** wird zusammen mit dem Patienten und dessen Angehörigen entwickelt und wird auch als »**Comprehensive Care**« bezeichnet.

Ganzheitlicher Therapieansatz – Comprehensive Care

13.9.1 Medikamentöse Therapie

Antiepileptika nehmen Einfluss auf den Transmitterstoffwechsel der Nervenzellen und die Erregbarkeit der Zellmembran. Wie das im einzelnen geschieht, ist noch nicht hinreichend bekannt. Man vermutet aber, dass die Medikamente Diazepam, Clonazepam, Tiagabin, Valproinsäure und Phenobarbital die hemmende Wirkung der Gamma-Aminobuttersäure (GABA) verstärken, dass Vigabatrin das GABA-Angebot im Gehirn vermehrt, dass Carbamazepin, Phenytoin und auch Lamotrigin die Erregbarkeit der Nervenzellmembran herabsetzen und dass schließlich Felbamat das erregende Glutamat verringert.

Bei einem einzelnen epileptischen Anfall, der sich in größerem Abstand über Jahre wiederholen kann, wird keine medikamentöse Therapie begonnen. Wiederholen sich Anfälle aber in kürzeren Abständen (etwa innerhalb von 6 Monaten), ist eine Therapie einzuleiten. Die Wahl des Antiepileptikums richtet sich nach Art und Ursache der Anfälle. Vereinfacht kann gesagt werden, dass bei fokalen Anfällen in erster Linie Car-

Ein einzeln aufgetretener epileptischer Anfall erfordert keine medikamentöse Therapie. Vorbeugende Maßnahmen.

bamazepin und bei generalisierten Anfällen Valproinsäure zur Anwendung kommen. Bei symptomatischen Anfällen werden Carbamazepin und Phenytoin, bei genuinen Anfällen wird Valproinsäure bevorzugt (☞ Übersicht 13.2).

Übersicht 13.2: Vereinfachte schematische Therapieübersicht bei Epilepsien, Standardmedikamente

• Fokale Anfälle	Carbamazepin
• Generalisierte Anfälle	Valproinsäure
• Symptomatische Anfälle	Carbamazepin, Phenytoin
• Genuine Anfälle	Valproinsäure

Herkömmliche Antiepileptika

Zu den am meisten verordneten und bewährten **herkömmlichen Anfallsmitteln** gehören:

- **Phenobarbital** ist als Barbitursäure seit 1912 in der Epilepsiebehandlung bekannt, führt nach längerer Einnahme häufig zu psychischen Veränderungen, sodass es heute seltener angewandt wird.
- **Phenytoin** ist als Hydantoinpräparat seit 1938 eines der wirksamsten Mittel bei der Grand-mal-Epilepsie (tonisch-klonische Krämpfe) und auch bei fokalen Anfällen. Es hat relativ viele Nebenwirkungen (u. a. Zahnfleischwucherungen, Kleinhirnatrophie) und kann schnell zur Überdosierung führen.
- **Carbamazepin** wurde 1963 eingeführt, ist das Mittel der ersten Wahl bei fokalen und symptomatischen Epilepsien und ist inzwischen das weltweit am häufigsten verordnete Anfallsmittel. Nebenwirkungen sind relativ gering.
- **Valproinsäure** wurde ebenfalls 1963 eingeführt, hat bis auf eine häufigere Leberschädigung bei Kleinkindern geringe Nebenwirkungen, kann ohne Blutspiegelkontrolle relativ großzügig dosiert werden und ist bei generalisierten und genuinen bzw. idiopathischen Anfällen gut wirksam.
- **Benzodiazepine** wie Clonazepam und Diazepam werden als primär angstlösende und beruhigende Mittel auch seit 1963 in der Epilepsiebehandlung angewandt. Sie zeigen eine gute Wirkung bei fast allen Epilepsieformen, die aber bald nachlässt und bei längerem Gebrauch zur Abhängigkeit führt. Benzodiazepine werden zur Anfallsbehandlung (z. B. Status epilepticus) zeitlich begrenzt eingesetzt.

Monotherapie

Blutspiegelbestimmung

Grundsätzlich wird zunächst mit nur einem Medikament behandelt, dieses aber hoch genug bis zum Auftreten von Nebenwirkungen dosiert (**Monotherapie**). Die Höhe der Medikamenten-Konzentration im Serum kann durch eine chemische Blutuntersuchung bestimmt werden (**Blutspiegelbestimmung**). Die Bewertung des Blutspiegels ist individuell sehr unterschiedlich. So kann ein niedriger Blutspiegel ausreichend sein, wenn Anfallsfreiheit besteht. Andererseits ist ein sehr hoher Blutspiegel zu tolerieren, wenn keine wesentlichen Nebenwirkungen auftreten und sich die hohe Dosierung für das Anfallsleiden günstig auswirkt. Bei der Blutentnahme zur Spiegelbestimmung muss der Patient nicht nüchtern sein; er kann auch die Anfallsmittel vorher genommen haben. Dies muss aber – wie auch die Angaben zur zeitlichen Einnahme aller Antiepileptika – auf dem begleitenden Untersuchungsschein vermerkt werden.

Bei der Monotherapie bringen nicht selten hohe Dosen, die unter Blutspiegelkontrolle erreicht werden können, die erwünschte Wirkung. Erst wenn ein Medikament hinsichtlich der Nebenwirkungen und eines hohen Blutspiegels »ausgereizt« ist und keine befriedigende Besserung der Epilepsie bringt, ist auf ein anderes Medikament umzustellen.

Wenn auch diese Einstellung nicht gelingt, sind zwei Medikamente im Sinne einer **Kombinationsbehandlung** angezeigt. Dies ist häufig bei den Epilepsien infolge schwerer Hirnschädigungen, die mit einer geistigen Behinderung einhergehen, erforderlich. Bei der Kombinationsbehandlung ist die gegenseitige Beeinflussung der Medikamente (**Interaktion**) zu beachten. So kann z. B. Barbitursäure den Valproinsäurespiegel senken. Das bedeutet, dass bei einer Herausnahme von Barbitursäure der Spiegel für Valproinsäure ansteigt. Eine Kombination, die sich bewährt hat, ist die von Carbamazepin oder Phenytoin mit Valproinsäure.

Kombinationsbehandlung

In den letzten Jahren sind **neue Antiepileptika** in den Handel gekommen. Sie wurden anfangs nur als zusätzliche Therapie zu den bekannten und bewährten Medikamenten zugelassen, werden neuerdings zum Teil auch in Monotherapie eingesetzt. Die Hauptindikation der neuen Antiepileptika sind fokale und sekundär generalisierende tonisch-klonische (Grand-mal) Anfälle. Sie sind etwa genauso wirksam wie die herkömmlichen Antiepileptika, sind diesen aber bei bestimmten Anfallsformen und bei einigen bisher schwer oder nicht behandelbaren Anfällen überlegen. Besonders wird die **bessere Verträglichkeit** der neuen, allerdings sehr teuren Antiepileptika im Vergleich zu den herkömmlichen Antiepileptika hervorgehoben.

Add-on-Therapie

- **Vigabatrin** hemmt den GABA-Abbau und ist vor allem bei fokalen Epilepsien und BNS-Krämpfen wirksam. Die Dosierung ist einfach, doch scheint die Wirksamkeit mit der Zeit nachzulassen (Toleranz) und Nebenwirkungen sind häufiger zu beobachten.
- Besser verträglich ist das langsam einzudosierende **Lamotrigin,** das bei fokalen und generalisierten Epilepsien Anwendung findet. Es verbessert nebenbei die kognitive Leistungsfähigkeit und steigert damit die Lebensqualität der Epilepsiekranken.
- Bei fokalen und sekundär generalisierenden Epilepsien zeigen auch **Tiagabin** und **Gabapentin** eine gute Wirkung, wobei letzteres weniger Nebenwirkungen hat.
- Kürzlich wurde auch in Deutschland **Oxcarbazepin** für fokale und sekundär generalisierte Anfälle zugelassen. Es ist dem Carbamazepin ähnlich, wahrscheinlich nicht ganz so wirksam, ist dafür aber deutlich besser verträglich und hat geringere Nebenwirkungen. Oxcarbazepin ist im Vergleich zu den anderen neuen Antiepileptika auch nicht so teuer.

Neue Antiepileptika

Wichtig ist das Erkennen von **Nebenwirkungen** der Antiepileptika. Sie beeinträchtigen bei etwa der Hälfte der behandelten Patienten die Lebensqualität. Es ist zwischen Überempfindlichkeitsreaktionen und Überdosierungserscheinungen zu unterscheiden.

Nebenwirkungen der Antiepileptika

- **Überempfindlichkeitsreaktionen:** Sie können zu Beginn einer Therapie bei allen Antiepileptika auftreten, am häufigsten beim Carbamazepin und Phenytoin, am wenigsten bei der Valproinsäure. Auf allergischer Basis kann es besonders unter Carbamazepin zu Fieber, Lymphknotenschwellungen, Blutbildveränderungen (Agranulozytose), vor allem aber zu Veränderungen der Mundschleimhaut und zur Blasenbildung der Haut (Bullöses Exanthem) kommen. Das Medikament muss bei solchen Reaktionen reduziert oder ganz abgesetzt werden. Unter Valproinsäure können bei Kleinkindern Lebererkrankungen auftreten. Zu Beginn einer medikamentösen Epilepsiebehandlung sind deshalb häufige und regelmäßige Kontrollen des Blutbildes und der Leberfunktion sowie eine genaue Beobachtung der Anfallskranken erforderlich. Ist es einmal zu einer Überempfindlichkeitsreaktion gekommen, besteht bei erneuter Einnahme des Medikaments die Gefahr einer lebensbedrohlichen Reaktion.
- **Überdosierungserscheinungen:** Diese sind in der Regel keine bedrohlichen Nebenwirkungen. Sie bilden sich nach Reduzierung der Dosis schnell zurück, können aber das Allgemeinbefinden erheblich beeinträchtigen. Alle Antiepileptika beeinflussen bei höherer Dosierung (es muss keine Überdosierung sein) den Leberstoffwechsel, was sich in einer Erhöhung der Leberenzyme bemerkbar macht (γ-GT). Ferner kann die Vitamin-D-Aufnahme beeinträchtigt sein und damit die Osteoporose begünstigen. Unter Phenytoin kommt es relativ häufig zu Wucherungen und Blutungen des Zahnfleisches. Carbamazepin und Phenobarbital können zu Schwindelerscheinungen, Übelkeit, Erbrechen und Nystagmus führen. Verhaltensauffälligkeiten und Gereiztheit werden nicht selten unter Phenobarbital beobachtet. Valproinsäure und Vigabatrin können über einen vermehrten Appetit zu einer Gewichtszunahme führen.

Regelmäßige Medikamenteneinnahme

Eine **regelmäßige Medikamenteneinnahme** zu bestimmten Zeiten ist für eine erfolgreiche Behandlung Voraussetzung. Dies bereitet jüngeren Menschen oft Schwierigkeiten, weil sie gesund und unabhängig sein möchten und die Medikamenteneinnahme vergessen oder verdrängen.
Jede Unregelmäßigkeit bei der Medikamenteneinnahme kann jedoch zum erneuten Auftreten von Anfällen oder sogar zu einem Status epilepticus führen. Neben dem einfachen Vergessen der Medikamente kann auch eine akute Erkrankung mit Magen-Darmbeschwerden wegen einer Resorptionsstörung oder eine Stresssituation zur Anfallshäufung führen. Deshalb ist gerade bei jungen anfallskranken Menschen eine Beratung und psychologische Betreuung erforderlich.
Zur **schnellen Behandlung gehäufter Anfälle** (Status epilepticus) eignen sich Antiepileptika in Tablettenform nicht. Einerseits kann der krampfende und bewusstlose Patient die Tablette nicht schlucken, andererseits dauert es zu lange, bis das vom Magen-Darmtrakt aufgenommene Medikament ins Gehirn gelangt, um dort wirksam zu werden. Um ein schnelles Anfluten des Medikamentes im Serum zu erreichen, muss es intravenös gegeben werden. Zur langsamen intravenösen Injektion eignen sich Phenytoin, Diazepam und Clonazepam, auch Valproinsäure. Für die ambulante und Heimbetreuung Anfallskranker hat sich bei Anfallshäufung die

Diazepam-Rektiole (5 und 10 mg) als Mikroklistier bestens in der Hand von Pflegepersonal und Betreuern bewährt.

In der Regel hört ein epileptischer Anfall von selbst auf. Deshalb ist der Verlauf eines Anfalls zunächst in Ruhe abzuwarten. Geht das Krampfen ständig weiter oder folgt ein Anfall dem anderen, ohne dass der Anfallskranke zwischendurch wieder zu Bewusstsein kommt, handelt es sich um den lebensbedrohlichen Zustand eines **Status epilepticus.** Dieser muss unverzüglich durch langsame intravenöse Injektion von Phenytoin (Phenhydan® 250 mg bis zu 2 Ampullen bei Erwachsenen, 25 mg pro Minute), Diazepam (Valium® 10 mg bis zu 2 Ampullen bei Erwachsenen, 2 mg pro Minute) oder Valproat (Orfiril® 300–900 mg in 3–5 Minuten) unterbrochen werden. Kann eine intravenöse Injektion nicht vorgenommen werden, ist Diazepam auch als Rektiole in gleicher Dosis zu geben. Intramuskuläre Injektionen sind wegen der verzögerten Resorption nicht geeignet. Auf Phenobarbital (Luminal®) ist wegen der narkotischen und atemdepressiven Wirkung zu verzichten. Die weitere Versorgung eines Status epilepticus erfolgt auf einer Intensivstation.

Behandlung des Status epilepticus

Eine **Beendigung der Therapie** kann erwogen werden, wenn der Anfallskranke glaubhaft mindestens zwei Jahre anfallsfrei ist. Auch sollte im EEG keine Anfallsbereitschaft zu beobachten sein. Das Reduzieren der Antiepileptika geschieht sehr langsam über Monate. Zurückhaltender ist man mit der Beendigung der Therapie, wenn verschiedene Anfallsformen gleichzeitig bestehen.

Beendigung der Therapie

13.9.2 Epilepsiechirurgie

Gelingt es nicht, durch eine differenzierte und intensive medikamentöse Behandlung das Anfallsleiden und damit auch die psychosoziale Situation der Patienten zu bessern, kann bei fokalen Anfällen die operative Entfernung des epilepsieerzeugenden Hirnareals oder bei generalisierten Anfällen die Durchtrennung des Corpus callosum (Kallosotomie) erwogen werden. Dem neurochirurgischen Eingriff geht eine eingehende Diagnostik (☞ S. 308 f.) zur Identifikation des epilepsieerzeugenden Gebietes voraus (**prächirurgische Epilepsiediagnostik**).

Identifikation des epilepsieerzeugenden Hirnareals

- **Entfernung umschriebener Hirnanteile.** In den meisten Fällen werden die in der Tiefe und in der Nähe des Hirnstamms gelegenen Abschnitte des Temporallappens (Hippocampus und Amygdala), von denen die Epilepsie ihren Ausgang nimmt, entfernt (Temporallappenresektion). Liegt der Anfallsursprung außerhalb dieser **mesialen Temporallappenregion,** sind eine eingrenzende Lokalisation und damit auch die operative Entfernung weitaus schwieriger.

Resektion des mesialen Temporallappens

- **Durchtrennung des Corpus callosum.** Um die Ausbreitung des Anfallsgeschehens bei generalisierten Epilepsien, die medikamentös nicht zu bessern sind und oft sekundär ausgelöst werden, zu unterbrechen, kann die quere Faserverbindung zwischen den beiden Großhirnhälften,

Kallosotomie

die im Balken des Großhirns (Corpus callosum, ☞ S. 24) verläuft, durchtrennt werden (**Kallosotomie**).

Über die Hälfte der epilepsiechirurgisch behandelten Patienten werden anfallsfrei, bei einem Viertel bessert sich das Anfallsleiden. Bei den fokalen Epilepsien sind die Behandlungsergebnisse allerdings deutlich besser als bei den generalisierten Epilepsien.

13.10 Pflege

Bei der Pflege und Betreuung anfallskranker Menschen muss jederzeit damit gerechnet werden, dass es plötzlich aus scheinbarem Wohlbefinden heraus zu einem epileptischen Anfall kommt. Der Kranke kann unvermittelt hinstürzen und sich ernsthaft verletzen oder sich zum Beispiel beim Schwimmen oder im Straßenverkehr in akute Lebensgefahr bringen. Pflegepersonen, Betreuer und Angehörige müssen ständig mit einem solchen Ereignis rechnen und sofort erste Hilfe leisten. Verletzungen sind zu vermeiden. Der noch krampfende und bewusstlose Patient ist in die stabile Seitenlage zu bringen, damit die Atmung nicht behindert wird und es durch Verschlucken von Speiseresten nicht zu einer Aspiration kommt. Beim Krampfen sollte die Zunge nicht zwischen die Zähne gelangen. Das Einschieben eines Taschentuchs oder Kleidungsstücks in den Mund ist zu versuchen. Das Einbringen eines festen Gegenstandes oder eines Gummikeils in den Mund ist nicht ratsam, weil dies zum Ausbrechen von Zähnen führen kann.

Die **Beobachtung der Anfälle** ist eine wichtige Aufgabe für das Pflegepersonal, weil dieses bei einem Anfall häufig zuerst beim Kranken ist und diesen über längere Zeit auf der Station begleitet.

- Genau sind Datum, Uhrzeit, Ablauf und Dauer des Anfalls zu beschreiben.
- Besonders zu achten ist auf die Weite der Pupillen und deren Reaktion auf Licht, auf den Bewusstseinszustand sowie auf begleitende vegetative Störungen wie Einnässen, Einkoten, Gesichtsfarbe, Speichelfluss und Atmung.
- Bei den motorischen Entäußerungen ist zu beschreiben, wie und wo diese schwerpunktmäßig ablaufen, das heißt, ob sie im Gesicht und/ oder an den Extremitäten auftreten und welche Seite betont ist.

Nach dem Anfall kann sich der Kranke in einem Dämmerzustand befinden, in welchem er nicht voll ansprechbar ist und zu unkontrollierten und uneinsichtigen Reaktionen und Verhaltensweisen neigen kann.
In einer solchen Situation darf der Anfallskranke nicht ermahnt oder zurechtgewiesen werden. In Kenntnis der Verhaltensstörung muss die Pflegeperson mit dem Kranken klar, konsequent und freundlich, aber nicht fordernd oder gar ungeduldig umgehen. Dem Kranken muss eine gut strukturierte Hilfe angeboten werden.

Schwierig ist es, **psychogene Anfälle,** die mehr oder weniger absichtlich vorgetäuscht werden, von echten epileptischen Anfällen zu unterscheiden. Nach dem Erscheinungsbild sind sich beide Anfallsformen sehr ähnlich. Ein wichtiger Hinweis ist, dass geschlossene Augen während des Anfallsgeschehens eher für psychogene Anfälle sprechen. Für echte epileptische Anfälle sprechen stereotype Bewegungen, eine kurze Anfallsdauer, das nächtliche Auftreten und ein Biss am Zungenrand. Ein Biss an der Zungenspitze dagegen wird häufiger bei psychogenen Anfällen beobachtet. Zur sicheren Unterscheidung sind EEG-Ableitungen während des Anfalls erforderlich, am besten zusammen mit einer Videoaufzeichnung, sowie blutchemische Bestimmungen von Prolaktin und Kreatinin-Kinase, die nach einem epileptischen Anfall erhöht sind.

Absichtlich vorgetäuschte Anfälle

13.11 Hilfe zur Lebensführung

Menschen mit Epilepsie haben oft **Angst** vor dem Auftreten eines erneuten Anfalls oder sie sind ängstlich bemüht, ihre Erkrankung zu verbergen. Dieses »Leben in Vorsicht« kann sie **depressiv** und **selbstunsicher** machen. Diese Menschen brauchen **psychologische Betreuung.** Dazu gehört auch, dass sie und ihre Angehörigen über das Krankheitsbild Epilepsie aufgeklärt werden. Hilfreich können dabei Selbsthilfegruppen sein.

Psychologische Hilfe bei Angst und Depression

Aufklärung

Wichtig ist eine **Beratung zur Lebensführung.** Der Anfallskranke darf auf keinen Fall die Medikamente eigenmächtig verändern oder weglassen, auch wenn die Anfälle seltener geworden sind oder nicht mehr auftreten. Dadurch entstünde die Gefahr einer Anfallshäufung oder eines Status epilepticus. Der Anfallskranke muss mitunter an die regelmäßige Einnahme der Medikamente erinnert werden. Über Art, Häufigkeit und zeitliches Auftreten der Anfälle ist ein **Anfallskalender** zu führen, damit die Medikation entsprechend abgestimmt werden kann. Der Tagesablauf sollte in einer gewissen Ordnung und Regelmäßigkeit erfolgen. Dabei ist auf eine ausreichende Nachtruhe zu achten. Alkohol, starke Sonneneinstrahlung, intensive Lichtreize sowie Stress sind zu vermeiden.

Beratung
Regelmäßige Einnahme der Medikamente
Compliance
Anfallskalender

Verbote im Alltagsleben zur Vermeidung von Anfällen werden zu oft ausgesprochen und zu rigide eingehalten. So wird z. B. Alkohol vielfach noch für alle Menschen mit Epilepsie abgelehnt. Diese Ablehnung trifft sicherlich für Menschen zu, die zum Alkoholmissbrauch neigen oder bei denen bekannt ist, dass Alkohol einen Anfall auslösen kann. Aber es gibt viele Menschen, die sich gut auf ein Glas Bier oder Wein beschränken können und bei denen die Epilepsie nicht »alkoholempfindlich« ist. Warum soll diesen Menschen dieser Genuss vorenthalten werden? Für jeden Epilepsiekranken muss individuell herausgefunden werden, was er tun kann. So können viele Anfallskranke – evtl. mit bestimmten Einschränkungen – Kaffee trinken, fernsehen, Sport treiben, schwimmen und auch Auto fahren. Sportliche Aktivitäten wirken sogar anfallshemmend.

Umgang mit Verboten

Erhaltung der Lebensqualität

13.12 Sozialmedizinische Gesichtspunkte

Soziale und berufliche
Eingliederung

Der Anfallskranke sollte sein Leben so normal wie möglich gestalten; er hat Anrecht auf volle soziale und berufliche Eingliederung. Er ist eigentlich nicht krank, sondern in seinen Lebensmöglichkeiten mehr oder weniger eingeschränkt und damit als bedingt gesund zu bezeichnen. Wenn Anfälle häufiger auftreten, besteht die Gefahr, dass der Anfallskranke zu sehr überwacht und beobachtet und dadurch immer mehr vom gesellschaftlichen Leben ausgeschlossen und unselbständig wird. Gewisse Risiken, dass es einmal zu einer Verletzung oder einem Anfall zum Beispiel während einer öffentlichen Veranstaltung oder in einem Kaufhaus kommen kann, müssen in Kauf genommen werden, ohne gleich fahrlässig zu handeln. Gerade bei Kindern ist ein gesunder Kompromiss zwischen Aufsicht und Gewährenlassen zu finden.

Heirat und Schwangerschaft

Anfallskranke können heiraten, wenn sie oder der Arzt den Ehepartner vor der Heirat über das bestehende Leiden aufklären und wenn sie sich auf ein möglicherweise erschwertes Zusammenleben einrichten. Sexuelle Einschränkungen gibt es nicht. Es ist aber zu überlegen, ob ein Kind aufgezogen werden kann. Problematisch ist die Einnahme von Antiepileptika kurz vor Beginn und zu Anfang einer Schwangerschaft, weil mit einem erhöhten Auftreten von Fehlbildungen bei den Kindern zu rechnen ist.
Deshalb sollte zu Beginn einer zu erwartenden Schwangerschaft die Anfallsmedikation versuchsweise reduziert und auf mehrere kleine Einzeldosen verteilt werden. Ein Weglassen der Medikamente kann zu einem lebensbedrohlichen Status epilepticus führen. Die Schwangerschaft selbst verschlimmert das Anfallsleiden nicht.
Obgleich die Epilepsie keine Erbkrankheit ist, ist damit zu rechnen, dass etwa 5 % aller Kinder, von denen ein Elternteil eine Epilepsie hat, ebenfalls an Epilepsie erkranken. Die genetische Bereitschaft, die teilweise im EEG durch auffällige Hirnpotenziale nachgewiesen werden kann, ist bei genuinen Epilepsien höher als bei symptomatischen.

Berufswahl

Bei der Berufswahl und Berufsausübung ist zu beachten, dass Tätigkeiten auf Leitern, Gerüsten, Plattformen und an ungeschützten Maschinen nicht ausgeübt werden können. Auch Tätigkeiten, die mit einer ständigen Steuerung von Anlagen verbunden sind, eignen sich nicht. Die Arbeitsämter sind bei der Berufsfindung und Umschulung Anfallskranker sehr erfahren und können Hinweise und Hilfen geben.

Führen von Kraftfahrzeugen

Das Führen von Kraftfahrzeugen ist Anfallskranken im Allgemeinen untersagt. Wenn aber bezüglich der Therapie, der Anfallsfreiheit und der EEG-Befunde bestimmte Kriterien erfüllt sind, kann unter besonderen Auflagen die Fahrerlaubnis erteilt werden.

Sportliche Aktivität

Sportliche Betätigung wirkt sich nicht nachteilig auf ein Anfallsleiden aus. Gewisse Vorsichtsmaßnahmen sind für den Fall zu treffen, dass es plötzlich zu einem Anfall kommt. Schwimmen ohne Begleitung und ohne absichernde Maßnahmen (z. B. Schwimmweste) ist nicht erlaubt.

13.13 Ergebnisse der Anfallsbehandlung

Der Erfolg einer Anfallsbehandlung lässt sich an der Reduzierung der Anfallshäufigkeit und an der Anfallsfreiheit erkennen. Die verschiedenen Formen der Epilepsie sprechen unterschiedlich auf die Behandlung an. Immerhin kann etwa die Hälfte aller Anfallskranken unter einer geeigneten Therapie anfallsfrei werden; sie sind unter gewissen Einschränkungen als geheilt zu bezeichnen. Bei etwa 30 % der Anfallskranken kommt es zu einer deutlichen Verminderung der Anfallshäufigkeit und zu einer günstigen Beeinflussung psychischer Störungen. Nur bei etwa 10 % ist das Leiden schwer zu beeinflussen, sodass viele von diesen schwer einstellbaren Anfallskranken vorübergehend oder dauernd in einer Spezialeinrichtung für Anfallskranke oder in einem entsprechenden Heim leben müssen. Dort werden sie intensiv behandelt und in der Entwicklung ihrer geistigen, körperlichen und sozialen Fähigkeiten gefördert.

Zusammenfassung

Unter **Epilepsie** (Fallsucht) wird das wiederholte Auftreten epileptischer Anfälle verstanden. Ein epileptischer Anfall ist Ausdruck einer krankhaft gesteigerten hirnelektrischen Entladung, die entweder von einer umschriebenen Hirnregion (fokale Epilepsie) oder vom ganzen Gehirn (generalisierte Epilepsie) ausgeht. Als Ursache einer gestörten hirnelektrischen Entladung kommen Schädigungen des Gehirns als Folge verschiedener Erkrankungen (z. B. frühkindlicher Hirnschaden, Hirnverletzung, Tumor, Intoxikation – symptomatische Epilepsie) und eine mehr oder weniger stark ausgeprägte angeborene Veranlagung zu epileptischen Anfällen infrage. Ist eine Ursache nicht nachzuweisen, wird von einer genuinen Epilepsie gesprochen. Abhängig vom Reifungsgrad des Gehirns, von Art und Lokalisation der verursachenden Hirnstörung und von genetischen Bedingungen treten epileptische Anfälle in verschiedenen Formen in Erscheinung.
Die Diagnostik stützt sich auf die Anfallsbeobachtung, das EEG (häufig zusammen mit eine Videoaufzeichnung) sowie die bildgebenden Verfahren der Computer- und Kernspintomographie. Die Ergebnisse der Epilepsiebehandlung sind beachtlich. Gut 60 % der Epilepsiekranken werden anfallsfrei. Grundlagen der Epilepsiebehandlung sind eine geregelte Lebensführung und die regelmäßige Einnahme anfallshemmender Medikamente, deren Wirkspiegel im Serum bestimmt werden kann. Dabei wirkt Carbamazepin vorwiegend bei fokaler und symptomatischer Epilepsie, Valproinsäure bei generalisierter und genuiner Epilepsie.

14 Erkrankungen des Rückenmarks

Allgemeines

Das Rückenmark gehört mit dem Gehirn zum zentralen Nervensystem. Es ist der entwicklungsgeschichtlich ältere Teil und besteht aus der schmetterlingsförmigen **grauen Substanz,** die überwiegend Nervenzellen enthält, und aus der **weißen Substanz** oder **Marksubstanz,** in der die myelinumscheideten auf- und absteigenden Nervenfasern in verschiedenen Bahnen verlaufen (☞ S. 28 f. und Abb. 14.4, S. 339).

Rückenmarkerkrankungen sind seltener als Gehirnerkrankungen. Überwiegend handelt es sich um degenerative Prozesse, die vielfach erblich oder erblich mitbedingt sind. Neben den degenerativen Prozessen kommen aber auch – wie im Gehirn – gefäßabhängige, entzündliche, toxische und stoffwechselbedingte Schädigungen vor. Weitere Ursachen für Rückenmarkerkrankungen können Tumoren, Verletzungen und Entwicklungsstörungen sein.

Anatomie

Das Rückenmark hat die Form eines ovalen Stabs mit einem Durchmesser von etwa 10 – 15 mm. Beim erwachsenen Menschen ist es etwa 40 – 50 cm lang und wiegt 34 – 38 Gramm. Das Gehirn dagegen ist sehr viel schwerer; es wiegt zwischen 1350 und 1500 Gramm.

Das Rückenmark geht kopfwärts (kranial) im Bereich des Hinterhauptlochs (Foramen occipitale magnum) ohne scharfe Grenze in das verlängerte Mark (Medulla oblongata) über und endet fußwärts (kaudal) in Höhe des ersten oder zweiten Wirbelkörpers als **Conus medullaris.**

Häute des Rückenmarks und Bildung des Duralsacks

Wie das Gehirn wird auch das Rückenmark von verschiedenen Häuten überzogen bzw. eingehüllt. Die gefäßreiche weiche Rückenmarkhaut (**Pia mater**) liegt dem Rückenmark direkt auf. Über die Furchen des Rückenmarks hinweg zieht die Spinnwebenhaut (**Arachnoidea**), die der harten Rückenmarkhaut (**Dura mater**) eng angelagert ist. Diese ist fest mit den knöchernen Wirbelkörpern verbunden und bildet den **Duralsack,** der bis zum Steißbein reicht. Reichlich Liquor befindet sich zwischen Arachnoidea und Pia mater, sodass das Rückenmark allseitig zu seinem Schutz sowohl von Liquor als auch von der Wirbelsäule umgeben ist.

Das Rückenmark ist funktionell in Segmente eingeteilt, die jeweils bestimmte Muskelgruppen (Myotome) und Hautbereiche (Dermatome) versorgen. Bis zum dritten Lebensmonat entsprechen die Rückenmarksegmente den Wirbelkörpersegmenten. Dann bleibt das Wachstum des

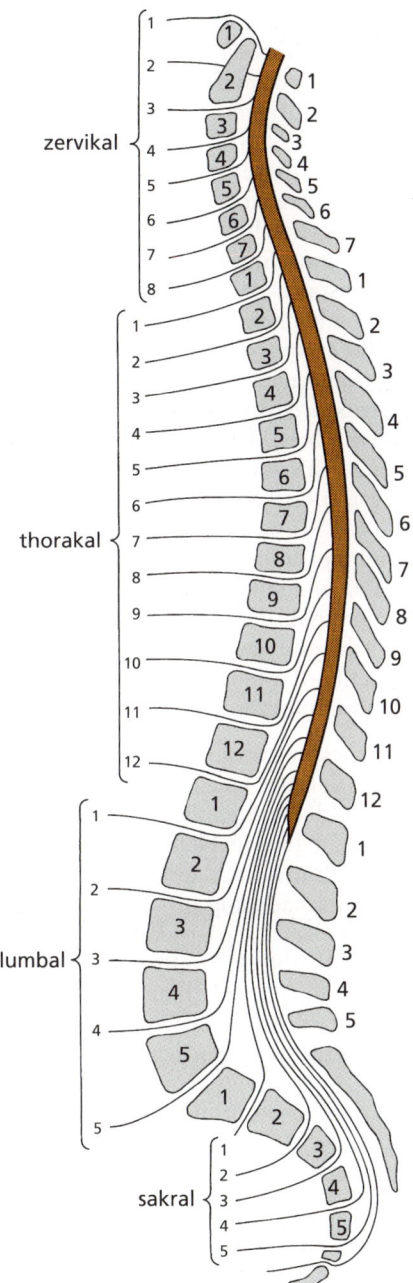

zervikal

thorakal

lumbal

sakral

Abb. 14.1: Beziehungen des Rückenmarks und seiner Wurzeln zur Wirbelsäule

Rückenmarks hinter dem der Wirbelsäule zurück. Da die Nervenwurzeln der Rückenmarksegmente aber weiterhin den Wirbelbogensegmenten zugeordnet bleiben, müssen die unteren thorakalen und besonders die lumbalen Wurzeln eine immer längere Strecke im Rückenmarkkanal zu-

Das Rückenmark endet beim Erwachsenen in der Höhe des 1. oder 2. Lendenwirbelkörpers.

Liquorpunktion unterhalb des Conus medullaris

rücklegen (☞ Abb. 14.1, S. 327). Deshalb wird der untere Abschnitt des Rückenmarkkanals, der **lumbale Duralsack,** nicht mehr vom Rückenmark selbst, sondern nur noch von den Nervenwurzeln ausgefüllt, die gewissermaßen einen Schweif bilden, die **Cauda equina.** Lumbalpunktionen finden unterhalb des Conus medullaris zwischen dem dritten und vierten Lendenwirbelkörper im lumbalen Duralsack statt, wo das Rückenmark nicht mehr verletzt werden kann.

Das Rückenmark gliedert sich in die in der Mitte liegende H- oder schmetterlingsförmige **graue Substanz** aus Nervenzellen und in die diese umgebende **weiße Substanz,** die aus myelinhaltigen Nervenfasern besteht, welche die Nervenbahnen bilden (☞ Abb. 14.4, S. 339).

Im Rückenmark **diffus** auftretende Schädigungen führen zu unterschiedlichen Ausfällen verschiedener Leitungsbahnen, während bei **lokalen** Schädigungen alle Strukturen im Querschnitt gestört sind und deshalb zur Querschnittslähmung führen. Um bleibende Behinderungen möglichst gering zu halten, sind beim akuten Auftreten einer Querschnittssymptomatik eine schnelle Diagnostik und Therapie einzuleiten.

Spinaler Schock

Das **akute Querschnittsyndrom** führt anfangs zu einem **spinalen Schock** mit schlaffer Lähmung und komplettem Ausfall der sensiblen und vegetativen Funktionen unterhalb der Schädigungsstelle. Mit der Zeit gewinnt das Rückenmark wieder an Eigenständigkeit, und es kommt zur Ausbildung einer Spastik bei Fortbestand der sensiblen Störungen und zu einer reflektorischen Stabilisierung der vegetativen Funktionen.

Querschnittsyndrome

- Befindet sich die Rückenmarkschädigung oberhalb des vierten Halswirbels, handelt es sich um einen **hohen Querschnitt,** der mit einer Tetraparese und Ausfall der Atemmuskulatur einhergeht.
- Bei etwas tieferer Schädigung im Halsmarkbereich ist die Atmung mehr oder weniger stark beeinträchtigt, die Überlebenschancen sind größer.
- Bei einer Querschnittschädigung im Thorakalbereich sind die Arme frei, die Beine aber beiderseits spastisch gelähmt.
- Schädigungen im Lumbalbereich treffen nur noch den Conus medullaris oder die Cauda equina. Die Lähmungen werden nicht mehr spastisch, sie bleiben schlaff. Es kommt außerdem zu Blasen-Mastdarm-Störungen und Beeinträchtigungen der Sensibilität.

Brown-Séquard-Syndrom bei halbseitiger Rückenmarkschädigung

Dissoziierte Empfindungsstörung

Zentrale Rückenmarkschädigung

Kommt es bei Durchblutungsstörungen, Entzündungen oder Tumoren nur zu einer halbseitigen Störung des Rückenmarks, so finden sich in Höhe der Schädigung ein vermindertes Empfindungsvermögen und unterhalb davon auf der Seite der Schädigung eine spastische Lähmung und eine Störung der Tiefensensibilität. Auf der Gegenseite sind Temperatur- und Schmerzempfindung ausgefallen, die Berührungsempfindung ist dagegen erhalten. Dies wird als **dissoziierte Empfindungsstörung** bezeichnet, die mit dem gekreuzten Verlauf der entsprechenden sensiblen Bahnen zusammenhängt. Isoliert können sich Krankheitsprozesse auch um den Zentralkanal des Rückenmarks wie bei der Syringomyelie (☞ S. 342 f.), bei der es ebenfalls zu dissoziierten Empfindungsstörungen kommt, oder in den verschiedenen Bahnsystemen mit den für diese typischen Ausfallerscheinungen bemerkbar machen.

Rückenmarkerkrankungen sind fast immer von Lähmungen beider Beine oder aller vier Extremitäten begleitet. In akuten Fällen kann bei Blutungen, Tumoren oder Verletzungen zur Entlastung des Rückenmarks die sofortige Operation erforderlich werden. Je länger eine Parese besteht, desto unwahrscheinlicher wird eine befriedigende Rückbildung, sodass ein Leben im Rollstuhl droht. Deshalb ist beim akuten Auftreten einer Parese auch vom Pflegepersonal genau zu beobachten und zu dokumentieren, wie sich diese Parese entwickelt. Jede Verschlimmerung ist sofort dem Arzt zu melden. Genauso wichtig ist die Überprüfung des Wasserlassens; jeder Harnverhalt weist auf eine eingreifende Störung der Rückenmarkfunktion hin.

Pflege
Beobachtung

Patienten mit Lähmungen infolge einer Rückenmarkstörung sind sorgfältig zu lagern. Neben einer flachen und festen Unterlage ist bei Halsmarkprozessen auf eine **fixierende Lagerung des Kopfes** eventuell mit Sandsäcken und einem kleinen flachen Kissen im Nacken zur Erhaltung der normalen Krümmung der Halswirbelsäule zu achten. Gleichzeitig sind Druckstellen der Haut unbedingt zu vermeiden. Bei Lähmungen aller vier Extremitäten hat sich auch die Bauchlagerung bewährt. Dabei liegen der Kopf und eventuell der Bauch auf einem flachen Kissen und die Zehen auf einem dickeren Fußkissen. Diese Lagerung dient besonders der Kontrakturprophylaxe der Hüftgelenke und erleichtert die Sekretabsonderung aus den Bronchien. Jede Lagerungsposition ist nach etwa zwei Stunden zu ändern. Dabei wird die Haut immer wieder auf gerötete und rissige Stellen kontrolliert. Wenn ein gesunder Mensch in einer bestimmten Position längere Zeit liegen muss, verlagert er ständig und kaum merkbar sein Körpergewicht, um Druckstellen zu vermeiden. Der gelähmte Patient kann dies nicht. Er ist auf fremde Hilfe angewiesen.

Lagerung

Wichtig ist die psychische Aktivierung der gelähmten und mutlos gewordenen Patienten. Früh müssen sie angehalten werden, so viel wie möglich selbst zu tun. Das setzt eine besondere Aufmerksamkeit und ein Mitdenken des Pflegepersonals voraus. Die Rehabilitation beginnt praktisch schon mit dem Auftreten der Lähmungserscheinungen. Ebenso aufmerksam wird Komplikationen vorgebeugt.

Psychische Aktivierung

14.1 Durchblutungsstörungen des Rückenmarks

Die Blutversorgung des Rückenmarks erfolgt überwiegend aus drei Arterien, die alle aus den beiden Vertebralarterien stammen (☞ Abb. 4.1, S. 114) und am Rückenmark abwärts ziehen. Die einzeln angelegte **A. spinalis anterior** verläuft in der vorderen Furche des Rückenmarks, die beiden **Aa. spinales posteriores** befinden sich neben den hinteren Nervenwurzeln (☞ Abb. 14.2, S. 115). Das Rückenmark erhält außerdem Blut über die **Radikulararterien** direkt aus der Aorta. Alle Blutleiter sind miteinander über Kollateralarterien verbunden und bilden die sogenannte **Vasokorona**.

Anatomie

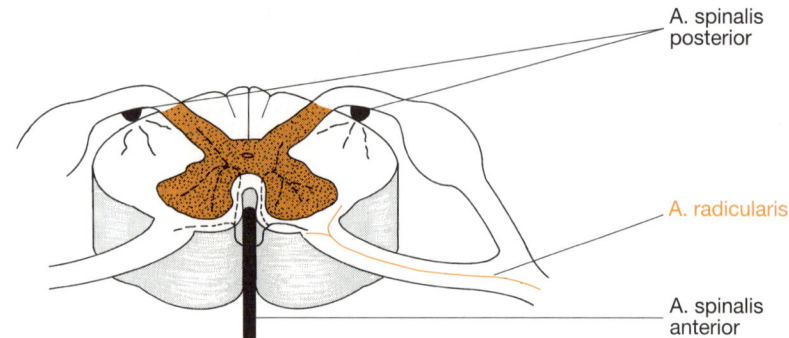

A. spinalis posterior

A. radicularis

A. spinalis anterior

Abb. 14.2: Blutversorgung des Rückenmarks durch die A. spinalis anterior, die beiden Aa. spinales posteriores und die A. radicularis aus der Aorta. Ansicht von vorn.

Die Durchblutung des Rückenmarks ist gut, sodass es nur selten zu ernsthaften Durchblutungsstörungen kommt.

Pathophysiologie

Durchblutungsstörungen des Rückenmarks machen nur etwa 5 % der Durchblutungsstörungen des zentralen Nervensystems aus. Dabei geht die Mangeldurchblutung weniger auf örtliche Veränderungen der Rückenmarkarterien zurück, als vielmehr auf außerhalb des Rückenmarks zurückgehende Schädigungen, die dann hämodynamisch auf das Rückenmark einwirken. Zu nennen sind Herzinsuffizienz, schwere Arteriosklerose der Aorta, Thrombose in den zuführenden Rückenmarkarterien sowie Gefäßeinengungen durch Wirbelsäulenleiden oder tumoröse Prozesse.

Spinalis anterior-Syndrom

Am häufigsten kommt es zu einer Mangeldurchblutung in der A. spinalis anterior, die zum **Spinalis anterior-Syndrom** führt. Bei segmental begrenzten Schmerzen kommt es neben einer Paraspastik der Beine zu **dissoziierten Empfindungsstörungen.** Diese sind dadurch gekennzeichnet, dass unterhalb der Schädigungsstelle Berührungs-, Bewegungs-, Lage- und Vibrationssinn erhalten, Schmerz- und Temperaturempfindungen aber gestört sind.

Inkomplettes Querschnitt- syndrom

Es kann auch zu **Blutungen** im Rückenmark kommen. **Spinale Subarachnoidalblutungen** können bei Gefäßmissbildungen (Angiomen) der Rindenmarkgefäße auftreten und mit heftigen Rückenschmerzen in Erscheinung treten. Selten sind **spinale epidurale** und **intraspinale Hämatome** bei traumatischen Verletzungen und Blutgerinnungsstörungen (z. B. unter Marcumar®-Behandlung).

14.2 Rückenmarktumoren

Häufigkeit

Vom Rückenmark ausgehende Tumoren sind deutlich seltener als Hirntumoren (1 : 6). Man rechnet mit etwa einer Neuerkrankung im Jahr bei 100 000 Einwohnern.

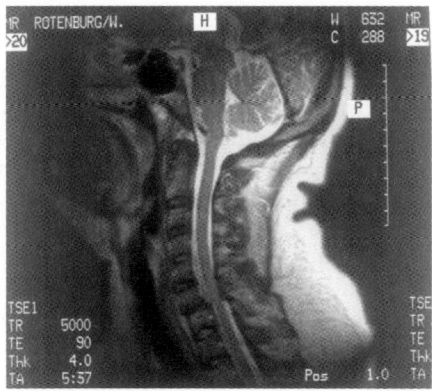

Abb. 14.3: Kernspintomographie in T2-Signalgewichtung einer traumatischen Einklemmung des Rückenmarks bei gedehnter Segmentinstabilität C6/7 mit Begleitdiskopathie im sagittalen Schnitt.

Rückenmarktumoren sind überwiegend gutartig (Meningeome und Neurinome). Sie finden sich zur Hälfte im Bereich des Brustmarks, zu je einem Viertel im Hals- und Lumbosakralbereich.

Pathophysiologie

Die Tumoren können im Rückenmark (**intramedullär**), außerhalb des Rückenmarks aber innerhalb der Dura (**extramedullär**) und außerhalb der Dura (**extradural**) liegen.

- **Intramedulläre Tumoren** sind selten. Es handelt sich vorwiegend um die eher gutartigen Ependymome und die bösartigen Gliome.
- **Extramedulläre Tumoren** sind vor allem die gutartigen Meningeome und Neurinome.
- **Extradurale Tumoren** sind fast ausschließlich Metastasen in der Wirbelsäule (z. B. beim Bronchial-, Mamma- und Prostatakarzinom).

Die Symptomatik der Rückenmarktumoren entwickelt sich langsam und ist einerseits durch direkte Kompression des Rückenmarks bedingt, andererseits auf Durchblutungsstörungen zurückzuführen, die durch eine Tumorkompression hervorgerufen werden. Zunächst wird über gürtelförmige Schmerzen geklagt, die sich beim Husten oder Pressen verstärken können. Dann kommen Sensibilitätsstörungen (besonders Missempfindungen) und Lähmungen sowie Blasen- und Mastdarmstörungen hinzu, bis das Bild einer **Querschnittsymptomatik** mit Para- oder Tetraspastik entsteht.

Symptomatik

Inkomplettes Querschnittsyndrom

Bei **Tumoren im Sakralbereich** (Konus- bzw. Kauda-Syndrom) finden sich schlaffe Lähmungen, keine oder deutlich abgeschwächte Muskeleigenreflexe, Sensiblitätsstörungen im so genannten Reithosenbereich (☞ Abb. 2.5, S. 52) sowie Blasen- und Mastdarmstörungen.

Konus-Kauda-Syndrom

Der Verlauf eines Rückenmarktumors ist langsam fortschreitend. Er führt ohne Operation immer zur Querschnittlähmung.

Verlauf

Diagnostisch gelingt die Lokalisation der Schädigung gut durch die neurologische Untersuchung. Ist die Höhe der Rückenmarkschädigung festgestellt, ergänzen **neuroradiologische Methoden** die Untersuchung. Einen Überblick geben Röntgenaufnahmen der Wirbelsäule. Ergänzend kommen die Kernspintomographie (MRT), die auch eine seitliche Darstellung

Diagnose

Wichtigste technische Untersuchungsmethode ist die Kernspintomographie (MRT).

der Wirbelsäule ermöglicht, und die Computertomographie (CT) hinzu, die allerdings nur horizontale Schichtbilder zeigt. Mit der früher ausschließlich angewandten **Myelographie** kann zwar der gesamte Wirbelkanal untersucht werden, doch sind die Aussagen hinsichtlich des Umfangs und der Art des Tumors begrenzt. Deshalb werden heute MRT und CT bevorzugt. Im **Liquor** findet sich unterhalb des Tumors, der durch seine Raumforderung die Liquorzirkulation unterbricht, eine starke Eiweißvermehrung.

Therapie

Die Therapie besteht insbesondere bei den gutartigen Tumoren in der Operation. Bei intramedullären Tumoren ist diese technisch sehr viel schwieriger und nicht immer durchzuführen. Bei den bösartigen und nicht operablen Tumoren ist eine Strahlentherapie erforderlich. Die Operation muss frühzeitig durchgeführt werden, bevor es zu stärkeren, nicht mehr rückbildungsfähigen neurologischen Ausfällen kommt.

14.3 Enger Spinalkanal/Zervikale Myelopathie

Sponylosis deformans und Bandscheibenschaden

Eine Beengung bzw. Kompression des Rückenmarks kann außer durch Tumoren auch durch degenerative Wirbelsäulenveränderungen wie eine **Spondylosis deformans** erfolgen. Das sind vor allem im mittleren und höheren Lebensalter auftretende Randwülste an den Wirbelkörpern, oft verbunden mit einem Bandscheibenschaden (☞ S. 354 f.). Begünstigt wird die Schädigung des Halsmarks, die als **zervikale Myelopathie** bezeichnet wird, durch einen anlagebedingten, abnorm **engen Spinalkanal**, der besonders im unteren Abschnitt zu beobachten ist.

Die **zervikale Myelopathie** macht sich neben einer Einschränkung der Halsbeweglichkeit durch folgende Symptomgruppen langsam zunehmend bemerkbar:

- **radikuläre Ausfälle:** An die Wirbelsegmente gebundene Schmerzausstrahlungen in die Arme mit Sensibilitätsstörungen und leichten Paresen

Paraspastik der Beine, Blasen- und Mastdarmstörung

- **medulläre Schäden:** Beeinträchtigung vorwiegend der motorischen Bahnen, sodass es zu einer Spastik der Beine kommt. In etwa der Hälfte der Fälle sind auch Blasen- und Mastdarmfunktion gestört. Die mechanische Kompression kann zusätzlich zu Durchblutungsstörungen des Rückenmarks führen.

Dekompressionsbehandlung nach Cloward

Therapeutisch wird bei nur leichten Funktionsstörungen versucht, eine Entlastung des Rückenmarks durch das Anlegen einer Halskrawatte zu erzielen. Reicht diese Maßnahme nicht aus und nehmen die neurologischen Ausfälle zu, muss das Rückenmark operativ dekomprimiert werden, indem durch einen vorderen Zugang am Hals die einengenden Randzacken der Wirbelkörper abgeschliffen oder mit einer Stanze weggenommen werden (**Operation nach Cloward**).

14.4 Rückenmarkverletzungen

Rückenmarkverletzungen erfolgen in der Mehrzahl **indirekt,** d. h. »gedeckt« durch Stauchung oder extreme Beugung der Wirbelsäule (☞Abb. 14.3, S. 331), aber auch **direkt** nach Zerreißen der Dura vor allem bei Stich- und Schussverletzungen.

Bei 100 000 Einwohnern rechnet man mit etwa 50 Rückenmarkverletzten mit neurologischen Ausfällen oder jährlich bei 100 000 Einwohnern mit etwa drei neuen Rückenmarkverletzungen.
Weitaus am häufigsten sind Verkehrsunfälle, teilweise unter Alkoholeinfluss. Aber auch Hausunfälle mit Leiter- und Treppenstürzen sind nicht selten.

Häufigkeit

14.4.1 Rückenmarkprellung (Commotio spinalis)

Durch eine Erschütterung oder Stauchung des Rückenmarks kommt es für einige Minuten, Stunden oder bis zu drei Tagen zu vorübergehenden sensiblen Störungen und Reflexdifferenzen, die sich vollkommen zurückbilden.

14.4.2 Schleudertrauma der Halswirbelsäule

Eine besondere Irritation des Halsmarks erfolgt beim so genannten Schleudertrauma der Halswirbelsäule, wenn z. B. der Verletzte ohne oder mit schlecht eingestellter Nackenstütze in einem PKW sitzt, der von hinten angefahren wird. Dann wird der Körper des Verletzten ruckartig nach vorne geschleudert und der Kopf nach hinten gebeugt. Dabei kommt es nicht nur zu zerebralen Störungen in Form von Benommenheit, Übelkeit, Schwindel und Kopfschmerzen, sondern auch zu radikulären Reizerscheinungen im Bereich des Nackens, der Schultern und der Arme. Begleitet werden diese Störungen von vegetativen Symptomen. Die Beschwerden können viele Monate bestehen und sich nur langsam zurückbilden.

14.4.3 Traumatische Querschnittlähmung (Contusio spinalis)

Eine traumatische Querschnittlähmung entwickelt sich nicht nur nach einer direkten Verletzung des Rückenmarks, sondern auch durch eine kurzfristige maximale Überdehnung. Die Verletzung des Rückenmarks geht mit einer Blutung und Ödembildung einher, die ihrerseits die Durchblutungsverhältnisse beeinträchtigen. Die akute Rückenmarkschädigung wird von einem **spinalen Schock** begleitet, der zunächst zu einer schlaffen Lähmung und einer meist bleibenden Sensibilitätsstörung

Spinaler Schock

unterhalb der Schädigungsstelle sowie zu Störungen der Blasen-, Mastdarm- und Sexualfunktion führt. Nach mehreren Wochen wird der spinale Schock überwunden, die Muskeleigenreflexe kehren zurück und werden sehr lebhaft bis gesteigert. Gleichzeitig treten Pyramidenbahnzeichen auf. Durch die Spastik erhalten die Extremitäten eine gewisse Stabilität, sodass die Lähmungen nicht mehr so ausgeprägt sind. Auch die Blasen- und Mastdarmfunktion reguliert sich auf eine reflektorische Reaktion ein. Die Sensibilitätsstörung bleibt aber weiterhin bestehen.

> Die Symptomatik der Querschnittlähmung ergibt sich aus der Höhe und der Ausdehnung der Rückenmarkschädigung.

- Eine **Rückenmarkschädigung oberhalb des vierten Halswirbels** wird selten überlebt, da die für die Lebensfunktion wichtigen Zentren in der Medulla oblongata (Atmung, Kreislauf) nachhaltig geschädigt werden.
- Erfolgt die **Rückenmarkschädigung unterhalb des vierten Halswirbels,** ist der Verlauf günstiger. Es besteht zwar eine vollständige Tetraplegie mit deutlichen sensiblen und vegetativen Störungen; diese Funktionen stabilisieren sich aber mit der Zeit. Der betroffene Patient ist jedoch vollständig hilfsbedürftig und auf den Rollstuhl angewiesen.

> Vegetative Regulationsstörung

Die vegetative Regulationsstörung äußert sich vor allem in einer Irritation der Herz- und Kreislauffunktion. Neben einem sehr niedrigen Blutdruck (Hypotonie) und einer Verlangsamung der Herzfrequenz (Bradykardie) kann es z. B. bei Manipulationen im Mundbereich zu einem Herzstillstand (Asystolie) kommen. Die gestörte Temperaturregulation äußert sich darin, dass der Verletzte schon bei leichten Temperaturrückgängen friert und bei höheren Temperaturen überhitzt ist, weil er keinen Schweiß zum Verdunsten produziert. Die Atmung ist durch den Ausfall der Atemmuskulatur erheblich beeinträchtigt, sodass der Verletzte auf die Atemhilfsmuskulatur, die auch geschwächt ist, angewiesen ist. Er kann nicht durchatmen und abhusten; er verschleimt schnell und ist von Infektionen der Atemwege bedroht. Eine Tracheotomie und Beatmung können lebensrettend sein. Die anfangs gelähmte Blasen- und Mastdarmfunktion reguliert sich auf einem reflektorischen Niveau ein.

- Bei **Rückenmarkschädigungen unterhalb des ersten Brustwirbels** bleiben die Arme verschont. Zur Fortbewegung benötigt der Patient wegen der Paraplegie der Beine aber einen Rollstuhl oder Gehhilfen. Das Autofahren ist möglich. Außerdem bestehen die beschriebenen Störungen der Blasen- und Mastdarmfunktion.
- **Rückenmarkschädigungen im unteren Abschnitt der Wirbelsäule,** z. B. in Höhe des ersten Lendenwirbels, sind äußerst selten; sie führen zum Konussyndrom, das durch schlaffe Paresen der Beine, eine »Reithosen«-Sensibilitätsstörung und eine Blasen-Mastdarmstörung gekennzeichnet ist.

> Die Therapie beginnt am Unfallort.

Die **Erste Hilfe** besteht darin, dass der Verletzte nicht bewegt werden darf. Es muss in waagerechter Haltung von drei bis fünf Helfern vorsichtig unterstützt und getragen werden, damit die Wirbelsäule sich nicht stärker durchbiegen kann. Die Lagerung erfolgt auf dem Rücken. Bei Verdacht auf eine Wirbelfraktur im Halsbereich sollte ein Helfer den Kopf unter leichtem Zug halten. Der Kopf darf dabei nicht nach vorne geneigt werden. Der Transport hat auf einer harten Unterlage zu erfolgen und sollte behutsam und vorsichtig durchgeführt werden. Intravenös wird zur Ödembehandlung Kortison in hoher Dosierung gegeben.

Rückenmarkverletzte sind nach Möglichkeit in eine Spezialabteilung einzuweisen oder zu verlegen. Dort werden sie auf einem Spezialbett gelagert, das aus einer harten Unterlage und einer dicken Schaumstoffmatratze besteht. Diese hat zur Trockenhaltung der Haut eine saugfähige Auflage. Häufig ist eine Extensionsbehandlung z. B. mit der Crutchfieldklammer oder dem Halofixateur externe erforderlich.

Früh einsetzende rehabilitative Maßnahmen haben das Ziel, den aktuellen Funktionszustand zu halten und verbliebene Funktionen und Reflexe zu trainieren.

Der Behandlungserfolg bei Menschen mit Rückenmarkverletzungen hängt sehr vom Einsatz der Pflegepersonen, der Physio-, und Ergotherapie sowie von der psychologischen Führung und Betreuung ab. Zu Beginn einer akuten Rückenmarkverletzung besteht ein **spinaler Schock** mit schlaffen Lähmungen und Sensibilitätsstörungen unterhalb der Schädigungsstelle sowie Lähmung der Blasen- und Mastdarmfunktion. Mit der Zeit entwickelt sich eine Spastik, die häufig zu schmerzhaften Kontrakturen führt.

Pflege

Der spinale Schock führt aber auch zu einer Irritation des vegetativen Nervensystems. Blutdruckabfall oder Stressulkus des Magens können die Folge sein. Es ist deshalb auf Teerstühle (Stuhl, der mit chemisch verändertem Blut aus dem Magen vermischt ist), blasses Aussehen durch akuten Blutverlust und Bauchschmerzen zu achten.

Spinaler Schock

Häufig kommt es infolge des spinalen Schocks zu einer **Entleerungsstörung der Blase.** Versagt das Blasentraining, muss ein suprapubischer Katheter ($\mathcal{F}$ S. 436) gelegt werden. Das mehrmalige Katheterisieren der Blase durch die Harnröhre sollte vermieden werden; es ist für den Patienten unangenehm, für die Pflegeperson aufwendig, und es erhöht die Gefahr der Blaseninfektion.

Die Darmtätigkeit ist **ständig** zu überprüfen, damit ein **paralytischer Ileus** (Darmlähmung) rechtzeitig erkannt wird. Vorbeugend wirken reichlich Flüssigkeit und Schlackenstoffe in der Nahrung. Als Abführmittel haben sich bei längerem Gebrauch Leinsamen, Lactulose (z. B. Bifiteral®) und der Emulgator Macrogol (z. B. Movicol®) bewährt ($\mathcal{F}$ S. 434 f.).

Blasen- und Darmtätigkeit
Suprapubischer Katheter

Wegen erhöhter **Thrombose- und Emboliegefahr** bei querschnittgelähmten Patienten muss eine Low-dose-Heparinisierung durchgeführt werden ($\mathcal{F}$ S. 431).

Thromboseprophylaxe

Zur **Dekubitusprophylaxe** ist auf eine gute Lagerung auf trockener und faltenloser Unterlage, Hautpflege, Bewegungsübungen und zweistündliches Umlagern zu achten ($\mathcal{F}$ S. 429 f.).

Dekubitusprophylaxe

Lagerungsmöglichkeiten sind ausführlich in Teil 3 beschrieben ($\mathcal{F}$ S. 419 ff).

Lagerung

Spastik

Der **Spastik** ist mit frühzeitig zu beginnender Physiotherapie zu begegnen. Medikamentös kann Baclofen (Lioresal®) gegeben werden.

Vitalfunktionen

Alle lebenswichtigen Funktionen sind wenigstens in der Akutphase der Verletzung regelmäßig zu beobachten, zu prüfen, zu messen und zu protokollieren.

Psychische Betreuung und Führung

Besonders zu berücksichtigen ist, dass die Verletzten bei Bewusstsein sind und mit ängstlichem Blick fragen, welche Aussichten bei der Rückbildung der Lähmungen bestehen. Das Behandlungsteam muss sich bezüglich der Prognose festlegen und den Verletzten entsprechend informieren. Immer muss er die Gewissheit haben, dass alles zur Wiederherstellung getan wird. Die Aussichten sind hoffnungsvoll, wenn kleine Bewegungen oder geringe Empfindungen nach einer vollständigen Lähmung wahrgenommen werden. Das ist vom Pflege- und Betreuungspersonal positiv aufzunehmen und zu verstärken. Diese Besserungen sind häufig bei der Rückbildung des spinalen Schocks und des Ödems zu beobachten.

Physiotherapie

Frühzeitig werden Maßnahmen ergriffen, um das Auftreten von Komplikationen wie Pneumonie, Thrombose, Dekubitus, Gelenkkontrakturen und Harnwegsinfektionen zu verhindern. Die Patienten werden vorsichtig unter langsamer Dehnung der Muskeln durchbewegt und umgelagert.

Mobilisation

Die weitere Mobilisation erfolgt, sobald die Vitalfunktionen einen stabilen Zustand erreicht haben. In der Anfangsphase kann dies das Sitzen im Rollstuhl für 10 Minuten bedeuten. Es folgt das Aufstellen am Stehbrett. Zur Reduzierung der Spastizität ist darauf zu achten, dass schädigende Druck- und Lagerungsreize ferngehalten werden. Die beste Hemmung der Spastizität geschieht durch Bewegung.

Ergotherapie

Übung der Verrichtungen des täglichen Lebens.

Die Bemühungen der Physiotherapie werden durch die Ergotherapie ergänzt. Die Restfunktionen werden trainiert und Ersatzbewegungen entwickelt, damit eine selbständige Versorgung so vollständig wie möglich erreicht wird. Besonders werden die Verrichtungen des täglichen Lebens, der Transfer vom Rollstuhl ins Bett und umgekehrt sowie verschiedene Funktionen der Haushaltsführung geübt. In Zusammenarbeit mit der Physiotherapie findet eine Hilfsmittelversorgung statt.

14.5 Rückenmarkentzündungen

Rückenmarkentzündungen sind selten.
- **Bakterielle Infektionen** treten überwiegend umschrieben in unmittelbarer Nachbarschaft der Rückenmarkhäute (Dura) als epi- oder subduraler **Abszess** auf.
- **Virusinfektionen** verteilen sich eher diffus im Rückenmark und können in schweren Fällen zu einer **Querschnittmyelitis** führen.

14.5.1 Rückenmarkabszess

Beim häufigeren **epiduralen Abszess** handelt es sich um eine umschriebene, bakteriell bedingte eitrige Entzündung der Dura, die mit Fieber, schwerer körperlicher Beeinträchtigung, Leukozytose und stark beschleunigter Blutkörperchensenkungsgeschwindigkeit (BSG) einhergeht und sich raumfordernd auf das Rückenmark auswirkt. Neben hohen Antibiotikagaben ist zur Druckentlastung die sofortige Operation angezeigt.

14.5.2 Myelitis

Entzündungen des Rückenmarks sind häufig durch Viren bedingt. Entweder kommt es zu einer direkten Infektion, die in schweren Fällen meist im Bereich des mittleren und unteren Brustmarks zu einer **Querschnittmyelitis** führen kann, oder die Entzündung tritt als Begleiterkrankung einer allgemeinen Infektion (**Parainfektion**) bzw. einer Impfung in den vorausgegangenen ein bis vier Wochen (**postvakzinale Infektion**) auf.

Myelitis als direkte Infektion oder als Begleitinfektion, auch nach Impfung

Einem nicht seltenen Katarrh folgen nach einigen Tagen gürtelförmige Schmerzen, Paresen mit Gangstörung sowie Störungen der Sensibilität und der Blasen-Mastdarm-Funktion.

14.5.3 Poliomyelitis (spinale Kinderlähmung)

Die Poliomyelitis-Viren werden durch Schmutz- und Schmierinfektion übertragen und befallen ausschließlich die motorischen Vorderhornzellen im Rückenmark. Es kommt zu schlaffen Lähmungen und ausgeprägter Muskelatrophie. Sensible Störungen werden nicht beobachtet. Die Lähmungen bilden sich vielfach bald wieder zurück. Häufig beiben aber Resterscheinungen bestehen, die als schlaffe atrophische Lähmungen und – wenn das Wachstum noch nicht abgeschlossen ist – auch als verkürzte Extremitäten zu beobachten sind.

Schlaffe Paresen mit deutlicher Muskelatrophie

Die Poliomyelitis tritt nach erfolgreich durchgeführter Schutzimpfung mit abgeschwächten Lebendvakzinen (**Schluckimpfung nach Sabin**) praktisch nicht mehr auf. In Einzelfällen kann es aber zu einer Infektion nach Impfung mit Lebendimpfstoff oder bei nicht immunisierten Kontaktpersonen im Umfeld des Geimpften kommen.

14.6 Degenerative Rückenmarkerkrankungen

Die systemisch, d. h. im ganzen Organ Rückenmark auftretende Degeneration ist durch einen ursächlich nicht geklärten Untergang von Nervenzellen mit Achsenzylindern und Markscheiden gekennzeichnet. Der degenerative Prozess ist häufig genetisch bedingt; eine schädigende Ursache

Systemische Degeneration der Nervenzellen, häufig genetisch bedingt

ist also nicht nachzuweisen. Es gibt viele Krankheitsformen, die in unterschiedlichen Lebensabschnitten mit meist langsam fortschreitender Verschlechterung auftreten.

Die **Diagnostik** stützt sich vor allem auf den neurologischen Befund, den Verlauf und die Entwicklung der Krankheitserscheinungen, die Elektromyographie (EMG) und Elektroneurographie (ENG) sowie auf Blut- und Liquoruntersuchungen.

Eine ursächliche **Therapie** ist nicht bekannt. Durch physiotherapeutische Maßnahmen kann die Spatik gelockert und die Muskelschwäche aufgehalten werden.

Zwei größere Gruppen degenerativer Rückenmarkerkrankungen werden unterschieden:

Leitsymptom:
Muskelatrophie

Leitsymptom:
Ataxie

- Die Degeneration ist auf die motorischen Bahnen (Pyramidenbahnen) einschließlich der motorischen Vorderhornzellen der grauen Substanz des Rückenmarks und der Kerngebiete der motorischen Hirnnerven begrenzt. Leitsymptom: **Muskelatrophie.**
- Von der Degeneration sind verschiedene Bahnsysteme des Rückenmarks und in unterschiedlicher Ausprägung auch des Kleinhirns betroffen. Leitsymptom: **Ataxie.**

14.6.1 Degeneration des motorischen Bahnsystems

14.6.1.1 Spastische Spinalparalyse

Degeneration des ersten
motorischen Neurons

Spastisches Gangbild

Die im jüngeren Lebensalter einsetzende **Degeneration des ersten motorischen Neurons** (Pyramidenbahn vom Gyrus praecentralis der Großhirnrinde bis zur Vorderhornzelle im Rückenmark) führt zu einer meist beidseitigen Spastik vorwiegend der Beine (☞ Abb. 14.4, 1.). Lähmungen sind nicht so ausgeprägt. Charakteristisch ist das **spastische Gangbild:** Die Beine werden steif, leicht nach innen rotiert und im Oberschenkelbereich aneinandergepresst in kleinen Schritten nach vorne bewegt.

14.6.1.2 Spinale Muskelatrophie

Degeneration des zweiten
motorischen Neurons

Muskelatrophie und
Faszikulationen

Im Kindes- und Erwachsenenalter kommt es zu einer **Degeneration des zweiten motorischen Neurons** in den Vorderhornzellen des Rückenmarks (☞ Abb. 14.4, 2.) und damit zu einer deutlichen **Muskelatrophie** bevorzugt an den kleinen Handmuskeln und den Unterschenkeln. Spastische Zeichen und Sensibilitätsstörungen fehlen. Als Ausdruck der geschädigten Vorderhornzellen ist an den Extremitäten ein unregelmäßiges, an Zuckungen erinnerndes Muskelwogen, das als **Faszikulieren** bezeichnet wird, zu beobachten.

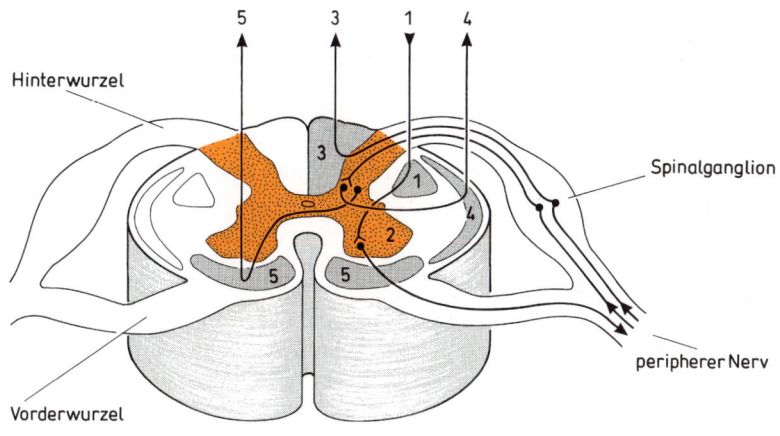

Abb. 14.4: Schematischer Rückenmarkquerschnitt mit schematischer Darstellung wichtiger Strangsysteme (in Anlehnung an BROSER, F.: Topische und klinische Diagnostik neurologischer Krankheitsbilder. Verlag Urban & Schwarzenberg 1975)
1. Pyramidenbahn (Tractus corticospinalis lateralis)
2. Vorderhornganglienzelle
3. Hinterstrang (Tractus longitudinalis dorsalis)
4. Kleinhirnseitenstrang (Tractus spinocerebellaris)
5. Vorderseitenstrang (Tractus spinothalamicus)

14.6.1.3 Progressive Bulbärparalyse

Der degenerative Prozess spielt sich vorwiegend oder ausschließlich im Kerngebiet der unteren Hirnnerven ab und führt zu Lähmungen und Atrophien der Zungen-, Schlund- und Kehlkopfmuskulatur. Besonders deutlich wird das an der Zunge, die nicht mehr hervorgestreckt werden kann und infolge der Atrophie und der Faszikulationen wie ein schlaffer Sack mit sich ständig bewegenden Würmern im Mund liegt. Das Schlucken ist erschwert oder gar nicht möglich, und die Sprache ist verwaschen und kaum zu verstehen. Es besteht die Gefahr der Aspiration. Die progressive Bulbärparalyse schreitet schnell fort und ist nicht selten mit der amyotrophen Lateralsklerose kombiniert.

Degeneration der Hirnnervenkerne im Hirnstamm

Gelähmte und atrophische Zunge mit Faszikulationen

14.6.1.4 Amyotrophe Lateralsklerose (ALS)

Diese häufigste Form der degenerativen Rückenmarkerkrankungen ist eine Kombination der spinalen Muskelatrophie und der spastischen Spinalparalyse (☞ Abb. 14.4, 2. + 1.) und nicht selten auch mit der progressiven Bulbärparalyse. Der degenerative Prozess betrifft also das erste und zweite motorische Neuron. Die meist vereinzelt auftretende und weniger erblich bedingte Erkrankung kommt bei etwa 5 von 100 000 Einwohnern vor, beginnt zwischen dem 40. und 60. Lebensjahr und schreitet mitunter rasch fort.

Degeneration des ersten und zweiten motorischen Neurons

Die Krankheit beginnt schleichend, oft mit einer Schwere in den Händen und krampfartigen Muskelverspannungen. Später kommen **Atrophien** der kleinen Handmuskeln und/oder der Unterschenkelmuskulatur mit **Faszikulationen** und eventuell auch bulbären Symptomen hinzu. Ausgeprägte Muskelatrophien führen zu einem deutlichen Gewichtsverlust.

Muskelatrophien; Faszirkulationen, Reflexsteigerungen und pathologische Reflexe

Neurologisch sind Reflexsteigerungen und pathologische Reflexe (z. B. Babinski-Zeichen) nachzuweisen. Sensibilitätsstörungen fehlen.
Bei der **elektromyographischen Untersuchung** (EMG) sind Denervationspotenziale und vergrößerte Einzelpotenziale, so genannte Riesenpotenziale, nachzuweisen. Der **Liquor** ist unauffällig.

Der Endzustand kann insbesondere bei der bulbären Form sehr quälend sein, weil die Kranken bei Bewusstsein sind und merken, dass sie immer weniger sprechen und schlucken können, schließlich über die Sonde ernährt werden müssen und hinfälliger werden. Die Kranken können sich dann nur noch schriftlich äußern, indem sie ihre Wünsche auf eine Tafel oder ein Blatt Papier schreiben, wenn die Paresen im Bereich der Hand noch nicht zu ausgeprägt sind.

Therapie und Pflege

Eine ursächliche Behandlung ist wie bei allen degenerativen Nervenerkrankungen nicht bekannt. Bei der amyotrophen Lateralsklerose kann jedoch die vermutete schädigende Wirkung des erregenden Glutamats durch **Riluzol** gehemmt und ein Fortschreiten der Erkrankung etwas gebremst werden. Im Vordergrund der Behandlung stehen anteilnehmende Pflege und Begleitung des vom Siechtum gezeichneten Patienten. Die Krankheit schreitet in der Regel rasch fort; selten überleben Patienten (ca. 15 %) mehr als 10 Jahre. Durch Physio- und Ergotherapie werden die verbliebenen Muskelreserven angeregt. Gegen gesteigerten Speichelfluss bei Schlucklähmung können verschiedene Medikamente (z. B. Belladonna) eingesetzt werden. Vorrangig jedoch ist die aufmerksame Hinwendung zum Patienten, der möglichst lange am alltäglichen Leben teilnehmen muss. Es ist z. B. zu organisieren, wie er Zeitung und Bücher lesen, wie er fernsehen und Musik hören kann.

Psychologische Führung und Betreuung

Häufig können die Kranken mit einer Bulbärparalyse noch laufen, sodass man ihnen hier alle erdenkbare Abwechslung anbieten sollte. Wir haben es bei diesen Kranken mit einer ganz anderen psychischen Situation zu tun als etwa bei einem wesensgeänderten oder gar bewusstseinsgestörten Schlaganfallpatienten, Hirntumorkranken oder einem Patienten mit einer Enzephalomyelitis disseminata.

14.6.2 Degeneration verschiedener Bahnsysteme mit Kleinhirnbeteiligung (Spinozerebellare Heredoataxie)

Spinale Heredoataxie (Friedreich-Krankheit)

Ataxie, Hohlfuß

Der Heidelberger Internist N. FRIEDREICH beschrieb eine im Jugendalter beginnende, familiär gehäuft auftretende degenerative Erkrankung der Hinterstränge (☞ Abb. 14.4, 3., S. 339) und der Kleinhirnstränge (4.). Es fallen eine zunehmende Gangunsicherheit (**Ataxie**), Ungeschicklichkeit der Hände, Beeinträchtigung der Artikulation beim Sprechen und schließlich eine Hohlfußbildung mit Krallenstellung der Zehen (**Friedreichfuß**) auf. Die Hirnnerven und das sensible System sind nicht beteiligt.

Zerebellare Heredoataxie (Nonne-Marie-Krankheit)

Ataxie, spastische Lähmung, Demenz

Bei der nach den beiden Neurologen M. NONNE aus Hamburg und E. MARIE aus Paris benannten und im Erwachsenenalter auftretenden Erkrankung stehen eine Degeneration des Kleinhirns neben einer leichteren Degenerationen der Großhirnrinde sowie der Hinterstränge (☞ Abb. 14.4, 3., S. 339) und Pyramidenbahnen (1.) im Vordergrund. Es kommt zu einer schweren **Ataxie** mit deutlichen Sprachstörungen und schließlich zu **spastischen Lähmungen** und einer **Demenz.** Selten sind auch Hirnnerven- und Sensibilitätsstörungen zu beobachten.

14.7 Stoffwechselstörungen des Rückenmarks

Stoffwechselstörungen können nicht nur im Gehirn und in den peripheren Nerven, sondern auch im Rückenmark zu degenerativen Veränderungen führen. Am häufigsten ist die Funikuläre Spinalerkrankung anzutreffen.

Funikuläre Spinalerkrankung

Ein chronischer **Mangel an Vitamin B12** führt zu einem langsam fortschreitenden Untergang der Markscheiden der Hinterstränge (☞ Abb. 14.4, **3.**, S. 339) und der Pyramidenseitenstränge (**1.**). Im Vordergrund der Beschwerden stehen Missempfindungen, Lähmungserscheinungen und eine ataktische Gangstörung. In über der Hälfte der Fälle besteht auch eine **perniziöse Anämie.**

Definition

Missempfindungen, Paresen, ataktische Gangstörung

Die Funikuläre Spinalerkrankung tritt vorwiegend im mittleren und höheren Lebensalter auf. Mit Verbesserung der allgemeinmedizinischen Versorgung und einer frühzeitigen Behandlung der perniziösen Anämie ist die Funikuläre Spinalerkrankung seltener geworden.

Vitamin B12 hat im Stoffwechsel die Funktion eines Enzyms, das die chemische Stoffwechselreaktion nur beeinflusst, ohne in diese direkt eingebunden zu werden.

Für den **Vitamin B12-Mangel** kommen verschiedene Möglichkeiten infrage:

Ursachen

Vitamin B12-Mangel führt zur Degeneration bestimmter Bahn- bzw. Leitungssysteme im Rückenmark.

- **Verminderte Vitaminzufuhr** z. B. bei Magersucht, Fehlernährung (ausschließlich vegetarisch).
- **Gestörte Resorption.** Vitamin B12 wird als »Extrinsic-Faktor« mit der Nahrung aufgenommen und gelangt nur dann in den Organismus, wenn es im Magen eine Verbindung mit dem von der Magenschleimhaut produzierten »Intrinsic-Faktor« eingeht. Dieser Vorgang kann in folgenden Situationen gestört sein:
  - chronische Magenschleimhautentzündung
  - resezierter Magen oder Darm
  - chronischer Alkoholismus
  - Intrinsicfaktor-Mangel
- **Gesteigerter Vitaminbedarf** z. B. während der Schwangerschaft oder bei einer bestehenden perniziösen Anämie.

Bei schleichendem Beginn der Krankheitserscheinungen wird zunächst über eine Mattigkeit, allgemeine Schwäche, Missempfindungen, Kribbeln in den Füßen und Händen, eine vermehrte Kälteempfindung sowie eine Unsicherheit beim Gehen (spinale Ataxie) geklagt. Später kommen Lähmungen insbesondere der Beine, deutliche Sensibilitätsstörungen so-

Symptomatik

Charakteristische Symptome sind Missempfindungen, spinale Ataxie und Anämie.

wie auch vegetative Störungen (Blasenentleerungsstörungen, Obstipation) hinzu.

Diagnostik
Der Nachweis des Vitamin B12-Mangels geschieht am besten durch die **Bestimmung der Vitamin B12-Menge im Serum.** Unzuverlässiger ist der **Resorptionstest nach Schilling** (V. SCHILLING, Hämatologe in Rostock). Im **Liquor** kann eine leichte Eiweißvermehrung nachgewiesen werden.

Therapie
Die **Therapie** besteht in einer Substitution des Vitamin B12, indem dieses nicht über den Magen und Darm zugeführt wird, sondern direkt über das Blut durch i. v.- oder i. m.-Gaben. Diese Vitamin B12-Injektionen müssen zeitlebens in regelmäßigen Abständen wiederholt werden. Mit der Vitamin B12-Therapie gelingt es, eine gewisse Besserung zu erzielen und ein Fortschreiten des Krankheitsbildes zu verhindern. Eine völlige Rückbildung ist nicht möglich, da die geschädigten Markscheiden nicht wiederhergestellt werden. Sehr wichtig ist eine intensive und fortgesetzte Physiotherapie.

14.8 Fehlbildungen des Rückenmarks

Dysraphische Syndrome
Die Entwicklung des zentralen Nervensystems kann bereits zu Beginn der Schwangerschaft durch einen mangelhaften oder fehlenden Schluss des Neuralrohrs gestört sein. Es kommt gewissermaßen zu einer Naht-(= raphe)-Störung. Deshalb werden diese Entwicklungsstörungen als **Dysraphische Syndrome** bezeichnet.
Am bekanntesten ist die **Spina bifida,** bei der Rückenmarkgewebe freiliegt oder mit einer zystischen Haut überdeckt ist (☞ S. 406).
Besondere Formen sind eine Höhlenbildung in der grauen Substanz des Rückenmarks, die **Syringomyelie,** und die **Basiläre Impression.**

14.8.1 Syringomyelie

Definition und Ursachen
Im Zentrum der grauen Substanz kommt es zur Höhlenbildung. Die Ursache geht meistens auf eine embryonale Fehlentwicklung zurück. In seltenen Fällen kann sie auch Folge einer Entzündung der Arachnoidea oder eines Traumas sein. Die Höhlenbildung ist eine Erweiterung des Zentralkanals und reicht von der Medulla oblongata bis ins obere Brustmark. Die hintere Wand der längsverlaufenden Höhle zeigt eine verdickte Ansammlung von Nervenzellen in Form einer Flöte (= syrinx).

Symptomatik
Liquorzirkulationsstörungen führen mit der Zeit zu einer Vergrößerung der Höhle, die einen Druck auf die Rückenmarkbahnen ausübt, besonders auf den vor dem erweiterten Zentralkanal verlaufenden Vorderseitenstrang (☞ Abb. 14.4, 5., S. 339). Da in diesem Strang vorwiegend Schmerz- und Temperaturwahrnehmung geleitet werden, werden diese Empfindungsqualitäten zuerst gestört, während Berührungs-, Lage- und

Vibrationsempfindung noch gut wahrgenommen werden. Zu dieser für die Syringomyelie charakteristischen **dissoziierten Empfindungsstörung** kommen später **spastische Paresen** (Pyramidenbahnschädigung) und **Muskelatrophien** (Schädigung der Vorderhornzellen) hinzu. Die Kranken können sich wegen der Schmerzunempfindlichkeit leicht verletzen und verbrennen.

Störung der Schmerz- und Temperaturempfindung bei erhaltener Berührungsempfindung, spastische Paresen, Muskelatrophien

Die Symptomatik entwickelt sich vom dritten Lebensjahrzehnt an und schreitet langsam fort. Mitunter ist die Höhle durch wachsendes Gliagewebe ausgefüllt, sodass ein **Gliastift** entsteht. Häufig finden sich noch weitere Fehlbildungen wie Trichterbrust, Kyphoskoliose und Fußdeformitäten.

Verlauf

Der **diagnostische Nachweis** gelingt mit seitlichen Aufnahmen der Kernspintomographie (MRT).

Diagnostik

Eine ursächliche **Therapie** ist wie bei den anderen degenerativen Nervenleiden nicht möglich. Neurochirurgisch kann die Höhle durch einen Liquorabfluss in den Subarachnoidalraum (Syringo-subarachnoidaler Shunt) entlastet und der Druck auf die umliegenden Nervenbahnen verhindert werden.

Therapie

14.8.2 Basiläre Impression

Bei der Basilären Impression handelt es sich um eine trichterförmige Einstülpung der Hinterhauptschuppe im Bereich des großen Hinterhauptlochs (Foramen occipitale magnum). Dadurch reichen der erste Halswirbel (Atlas) und der eng mit ihm verbundene zweite Halswirbel (Epistropheus) tiefer ins Schädelinnere und beengen dadurch das verlängerte Mark (Medulla oblongata). Es besteht also primär eine **entwicklungsbedingte Fehlbildung** des Übergangs vom Kopf zur Wirbelsäule (kranio-zervikaler Übergang), die häufig zusammen mit einer Syringomyelie anzutreffen ist.

Definition

Beengung der Medulla oblongata durch Fehlbildung des kranio-zervikalen Übergangs am Hinterhauptloch

Die von dieser Fehlbildung betroffenen Menschen fallen durch einen kurzen Hals und eine leichte Einschränkung der Dreh- und Nickbewegung des Kopfes auf. Deutliche Beschwerden treten aber nur in seltenen Fällen auf. Es wird dann über heftige Kopfschmerzen im Nacken und Hinterkopf geklagt; Schwindel, Übelkeit, Erbrechen sowie sensible Störungen an Händen und Armen und auch Lähmungserscheinungen können hinzukommen. Im Kernspintomogramm ist die Beengung des verlängerten Marks bzw. des Hirnstamms zu erkennen. Das Tragen einer Halsmanschette bringt Erleichterung. Die wirksamste Hilfe ist jedoch die operative Erweiterung des Hinterhauptlochs.

Symptomatik

Kurzer Hals, Hinterkopfschmerz, Schwindel, radikuläre Erscheinungen in den Armen

Zusammenfassung

Erkrankungen des Rückenmarks gehen häufig auf eine erblich mitbedingte Entartung zellulärer Strukturen oder Funktionen zurück. Beispiele sind die Degeneration motorischer Bahnsysteme (z. B. Spastische Spinalparalyse, Spinale Muskelatrophie, Amyotrophe Lateralsklerose) und die Spinozerebellare Heredoataxie, bei der auch das Kleinhirn in den degenerativen Prozess einbezogen ist. Eine besondere Gruppe sind die Fehlbildungen des Rückenmarks (z. B. Spina bifida und Syringomyelie) und des kranio-zervikalen Übergangs (Basiläre Impression).

Ansonsten kann das Rückenmark wie das Gehirn von Durchblutungsstörungen, Tumoren, Verletzungen und Entzündungen beeinträchtigt werden. Häufigste Schädigung dieser nicht degenerativen Rückenmarkerkrankungen ist die Querschnittlähmung mit Entleerungsstörung von Darm und Blase sowie der Dekubitus- und Thrombosegefahr.

15 Spinale Wurzelkompressionen und Schmerzsyndrome der Wirbelsäule

Rückenschmerzen haben vielfältige, oft auch psychosomatische Ursachen und werden von Gynäkologen, Urologen, Orthopäden und Sportmedizinern, Chirurgen, Internisten und Nervenärzten behandelt. Gefordert sind also interdisziplinäre Diagnose- und Therapieansätze. Im nachfolgenden Kapitel stehen naturgemäß die neurologischen Aspekte im Vordergrund, die meisten Überschneidungen bestehen mit dem orthopädischen Fachgebiet.

50 % aller Anträge auf vorzeitige Berentung stützen sich auf Rückenbeschwerden. 15–25 % aller Menschen bekommen im Jahresverlauf ein lumbales Schmerzsyndrom (Inzidenz pro Jahr), 10 % aller Patienten in Allgemeinpraxen kommen wegen Rückenschmerzen. Der Krankheitsgipfel liegt zwischen dem 30. und 39. Lebensjahr.

Häufigkeit

Man unterscheidet eine Reihe typischer Wirbelsäulen-Schmerzsyndrome. Zu Beginn der Diagnostik und Therapie werden unspezifische Bezeichnungen wie Zervikobrachialgie, Lumbago, Ischialgie (in Kombination Lumboischialgie) verwendet. Die aus neurologischer Sicht wichtigsten Syndrome sind die **zervikalen** und **lumbalen spinalen Wurzelsyndrome,** die meistens durch Bandscheibendegenerationen verursacht werden, und die **Syndrome des engen Spinalkanals,** nämlich die zervikale Myelopathie und die lumbale Claudicatio spinalis. Aus differentialdiagnostischen Gründen ist auch die Kenntnis wirbelsäulenbedingter Schmerzsyndrome wichtig, z. B. Ileosakralgelenksyndrom, Facettensyndrom, Diszitis, Spondylolisthesis und Osteoporose. Sie sollen in dieser Reihenfolge besprochen werden.

Überblick

15.1 Zervikobrachialgie/Zervikozephalgie

Definition

Nackenschmerzen mit Ausstrahlung in die Schulter und den Arm werden als **Zervikobrachialgie** bezeichnet. Wenn die Ausstrahlung in den Hinterkopf im Vordergrund steht, kann man von einer **Zervikozephalgie** sprechen. Beiden liegen meistens degenerative Veränderungen (»Verschleißerscheinungen«) von Wirbelkörpern und Bandscheiben zugrunde.

Schmerzcharakter

Es handelt sich um meist **plötzlich beginnende** Schmerzen
- nach Drehbewegungen des Kopfes
- nach längerer monotoner Beugung (Lesen, Schreibtischarbeit etc.)
- morgens nach dem Schlaf

mit Verschlimmerungen oft während der Nacht oder durch Lagewechsel des Kopfes/Nackens.

Die Schmerzen sind meist anhaltend, reißend oder dumpf-ziehend. Sie werden nicht selten von diffusem Schwindelgefühl, Tinnitus, kribbelnden Missempfindungen, nervöser Gereiztheit und Abgeschlagenheit begleitet.

Pathophysiologie

Die häufigsten Ursachen sind **degenerative Veränderungen der Knochen und Bänder** der Halswirbelsäule einschließlich der Bandscheiben (☞ Kap. 15.5 und Abb. 15.5, S. 353 f.). Röntgenologisch nachgewiesene degenerative Veränderungen der Halswirbelsäule führen oft, aber bei weitem nicht immer zu ernsthaften Beschwerden.
Unter der Bezeichnung Zervikobrachialgie werden von Orthopäden auch spezielle Erkrankungen der Schulter behandelt: Reizungen von schulterübergreifenden Sehnen (Supraspinatus- und Bizeps-Sehnensyndrom), Läsionen und Verkalkungen der Schulter umfassenden Muskeln/Bänder (Rupturen der Rotatorenmanschette, Tendinosis calcarea usw.) oder allgemein eine Schultergelenkserkrankung (Periarthropathia humeroscapularis), die an einer typischen Schmerzverstärkung bei Bewegungen erkannt werden können.
Die Irritation vegetativer Fasern kann verschiedenartige entzündliche Reizzustände der Bänder, Knochen, Gelenke, Gelenkkapseln und Sehnen usw. bewirken.

Differenzialdiagnosen

Wichtige neurologische Differenzialdiagnosen sind Erkrankungen des zervikalen Rückenmarks, die zervikalen Nervenplexusentzündungen z. B. im Rahmen einer Borreliose oder einer Varizella-Zoster-Infektion, die Neuralgische Schultermyatrophie und sogar das Karpaltunnel-Syndrom, das bis in die Schulter hinein ausstrahlende Schmerzen verursachen kann. Häufig fehlt diesen Erkrankungen allerdings die typische Abhängigkeit von den Bewegungen der HWS.

15.2 Lumbago/Lumbalgie

Definition

> Alle lumbalen Rückenschmerzen können mit den unspezifischen Bezeichnungen **Lumbago** und **Lumbalgie** zusammengefasst werden. Viele Ursachen kommen in Betracht, am häufigsten sind **degenerative Wirbelsäulenveränderungen.**

Die Schmerzen entstehen durch Fehlbelastungen der reichlich mit Schmerzrezeptoren versehenen kleinen Wirbelgelenke, durch Kompression des hinteren Längsbandes oder Verspannungen der paravertebralen Muskulatur.

Führendes Symptom ist ein umschriebener ziehender oder drückender Kreuzschmerz mit Verschlimmerung bei Bewegungen und Erschütterungen, z.B. Husten, Lachen, Gehen etc. Die Patienten werden durch die Schmerzen und muskulären Verspannungen oft in einer Fehlhaltung gezwungen, die nach anfänglicher Linderung die Beschwerden verschlimmert. Schmerzen und muskuläre Verspannungen können sich im Sinne eines Teufelskreises gegenseitig verschlimmern und sogar eine Krankenhausaufnahme erfordern. Eine Lumbago kann langsam zunehmend beginnen oder plötzlich einsetzen – z.B. nach einer unglücklichen Bewegung (Aufrichten, Drehen, besonders unter Last) oder bei abrupten Belastungen. Die Verkrampfung der paravertebralen Muskulatur kann durch Zugluft, Verkühlung und monotone Fehl- und Zwangshaltungen begünstigt werden. Die Lumbago ist eine sehr häufige Krankheit. Ein lumbales Wurzelsyndrom entwickelt sich nur selten (1–2 %) und oft erst nach Jahren bis Jahrzehnten mit rezidivierenden Lumbalgien.

Schmerzcharakter

Lumbago hat verschiedene Ursachen. Am häufigsten sind **degenerative Wirbelsäulenveränderungen** an den kleinen Wirbelgelenken oder im Ileosakralgelenk. Bei älteren Menschen spielt die **Osteoporose** keine unbedeutende Rolle. Spinale und abdominelle Tumoren werden immer wieder einmal gefunden. Der Kreuzschmerz ist aber auch auf **Fehlbelastungen** der Wirbelsäule bei Hüft- und Fußleiden, auf Muskelerkrankungen und gynäkologische Erkrankungen zurückzuführen.

Ursachen

15.3 Ischialgie

Definition

> Unter **Ischialgie** werden im engeren Sinne ins Bein ausstrahlende Schmerzen im Bereich des N. ischiadicus bezeichnet, meist hervorgerufen durch gereizte oder geschädigte Nervenwurzeln (radikuläre Schmerzen) auf dem Boden degenerativer Wirbelsäulen- und Bandscheibenveränderungen. Meistens tritt die Ischialgie zusammen mit einer Lumbago auf: **Lumboischialgie.**
> Nicht selten wird die Bezeichnung Ischialgie auch undifferenziert für eine Vielzahl verschiedener (pseudo-radikulärer) Beinschmerzen gebraucht.

Typischerweise klagen die Patienten über reißende oder dumpfe Schmerzen, die vom lumbosakralen Übergang durch das Gesäß in den dorsolateralen Oberschenkel und evtl. bis in den Fuß einstrahlen. Häufig kann man eine Verstärkung durch Pressen erfragen. Auslösend können eine ungeschickte Dreh- oder Beugebewegung oder auch das ruckartige An-

Schmerzcharakter

heben schwerer Lasten sein. Häufig tritt die Ischialgie zusammen mit einer Lumbago als Lumbo-Ischialgie in Erscheinung. Bei der Ischialgie können die Wurzeln L 4, L 5 und S 1 geschädigt sein (☞ Tab. 15.1, S. 350).

Der Verlauf der Ischialgie ist durch **Rezidive** gekennzeichnet, die aber an Schwere nicht zunehmen müssen. Bei etwa 80 % der Kranken mit zum Teil nachweisbaren neurologischen Ausfällen kommt es durch eine konservative Behandlung zu einer deutlichen Besserung oder Beschwerdefreiheit. Dabei sind die notwendige Bettruhe und die anschließende Physiotherapie die entscheidenden Maßnahmen. Zuerst bilden sich die Schmerzen und sensiblen Störungen zurück, später auch die Lähmungen. Nur in etwa 10 % der Fälle ist ein chirurgisches Vorgehen erforderlich.

15.4 Spinale Wurzelsyndrome

Definition

> Es handelt sich um typische Beschwerden und Symptome im Zusammenhang mit Schädigungen der Nervenwurzeln des Rückenmarks (Spinalwurzeln). Die häufigste Ursache ist ein Druck, der von degenerativen Veränderungen der Bandscheiben oder Wirbelkörper ausgeht. Seltenere Ursachen sind Tumoren, eine Entzündung (Radikulitis), Verletzungen und auch Durchblutungsstörungen. Unterscheiden lassen sich Reizungen (Irritationen) und Strukturschäden (Läsionen) der Nervenwurzeln. Dies führt zu Funktionsstörungen, erkennbar an Schmerzen, Sensibilitätsstörungen, Lähmungen und Reflexminderungen im Versorgungsbereich der geschädigten Nervenwurzeln.

Anatomie der Spinalwurzeln

Die Austrittsstelle der motorischen Nervenfasern aus dem Rückenmark ist die vordere Nervenwurzel, die Eintrittsstelle der sensiblen Nervenfasern in das Rückenmark die hintere Nervenwurzel (☞ Abb. 15.1).
Vordere und hintere Nervenwurzeln verlaufen innerhalb des Spinalkanals zunächst getrennt. Sie vereinigen sich beim Verlassen des Spinalkanals seitlich im Foramen intervertebrale, einer Öffnung zwischen zwei übereinanderliegenden Wirbelbögen, begrenzt nach vorn-medial durch die Wirbelkörper und Bandscheiben, nach hinten-lateral durch die kleinen Wirbelgelenke im Übergang zu den Wirbelbögen. Die Zervikalwurzeln C1 bis C7 treten oberhalb der Halswirbel C1 bis C7 aus. Die Wurzel C8 tritt zwischen dem siebten Halswirbel und dem ersten Brustwirbel aus. Die darunterliegenden Brust- und Lendenwurzeln verlassen das Rückenmark unterhalb der gleichnamigen Wirbel (☞ Abb. 14.1. S. 327).
Nach Verlassen der Wirbelsäule durch das jeweilige Foramen intervertebrale bilden die Nervenwurzeln zur Versorgung der Arme und Beine mit den benachbarten Nervenwurzeln ein Nervengeflecht, den **zervikalen** bzw. **lumbosakralen Nervenplexus** (☞ Abb. 16.6, S. 361). Ein Nerven-

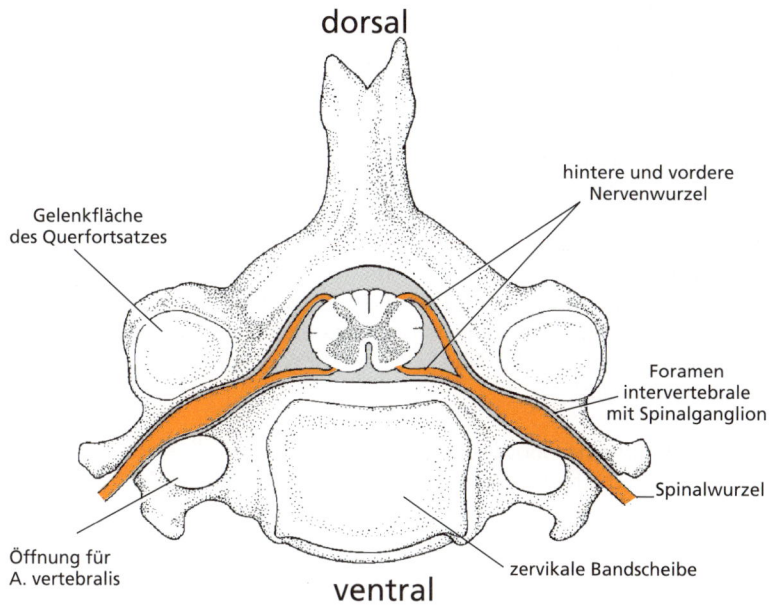

dorsal

Gelenkfläche
des Querfortsatzes

hintere und vordere
Nervenwurzel

Foramen
intervertebrale
mit Spinalganglion

Spinalwurzel

Öffnung für
A. vertebralis

zervikale Bandscheibe

ventral

Abb. 15.1: Rückenmark mit Nervenwurzeln im zervikalen Rückenmarkskanal

plexus enthält motorische, sensible und auch vegetative Nervenfasern aus unterschiedlichen Rückenmarkssegmenten. In jedem Segment tritt rechts und links eine Nervenwurzel aus. Weiter peripher bilden sich aus dem Nervenplexus die verschiedenen peripheren Nerven mit ihren motorischen, sensiblen und vegetativen Anteilen. Die bekanntesten Armnerven sind der N. medianus, der N. ulnaris und der N. radialis, die bekanntesten Beinnerven der N. femoralis sowie der sich in N. tibialis und N. peronäus teilende N. ischiadicus (»Ischiasnerv«).

Die Nervenwurzeln verlaufen in unmittelbarer Nachbarschaft der Wirbelkörper, der zwischen den Wirbelkörpern gelegenen Bandscheiben und der seitlich gelegenen kleinen Zwischenwirbelgelenke. Degenerative Veränderungen dieser Strukturen gehen in der Regel mit einer Volumenzunahme und Randkantenanbauten einher, Bandscheiben wölben sich vor oder fallen vor. Ein anlagebedingt enger Spinalkanal kann sich durch solche Veränderungen weiter verengen. Diese Volumenzunahme führt zu Reizungen (Irritationen) oder strukturellen Schäden der Nervenwurzeln oder der Rückenmarks, neurologischen Reiz- und/oder Ausfallserscheinungen.

Seltener können Wurzelschädigungen auch durch Verletzungen, Tumoren und Infektionen der Wirbelsäule bzw. der Nervenwurzeln entstehen.

Ist die Schädigung nur leicht und/oder kurzfristig, kommt es lediglich zu einer vorübergehenden Markschädigung (Demyelinisierung) mit funktionellem Leitungsblock (Neurapraxie), der sich schnell wieder zurückbildet. Dauert die Schädigung länger und ist sie schwerwiegender, wird der Achsenzylinder der Nerven beeinträchtigt und kann degenerieren (Axonotmesis). In beiden Fällen kommt es zu neurologischen Funktions-

Pathophysiologie der Spinalwurzelschäden

störungen, die sich als Muskelschwächen (Paresen) oder Sensibilitätsstörungen, Schmerzen oder Abschwächungen der Muskeleigenreflexe bemerkbar machen.

Schädigungsbilder der Nervenwurzeln

Bei der Suche nach der Ursache von Funktionsstörungen (nicht selten sind mehrere Bandscheiben und/oder Wirbelkörper degenerativ verändert) macht man sich zunutze, dass jede Nervenwurzel

- bestimmte Kennmuskeln hauptsächlich innerviert (wurzeltypische Paresen)
- bestimmte Hautareale sensibel versorgt (wurzeltypische Schmerzausstrahlungen und Sensibilitätsstörungen) und
- bestimmte Bahnen der Muskeleigenreflexe leitet (typische Reflexabschwächungen).

Tab. 15.1 gibt eine Zuordnung neurologischer Auffälligkeiten für die am häufigsten betroffenen Wurzeln C 5 bis C 8 und L 4 bis S 1 (☞ Abb. 15.2 und 15.3).

Tab. 15.1: Kennmuskeln, motorische Funktion, Kennreflexe und sensible Areale häufig betroffener Spinalwurzeln

Wurzel	Kennmuskel	Funktion	Reflex	Sensibilitäts-störung/Schmerz
C5	M. deltoideus	Armhebung	BSR	Schulter, Oberarmaußenseite
C6	M brachioradialis	Ellenbogen-beugung	RPR	Daumen, Zeigefinger
C7	M. trizeps brachii	Ellenbogen-streckung	TSR	Mittelfinger
C8	Lange Finger-beuger M. flex. carpi ulnaris	Fingerendglied-beugung uln. Handgelenk-beugung	Trömner	Kleinfinger, Ringfinger
L4	M. quadriceps femoris	Kniestreckung	PSR	Knie, Vorder-Innenseite des Unterschenkels
L5	M. extensor hallucis long.	Großzehenhebung	TPR	Außenseite Oberschenkel, Fußrücken bis Großzehe
S1	M. gastrocnemius	Fußsenkung	ASR	Außen-/Rückseite Oberschenkel, äußerer Fußrand

Beschreibung der Reflexe ☞ Kap. 2.3.1, S. 45. Sensibilitätsstörungen ☞ Abb. 15.2 und 15.3.

Merke

Anhand der neurologischen Funktionsstörungen lassen sich also die oft etwas diffusen zervikalen und lumbalen Rückenschmerzen bestimmten Rückenmarkssegmenten zuordnen, dadurch können die Ursachen einer Funktionsstörung sicherer bestimmt werden.

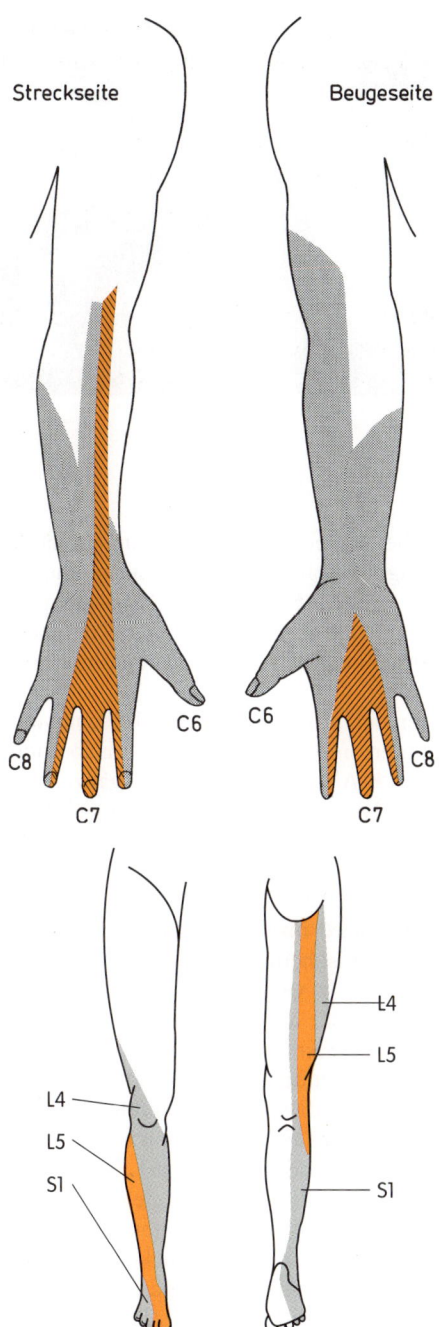

Streckseite

Beugeseite

C6

C6

C8

C8

C7

C7

L4

L5

L4

L5

S1

S1

Abb. 15.2: Sensibilitätsstörungen am Arm bei Spinalwurzelschädigungen im Halsbereich. Eingezeichnet sind die am häufigsten betroffenen Dermatome C8, C7 und C6.

Abb. 15.3: Sensibilitätsstörungen am Bein bei lumbalen Spinalwurzelschädigungen; eingezeichnet sind die am häufigsten betroffenen Dermatome S1, L5 und L4.

Die häufigsten zervikalen Wurzelkompressionen treten im **unteren** Abschnitt der Halswirbelsäule auf, bevorzugt im Bewegungssegment **C 5/6** (☞ Tab. 15. 1) mit einer Schädigung der Wurzel C 6. Die häufigsten lumbalen Spinalwurzelsyndrome betreffen **L5 und S1.**

Abb. 15.4: MRT und CT ergänzen sich in der Diagnostik.
a) Das MRT stellt Bandscheibenvorfälle übersichtlich im Längsschnitt dar, es differenziert auch zwischen Bandscheiben- und Narbengewebe im Falle eines Rezidivs.
b) Das CT zeigt in axialer Schichtführung einen mediolateralen Bandscheibenvorfall L4/5; leicht erkennbar sind außerdem die degenerativen Veränderungen an den kleinen Wirbelgelenkflächen, die sich im MRT oft schlechter darstellen lassen.

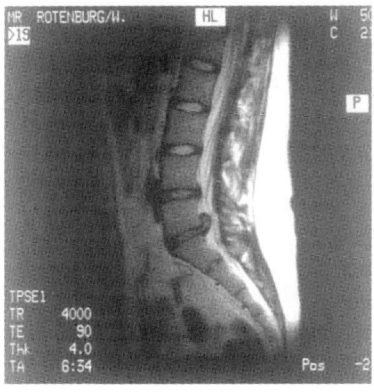

a)

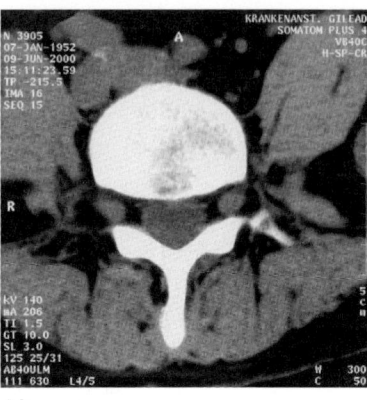

b)

Thorakale bandscheibenbedingte Nervenwurzelschädigungen sind selten. Differentialdiagnostisch sollte zunächst an eine Zoster-Radikulitis (☞ S. 260) gedacht werden. Heftigste Rückenschmerzen bei alten Menschen weisen auch auf eine Ostcoporose hin, bei der häufig der 8., 9. oder 10. Brustwirbelkörper keilförmig zusammengesintert ist.

Diagnostik   Röntgenaufnahmen der Wirbelsäule in zwei Ebenen und Schrägaufnahmen sowie Computertomographie (CT) und insbesondere Kernspintomographie (MRT) (☞ Abb. 15.4 a und b) ergänzen und bestätigen die Untersuchung. Die Myelographie (☞ Abb. 3.3, S. 79) hat an Bedeutung verloren, wird aber noch gezielt eingesetzt.

Cauda-Syndrom

Unter diesem Begriff wird im klinischen Alltag ein meist durch einen medialen lumbalen Bandscheibenvorfall hervorgerufenes Schädigungsbild »aller« Spinalwurzeln verstanden. Die Möglichkeit einer solchen Schädigung beruht auf der anatomischen Besonderheit, dass das Rückenmark deutlich kürzer ist als der Spinalkanal, es endet nämlich etwa auf der Höhe des ersten Lendenwirbelkörpers L1 (☞ Abb. 14.1, S. 327). Da das Rückenmark aber dieselbe segmentale Gliederung wie die Wirbelsäule aufweist, bedeutet dies, dass die Spinalwurzeln der lumbalen und sakralen Segmente (und die des Steißbeins) im Spinalkanal einen recht langen Weg nach unten zurücklegen, ehe sie unter ihrem gleichnamigen Wirbelkörper aus dem Spinalkanal austreten können. Diese Bündel von Nervenwurzeln unter dem Ende des Rückenmarks heißt Cauda (lat.: Pferdeschweif). Das Schädigungsbild umfasst wegen der Mitbeteiligung der sakralen Nervenwurzeln Störungen der Blase, des Mastdarms und der Sexualfunktion. Kennzeichnend ist eine charakteristische Sensibilitätstörung (Dysästhesie) im »Reithosen-Bereich«, der dem lederbesetzten Teil einer Reithose entspricht und den gesamten anogenitalen Bereich umfasst (☞ Abb. 2.5, S. 52).

Merke

Ein plötzlich einsetzendes **Cauda-Syndrom (Reithosen-Dysästhesie und Blasenfunktionsstörungen**, meist bei einem Patienten mit Lumboischialgie), ist ein Notfall, der sofortiger Diagnostik und Therapie bedarf (z. B. Myelographie und neurochirurgische Dekompressionsoperation). Der zuständige Arzt muss sofort informiert werden!

15.5 Bandscheibendegeneration

Anatomie

Die Bandscheibe befindet sich als Puffer und Verbindungsstück zwischen zwei Wirbelkörpern (Zwischenwirbelscheibe). Sie besteht aus einem bindegewebigen und knorpeligen Ring (Anulus fibrosus) und in der Mitte aus einem prallelastischen Gallertkern (Nucleus pulposus). Der degenerative Prozess der Bandscheibe beginnt im dritten Lebensjahrzehnt durch Abnahme des Wassergehalts. Die Bandscheibenhöhe nimmt ab und der Faserring wird rissig. Begleitend kommt es an den Wirbelkörperdeckplatten und an den kleinen Wirbelgelenken zu knöchernen Randzackenbildungen in Form von Spangen und Höckern (☞Abb. 15.5, S. 354). Diese können zu Irritationen der in unmittelbarer Nachbarschaft verlaufenden Nervenwurzeln führen.

Bandscheibenvorfall

Anatomie

Schon bei geringer Belastung oder abrupter Bewegung der Wirbelsäule kann der Gallertkern von dem degenerierten und rissigen Faserring nicht mehr in der Mitte gehalten werden. Er wandert nach dorsal in medialer oder lateraler Richtung und wölbt die Bandscheibe in den Wirbelkanal vor (☞Abb. 15.6, S. 354).

- **Protrusion:** Vorwölbung der Bandscheibe in den Wirbelkanal.
- **Prolaps:** Einriss des Anulus fibrosus und hinteren Längsbandes und Vorfall des Bandscheibengewebe in den Wirbelkanal vor.
- **Sequestrierter Prolaps, Sequester:** Der vorgefallene Bandscheibenanteil löst er sich von der Bandscheibe und macht sich im Wirbelkanal und Epiduralraum selbstständig.

Pathophysiologie

Ein lateraler Bandscheibenprolaps komprimiert direkt eine oder bei größerer Ausdehnung auch zwei Nervenwurzeln. Lumbal wird wegen der besonderen Anatomie der Wirbelkörper die im gleichen Segment austretende Nervenwurzel nur getroffen, wenn der Bandscheibenvorfall nach oben (proximal) oder ganz nach außen (lateral) in den Zwischenwirbelkanal hinein sequestriert. Meist wird hingegen die eine Etage tiefer austretende Nervenwurzel getroffen (ein Bandscheibenvorfall L5/S1 führt also in der Regel zu einer Schädigung der Wurzel S1 und nicht der Wurzel L5, die im selben Segment austritt. Ein medialer Bandscheibenprolaps komprimiert direkt das Rückenmark, sodass es zu einer

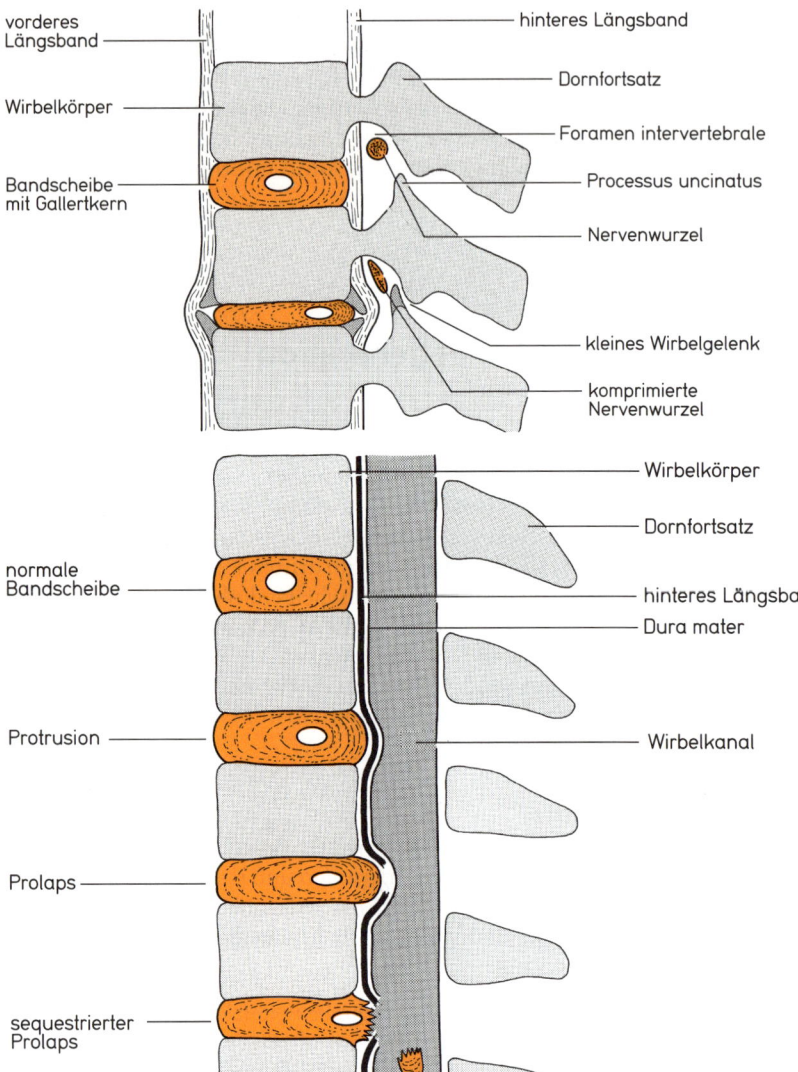

vorderes Längsband

Wirbelkörper

Bandscheibe mit Gallertkern

hinteres Längsband

Dornfortsatz

Foramen intervertebrale

Processus uncinatus

Nervenwurzel

kleines Wirbelgelenk

komprimierte Nervenwurzel

Abb. 15.5: Seitliche Ansicht der Wirbelkörper im Längsschnitt. Oben gesunder, unten degenerativ veränderter Bandscheibenraum

normale Bandscheibe

Protrusion

Prolaps

sequestrierter Prolaps

Wirbelkörper

Dornfortsatz

hinteres Längsband

Dura mater

Wirbelkanal

Abb. 15.6: Bezeichnung der verschiedenen Bandscheibenvorfälle (Terminologie)

Querschnittsymptomatik oder im unteren Lumbalbereich zu einem Caudasyndrom (s. o.) kommen kann.

15.6 Claudicatio spinalis bei engem Spinalkanal

Kommen bei einem angeborenen engen Spinalkanal durch degenerative Wirbelsäulen- und Bandscheibenveränderungen weitere einengende Faktoren hinzu, können Rückenmark und/oder Nervenwurzeln irritiert

oder komprimiert werden. Dabei ist beim Bergaufgehen der Kreuzschmerz deutlich geringer als beim Bergabgehen, weil die Wirbelsäule
unterschiedliche Stauchungskräfte erleidet. Die zunehmende Enge entsteht nicht zuletzt wegen der sich nach innen faltenden (wie beim Balg
einer Ziehharmonika) Häute und Bänder des Spinalkanals. Typisch ist die
»**Claudicatio spinalis**«, ein Schmerzsyndrom, das zunimmt, wenn sich der
Spinalkanal einengt (Streckung der Wirbelsäule mit Verkürzung des Spinalkanals; aufrechtes Stehen mit zunehmendem Druck in den Venen-
geflechten des Spinalkanals; durch Einfaltung der Bänder und Häute sowie durch zunehmende Bandscheibenvorwölbungen unter dem Druck des
Körpergewichtes). Entsprechend nimmt die Claudicatio spinalis ab beim
Liegen, bei gebeugter Lendenwirbelsäule (Sitzen, Embryonalhaltung).

15.7 Zervikale Myelopathie bei engem Spinalkanal

Bei einem anlagebedingt engen Spinalkanal kann es durch degenerative
Veränderungen der Wirbelkörper (**spondylogen**) oder durch mediale
Bandscheibenvorfälle (**diskogen**) zu einer Einengung des Spinalkanals
kommen mit Ausbildung einer Myelopathie kommen. Klinisch bestehen
anfangs nur geringe Symptome, die sich chronisch-progredient im Sinne
eines Querschnittsyndroms mit zentralen spastischen Lähmungserscheinungen (☞ Kap. 14 Erkrankungen des Rückenmarks, S. 326 ff.) verstärken können. Im MRT kann auf Längsschnittbildern die spinale Enge und
im Rückenmark die entsprechende fleckförmige Schädigung sichtbar gemacht werden. Die sensiblen und motorischen evozierten Potenziale sowie der klinische Befund ermöglichen eine Verlaufsbeobachtung, wenn
vor einer neurochirurgischen OP noch abgewartet werden soll. Die
Rückbildungstendenz ist allerdings besser, wenn nicht so lange abgewartet wird. Andererseits kommt es neben einer Besserung (bei 50 %) bei
etwa 20 % zu einer Verschlechterung durch die OP. Die konservative
Therapie liegt in einer Vermeidung übermäßiger Bewegungen der HWS
und der Verordnung eines Schaumstoff-Kragens.

15.8 Ileosakralgelenk-Syndrom

Es handelt sich um ein pseudo-radikuläres Schmerzsyndrom mit aus-
strahlenden Schmerzen vom Kreuzbein durch das Gesäß in den dorsolateralen Ober- und Unterschenkel. Nicht selten werden allerdings auch
Schmerzen über der Leiste und dem ventralen Oberschenkel angegeben.
Der ausstrahlende Schmerz ähnelt (»pseudo-«) dem Schmerz einer irri-
tierten Nervenwurzel (»radikulär«). Das Ileosakralgelenk (ISG) ist
druckschmerzhaft, Probe-Injektionen eines Lokalanästhetikums zeigen
eine deutliche Besserung. Ursache sind degenerative Veränderungen der
Gelenkflächen, oft auch eine Fehlhaltung bei anderen Rückenschmerzen,

die zu einer Überlastung des ISGs führt. Nicht selten handelt es sich also um ein zusätzlich auftretendes Schmerzsyndrom. Die Therapie erfolgt mit Antiphlogistika (z. B. Diclofenac) und kleinen Lokalanästhesie-Serien in den Gelenkspalt sowie einer Rückenschulung.

15.9 Facettensyndrom

Dieses pseudo-radikuläre Schmerzsyndrom geht von degenerativen Veränderungen der kleinen Wirbelgelenke (Facetten = Gelenkflächen) aus und ist stark bewegungsabhängig. Manualtherapeuten können klinisch eine Blockierung des Segmentes feststellen und evtl. lösen. Lokale Infiltrationen von Lokalanästhetika sind wirksam.

15.10 Diszitis

Entzündungen der Bandscheibe (Diszitis) bzw. von Wirbelkörper und Bandscheibe (Spondylodiszitis) kann durch eine intraoperative Infektion mit Staphylokokken bei einer Bandscheibenoperation entstehen, aber z. B. auch hämatogen im Rahmen einer Sepsis. Nicht immer lässt sich der Infektionsweg aufdecken. Von »aseptischen« Entzündungen kann gesprochen werden, wenn der Keimnachweis nicht gelingt. Ursächlich kommen auch Reaktionen auf Fremdkörper, vielleicht auch vegetative oder immunologische Faktoren in Betracht.

Diagnostik   Die BKS-, CRP- und Elastasewerte sind erhöht, evtl. bestehen eine Leukozytose und erhöhte Temperatur. Das MRT zeigt frühestens eine Woche nach Erkrankungsbeginn erste Veränderungen, auch Szintigraphien sind beim Auffinden des Schmerzherdes hilfreich. Mit der CT-gesteuerten Nadelbiopsie kann ein Keimnachweis gelingen.

Therapie   Antibiotikagaben erfolgen nach Resistogramm oder bei fehlendem Keimnachweis ungezielt (z. B. Clindamycin, Breitspektrum-Cephalosporin). Eine operative Ausräumung von Abszessen und ausgedehnten infizierten Geweben sowie die Entlastung von Nervenstrukturen ist geboten bei auftretenden Paresen, bei progredienter Symptomatik unter konservativer Therapie und ausgedehntem Befall.

Pflege

Entscheidend ist die Versorgung des Patienten in einer individuell angepassten **Gipsschale** und dem Gebot vollständiger **Bettruhe.** Erfahrungsgemäß dauert es etwa 2 bis 3 Monate, bis sich die Entzündungswerte normalisieren. Danach beginnt eine abgestufte, aufbauende Mobilisierung, die bei ansteigenden Entzündungswerten, die zweimal pro Woche überprüft werden, sofort zurückgenommen werden muss. Diese Zeit absoluter Bettruhe fällt selbst den geduldigsten Patienten schwer. Zweifel am Therapiekonzept sind besonders bei Rückschlägen zu erwarten. Die Patienten können sich nicht zurückziehen und sind ihrer Krankheit und dem Pflegepersonal ausgeliefert. Die Mobilisierungsziele und -schritte müssen zwischen allen beteiligten Berufsgruppe klar abgesprochen werden; eine wichtige moderierende Funktion hat die tägliche ärztliche Visite. Unbedeutend erscheinende kleine Missständnisse können leicht zu ärgerlichen Auseinandersetzungen Anlass geben, die mit professionellem Taktgefühl und umsichtiger und ruhiger Freundlichkeit von den Teamverantwortlichen gemeistert werden müssen!

Nicht zu vergessen ist die systematische **Thromboseprophylaxe** mit immer wieder neu anzupassenden Anti-Thrombose-Strümpfe (Inaktivitätsatrophie der Muskulatur) und Low-dose-Heparinisierung.

15.11 Spondylolísthesis

Bei der Spondylolísthesis handelt es sich um ein **pathologisches Wirbelgleiten,** also eine abnorme Lockerung des Gefüges zwischen zwei Wirbeln. Neben dem Bänderdehnungsschmerz (Lumbago nach längerem Sitzen oder Tragen von Lasten) kann es zu einer Spinalwurzelkompression im Zwischenwirbelkanal kommen. Eine fixierte (nicht gleitende) Verschiebung zwischen zwei Wirbeln wird **Pseudo-Spondylolísthesis** genannt.

15.12 Osteoporose

Definition

Es handelt sich um eine Verminderung des Knochengewebes und der Knochendichte (Kalksalzminderung) bei erhaltener Knochenstruktur. Wegen der verminderten Belastbarkeit der Knochen sind schmerzhafte Sinterungsbrüche (in diesem Zusammenhang der Wirbelkörper) zu erwarten.

Meist handelt es sich um eine Lumbalgie. Falls die zusammensinternden Wirbelkörper die Spinalwurzeln irritieren, tritt ein Spinalwurzelsyndrom (☞ Kap. 15.4, S. 348) hinzu.

Die Ursache der Osteoporose ist nicht vollständig geklärt. Eine gestörte Regulation des Knochenstoffwechsels, Östrogenmangel, Kalzium- bzw. Vitaminmangel und körperliche Inaktivität spielen eine Rolle. Die Osteoporose tritt besonders im fortgeschrittenen Alter auf und ist für Neurologen deshalb von Interesse, weil sie eine wichtige Differenzialdiagnose des Rückenschmerzes ist und weil sie eine latente Komplikation der konservativen Immobilisierungstherapie darstellt, da Inaktivität einen Faktor bei der Entstehung von Osteoporose darstellt. Nicht zuletzt aus diesem Grund sollte die Immobilisierung älterer Menschen nicht zu streng erfolgen, meist wird Liegen auf dem Bett im Wechsel mit kurzen Gehstrecken im Zimmer oder auf der Station empfohlen. Sitzen soll vermieden werden, die Mobilisierung wird mit Schmerzmitteln erleichtert. Wichtiger als die Therapie ist die Prophylaxe. Neben einer ausreichenden Belastung sind Calcium-Brausetabletten und Vitamin-D-Gaben zu empfehlen (speziellere Therapie mit Biphosphonaten und Parathormon).

15.13 Konservative Therapie

Die Therapie aller Wirbelsäulen- und Spinalwurzelsyndrome ist zunächst konservativ, weil sich viele Beschwerden auf diese Weise und ohne operativen Eingriff beheben lassen und da überdies nur für ausgewählte Schmerzursachen eine Operationsmöglichkeit besteht. Spinale Kompressionssyndrome müssen in schwerwiegenden Fällen (Parese, Caudasyndrom s. o. etc.) sofort operiert werden. In allen anderen Fällen sollte vor jeder operativen Therapie ein mindestens etwa einwöchiger stationärer konservativer Therapieversuch durchgeführt werden, der auch zur präoperativen Diagnostik genutzt werden kann. Bei Besserungstendenz und fehlender Operationsindikation kann eine konservative Lumboischialgie-Therapie, die sich über mehrere Wochen erstreckt, erfolgen. Das erfordert eine gute Führung und Betreuung der Patienten. Langeweile und Frustration dürfen nicht aufkommen. Ärzte, Pflegepersonal und Patienten müssen viel Geduld aufbringen.

Medikation

Die Medikation umfasst in erster Linie **Schmerzmittel,** die nicht bei Bedarf, sondern **regelmäßig** gegeben werden sollten. Dabei darf zu Beginn der Therapie nicht gespart werden, um den Schmerz möglichst schnell zu durchbrechen und einer Chronifizierung entgegen zu wirken. Gute Erfahrungen werden mit Paracetamol gemacht. Flupirtin (Katadolon®) hat eine zusätzliche entspannende (relaxierende) Wirkung auf die Muskulatur und senkt nicht eine evtl. erhöhte Körpertemperatur (Entzündungszeichen). Im Bedarfsfall kommen auch Opiate zum Einsatz (Cave, Obstipation). Antiphlogistika (z. B. Diclofenac) können bei entzündlichen Veränderungen und z. B. einer Ileosakralgelenkreizung gegeben werden, auf Kortison kann meist verzichtet werden.

Zusätzlich werden **muskelrelaxierende Medikamente** gegeben (Musaril®, Sirdalud®). Diese haben meist einen erwünschten **sedierenden Effekt,** auf den die Patienten aufmerksam gemacht werden sollten, damit sie sich nicht gegen die Sedierung wehren, sondern sich zusätzlich aktiv entspannen.

Die Medikation soll in erster Linie den Teufelskreis des Wirbelsäulenschmerzes durchbrechen. Schmerzen und Muskelverspannungen verstärken sich gegenseitig: Wenn sie beide gezielt angegangen werden, ist dies bereits eine ursächliche Therapie.

Die zervikale Wirbelsäule ist schlechter ruhig zu stellen als die übrigen Abschnitte. Evtl. werden Schaumstoffkragen – meist in 3 Konfektionsgrößen erhältlich – verordnet, die vorzugsweise nachts getragen werden. Sie halten warm, und es geht von ihnen ein Berührungsreiz aus, der daran erinnert, den Kopf ruhig und gerade zu halten. Einen stützenden und potenziell HWS-verlängernden und die Wurzelkanäle erweiternden Effekt haben nur stabilere speziell angepasste Zervikalstützen. Bei einer Instabilität der HWS kann neurochirurgisch ein Halo-Fixateur angelegt werden, bei dem die Schädelkalotte mit Dornschrauben in einem Ring fixiert wird, der fest über einem rucksackartigen Trägergestell montiert ist. Vor zervikalen chiropraktischen Maßnahmen ist zu warnen, weil diese zu akuten Durchblutungsstörungen im Vertebralis-Basilaris-Stromgebiet (Dissektion) und damit zu einem Schlaganfall bzw. einer Querschnittssymptomatik führen können.

In der Akutphase des Wirbelsäulenschmerzsyndroms muss versucht werden, eine schmerzfreie und zugleich therapeutisch sinnvolle **Lagerung** zu finden. Bei einem lumbalen Schmerzsyndrom ist Bettruhe mit Stufenlagerung eine bevorzugte therapeutische Maßnahme. Die Lagerung im Stufenbett dient als Ausgangslage für die Krankengymnastik und führt zur Entlastung der Wirbelkörper und Bandscheiben. Die eingeschränkte Beweglichkeit lässt entzündliche Veränderungen abklingen und fördert die Dehnung des lumbalen Spinalkanals, die Vergrößerung der lumbalen Intervertebralräume und damit eine Entlastung der Spinalwurzeln. Allerdings kann im Stufenbett der Druck auf die Bandscheibe höher sein als bei einer Knierollen-Lagerung. Nachts und falls erforderlich auch tags darf zwischenzeitlich eine Seitlagerung eingenommen werden, bei der sich die Körperhaltung (90°-Beugung der Knie und Hüften) nicht ändert. Bei höheren Lumbalwurzeln, nach einsetzender Besserung und bei älteren Menschen empfiehlt sich oft primär eine Knierollen-Lagerung. Die Stufenlagerung beinhaltet anfänglich eine strenge Bettruhe, die bei Schmerzfreiheit allmählich gelockert wird, und zwar nach Maßgabe der KrankengymnastInnen und Ärzte. Das Kopfteil des Bettes muss immer flach gestellt sein, ein flaches Kopfkissen liegt nur unter dem Kopf. Voraussetzung ist eine gewisse allgemeine Entspannung, die auch durch Muskelrelaxantien und falls erforderlich mit zusätzlichen Sedativa erreicht werden kann. Tranquilizer haben eine erwünschte Muskel relaxierende Wirkung. Sedierende Antidepressiva haben einen stimmungsaufhellenden Effekt und wie niedrigpotente Neuroleptika keine Suchtpotenz.

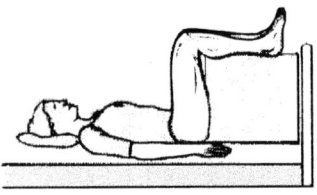

Liegen in der Stufe bei Lumboischialgie. Zum Aufstehen zunächst kopfwärts rutschen.

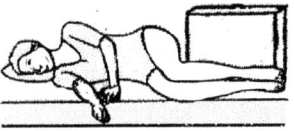

Dann »en bloc« auf die Seite drehen. Füße zur Bettkante vorschieben.

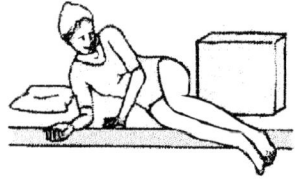

Danach »en bloc« über die Seite aufrichten; dabei mit dem Ellenbogen und der Hand abstützen, Füße sinken über die Bettkante.

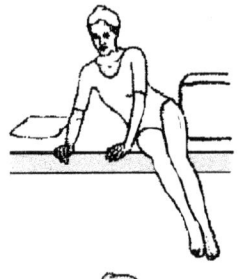

Körper nicht verdrehen!

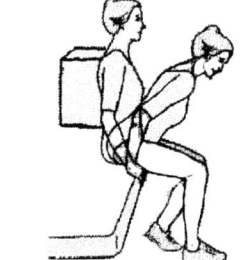

Abb. 15.7: Stufenbettlagerung bei lumbalem Bandscheibenvorfall und Aufstehen »en bloc«

Senkrecht und aufrecht hinsetzen. Die Füße aufsetzen, leicht voreinander. Beim Hinstellen Brustbein raus und nach hinten abstützen.

Mobilisierungsplan

Gute Erfahrungen bestehen mit einem Standard-Mobilisierungsplan für Lumboischialgie-Patienten, bei dem Lagerung/Immobilisierung, Toilettengang, Körper-/Zahnpflege, Einnahme der Mahlzeiten und wichtige Allgemeinregeln für alle Beteiligten klar erkennbar aufeinander abgestimmt sind.

Mobilisierungsplan

- **Stufe V** (Maximaltherapie) bedeutet strenge Bettruhe und vollständige Körperpflege im Bett mit Hilfe des Pflegepersonals. Lagerungshilfen und Antithrombosestrümpfe werden von den Pflegenden gewechselt. Mahlzeiten erfolgen in Rückenlage, die vorbereitete Mahlzeit wird auf die Brust des Patienten gestellt. Die Patienten erlernen das »Drehen en bloc« (mit 90°-Beugung in Knien und Hüfte vom Rücken auf die Seite und zurück) als Vorbereitung auf das Aufstehen. Urinflasche und Steckbecken befinden sich am Bett.
- **Stufe IV** erlaubt den Gang zur Toilette und das Duschen sowie Waschen im Stand ohne Bücken unter Anleitung der Pflegenden, die bei der Körperpflege helfen.
- **Stufe III** ermöglicht das Essen im Stehen (Nachttisch wird bei Servieren der Mahlzeit auf Ellbogenhöhe des Patienten hochgestellt) und das Gehen auf Zimmerebene, das mit KG inzwischen eingeübt wurde. Die Patienten können das Anziehen von Strümpfen und Hosen im Bett (Vermeidung von Bücken) erlernen. Die Low-Dose-Heparinisierung wird entbehrlich.
- **Stufe II** sieht einen Wechsel von Stufen- und Knierollen-Lagerung vor. Die Gehstrecken werden auf Stationsebene ausgedehnt.
- **Stufe I** bedeutet das kontrollierte Erlernen rückengerechten Treppensteigens sowie Sitzens/Hinstellens. Lagerungshilfen werden nur noch bei Bedarf vom Patienten eingesetzt.

Bei Bedarf – z. B. bei proximalem Lumbalsyndrom, im Alter, bei Herzinsuffizienz – kann statt der Stufenlagerung auch mit einer Knierollen-Lagerung gearbeitet werden.

Mit Rauchern ist nur eine eingeschränkte Immobilisierung möglich (nicht höher als Stufe II).

Physiotherapie

Die Entspannung der Muskulatur kann mit **Wärmeanwendungen** gefördert werden (feucht-heiße Fangopackungen oder Heublumenkissen), für das Wochenende eignen sich Thermoelemente. **Massagen** kommen nur sehr vereinzelt zur Anwendung, um einzelne Muskelverhärtungen gezielt zu lockern (meistens will man zunächst eine Ruhigstellung erreichen). Wärmebäder sind besonders für die Selbstanwendung bei Patienten geeignet, die noch mobil sind.

Gelegentlich werden **elektrotherapeutische Maßnahmen** empfohlen, dabei werden hochfrequente Ströme (Kurz-, Dezimeter- und Mikrowellen) zur Wärmeentwicklung in den behandelten Gewebe eingesetzt und niederfrequente Verfahren (Galvanisation, Diadynamische Ströme) zur Tonussenkung und Schmerzlinderung. Mittelfrequenz-Dauerstrom soll vor allem zur Kräftigung von Muskulatur beitragen.

Krankengymnastik und Rückenschulung

Zur Therapie und Vorbeugung von Rückenbeschwerden wurde eine ganze Reihe aktiver krankengymnastischer Konzepte entwickelt. Ziel ist immer das Erlernen rückengerechter Körperhaltungen und Bewegungsmuster, da Patienten mit chronischen Rückenschmerzen und auch der operierte Bandscheibenpatient die physiologische Haltung der Wirbelsäule meist verloren haben und unter Fehlhaltungen und einer eingeschränkten Stabilität der Wirbelsäule leiden. Dem wird in einem individuell abgestimmten Übungsprogramm durch eine Kräftigung sinnvoller Haltemuskulatur und Lockerung der verkrampften und verhärteten Gewebe entgegengewirkt.

Die Motivation für eine solche Therapie besteht naturgemäß erst bei drohender Chronifizierung der Beschwerden. Die Patienten sollen angeleitet werden, rückenschonende und –belastende Haltungen und Bewegungen bei sich selbst zu erkennen, und auf diese Weise in die Lage versetzt werden, aus eigenem Antrieb und eigener Erkenntnis Wege zu einem rückenschonenden und schmerzvermeidenden Verhalten zu suchen und zu finden. Natürlich können besonders in der Anfangszeit allgemein anerkannte Regeln helfen:

- Beim **Heben** von Lasten soll die Wirbelsäule insgesamt möglichst senkrecht und dabei in ihrer normalen und geschwungenen Form mit einem leichten Hohlkreuz (physiologische Lendenlordose) unter muskulärer Anspannung gehalten werden.
- Beim **Bücken** soll man die Wirbelsäule nicht seitwärts neigen oder verdrehen.
- Die **Standfläche** soll möglichst nah an die zu hebende Last gebracht werden (beim Heben von liegenden Patienten also z. B. mit einem Knie auf dem Bett abstützen und das normale Hohlkreuz beibehalten).
- Beim **Sitzen** soll die LWS nicht unnötig gebeugt werden. Das ist am einfachsten, wenn die Oberschenkel leicht gespreizt sind.
- Beim **Hinstellen aus dem Sitzen** sollten die Füße in eine leichte Schrittstellung gebracht werden und der hintere Fuß unter die Sitzfläche zurückgezogen werden.
- Das **Aufstehen aus dem Liegen** sollte immer über die Seite und »en bloc« erfolgen (Füße anziehen, ohne Rumpfverdrehung auf die Seite drehen und sich dann auf die Bettkante aufsetzen, aufstehen, ☞ S. 360).
- Geeignete **Schlaflagerungen** finden: bei Zervikobrachialgie keine Bauchlagerung. Bei Seitlagerung ausreichenden Ausgleich der Schulterbreite, sodass die Halswirbelsäule nicht seitlich geknickt liegt. Bei Seitlagerungen kann ein flaches Kissen zwischen den Beinen Verdrehungen der Wirbelsäule vermeiden.

Zusätzlich werden Techniken zur isometrischen Muskelanspannung und Kräftigung der stabilisierenden Muskulatur der Wirbelsäule erlernt, z. B. die Stemmführungen nach BRUNKOW.

Die Immobilisierung lockert die verkrampfte Muskulatur, durch fachliche Anleitung lassen sich erforderliche Muskeln gezielt aufbauen. Rückenschulung ist eine vorbeugende Therapie, während Medikamente; Massagen und Wärmeanwendungen immer erst helfen können, wenn ein Rezidiv eingetreten ist.

Da seit 1993 das Lumbalsyndrom unter bestimmten Umständen (schwerwiegende berufsbedingte Belastung, Ausschluss von Vorschäden) als Folge spezieller beruflicher Belastung (und damit als Berufskrankheit) anerkannt werden kann, findet auch eine Beratung hinsichtlich haltungsgerechter Sitz- und Arbeitsmöbel und wirksamer Hebe- und Tragemöglichkeiten am Arbeitsplatz statt.

15.14 Neurochirurgische Therapie

Bei etwa 10 % der Lumbalsyndrome ist eine Bandscheibenoperation (**Diskektomie**) angezeigt.

Die Indikation zu einer **lumbalen** neurochirurgischen Operation wird gestellt:
Indikation
- notfallmäßig bei einem Konus- oder Kauda-Syndrom (☞ S. 352),
- routinemäßig bei einer drohenden funktional bedeutsamen Parese (z. B. Fußheberparese) in Verbindung mit einem operativ angehbaren Befund (Kompression der klinisch befallenen Spinalwurzel z. B. durch einen Bandscheibenvorfall), wenn unter konservativer Therapie keine Aussicht auf Besserung besteht,
- Eine sekundäre Indikation besteht bei einem therapieresistenten Schmerzsyndrom nach besonders sorgfältiger Abwägung.

Ziel der OP ist die Entlastung von Nervenstrukturen. Es geht also um die Behebung des spinalen Wurzelkompressionssyndroms, z. B. einer Parese oder einer schweren Ischialgie. Die Lumbalgie kann durch eine Bandscheibenoperation nur in seltenen Fällen beseitigt werden, zumal auch durch mikrochirurgische Verfahren neue Läsionen gesetzt werden, deren Schmerzsymptome in der anschließenden postoperativen Rehabilitation allerdings meist zügig abklingen.
Ziel
In seltenen unerfreulichen Fällen können die postoperativen Beschwerden besonders bei älteren Patienten erheblich sein und über Wochen und Monate anhalten. Vor allem sind es statische Beschwerden, die durch die Ausräumung des Bandscheibenraumes und die dadurch bedingte Mehrbelastung der kleinen Gelenke im geschädigten Bewegungssegment bedingt sind. Es wird über ziehende, drückende, oft weniger fassbare Beschwerden unterschiedlicher Stärke, verbunden mit einem »lahmen« Gefühl im Kreuz, geklagt. Hinzu kommt, dass durch eine Operation zwar die Ursache der Spinalwurzelläsion (z. B. der Bandscheibenvorfall) beseitigt werden kann, nicht jedoch die Wurzelirritation selbst, sodass radikuläre Beschwerden noch lange bestehen bleiben können. Überdies können bei der Operation (Zange, Hakendruck, Hämatom) weitere Wurzelirritationen erfolgen. Dies sind die wesentlichen Gründe einer sorgfältigen Abwägung der OP-Indikation.

Etwa die Hälfte der operierten Bandscheibenpatienten – besonders die jüngeren – sind nach einer meist mehrmonatigen Rehabilitation als geheilt oder deutlich gebessert zu betrachten, weitere 40 % als gebessert. Nur in etwa 10 % der Fälle kommt es zu keiner Besserung; es ist zu fragen, ob die Operation rechtzeitig durchgeführt worden ist, ob die Indikation stimmte und ob eine gute und ausreichende Nachbehandlung erfolgte.
Prognose

Durch die Öffnung des Wirbelkanals wird die zerstörte Bandscheibe samt Faserring und Gallertkern ausgeräumt und damit die sofortige Entlastung der vom Vorfall komprimierten Nervenwurzel erreicht. Die heftigen Schmerzen lassen sofort nach. Unter dem Operationsmikroskop (Mikrochirurgie, ☞ Abb. 7.3, S. 215) kann besonders schonend operiert werden.
Techniken

Nicht selten müssen wegen eines engen Spinalkanals eine oder mehrere Bogenwurzeln operativ entfernt werden (Laminektomie).

Ein neueres Operationsverfahren stellt die Chemonukleolyse dar. Ähnlich einer Lumbalpunktion wird eine Nadel vom Rücken her in den Gallertkern der Bandscheibe vorgeschoben und der Gallertkern enzymatisch aufgelöst. Diese Methode hat sich bisher nicht breit durchgesetzt.

Ebenso wie die Chemonukleolyse kann die percutane Diskektomie nur bei Bandscheibenprotrusionen eingesetzt werden. Durch eine durch die Haut vorgeschobene Hülse (Lokalanästhesie) wird Bandscheibenmaterial entfernt, wobei hochleistungsfähige Pumpen, Laserverdampfer und endoskopisch eingesetzte kleinste Fasszangen zur Anwendung kommen können. Die Zahl der Indikationen ist begrenzt.

Bei einem **zervikalen** Bandscheibenvorfall hat sich der Zugang von ventrolateral bewährt (Operation nach CLOWARD). Die Stabilität der Halswirbelsäule wird durch Verblockung des Bewegungssegmentes durch Einfügung eines Palacos- oder Knochen-Dübels, der dem Beckenkamm entnommen wird, wieder hergestellt. Seltener wird bei einem Zugang von dorsolateral operiert. Die mikrochirurgische OP-Technik unter Anwendung eines OP-Mikroskops gilt heute als Standard-Verfahren.

Zusammenfassung

Die **spinalen Wurzelkompressionen** und **Schmerzsyndrome der Wirbelsäule** haben auf Grund ihrer Häufigkeit eine große volkswirtschaftliche und medizinische Bedeutung. Die Schädigungsbilder der einzelnen Spinalwurzeln zeigen charakteristische Funktionsstörungen der zur jeweiligen Nervenwurzel gehörigen Kennmuskeln (Paresen), Reflexe (Ausfälle) und Hautdermatome (Sensibilitätsstörungen und Schmerzausstrahlung), die klinisch erkannt und mit technischen Zusatzuntersuchungen bestätigt werden können. Ursächlich handelt es sich meistens um eine **Kompression der Nervenwurzel** durch eine Bandscheibe oder degenerative Wirbelveränderungen; denkbar sind aber auch Irritationen durch z. B. Entzündungen oder Durchblutungsstörungen. Differenzialdiagnostisch kommen eine Reihe **orthopädischer Erkrankungen** der Wirbelsäule, des Beckens und der proximalen Extremitätengelenke in Betracht, die wichtigsten sind die Ileosakralgelenkirritation, Facetten-Syndrome und degenerative Wirbelsäulenveränderungen, die als Periarthropathia humeroscapularis zusammengefassten Schultergelenkerkrankungen und die Osteoporose.

Die **Therapie** ist meistens **konservativ** mit Ruhigstellung, Physiotherapie und analgetischer, muskelrelaxierender und entzündungshemmender Medikation. Die neurochirurgische **Operation** dient in erster Linie der Wurzeldekompression. Sie muss bei einem akuten schwerwiegenden Ausfall umgehend ausgeführt werden (z. B. beim Cauda-Syndrom oder bedeutsamen Paresen); therapieresistente Schmerzen können auch eine Indikation sein, wenn die Bildgebung einen passenden Befund zeigt.

16 Schädigungen peripherer Nerven

Definition

Schädigungen peripherer Nerven sind umschrieben, im Unterschied zu den diffusen Schäden bei einer Polyneuropathie (☞ Kap. 17, S. 377 ff.). Sie betreffen Nervenstrukturen des peripheren Nervensystems, d. h. außerhalb von Gehirn und Rückenmark. Sie lassen sich unterteilen in **Läsionen der Spinalwurzel**, des **Plexus** und der **einzelnen peripheren Nerven**. Als Schädigungensmechanismen kommen stumpfe (Zerrung, Zerreißung, Druck und Quetschung) sowie scharfe (Stich, Schnitt perforierende Verletzung) Gewalteinwirkungen in Betracht, in erster Linie also Verletzungen. Je nach Schädigungsort kommt es zu charakteristischen neurologischen Ausfällen.

Das **Schädigungsbild peripherer Nerven** setzt sich zusammen aus

Schädigungsbild

- Paresen und Atrophie der Kennmuskeln
- Sensibilitätsstörungen bestimmter vom Nerven versorgter Hautareale
- Abschwächung der Eigenreflexe der vom Nerv versorgten Muskeln
- vegetativen Störungen (Regulationsstörungen der Schweißdrüsen, Hauttemperatur und Hautbeschaffenheit etc.).

Die Lokalisation der Schädigung ergibt sich aus der Kombination der erhobenen Befunde, wobei die ärztliche Diagnose auf der genauen Kenntnis der Anatomie von Nerven und deren Geflechten (Plexus) aufbaut.
Ganz ähnliche Aussagen gelten für die Schädigungsbilder der Spinalwurzeln (☞ Kap. 15.4, S. 348 ff.).

Innerhalb des Spinalkanals bilden sich aus den hinteren sensiblen und den vorderen motorischen Wurzeln auf beiden Seiten des Rückenmarks die etwa 1 cm langen Spinalnerven. Diese verlassen den Spinalkanal seitlich durch die Foramina intervertebralia (☞ Abb. 15.1, S. 349). Die Wurzeln C1 bis C7 verlaufen oberhalb der entsprechenden Wirbelkörper, die Wurzel C8 verlässt den Spinalkanal unterhalb des untersten Halswirbels C7 und die nachfolgenden thorakalen und lumbalen Wurzeln treten alle unterhalb der entsprechenden Wirbelkörper aus (☞ Abb. 14.1, S. 327). Die Spinalwurzeln, die die Extremitäten versorgen, gehen nach dem Austritt eine Verflechtung (Primärstränge und Bündel der Nervenplexus)

Anatomie

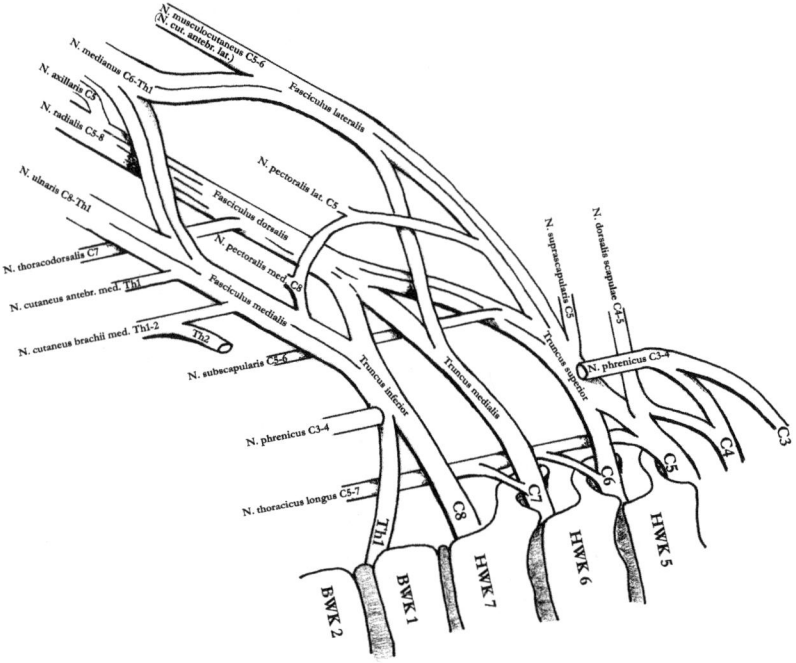

Abb. 16.1: Schemazeichnung des rechten Plexus zervikobrachialis mit seinen wesentlichen Strukturen, die eine Einordnung klinischer Schädigungsbilder nach dem Schädigungsort ermöglicht. Bei jedem Nerv gelten bestimmte Muskelfunktionen als kennzeichnend für die jeweiligen Segmente. So steht beim N. medianus die Pronation für C6, die Handflexion für C7, die Fingerendgliedbeugung für C8 und der Abduktor pollicis brevis für C8-Th1 (☞ Kap. 16.2.1).

ein, um sich nach distal zu den bekannten Arm- und Beinnerven zu gruppieren. Durch die Verflechtung werden die Fasern der einzelnen Wurzeln in Primärstränge (Truncus), Bündel (Faszikel) und periphere Nerven gruppiert. Alle genannten Strukturen enthalten also Fasern aus mehreren benachbarten Wurzeln (☞ Abb. 16.1). So hat z. B. der N. radialis Anteile aus den Wurzeln C5 bis C8, und aus dem hinteren der drei Faszikel (Fasciculus dorsalis) bildet sich neben dem N. radialis auch der N. axillaris.

Der feingewebliche anatomische Aufbau der peripheren Nerven ist auf S. 378 (☞ Kap. 17.1.1 und Abb. 17.1) dargestellt.

Pathophysiologie
EMG-Befunde

Therapie und Prognose werden stark durch die Lokalisation und das Ausmaß der Schädigung beeinflusst. Läsionen der Markscheiden der Nerven – z. B. durch leichten anhaltenden Druck – führen zu einer Unterbrechung der Leitfähigkeit der entsprechenden Nervenfaser (Axon). Wenn das Axon selbst geschädigt ist, so degeneriert der gesamte Axonabschnitt, der distal vom Schädigungsort des peripheren Nerven liegt (Wallersche Degeneration). Mit dem EMG-Gerät lässt sich eine innerhalb von etwa 5 Tagen zunehmende Verminderung der Erregbarkeit des degenerierenden Nervenabschnitts nachweisen (Amplitudenminderung der Antwort des vom betreffenden Nerven versorgten Muskels nach Nervenstimulation), und im EMG wird nach 2 Wochen »Spontanaktivität/ Denervierungsaktivität« der unversorgten Muskelfasen erkennbar (zuvor lassen sich nicht selten »Frühzeichen« der Nervenfunktionsstörung nachweisen, die zwar eine periphere Nervenschädigung beweisen, nicht aber unterscheiden lassen zwischen Myelin- und Axonschädigung).

In der Folgezeit muss das proximal der Schädigung gelegene Ende des peripheren Nerven regenerieren, wobei es zu einem »Nachwachsen« (Aussprossen) der Nervenfasern entlang der Bahnreste des distal degenerierten Nerven kommt. Je besser die Markscheiden der Fasern, Endo-, Peri- und Epineurium noch erhalten sind, desto besser wird diese Reinnervation gelingen. Es kann durchaus vorkommen, dass Fasern in ganz andere Muskelabschnitte oder gar Muskeln einwachsen, als sie ursprünglich versorgt hatten. Dies führt zu pathologischen Fehlbewegungen (Synkinesien). Außerdem kann die Reinnervation auf der Strecke »versanden«. Als Faustregel kann gelten, dass die Nervenfasern mit einer Geschwindigkeit von täglich 1 Millimeter (3 cm/Monat) aussprossen können. Muskelfunktionen, die nach (1-)2 Jahren nicht zurückgekehrt sind, werden wahrscheinlich denerviert bleiben.

Im klinischen Alltag ist die Unterscheidung in **drei Schädigungsgrade** (SEDDON 1943) ausreichend:

Schädigungsgrade

• Grad I-Schädigung (Neurapraxie)

Diese leichteste Form einer Nervenschädigung geht in der Regel auf eine vorübergehende Druckeinwirkung bei einer ungünstigen Lagerung oder einem schlecht sitzenden Verband zurück. Die Markscheide ist gestört und blockiert die Nervenleitung für eine kurze Zeit. Die Wiederherstellung der Nerven- und Muskelfunktion erfolgt schnell und vollständig.

• Grad II-Schädigung (Axonotmesis)

Wegen der Axonschädigung kommt es zu einer Wallerschen Degeneration und schließlich zu einem Neuaussprossen der Fasern. Die Unterscheidung dieser Schädigungsstufe nach Ausmaß der Läsionen von Endo- und Perineurium ist mit klinischen und elektrophysiologischen Mitteln nicht möglich. Gelegentlich verfügt man über einen OP-Bericht mit Ausführungen über den Zustand des Nerven.

• Grad III-Schädigung (Neurotmesis)

Der Nerv ist vollständig durchtrennt, eine spontane Regeneration nicht möglich. Ursache sind scharfe Verletzungen, wie z. B. Schnitt- und Stichverletzungen, schwere Quetschungen sowie Nervenausrisse.

Das therapeutische Vorgehen hängt von Art und Umfang der Nervenschädigung ab. Allerdings lässt sich der Schädigungsgrad nicht immer sofort festlegen:

Diagnostik

- Die elektrophysiologischen Zeichen werden oft erst in der 3. Schädigungswoche eindeutig.
- Die oben beschriebenen Schädigungsstufen bestehen bei stumpfen Traumen häufig arealweise gemischt (Neurapraxie neben axonaler Schädigung).
- Nicht selten stehen bei einem Polytrauma die peripheren Nervenschäden nicht an erster Stelle der Versorgungsnotwendigkeit.

Im Alltag lassen sich die diagnostischen Fragen meist in einer typischen Reihenfolge beantworten:

- Liegt eine zentrale oder periphere Lähmung vor?
- An welcher Stelle liegt die Funktionsstörung (Wurzel? Plexus? peripherer Nerv?)? Welche Muskeln sind klinisch und elektrophysiologisch vollständig denerviert?
- Handelt es sich dabei um eine Neurapraxie, eine Axonotmesis oder gar eine Neuronotmesis, und besteht die Indikation zu einer Nervenrevision oder gar -transplantation? Dieser letzte Fragenkomplex ist nicht einfach zu beantworten. Oft wartet man ab, ob sich nicht doch noch eine Restinnervation im EMG darstellt (auch eine vollständige Neurapraxie kann im klinischen Alltag nicht selten zwei Monate anhalten).

Konservative Therapie

Wenn die Nervenfunktion nicht vollständig erloschen, d. h. die Kontinuität erhalten ist, wird zunächst unter konservativer Therapie und elektrophysiologischer Kontrolle abgewartet. Während der oft langen Reinnervationsdauer müssen durch Physiotherapie **Kontrakturen** der paretischen Muskeln und **Arthrosen** der unbewegten Gelenke unbedingt vermieden werden.

Solange der Nerv den Muskel noch nicht wieder voll innerviert, hat die Physiotherapie die Aufgabe, die **Funktionsmuster** der Bewegung im Gehirn (Repräsentanz) zu erhalten. Der Patient wird aufgefordert, die Muskulatur anzuspannen bzw. die Bewegung auszuführen, um ein »Vergessen« zu vermeiden. In dieser Phase kann die Krankengymnastik durch das faradische Reizen der Muskeln unterstützt werden. Nach erfolgter Reinnervation findet ein Muskelaufbautraining statt, indem sowohl Kraft und Ausdauer als auch die Koordination der Muskeln untereinander wieder erarbeitet werden.

Bei ungünstiger Prognose werden **Ersatz- und Trickbewegungen** geschult. So können noch erhaltene Nerven und Muskeln Teilfunktionen der gelähmten Muskeln übernehmen. Auch der Einsatz von Hilfsmitteln und Schienen ist hier funktionsfördernd.

Neurochirurgische Therapie

Bei einer frischen Nervendurchtrennung ist bei sauberen Wundverhältnissen die sofortige primäre Nervennaht durchzuführen. Ähnlich verhält es sich bei akuten Verschlechterungen nach einer Operation mit möglicher Nervenverletzung (z. B. Plattenosteosynthese). Bei Wundinfektionen empfiehlt sich nach 3 bis 5 Wochen die sekundäre Nervennaht.

Kommt es unter konservativer Therapie innerhalb der ersten 3 Monate nicht zu einer ausreichenden Besserung, wird erwogen, den Nerv operativ freizulegen und zu überprüfen, ob er vielleicht komprimiert wird oder gar durchtrennt ist. Bei einer Restinnervation und erhaltener Kontinuität kann neurochirurgisch allerdings nur in Ausnahmefällen geholfen werden, da bei einer **Überbrückung der Nervenverletzung** mit einem entnommenen Abschnitt (Interponat, z. B. des N. suralis) auf jeden Fall eine vollständige, saubere Durchtrennung verbunden ist. Durchtrennte Nerven werden möglichst bald wieder mikroskopisch faszikulär, d. h. Bündel für Bündel zusammengenäht, um die Aussprossung zu erleichtern (☞ Abb. 16.2).

Bei einer im Verlauf eintretenden Verschlechterung kann es sich um eine **narbige Einschnürung** handeln, die neurochirurgisch gelöst werden sollte.

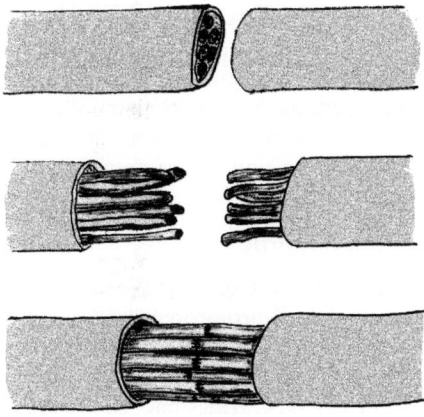

Abb. 16.2: Schritte der faszikulären Nervennaht

Nach Ausschöpfen der chirurgischen Möglichkeiten folgt eine monate-lange konservative Therapie.

Bleibende funktional bedeutsame Defizite lassen sich in gewissen Fällen durch operative **Verlagerung der Sehnenansätze** intakter Muskelgruppen bessern, eine Voraussetzung hierfür bildet eine Umlernfähigkeit des Pati-enten.

16.1 Wurzelausriss

Die Frage, ob eine Nervenwurzel nur geschädigt oder ganz ausgerissen ist, kann klinisch kaum beantwortet werden. Hilfreich sind Untersu-chungen des Liquors (blutig?), eine Myelographie (Austritt von Kon-trastmittel? »leere« Wurzeltasche?) und ein MRT (Liquoraustritt? Feh-lende Nervenwurzel?). Im EMG kann Denervierungsaktivität in der von der Nervenwurzel versorgten paravertebralen Muskulatur gefunden werden. Die sensible Neurographie weist die Besonderheit einer fehlen-den Wallerschen Degeneration auf, weil das Spinalganglion mit dem Kern des peripheren sensiblen Nerven mit abgerissen ist. Die Beantwortung solcher Fragen hat lediglich Bedeutung für die Prognose und die Planung der Rehabilitation, weil eine Wiederherstellung der ausgerissenen Wurzel nicht möglich ist.

16.2 Plexusschädigungen

Plexusschädigungen führen zu Lähmungen einzelner Gliedmaßenab-schnitte oder ganzer Gliedmaße. Die häufigeren Armplexuslähmungen gehen meistens auf eine Verletzung, die selteneren Beinplexuslähmungen eher auf bösartige Tumoren und Lymphome im Beckenbereich zurück.

16.2.1 Armplexusschädigung (C5-Th1)

Der Armplexus, auch Plexus cervicobrachialis, wird überwiegend durch Zugeinwirkung und Prellung bei Verkehrsunfällen (insbesondere bei Motorradunfällen), infolge von Gelenkluxationen und Knochenbrüchen bei Stürzen sowie durch Druckeinwirkung geschädigt.

16.2.1.1 Obere Plexuslähmung

Arm hängt schlaff herunter, Handfläche zeigt nach hinten

Es handelt es sich um eine Schädigung der Wurzeln C5 und C6. Paretisch sind die Abduktoren und Außenrotatoren des Oberarmes sowie die Ellenbogenbeuger und Handstrecker sowie die Supination (Drehen der Handfläche nach oben). Die Sensibilität ist nur diskret gestört und eventuell an der Außenseite des Oberarmes nachzuweisen. Ursachen können neben Schulterverletzungen bei Motorradunfällen, Schlüsselbeinfrakturen und geburtstraumatischen Verletzungen auch Druckschädigungen bei falscher Lagerung während einer Operation sein.

16.2.1.2 Untere Plexuslähmung

Handfunktion gestört

Von den Schädigungen sind die Wurzeln C7, C8 und Th1 betroffen. Gelähmt sind im Bereich der Handmuskeln die kleinen Handmuskeln (Krallenstellung der Finger), die langen Fingerbeuger und die Handbeuger sowie der Ellenbogenstrecker. Es kann zu einer Sensibilitätsstörung an der Ulnarseite des Unterarmes und der Hand kommen.

Diese Lähmungsform ist seltener und wird mitunter beim Karzinom im Bereich der Lungenspitze (**Pancoast-Tumor**) beobachtet. Gelegentlich kommt es dabei auch zu einem gleichzeitigen **Horner-Syndrom** (Verengung der Pupille und der Lidspalte; der Augapfel liegt tiefer in der Augenhöhle) bei einer Schädigung des Halssympathikus).

16.2.1.3 Engpass-Syndrome der oberen Thoraxapertur

Eine Reihe besonderer Schädigungen kann entstehen, wenn der Armplexus zusammen mit der Subclavia im Halsbereich zunächst zwischen zwei Skalenusmuskeln, die eine Lücke bilden, und dann zwischen Schlüsselbein und erster Rippe hindurch sowie am Humeruskopf mit seinen zahlreichen Muskelansätzen vorbeizieht. Werden diese schon physiologischerweise vorhandenen Engpässe durch eine besonders starke Entwicklung der Skalenusmuskulatur, durch eine zusätzliche Halsrippe oder durch eine abnorme Haltung der Schulter weiter eingeengt, kann es zu recht verschiedenartigen Schädigungsbildern des Armplexus kommen. Therapeutisch kann eine Durchtrennung störender Muskelanteile oder die Resektion einer störenden Halsrippe helfen.

16.2.2 Beinplexusschädigung (L1-S3)

Schädigungen des Beinplexus, auch Plexus lumbosacralis, führen zu Paresen und Atrophien der Oberschenkelmuskulatur (Hüftbeuger und

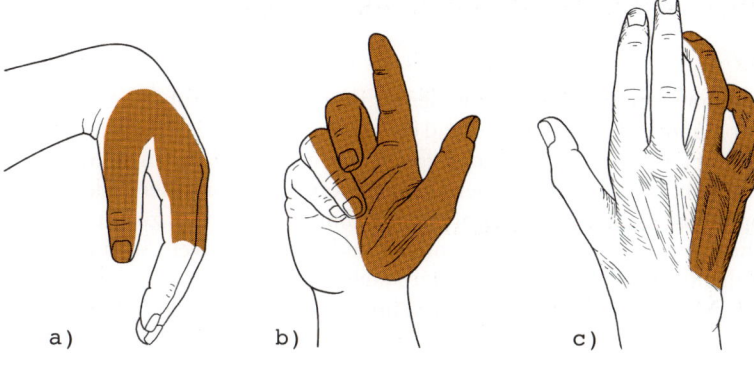

Abb. 16.3: Lähmung peripherer Nerven mit den typischen motorischen Defiziten und Sensibilitätsstörungen.
a) »Fallhand« bei der Radialisparese mit Parese der Handgelenkstreckung
b) »Schwurhand« bei der Medianusparese und dem Versuch eines Faustschlusses
c) »Krallenhand« bei einer Ulnarisläsion und dem Versuch der Handstreckung
Mit rot sind die typischen Areale gestörter Sensibilität eingezeichnet.
(In Anlehnung an Duus, P.: Neurologische Diagnostik. Verlag Georg Thieme 1976)

-strecker) und der Unterschenkelmuskulatur. Ursachen dieser eher seltenen Plexusschädigung sind sich im Unterleibsbereich ausdehnende Karzinome und maligne Lymphome.

16.3 Schädigung des N. axillaris (C5/C6)

Gelähmt ist im Wesentlichen der Deltamuskel (M. deltoideus), sodass es zu einer Behinderung beim Heben und Außenrotieren des Oberarmes kommt. An der Außenseite des rechten Oberarmes wird gelegentlich ein kleiner Bezirk verminderter Berührungs- und Schmerzempfindung angegeben. Ursache einer Schädigung des N. axillaris ist häufig eine Schulterluxation.

16.4 Schädigung des N. radialis (C5-C8)

Gelähmt sind vor allem der M. triceps brachii (Ellenbogenstreckung) sowie die Hand- und Fingerstrecker, sodass es zu einer so genannten **Fallhand** kommt (☞ Abb. 16.3 a). Sensible Ausfälle finden sich an der Handrückseite zwischen dem Mittelhandknochen des Daumens und Zeigefingers.
Ursache kann eine Oberarmschaftfraktur oder eine zu dessen Behandlung durchgeführte Plattenosteosynthese sein. Häufig ist die Druckschädigung des N. radialis am Oberarm, z. B. wenn in tiefem Schlaf der Arm über eine Kante hängt (z. B. ein Betrunkener auf einer Parkbank, aber auch ein Narkotisierter auf einem OP-Tisch), oder wenn bei einer Infusion am gestreckten Arm der Oberarm auf einer zu harten Unterlage liegt.

16.5 Schädigung des N. medianus (C5-Th1)

Gelähmt sind die Handbeuger der radialen Seite, die Pronation (Drehung der Handfläche nach unten) und die Beuger des Zeige- und Mittelfingers. Beim Faustschluss kommt es folglich zu einer so genannten **Schwurhand** (☞ Abb. 16.3 b, S. 371). Der Daumen kann nicht mit dem Kleinfinger opponieren. Bei länger bestehender Lähmung kommt es zu einer deutlichen Atrophie des Daumenballens und zu vegetativen Störungen am Zeigefinger (Glanzhaut, gestörter Nagelwuchs).
Die Medianuslähmung tritt am häufigsten durch Druck von außen auf (z. B. Kopf des schlafenden Partners), seltener durch Verletzungen.

Karpaltunnelsyndrom

Eine besondere Form der Schädigung des N. medianus stellt das **Karpaltunnelsyndrom** dar. Der N. medianus zieht an der Innenseite des Handgelenks durch einen relativ engen Tunnel, der vom Ligamentum carpi transversum und von den Handwurzelknochen gebildet wird. Kommt es in diesem Tunnel durch ein Anschwellen von Bändern, Sehnen oder Knochen zu einer Einengung, so wird der N. medianus in seiner Funktion behindert. Besonders nachts kommt es zu schmerzhaften Missempfindungen im Bereich der Hand und des Oberarmes, zu einer Druckschmerzhaftigkeit des Karpaltunnels und schließlich zu Paresen und Atrophien der vom N. medianus versorgten Handmuskeln, insbesondere des Daumenballens. Frauen sind häufiger betroffen als Männer. Das Klimakterium und eine stärkere Gewichtszunahme scheinen für die Entstehung des Karpaltunnelsyndroms eine gewisse Bedeutung zu haben. Die Therapie besteht letztlich in einer operativen Spaltung des Ligamentum carpi transversum (Dekompression), nach der die Beschwerden oft schlagartig verschwinden. Endoskopische Eingriffe bringen keine besseren Behandlungsergebnisse. Kortison-Injektionen in den Karpaltunnel bringen nur vorübergehend eine Linderung der Beschwerden.

16.6 Schädigung des N. ulnaris (C8-Th1)

Die Ulnarislähmung ist die **häufigste periphere Nervenlähmung.** Es kommt zu einer Lähmung der ulnaren Handbeuger und der tiefen Fingerbeuger des Ring- und Kleinfingers mit entsprechender Atrophie der Handmuskulatur, sodass das Bild einer **Krallenhand** entsteht (☞ Abb. 16.3 c, S. 371). Der Ulnarisnerv kann im Sulcus des Ellenbogengelenks, aber auch im Bereich des Handgelenks und der Handinnenfläche durch Kompression geschädigt werden. Neben dem Karpaltunnelsyndrom ist das **Sulcus-ulnaris-Syndrom** am bekanntesten. Den Sulcus kann jeder an der Innenseite seines Ellenbogens selbst tasten und bei Druck in den Sulcus den N. ulnaris derart reizen, dass ein unangenehmes Kribbeln in den beiden ulnaren Fingern auftritt. Im Sulcusbereich kann der N. ulnaris durch Frakturen des Ellenbogens auch mit erheblicher Verzögerung nach einem Unfall eingeengt und geschädigt werden.

Die Therapie erfolgt zunächst konservativ mit Ruhigstellung und schonender Physiotherapie. Kommt es zu Muskelatrophien, muss der Nerv operativ von seiner Beengung befreit (**Neurolyse**) oder aus dem Sulcus verlagert werden.

16.7 Schädigung des N. femoralis (L2-L4)

Bei Hüftgelenksoperationen und Operationen im Bereich der Leistenbeuge (Herniotomie) sowie auch bei Bauchoperationen durch Bauchdeckenspreizer mit großen Blättern (Uterusexstirpation) kann der Femoralisnerv geschädigt werden. Die Schädigung macht sich in einer Schwäche oder Lähmung der Kniestrecker und einer leichten Hüftbeugerschwäche bemerkbar. Das Treppensteigen ist erschwert. Ferner kommt es zu Sensibilitätsstörungen an der Vorderinnenseite des Oberschenkels und einer Schwächung des Patellarsehnenreflexes.

Schwäche der Kniestrecker, Sturzgefahr, Treppensteigen erschwert

16.8 Schädigung des N. ischiadicus (L4-S3)

Der aus dem Plexus sacralis stammende Nerv zieht an der Rückseite des Oberschenkels nach distal und teilt sich oberhalb der Kniekehle in den N. peronaeus und den N. tibialis. Bei vollständigem Ausfall des N. ischiadicus können der Fuß nicht mehr bewegt und das Knie nur noch andeutungsweise gebeugt werden. Der ganze Fuß und die Außenseite des Unterschenkels sind taub. Die **häufigste Ursache** der Ischiadikuslähmung sind Beckenfrakturen, Komplikationen bei Hüftgelenksoperationen, Luxationen des Hüftgelenks sowie Schuss- und Stichverletzungen am Oberschenkel. In Einzelfällen kann der N. ischiadicus auch durch **langes Liegen** bewusstloser Patienten auf einer harten Unterlage und nach unsachgemäß durchgeführter **intramuskulärer Injektion** geschädigt werden.

Da der **Peronäusanteil** des N. ischiadicus schon rumpfnah vom Hauptnervenstamm getrennt ist, seitlich-außen von diesem verläuft und damit leichter verletzt werden kann, treten Ischiadikusverletzungen zuerst mit Ausfällen der vom N. peronaeus versorgten Muskeln in Erscheinung – das sind vor allem die Fußheber.

Schwäche der Kniebeuger, der Fuß ist schlaff

Spritzenschäden entstehen weniger durch die Stichverletzung mit der Nadel als vielmehr durch das in den Nerv und in die Umgebung **injizierte Medikament**. Es kommt zu einer Fremdkörperreaktion und Bildung narbiger Bindegewebsstränge um den Nerv herum. Lähmungen treten unmittelbar im Anschluss an die unsachgemäß durchgeführte Injektion auf. Sie bilden sich nur zögernd oder gar nicht zurück. Heftige Schmerzen sind selten. Zurück bleiben mit deutlichen Atrophien einhergehende Lähmungen und nicht selten unangenehme, schneidende und brennende Schmerzen, wie sie bei einer Kausalgie (chronisches Schmerzsyndrom nach Verletzung peripherer Nerven) beschrieben werden.

Spritzenschäden

Technik der i. m.-Injektion

Um eine Nervenverletzung bei einer Injektion in den Gesäßmuskel zu vermeiden, wird besonders die ventroglutäale Injektionstechnik nach v. HOCHSTETTER empfohlen. Die Injektion erfolgt im oberen Teil eines Dreiecks, das gebildet wird aus dem oberen Höcker des Darmbeinkamms (Eminentia der Crista iliaca), dem vorderen oberen Stachel des Darmbeinkamms (Spina iliaca anterior superior) und dem Höcker des großen Rollhügels des Oberschenkelknochens (Trochanter major). Die Injektionsstelle ist am einfachsten zu finden, indem man die Handwurzel der linken Hand (falls man mit rechts spritzen will) auf den Trochanter major des Oberschenkelknochens legt und dann mit weit gespreizten Zeige- und Mittelfinger die Spina iliaca anterior und den höchsten Punkt (Eminentia) der Crista iliaca tastet. Ist das Spritzengebiet auf diese Weise fixiert, befindet sich die Injektionsstelle genau im Winkel der gespreizten Finger. Markierung durch Druck mit der noch aufsteckenden Kanülenkappe, dann Desinfektion. Der Einstich erfolgt schnell senkrecht zum Körper in Richtung Bauchnabel.

16.8.1 Schädigung des N. peronaeus (L4-S2)

Fußheberschwäche
Steppergang

Nach der schon im Rumpfbereich erfolgten Trennung vom N. ischiadicus verläuft der N. peronaeus an der Außenseite des Knies nach distal und liegt wenig geschützt auf dem **Fibulaköpfchen.** Wegen dieser exponierten Lage ist er bei Frakturen im Kniegelenksbereich und durch Druck- und Schlageinwirkung sowie Überdehnung leicht verletzbar. Deshalb ist auf eine gut gepolsterte Lagerung des Knies auf einer Schiene zu achten. Klagen der Patienten über Schmerzen oder ein enges Gefühl infolge eines Gipsverbandes sind ernst zu nehmen. Auch das Übereinanderschlagen der Beine beim Sitzen kann insbesondere bei dünnen Menschen – zu einer Peronäuslähmung führen. Diese kann auch bei Frakturen im Ober- und Unterschenkel sowie nach Versorgung durch Nagelung oder Plattenosteosynthese auftreten. Therapeutisch ist gegebenenfalls eine baldige Revision des Operationsgebiets mit dem Ziel der Neurolyse (operative Befreiung des Nervs aus seiner Beengung) vorzunehmen.

Die vollständige Peronäuslähmung ist durch einen Ausfall der Fuß- und Zehenheber gekennzeichnet. Der Fuß hängt schlaff herunter (»**Fallfuß**«), das Umknicken im Fußgelenk wird begünstigt. Beim Gehen muss das Bein stärker gebeugt und gehoben werden, damit die Fußspitze nicht hängenbleibt. Das auffällige Gangbild wird als »**Stepper- oder Storchengang**« bezeichnet.

16.8.2 Schädigung des N. tibialis (L4-S3)

Parese der Fuß- und Zehenbeuger

Der N. tibialis zieht durch die Kniekehle und ist während seines ganzen Verlaufs gut geschützt, sodass Verletzungen selten sind. Eine Tibialisschädigung führt zu einem Ausfall der Waden- und Fußmuskeln. Fuß und

Zehen können nicht gebeugt werden, das Stehen auf den Zehenspitzen ist nicht möglich. Der Tibialisnerv gibt im Wadenbereich den rein sensiblen **N. suralis** ab, der für Biopsiezwecke und für Nerventransplantationen gerne genommen wird.

16.9 Fazialislähmung

Der N. facialis ist der 7. Hirnnerv, der motorisch die gesamte mimische Muskulatur des Gesichtes versorgt. Neben einer »zentralen« Fazialislähmung z. B. durch Schlaganfälle, interessiert hier die periphere Fazialislähmung, die sich von der zentralen Lähmung insofern unterscheidet, als dass auch Stirn- und Lidmuskeln deutlich betroffen sind. Da der N. facialis auch Geschmacksfasern für die vorderen zwei Drittel der Zunge und sekretorische Fasern für die Tränen- und Speichelsekretion führt, kommt es bei einer kompletten peripheren Fazialisschädigung neben der **Gesichtslähmung** auch zu Störungen der **Geschmacksempfindung** sowie der **Tränen- und Speichelsekretion.**

Jährlich kommt es bei 100 000 Einwohnern zu etwa 20–25 Neuerkrankungen.

Häufigkeit

In etwa 75 % der Fälle bleibt die Ursache unbekannt (**idiopathische Fazialislähmung**), daneben kommen in Betracht Infektionen mit Borrelien oder Varizella-zoster-Viren, entzündliche Veränderungen im Rahmen eines Guillain-Barré-Syndroms und andere immunologisch-rheumatische Erkrankungen, Verletzungen, Tumoren und Entzündungen des Felsenbeins. Es kommt zu einer ödematösen Schwellung des Nervs und damit zu dessen Kompression im Felsenbeinkanal. Mit elektrophysiologischen Methoden kann erkannt werden, ob es sich um eine typisch einseitige, eine latent beidseitige Läsion oder eine zentrale Parese handelt. Auch das Ausmaß der axonalen Schädigung kann abgeschätzt werden, was für die Prognose von Bedeutung ist.

Ursache

Die Gesichtsmuskulatur ist halbseitig gelähmt, insbesondere können das Augenlid nicht geschlossen, die Stirn nicht gerunzelt und die Lippen beim Zähnezeigen nicht seitwärts bewegt werden. Bei der kompletten Lähmung kommen Störungen der Geschmacksempfindung in den vorderen zwei Dritteln der Zunge sowie eine verminderte Tränen- und Speichelsekretion hinzu. Wegen der Lähmung des Muskels für ein Gehörknöchelchen (M. stapedius) werden Geräusche lauter wahrgenommen (Hyperakusis).

Symptomatik

Eine unvollständige, d. h. überwiegend motorische Fazialislähmung, bildet sich in etwa 80 % der Fälle von selbst vollständig zurück. Bei axonalen Schäden ist durch Fehlaussprossung mit Defektheilungen zu rechnen, die sich durch Kontrakturen, Massenbewegungen oder Mitbewegungen der mimischen Muskulatur anzeigen. Der **Spasmus hemi-**

Verlauf

fazialis ist eine ticartige muskuläre Überaktivität auf dem Boden einer Parese (☞ Kap. 5.5.2, S. 197).

Diagnostik   Empfehlenswert ist die umgehende stationäre Aufnahme zur CCT-Untersuchung, Lumbalpunktion, Durchführung einer HNO-Untersuchung und gezielten Behandlung.

Therapie   Zur verbesserten und beschleunigten Rückbildung der Ausfälle wird frühzeitig mit einer antiödematösen Therapie begonnen. Kortison wird hochdosiert für kurze Zeit nur nach Ausschluss einer Infektion gegeben. In jedem Fall erfolgt jedoch eine antiödematöse Therapie mit oralem Glycerin (Glycerinum 75–85 % n. DAB).

Pflege

> Bei ungenügendem Lidschluss ist die Hornhaut vor **Austrocknung** zu schützen. Bewährt hat sich die Gabe von Liquifilm-Augentropfen mehrmals täglich in den Bindehautsack. Nachts ist ein Uhrglasverband zu empfehlen, zumindest aber eine Augensalbe (z. B. Bepanthen®).

Krankengymnastik   Zur Behandlung der Fazialislähmung sind eine ganze Reihe von Zusammenstellungen mimischer Übungen empfohlen worden. Besonders wichtig scheint es, beginnenden Kontrakturen entgegenzuwirken. Das Training spezieller Einzelfunktionen der Mimik kann etwaige Fehlaussprossungen kompensieren helfen. Übungen von Gesamtbewegungen oder motorischen Schablonen (z. B. »Lachen Sie mal!«) sind deshalb wenig hilfreich.

Zusammenfassung

> **Schäden peripherer Nerven** zeigen sich durch Paresen und Atrophie der Kennmuskeln, Sensibilitätsstörungen in den dazugehörigen Hautarealen, Abschwächung der Eigenreflexe der versorgten Muskeln und vegetative Störungen. Sie werden meistens hervorgerufen durch **Verletzungen**, möglich sind aber auch **Druckschäden** durch schlecht sitzende Verbände oder falsche Lagerung. Für alle Nerven lassen sich **charakteristische Ausfallsyndrome** beschreiben. Erst im Verlauf lassen sich eine **Funktionsstörung** (Neurapraxie) von einer axonalen **Strukturschädigung** unterscheiden. Letztere erfordert ein **Nachwachsen** des Nerven mit der Möglichkeit von Fehlinnervationen, die zu pathologischen Mitbewegungen führen können. Die genaue Einordnung des Schädigungsgrades ist nicht nur für die Prognose wichtig, sondern auch, um **neurochirurgische Interventionen** indizieren zu können. Die **konservative Therapie** richtet sich auf die Vermeidung von Kontrakturen und Arthrosen, evtl. auf den Erhalt der Repräsentanz des Bewegungsmusters im Hirn.

17 Polyneuropathien

17.1 Grundlagen

Als **Polyneuropathie** bezeichnet man Erkrankungen mehrerer oder aller peripherer Nerven. Als Ursache kommt eine Vielzahl von Möglichkeiten in Betracht, wobei traumatisch oder überwiegend mechanisch bedingte Schäden peripherer Nerven jedoch nicht zu den Polyneuropathien gezählt werden.

Im Gegensatz dazu bezeichnet der Begriff **Mononeuropathie** die Erkrankung eines Nerven, dabei werden mechanische Ursachen nicht ausgeschlossen. Mononeuropathien gehen häufig auf eine Durchblutungsstörung des Nerven zurück, sie können auch mehrere Nerven betreffen (**Mononeuropathia multiplex**).

Als **Polyneuritis** können Polyneuropathien entzündlicher Genese bezeichnet werden.

Die Vielzahl der Ursachen lässt je nach Region und Altersgruppe andere Zahlenwerte entstehen. Lepra beispielsweise kommt in Mitteleuropa praktisch nicht vor, ist aber weltweit die wichtigste behandelbare Ursache der Polyneuropathie. Im deutschsprachigen Raum ist bei jüngeren Menschen Alkohol mit Abstand die häufigste Ursache, bei älteren Menschen hingegen der Diabetes mellitus. In spezialisierten Zentren sammeln sich Patienten mit bestimmten Krankheiten, sodass Guillain-Barré-Syndrome in einem Klinikum mit Neuro-Schwerpunkt häufig behandelt werden, in anders spezialisierten Krankenhäusern jedoch nur in Ausnahmefällen. Die prozentuale Zusammensetzung der Ursachengruppen von Polyneuropathien kann je nach Spezialisierung auch zwischen Neurologischen Fachkliniken stark schwanken, wobei sich bei etwa 20 % der Polyneuropathien keine sichere Ursache festlegen lässt (☞ Übersicht 17.1, S. 381). Man kann mit etwa 50 Erkrankungen auf 100 000 Einwohner rechnen. Wahrscheinlich besteht eine Dunkelziffer unerkannter Polyneuropathien bei geringer Ausprägung oder bei andersartigen, im Vordergrund stehenden Erkrankungen.

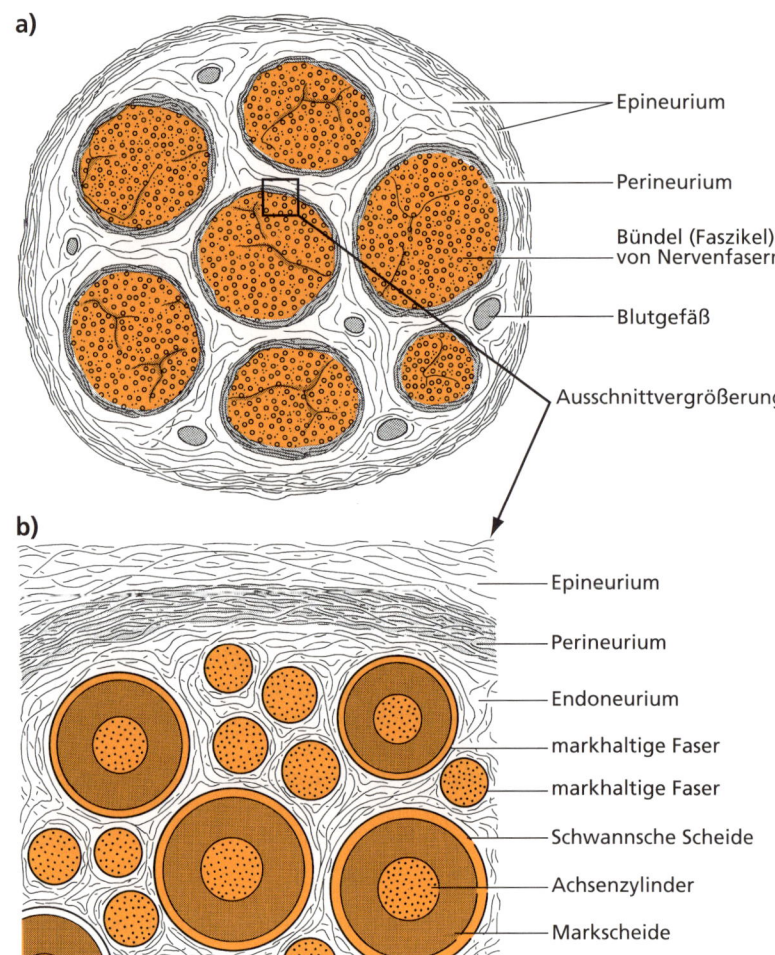

a)

Epineurium

Perineurium

Bündel (Faszikel)
von Nervenfasern

Blutgefäß

Ausschnittvergrößerung

b)

Epineurium

Perineurium

Endoneurium

markhaltige Faser

markhaltige Faser

Schwannsche Scheide

Achsenzylinder

Markscheide

Abb. 17.1:
a) Querschnitt durch einen
peripheren Nerven
b) Ausschnittvergrößerung
eines Nervenfaserbündels
(in Anlehnung an W. Fischel:
Grundzüge des Zentralner-
vensystems des Menschen,
Verlag Gustav Fischer 1976)

17.1.1 Anatomie

Das periphere Nervensystem stellt die leitende Verbindung zwischen dem
zentralen Nervensystem, also Hirn und Rückenmark, und Erfolgs- und
Sinnesorganen dar. Die im Rückenmark in der grauen Substanz des Vor-
derhorns entspringenden motorischen Fasern verlassen dieses zusammen
mit den vegetativen Fasern über die vorderen Wurzeln und ziehen zu den
Muskeln, wo sie in den neuromuskulären Endplatten enden. Die aus den
Muskeln und der Haut kommenden sensiblen Fasern ziehen über das
Ganglion spinale und die hinteren Wurzeln in das Rückenmark (☞
Abb. 1.5, S. 30).
Die enge Verknüpfung der peripheren Nerven mit den Muskeln führt zum
Begriff des neuromuskulären Systems (☞ Kap 3.3.2, S. 85).

Der periphere Nerv besteht aus mehreren Bündeln von Nervenfasern (☞ Abb. 17.1). Jedes Bündel (Faszikel) ist von einem straffen Bindegewebe, dem Perineurium, umgeben. Mehrere Bündel werden durch lockeres Bindegewebe, das Epineurium, zusammengehalten, das auch die zur Versorgung der Nervenfasern notwendigen Blutgefäße enthält. Bei stärkerer Vergrößerung erkennt man innerhalb eines Bündels die einzelnen Nervenfasern, die aus einem Achsenzylinder und einer umgebenden Markscheide bestehen. Für die motorische und sensible Leitung sind die Nervenfasern markhaltig, für die vegetative Leitung markarm.

Die Schädigung der Nervenfasern kann an verschiedenen Stellen erfolgen. Dadurch entstehen charakteristische Schädigungsmuster. Die Schädigungsmuster lassen vorsichtige Rückschlüsse auf mögliche Ursachen zu:

Schädigungsort und mögliche Ursachen

- **Axonale Schädigung**

Degenerative Veränderungen machen sich zuerst in den vom Nervenzellkern am weitesten entfernten, also peripheren Abschnitten des Nervenaxons, bemerkbar und können sekundär auch die Markscheiden befallen. Die peripher auf der langen Axonstrecke bevorzugt auftretenden Störungen erklären die distale Betonung der Symptomatik. Die Nervenleitgeschwindigkeit (NLG) ist nicht oder nur unwesentlich verlangsamt. Im EMG werden Zeichen einer Denervierung oder eines Umbaus der motorischen Einheiten gefunden. Axonale Schädigungen werden vorwiegend bei den nichtentzündlichen Polyneuropathien, insbesondere bei den **toxischen,** z. B. den **alkoholischen Polyneuropathien** beobachtet.

- **Myelinschädigung**

Herdförmig oder diffus verteilt kommt es zu einer Erkrankung der Markscheide (Entmarkung, Demyelinisation), die vorwiegend mit sensiblen Störungen einhergeht. Die Nervenleitgeschwindigkeit ist deutlich verlangsamt. Die Achsenzylinder bleiben in der Regel verschont, können aber bei fortgeschrittenen Prozessen mit ergriffen werden. Entmarkungen sind überwiegend auf **entzündliche,** aber in vielen Fällen auch auf **diabetische Polyneuropathien** zurückzuführen.

- **Wallersche Degeneration**

Sowohl die Degeneration der Axone führt im Endstadium zu einem vollständigen Zerfall der Nervenfasern distal vom Schädigungsort (auf der dem Nervenkern abgewandten Seite), wie er auch bei einer traumatischen Durchtrennung von peripheren Nerven zu beobachten ist. Es kommt innerhalb von Tagen zu einem Verlust der elektrischen Erregbarkeit distal von der Schädigung und der Waller-Degeneration.

- **Interstitielle Nervenschädigung**

Im Bereich des Bindegewebes zwischen den Nerven kommt es durch bestimmte Speichervorgänge oder Gefäßerkrankungen zu Durchblutungs- und Ernährungsstörungen, die sich sekundär auf Markscheide und Axon auswirken. **Vaskuläre Polyneuropathien** vom Typ der Mononeuropathia (multiplex) sind hier einzuordnen.

17.1.2 Klinisches Syndrom

Der Beginn ist meist schleichend, aber voranschreitend, kann aber auch akut sein (Guillain-Barré-Syndrom). Das Erscheinungsbild der Polyneuropathien ist durch vorwiegend symmetrisch und distal, also an Händen (Fingern) und Füßen (Zehen) betonte und/oder beginnende Reiz- und Ausfallserscheinungen gekennzeichnet.

Die Lähmungen sind, da das zweite motorische Neuron betroffen ist, schlaff und können so ausgeprägt sein, dass die Kranken an Beinen und Armen nur noch geringe oder keine Bewegungen ausführen können. Die motorischen Ausfälle (Paresen) beginnen meist mit einer Fußheberschwäche. Die Lähmungen führen schnell zum Muskelschwund (Atrophie), der sich häufig zunächst an den kleinen Handmuskeln oder am Unterschenkel bemerkbar macht. Die Muskeleigenreflexe erlöschen frühzeitig, oft mit dem Achilles-Sehnen-Reflex (ASR) beginnend.

Sensible Reizerscheinungen äußern sich als Missempfinden (Kribbeln, Ameisenlaufen) und als brennende, reißende Schmerzen, die nicht selten nachts unter der warmen Bettdecke an Heftigkeit zunehmen. Die distal lokalisierten sensiblen Ausfallerscheinungen machen sich als Taubheit und Herabsetzung der Schmerzempfindlichkeit bemerkbar, sie sind strumpf- oder handschuhförmig begrenzt (☞ Abb. 2.5, S. 50). Bei Störung des Lagesinns fällt ein unsicheres, unkoordiniertes Gangbild auf (sensible Ataxie). Vegetative Störungen äußern sich in einer vermehrten Schweißneigung der oft kalten und bläulich verfärbten Haut der peripheren Extremitätenabschnitte. Die Blasen- und Mastdarmfunktion ist nicht gestört.

Merke

> **Polyneuropathien** sind gekennzeichnet durch Sensibilitätsstörungen, Reizerscheinungen und schlaffe Lähmungen mit Reflexminderung, oft in Verbindung mit autonomen Störungen. Der Schwerpunkt der Veränderungen liegt meist distal-symmetrisch in den Füßen (und Händen).

17.1.3 Ursachen

Eine Polyneuropathie kann das Ergebnis einer **Vielzahl** von schädigenden Einflüssen sein. Die Vermeidung oder Verminderung dieser Schädigungen ist ein wesentlicher Therapieansatz. Die Diagnostik hat deshalb nicht nur das Ziel, die Polyneuropathie festzustellen, sondern möglichst auch deren Ursache(n). Einen systematischen Überblick über mögliche Polyneuropathie-Ursachen bietet ☞ Übersicht 17.1, in der auch einige Angaben über die Häufigkeit enthalten sind. Die dort kursiv gesetzten Begriffe werden im Laufe des Kapitels näher erläutert.

Die Entstehung einer Polyneuropathie ist häufig nicht allein auf eine der genannten Ursachen zurückzuführen. Es kommen eine individuelle Disposition des Patienten, an einer Polyneuropathie zu erkranken, sowie nicht selten weitere Faktoren oder auslösende Momente hinzu, sodass es sich häufig um eine Vielzahl von Ursachen, ein **multifaktorielles Geschehen** handelt.

1. Angeborene Polyneuropathien   ca. 3 %
   a) ohne sonstige neurologische Symptome
      - *hereditäre motorisch/sensible Neuropathien (HMSN)*
      - *hereditäre sensibel/autonome Neuropathie (HSAN)*
      - hereditäre Neuropathie mit Neigung zu Drucklähmungen
   b) mit zusätzlichen neurologischen Symptomen, z. B. im Rahmen von Stoffwechselerkrankungen oder System-Degenerationen
      - z. B. M. *Refsum*, M. Krabbe, M. Friedreich, Metachromatische Leukodystrophie, M. Fabry, *Porphyrien*

2. Erworbene Polyneuropathien
   a) metabolisch
      - *Diabetische Polyneuropathie*   35 %
      - Polyneuropathie bei Niereninsuffizienz (Urämie) oder Lebererkrankungen   < 1 %
      - *»Critical-illness«-Polyneuropathie bei Sepsis und Multiorganversagen*   < 1 %
      - Polyneuropathie bei Vitaminmangel (B1, B2, B6, B12, E) und Malabsortion
   b) toxisch
      - *Alkohol-Polyneuropathie*   20 %
      - *Polyneuropathie durch Medikamentenwirkung*   < 5 %
   c) endokrinologisch
      - Polyneuropathie bei Hypothyreose oder Akromegalie
   d) *paraneoplastisch*   < 3 %
   e) bei Paraproteinämien
   f) entzündlich   < 15 %
      - akut *Guillain-Barré-Syndrom (GBS)*   < 10 %
      - *Chronisch-inflammatorische demyelinisierende PNP (CIDP)*
      - *Multifokale motorische Neuropathie (MMN)*
      - *Polyneuropathie bei Kollagenosen, Vaskulitiden*   3 %
      - Neuralgische Schultermyatrophie
   g) infektiös
      - Polyneuropathie z. B. bei Lepra, *Borreliose*, HIV, Masern, *Herpes zoster*, Zytomegalie, Mononukleose . . .
      - Neuropathien durch Bakterien-Toxine (*Diphtherie*, Botulismus, Tetanus)

Der Anteil der ungeklärten Polyneuropathie beträgt meistens etwa   25 %

Die *kursiv* hervorgehobenen Polyneuropathien werden im Anschluss näher dargestellt.

17.1.4 Diagnostik

Anamnese und neurologische Untersuchung

Die Schilderung der Symptome und ihrer Entstehungsgeschichte sowie die Erhebung der typischen neurologischen Untersuchungsbefunde bilden den ersten wesentlichen Schritt der Untersuchung. Wenn sich der Verdacht auf das Vorliegen einer Polyneuropathie bestätigt hat, muss in einem zweiten Schritt möglichst viel über die Ursachen herausgefunden werden. Wegen der Vielzahl der möglichen Ursachen und weil die technischen Zusatzuntersuchungen invasiv und teuer sein können, muss mit den Mitteln der Anamnese und der klinischen Befunderhebung zunächst eine Eingrenzung auf die potenziellen Ursachen versucht werden, um mögliche Zusatzuntersuchungen weitgehend gezielt einzusetzen.

Symptomatik und mögliche Ursachen

Eine erste ursächliche Zuordnung eine Polyneuropathie gelingt nicht nur über den Nachweis des Befalls bestimmter anatomischer Strukturen (☞ Kap. 17.1.1, S. 378), sondern auch über die vorherrschende Symptomatik:

- **Akuter Beginn**
Ein akuter Beginn deutet auf ein Guillain-Barré-Syndrom oder eine starke Einwirkung chemischer oder bakterieller Toxine. Auch die Critical-illness-Polyneuropathie, die nicht selten auf Intensivstationen zu finden ist, beginnt akut, obwohl ihr Einsetzen wegen eines bestehenden Komas (»Koma-Polyneuropathie«) erst im Nachhinein bemerkt wird. Auch paraneoplastische Ursachen setzen nicht selten (sub-)akut ein.

- **Überwiegend motorisch**
Die Multifokale motorische Neuropathie (MMN) ist definitionsgemäß rein motorisch. Typisch ist ein Fehlen sensorischer Symptome beim Botulismus, der Diphtherie und beim Tetanus. Möglich ist eine überwiegend motorische Symptomatik bei der hereditären motorischen und sensiblen Neuropathie (HMSN), beim Diabetes mellitus, bei toxischer Einwirkung von z. B. Blei und bei angeborenen Stoffwechselkrankheiten.

- **Überwiegend sensibel**
Möglich beim Diabetes mellitus, bei Malabsorptionssyndromen, paraneoplastischen Ursachen, der hereditären sensiblen und autonomen Neuropathie (HSAN), Lepra, Borreliose, toxisch (Cisplatin, Thallium, Phenytoin) und Urämie.

- **Starke autonome Beteiligung**
Möglich beim juvenilen Diabetes mellitus, Guillain-Barré-Syndrom, Botulismus, Alkohol, HSAN.

- **Zusätzliche Hirnnervenbeteiligung**

N. fazialis:	Diabetes mellitus, Borreliose, Sarkoidose, Guillain-Barré-Syndrom
N. okulomotorius:	Botulismus, Diabetes mellitus
N. opticus:	Ethambutol (Tbc-Therapie), Mykoplasma pneumoniae
ansonsten:	durch neurotrope Viren, paraneoplastisch, durch Vaskulitiden

Zusatzuntersuchungen

Neben einer eingehenden Erhebung der Vorgeschichte und einer gründlichen neurologischen Untersuchung kommen vor allem elektrophysiologische Methoden sowie laborchemische und bioptische Untersuchungen zum Einsatz.

Elektromyographie (EMG) und Elektroneurographie (ENG) stellen sehr empfindliche Untersuchungsmethoden dar, die bereits Hinweise auf eine Polyneuropathie geben können, wenn klinisch noch keine Symptome erkennbar sind. Denervierungsaktivität und Reinnervationszeichen weisen im EMG auf eine axonale Schädigung hin, während erniedrigte motorische und sensible Nervenleitgeschwindigkeiten Ausdruck einer Markschädigung motorischer und/oder sensibler Fasern sind.

Elektrophysiologie

Da viele Polyneuropathien internistische Leiden begleiten oder diesen in ihrer Manifestation sogar vorausgehen können, ist eine umfangreiche internistische Diagnostik erforderlich, die routinemäßig und ergänzend gezielt eingesetzt werden kann:
BSG, großes Blutbild, Elektrolyte, Blutzucker-Tagesprofil, HbA1c, Eiweiß- und Immunelektrophorese, Vitamin-B-Spiegel, Rheumafaktoren und Antikörperbestimmungen, Porphyrie-Tests (Watson-Test), Leber- und Nierenwerte, Schilddrüsen-Hormonspiegel und -Antikörper, Tumormarker, Röntgen-Thorax, Abdomen-Sonographie, Stuhluntersuchung auf Blut, Liquordiagnostik.

Internistische und laborchemische Untersuchungen

Eine Biopsie von Nerven-, Muskel- oder Hautproben und deren Untersuchung unter dem Licht- und Elektronenmikroskop kann bei ungeklärten Polyneuropathien erforderlich werden, besonders wenn der Verdacht auf eine (behandelbare) entzündlich-immunologische Ursache besteht. Die Nervenbiopsie erfolgt in der Regel aus dem N. suralis, einem aus dem N. tibialis stammenden sensiblen Nebenast, der die Haut im Bereich der Ferse und des äußeren Fußrandes versorgt. Nach erfolgter Nervenbiopsie bleibt diese Hautregion gefühllos. Durch die Biopsie sind Hinweise auf die Frage zu erwarten, ob der Achszylinder und/oder die Markscheide oder das umgebende Bindegewebe geschädigt sind. Ferner ist nach Einlagerungen fremder Eiweiß-, Fett- und Kohlenhydratkörper zu suchen.

Gewebeentnahme (Biopsie)

Merke

Die Ursachen von Polyneuropathien sind vielfältig. Die Diagnostik setzt auf typische Befunde in der **Anamnese** und der **neurologischen Untersuchung.** Technische Untersuchungen zur Funktion der anatomischen Strukturen, das Vorhandensein bestimmter disponierender Erkrankungen oder toxischer Einwirkungen und die vorherrschende Symptomatik erlauben eine ursächliche Zuordnung. **Diabetes mellitus** und **Alkoholabusus** sind die häufigsten Ursachen von Polyneuropathien in Mitteleuropa. Nicht alle Polyneuropathien lassen sich ursächlich aufklären.

17.2. Die wichtigsten Polyneuropathien

17.2.1 Hereditäre Polyneuropathien

Es sind eine ganze Reihe erblich bedingter (hereditärer) Polyneuropathien bekannt, die unterschiedliche Entstehungsbedingungen haben. Sie sind insgesamt zwar nicht häufig, müssen aber bei differentialdiagnostischen Erwägungen immer wieder beachtet werden. Diese vererbten Erkrankungen können in erster Linie (primär) zu einer Polyneuropathie führen, indem z. B. die Axone oder Myelinscheiden fehlerhaft gebildet werden, oder aber zu Stoffwechselkrankheiten, in deren Verlauf Polyneuropathien typisch sind.

Hereditäre motorische und sensible Neuropathie (HMSN)

Typisch für die **hereditäre motorische und sensible Neuropathie** sind langsam progrediente, symmetrisch auftretende periphere Lähmungen und Atrophien, bevorzugt distal an den Beinen. Die stark atrophischen Unterschenkel erinnern an »Storchenbeine« und zeigen einen »Steppergang«. Frühzeitig kann es zu Hohlfüßen und Krallenhänden kommen. Die Nervenleitgeschwindigkeit (NLG) des N. medianus sollte unter 38 m/s liegen, die sensiblen Nervenaktionspotenziale sind verkleinert, die distal-symmetrisch auftretenden (socken- oder handschuhförmigen) Sensibilitätsstörungen stehen nicht im Vordergrund. Besonders bei fehlender Familienanamnese muss eine fassbare Ursache möglichst ausgeschlossen werden. Mögliche Zusatzsymptome können sein: deutlichere Sensibilitätsstörungen, Skoliose, tastbar verdickte Nervenstämme, Tremor und eine leichte (sensible) Ataxie. Der Verlauf ist günstig, die Lebenserwartung ist nicht verkürzt. Beim häufigeren Typ I der HMSN – früher als neuronale oder peronaeale Neuropathie bezeichnet – ist wegen der im Vordergrund stehenden Markscheidendegeneration die motorische Nervenleitgeschwindigkeit erheblich verzögert, die verdickten Nerven sind tastbar. Der sehr viel seltenere Typ II der HMSN geht mit einer axonalen Degeneration einher. Folglich ist die Nervenleitgeschwindigkeit nicht oder nur gering verzögert, aber das Summenpotenzial bei der NLG-Messung ist erniedrigt.

Refsum-Syndrom/HMSN IV

Bei dem nach dem norwegischen Neurologen S. REFSUM benannten **Refsum-Syndrom** kommt es zu einer krankhaften Ablagerung von Phytansäure (eine gesättigte Fettsäure) im Bindegewebe der peripheren Nerven und in anderen Organen.
Neben der Polyneuropathie sind Hautveränderungen, eine zunehmende Schwerhörigkeit, Nachtblindheit auf Grund von Pigmentstörungen am Augenhintergrund, Knochenveränderungen und eine Ataxie zu beobachten. Therapeutisch ist eine phytanarme Kost zu geben.

Polyneuropathie bei Porphyrien

Ursache bei **Polyneuropathie im Rahmen von Porphyrien** sind Defekte in der Synthese des Blutfarbstoffs. Ein genetischer Nachweis ist möglich. Genträger sind vermutlich 1 auf 10 000, aber nicht alle erkranken. Die neurologische Symptomatik der verschiedenen Porphyrien ist ähnlich. Die Attacken der Porphyrie werden häufig ausgelöst durch Änderung der

Ernährungsgewohnheiten, Alkohol oder Medikamente. Es kommt zu einer axonalen Schädigung im peripheren und zentralen Nervensystem, die von Bauchkoliken, Verstopfung, Erbrechen und hysterisch anmutendem Verhalten begleitet sein kann. Die Symptome treten akut auf, die Krankheit verläuft schubweise. Der Urin ist während des akuten Schubs dunkelrot verfärbt. Vermehrte Blutabbauprodukte können im Urin mit dem Watson-Test nachgewiesen werden. Eine besondere Diät ist einzuhalten und bestimmte Medikamente sind verboten.

17.2.2 Diabetische Polyneuropathie

Die diabetische Polyneuropathie gehört zu den **häufigsten Polyneuropathien.** Bei fast 75 % der Kranken mit einem Diabetes mellitus kommt es zu einer zumindest diskret ausgeprägten Polyneuropathie. Sie kann dem Ausbruch der Erkrankung auch vorausgehen.

Ursächlich werden verschiedene Faktoren erwogen. Hinlänglich sicher gelten als verursachende Faktoren die **Stoffwechselstörung selbst** und durch Arteriosklerose bedingte **vaskuläre Schädigungen** der peripheren Nerven.

Ursache

Symptome der diabetischen Polyneuropathie sind distal betonte, symmetrische Sensibilitätsstörungen und brennende Schmerzen der unteren Extremitäten, die nachts besonders unangenehm sein können. Die Muskeleigenreflexe sind abgeschwächt, und die Vibrationsempfindung ist vermindert oder aufgehoben. Lähmungserscheinungen treten erst später auf und machen sich besonders als schweres Gefühl in den Beinen beim Gehen und Treppensteigen bemerkbar.
Als Mononeuropathie kann sie zu Muskelatrophien besonders im Bereich der Oberschenkel führen. Dabei sind die zu den Nervenfasern führenden arteriellen Gefäße erkrankt, evtl. in mehreren Nerven (Multiplex-Typ). Von den Hirnnerven erkranken besonders häufig der Okulomotorius und der Fazialis.
Bei jüngeren Diabetikern sind Gefäßerkrankungen seltener. Hier stehen Stoffwechselstörungen im Vordergrund, die zu einer primär axonalen Degeneration der peripheren Nerven führen. Dieser Prozess erfolgt vorwiegend an markarmen Nervenfasern, die für die vegetative Funktion zuständig sind. Es kommt deshalb zu einer Beeinträchtigung der Blasen- und Mastdarmtätigkeit sowie der Sexualfunktion, zu einer Veränderung der oft leicht geschwollenen Haut und zu Störungen der Schweißsekretion. Daneben sind die typischen sensiblen und motorischen Störungen zu beobachten.

Symptomatik

Der Verlauf der diabetischen Polyneuropathie ist über viele Jahre **langsam progredient.** Besonders quälend sind oft die unangenehm brennenden Schmerzen. Der fortschreitende Verlauf kann durch eine optimale und straffe Insulinbehandlung aufgehalten werden.

Verlauf

Therapie   Die Therapie geht von einer optimalen Einstellung des Kohlenhydrat-stoffwechsels aus – mit einer Umstellung auf Insulin sollte nicht zu lange gezögert werden. Eine fundierte Beratung und Schulung aller Diabetiker ist heute Standard. Die brennenden Schmerzen können durch Thioctsäure (z. Thioctacid®) oder auch durch Carbamazepin (z. B. Timonil®, Tegretal®) gebessert werden.

17.2.3 Critical-illness-Polyneuropathie

Die Krankheit wird auf internistischen und chirurgisch-traumatologischen Intensivstationen zunehmend häufiger beobachtet und tritt bei bis zu 70 % der Patienten mit Sepsis und Multiorganversagen auf. Die Ursache ist nicht bekannt. Diskutiert werden Dauereinwirkungen von Anästhetika oder Muskelrelaxantien, eine Überversorgung mit Kohlenhydraten, speziell bei Patienten, die länger als zwei Wochen beatmet werden. Meistens handelt es sich um eine axonale Polyneuropathie. Das Liquoreiweiß ist – anders als beim Guillain-Barré-Syndrom – nicht erhöht. Die Krankheit macht sich meist erst bei der Ausleitung der Beatmung mit verlängerten Entwöhnungszeiten und schlaffen Lähmungen mit Areflexie bemerkbar. Die Prognose ist gut, allerdings kann die Rehabilitation Monate in Anspruch nehmen.

17.2.4 Alkoholische Polyneuropathie

Wesentliche Krankheitsursache dieser häufig vorkommenden Polyneuropathie sind Stoffwechselstörungen im Sinne einer chronischen **Mangelernährung** und **gestörter Resorptionsverhältnisse** im Darm (demyelinisierender Typ) sowie **toxischer Einwirkungen** durch den chronischen Alkoholismus (axonaler Typ). Es wird ein **Vitamin-B-Mangel** (vor allem Thiamin) vermutet.

Zu Beginn der Erkrankung wird besonders im Bereich der unteren Extremitäten über distal auftretende neuralgische Schmerzen, Missempfindungen und vereinzelt auch über Muskelverkrampfungen geklagt. Die Nervenstämme sind häufig deutlich druckschmerzhaft. In schweren Fällen kommt es auch zu distal betonten Paresen, besonders der Fußheber, und zu deutlichen Muskelatrophien. Sehr oft treten vegetative Störungen in Form feuchter Hände und Füße, veränderte Fußnägel und Potenzstörungen auf.

Weil die toxischen Einflüsse auch das zentrale Nervensystem erfassen können, können eine zentrale Ataxie oder Hirnstammsymptome die Symptomatik ergänzen.

Unter Alkoholkarenz und Vitamin-B1-Gabe sind auf Dauer gute Besserungen möglich.

17.2.5 Medikamentös-toxische Polyneuropathie

Von vielen Medikamenten ist bekannt, dass sie **neurotoxisch** sind. Die Nervenschädigung hängt von der Menge der verordneten Medikamente, von deren chemischen Abbau im Organismus, der Ausscheidung der Stoffwechselprodukte und schließlich von der »individuellen Anfälligkeit« der peripheren Nerven sowie der Einwirkung weiterer nervenschädigender Substanzen wie z. B. Alkohol ab. Als neurotoxisch gelten vor allem viele Zytostatika (z. B. Vincristin, Cisplatin), das Antiepileptikum Phenytoin sowie einige Antibiotika (z. B. Penicillin und Nitrofurantoin). Einige sehr wirksame AIDS-Medikamente sind neuro-myo-toxisch, wobei die Effekte oft schwer beurteilbar sind, weil das Virus selbst ähnliche Symptome herrufen kann.

Unter den toxischen Substanzen, die eine Polyneuropathie hervorrufen können, sind Alkohol und Blei am bekanntesten. Bei Beachtung der berufsgenossenschaftlichen Auflagen sind solche Bleivergiftungen aber äußerst selten geworden.

17.2.6 Vaskuläre Polyneuropathie

Wenig bekannt ist, dass arterielle Durchblutungsstörungen im Epineurium, das die Nervenbündel hüllenartig umschließt, sekundär die peripheren Nerven schädigen können. Es kommt zu lageabhängigen quälenden Brennschmerzen, die durch Wärme verstärkt werden und nachts dominieren. Die motorischen und sensiblen Ausfälle sind häufig asymmetrisch ausgebildet (Multiplex-Typ). Gefäßerkrankungen kommen bei der Periarteriitis nodosa, bei der primär chronischen Polyarthritis (PCP) und beim Lupus erythematodes (LE) vor.

17.2.7 Paraneoplastische Polyneuropathie

Besonders beim Bronchialkarzinom kann es zu Missempfindungen besonders der Hände, Füße, zu einem Reflexverlust und schließlich einer sensiblen Ataxie kommen. Auch eine vorwiegend autonome Symptomatik (Obstipation, orthostatische Kreislaufhypotension, Blasenentleerungsstörung, Anhidrosis, Sexualfunktionsstörung etc.) ist möglich. Im Liquor ist oft eine Schrankenstörung nachweisbar. Im Serum lassen sich bestimmte Antikörper nachweisen.

17.2.8. Akute Polyneuritis (Guillain-Barré-Syndrom, GBS)

Die Bezeichnung geht auf eine Krankheitsbeschreibung der französischen Neurologen G. GUILLAIN und J. A. BARRÉ (1916) zurück.

Die Häufigkeit wird auf 1–2 Neuerkrankungen pro 100 000 Einwohner und Jahr gerechnet. Es gibt keine Alters- oder Geschlechtsbevorzugung.

Häufigkeit

Ursache | Die Ursache dieser entzündlich-immunologischen Erkrankung der peripheren Nerven und der Nervenwurzeln ist nicht bekannt. Häufig treten in den vorangehenden drei Wochen fieberhafte Infekte des Magen-Darm-Traktes (Campylobakter) oder der Atemwege auf. Zusätzlich besteht offenbar eine immunologische Fehlsteuerung, die vermutlich durch die belanglose Infektion ausgelöst wird und sich gegen Markscheiden oder Axone der betroffenen Nerven und Wurzeln richtet (**Autoimmunerkrankung**).

Die chronische Verlaufsform ist deutlich seltener.

Symptomatik | Je nach Art der beteiligten Nervenstrukturen kann die Symptomatik recht wechselhaft sein. Die Erkrankung beginnt meist mit distalen Missempfindungen an den unteren Extremitäten und mitunter heftigen Rückenschmerzen. Die Paresen sind meist symmetrisch und können innerhalb von Stunden oder Tagen aufsteigend schnell auch die Arme, Hirnnerven (Schluckstörung, Fazialislähmung) und auch die Atemmuskulatur (abgeschwächter Hustenstoß, ungenügende Atemexkursion) ergreifen. Dieser aufsteigende Verlauf (**Landry-Paralyse**) kann bedrohlich sein und zu einer u. U. längeren Beatmung auf einer Intensivstation führen.

Besonders gefährlich kann die Beteiligung vegetativer Nerven sein mit der Entwicklung schwerer Kreislaufregulationsstörungen (orthostatische Hypotonie schon beim Aufrichten im Bett) und Herzrhythmusstörungen mit drohendem Herzstillstand. Die Patienten werden deshalb besonders in der Akutphase des Beginns intensiv überwacht.

Eine enzephalitische Beteiligung kann sich durch leichte Wesensänderungen oder andere organische Psychosyndrome anzeigen.

Eine spezielle Variante stellt das **Miller-Fisher-Syndrom** dar, bei dem eine Ataxie, eine Lähmung der Augen- und Pupillenmuskulatur und ein Reflexausfall zu verzeichnen sind, manchmal ohne wesentliche Lähmung.

Zusatzdiagnostik | Im **Liquor** fällt eine deutliche Eiweißvermehrung, insbesondere des Gamma-Globulins auf, während die Zellzahl (fast) normal bleibt oder nur gering ansteigt. Dies wird zytoalbuminäre Dissoziation genannt.

Die **Elektroneurographie** kann anfangs noch normal sein. Besonders ergiebig sind proximale Messungen unter Einbeziehung der Nervenwurzeln. Oft lässt sich ein typische Schädigung der Myelinscheiden nachweisen.

Verlauf | Der Verlauf ist dadurch gekennzeichnet, dass innerhalb von wenigen Tagen bis zu vier Wochen die motorischen, sensiblen und vegetativen Ausfälle ihren Höhepunkt erreichen. Das Ausmaß der Ausfälle ist unterschiedlich. Es kann zu leichteren und auch sehr schweren Störungen mit ausgeprägten Paresen und Muskelatrophien kommen. Das Krankheitsbild kann über mehrere Wochen in wechselnder Ausprägung bestehen bleiben, bis eine langsame und meistens vollständige Rückbildung der Ausfälle innerhalb von mehreren Monaten eintritt. In etwa 10 % der Fälle bleiben allerdings schwere Behinderungen zurück.

Therapie | Eine ursächliche Therapie ist nicht bekannt. Da der Krankheitsverlauf durch eine Atem- und Kreislauflähmung sowie bleibende neurologische

Ausfälle bedroht ist, sollte man versuchen, die Krankheitsentwicklung möglichst schnell zu stoppen. Ein sich anbahnender schwerwiegender Verlauf rechtfertigt eine Plasmaaustausch-Behandlung (Plasmapherese) oder – weniger eingreifend – eine Immunglobulin-Adsorptions-Behandlung in »Blöcken« von etwa 5 Anwendungen verteilt auf 5 bis 10 Tage. Die Gabe von Immunglobulinen (ca. 30 g tgl. über 5 Tage) ist ähnlich gut wirksam, die Kombination nicht sicher besser. Eine Wiederholung kann, meist ein bis zwei Wochen später, erforderlich werden. Besonders die Plasmaaustausch-Behandlung setzt ein erfahrenes Team voraus und erfolgt meist unter Einbeziehung einer großen Dialyse-Abteilung. Sie gilt inzwischen als sicheres Therapieverfahren. Alle Therapieformen wirken umso besser, je zeitiger sie im Krankheitsverlauf eingesetzt werden.

Thromboseprophylaxe

> Eine Thromboseprophylaxe ist extrem wichtig. Die AT-Strümpfe müssen dem u. U. schwindenden Beinumfang angepasst bleiben, oft werden Heparine in höherer als üblicher Dosierung verordnet.

Überwachung

> Auch nach der Verlegung von der Intensivstation bleibt die Überwachung der Patienten wichtig:
> - Messung der Vitalkapazität mit einem empfindlichen Spirometer. Bei unkritischer Gabe von Sauerstoff kann eine CO_2-Narkose drohen. Ein Atemzugvolumen < 1 Liter ist grenzwertig!
> - Pulsüberwachung hinsichtlich Arrhythmie
> - Bei der Mobilisierung auf orthostatische Hypotension achten.

17.2.9 Chronische inflammatorische demyelinisierende Polyneuritis (CIDP)

Der Beginn der chronischen Polyneuritis ist schleichender und weniger dramatisch als beim Guillain-Barré-Syndrom, mit dem die CIDP verwandt ist. Die Symptome entwickeln sich über mehrere mindestens 8 Wochen (evtl. Monate bis Jahre). Typisch ist eine gemischt motorisch-sensible Symptomatik. Die Paresen sind symmetrisch und distal betont. Sensible Störungen sind häufiger als beim Guillain-Barré-Syndrom. Störungen des Lage- und Vibrationsempfindens stehen im Vordergrund, gefolgt von Parästhesien. Hirnnervenstörungen und Atemlähmungen kommen hingegen kaum vor. Im EMG gelingt der Nachweis von Myelinschäden, seltener auch axonalen Schäden. Die Nervbiopsie zeigt Hinweise auf eine De- und Remyelinisierung. Das Krankheitsbild verläuft etwa je zur Hälfte chronisch-progredient oder schubförmig, insgesamt variabler als bei der akuten Form.
Therapeutisch sind im Gegensatz zur akuten Polyneuritis Kortikosteroide und auch Immunsupressiva wie Azathioprin wirksam.

17.2.10 Multifokale motorische Neuropathie (MMN)

Ein Syndrom mit asymmetrischen Paresen, elektroneurographisch (NLG) nachgewiesenen multifokalen, oft nur partiellen und proximal gelegenen Leitungsblockierungen und einem erhöhten IgM-Titer ist typisch für die MMN. Beginn meist distal an den Händen, Faszikulationen und Muskelkrämpfe sind häufig. Die Therapie mit Cyclophosphamid und hochdosierten Immunglobulinen (IVIG) ist wirksam, nicht jedoch die mit Kortison oder einer Plasmapherese.

17.2.11 Polyneuritis bei Borreliose

Selten kommt es im Rahmen der Neuroborreliose (☞ Kap. 9.2.7, S. 253 ff.) zu einer peripheren Polyneuropathie. Allerdings sind schmerzhafte Parästhesien im Rahmen einer Nervenwurzelentzündung recht häufig, bevorzugt in der infizierten Extremität, wo es zu heftigen Schmerzen und nachfolgend in asymmetrischer Verteilung (Neuritis multiplex) zu Lähmungen und Sensibilitätsstörungen kommen kann. Häufig sind auch die Hirnnerven – insbesondere der N. facialis – beteiligt. Die neurologischen Ausfälle bilden sich in den meisten Fällen spontan zurück. Um eine möglichst vollständige Ausheilung zu erreichen, sind Antibiotika, z. B. Tetracyclin oder Cephalosporin, vorzugsweise i. v., zu geben.

17.2.12 Polyneuritis bei Herpes zoster

Die Zosterviren verursachen besonders in den Ganglienzellen der sensiblen Nervenbahnen ein entzündliches Geschehen, das im zugehörigen Dermatom zu Schmerzen und bald darauf zu serösen Hautbläschen führt, die eitrig infizieren können und schließlich verschorfen. Diese »Gürtelrose« tritt halbseitig überwiegend im Brustbereich, aber auch im Bereich des Halses und der Hirnnerven auf (☞ Kap. 9.5.3 Zoster-Radikulitis, S. 260 f.). Hier ist besonders häufig der 1. Trigeminusast (**Zoster ophthalmicus**) befallen. Lähmungserscheinungen können hinzukommen. In etwa der Hälfte der Fälle bleiben besonders bei älteren Menschen nach Abklingen der Hauterscheinungen und Rückbildung der Paresen heftige, brennend-reißende Schmerzen bestehen, die gefürchtete **Zosterneuralgie**.

Virustatika wie Aciclovir und Nachfolgepräparate können die Schmerzentwicklung günstig beeinflussen, besonders indem frühzeitig therapiert wird. Wenn die Neuralgie eingetreten ist, sollte Amitriptylin (z. B. Saroten®), evtl. kombiniert mit mittelpotenten Neuroleptika gegeben werden. Bei blitzartig einschießenden Schmerzen hat sich Carbamazepin bewährt.

Die meist älteren und geschwächten Menschen sind durch die heftigen **Schmerzen** sehr beeinträchtigt und müssen nicht selten in stationäre Behandlung, wenn sie allein leben. Eine zusätzliche Behinderung stellt der Zoster im Gesichtsbereich dar, wenn Essen, Trinken und Sprechen durch eine Fazialisparese erschwert sind. Bei der Betreuung ist diese Situation zu beachten.

Beim **Zoster ophthalmicus** kommt es zu lästigen Schmerzen am und im Auge mit der **Gefahr des Sehverlustes.** Die Kranken dürfen die Augen zur Vermeidung einer Sekundärinfektion nicht berühren und reiben, und die Augenlider müssen sauber gehalten werden. Das verlangt ein nur schwer einzuhaltendes diszipliniertes Verhalten. Sedierende Maßnahmen werden besonders zur Nacht erforderlich sein. Der seröse Inhalt der **Zosterbläschen** ist **infektiös** für diejenigen Menschen, die noch keine Windpocken hatten!

17.2.13 Polyneuritis bei Diphtherie

Das Toxin des Diphtheriebakteriums kann neben einer Hirnnervenlähmung (insbesondere Schluckstörung, Fazialis- und Augenmuskellähmung) auch zu einer Lähmung der Atem- und der proximalen Extremitätenmuskulatur mit distalen Sensibilitätsstörungen führen. Die Therapie besteht in der sofortigen Gabe von Diphtherie-Antitoxin und Antibiotika.

17.3 Therapie- und Pflegeprinzipien der Polyneuropathien

Unter Berücksichtigung der multifaktoriellen Verursachung und der häufig noch wenig geklärten Pathogenese der Polyneuropathien muss zunächst möglichst viel über die beteiligten Ursachen herausgefunden werden, ehe möglicherweise kausal behandelt werden kann. Die Diagnostik erfordert besonders bei den chronischen Verlaufsformen oft zeitraubende und umfangreiche diagnostische Maßnahmen. Nicht selten muss zunächst das Ergebnis einer Untersuchung abgewartet werden, ehe weitere Untersuchungen vorgenommen werden können.

Diagnose vor Therapie

Bei allen therapeutischen Bemühungen darf man nicht vergessen, dass die peripheren Nerven, wenn sie nicht vollständig geschädigt sind, sich ohne jede medikamentöse Behandlung in einem hohen Maße selbst regenerieren, wenn die schädigenden Faktoren vermieden werden. Dieser Vorgang dauert jedoch **Wochen bis Monate.** Die Wirksamkeit der während der nervalen Regenerationsphase verordneten Medikamente ist deshalb schwer zu beurteilen.

Vermeidung neurotoxischer Substanzen

Alkohol ist verboten, und Medikamente sind hinsichtlich ihrer möglichen und wahrscheinlichen Neurotoxizität mit Vorsicht zu verordnen.

Antientzündliche Therapie	Eine ursächliche Therapie ist bei entzündlichen Erkrankungen möglich, indem der Entzündungsprozess mit Kortikoiden, einer Plasmapherese, Immunglobulinen oder Zytostatika zurückgedrängt und die nervenschädigende Wirkung damit beseitigt wird.
Therapie der Grund-erkrankung	Eine dekompensierte Stoffwechselkrankheit, die eine Polyneuropathie herbeiführt, kann mit medizinischen Mitteln nicht selten so gebessert werden, dass Polyneuropathien zum Stillstand kommen oder sich zurückbilden. Als Beispiel dient die diabetische Polyneuropathie.
Schmerzen	Die mitunter unangenehmen und quälenden Reizerscheinungen wie Missempfindungen und Schmerzen können medikamentös beeinflusst werden. Als Schmerzmittel werden bei »hellen« oberflächlichen Schmerzen Carbamazepin (z. B. Tegretal®) oder Phenytoin (z. B. Zentropil®) gegeben. Bei dumpfen, in der Tiefe liegenden Schmerzen werden Antidepressiva wie Amitriptylin (z. B. Saroten®) gegeben. Besonders bei der diabetischen Neuropathie lässt sich mit Thioctsäure (z. B. Thioctacid®) ein günstiger Effekt gegen neuropathische Schmerzen erreichen. Auch lokal aufgetragene Capsicain-Salbe kann Schmerzen lindern. Übliche Schmerzmittel können ebenfalls helfen, gelegentlich sind Opiate erforderlich.
Vitamine	Die Anwendung von Vitaminpräparaten bei jeder Form der Polyneuropathie ist sinnlos. Lediglich beim chronischen Alkoholismus, der mit einem Mangel an Vitamin B1 (Thiamin) einhergeht, und bei den toxischen Polyneuropathien ist ein Behandlungsversuch mit den enzymatisch wirkenden Vitaminen des B-Komplexes angezeigt.
Muskelkrämpfe	Verordnet werden Chinin, Antispastika wie Lioresal und Dantrolen und evtl. Benzodiazepine, die auch eine muskelrelaxierende Wirkung haben.

Physiotherapie

Im akuten Stadium der Polyneuropathien, wenn die Lähmungen noch zunehmen oder noch nicht rückläufig sind, werden die Extremitäten vorsichtig durchbewegt, um Komplikationen wie Gelenkkontrakturen, Druckschäden der Haut, Thrombosen und Pneumonien vorzubeugen. In dieser Zeit wird der bewegungsunfähige Patient aufgefordert, die Bewegungen gedanklich mitzuvollziehen, um die zur normalen Bewegung erforderlichen Hirnstrukturen und -funktionen zu erhalten. Sobald sich die Lähmungen zurückgebildet haben, werden Kraft, Ausdauer und Koordination durch gezielte Bewegungen gesteigert. Dabei werden unter anderem rhythmische Widerstandsbewegungen zur Erhaltung der noch vorhandenen Muskulatur durchgeführt, was bei spastischen Lähmungen hingegen völlig falsch wäre.

Der Einsatz von Rehabilitationsverfahren muss mit Augenmaß erfolgen, um eine Überforderung zu vermeiden und den rechten Zeitpunkt im oft langwierigen Besserungsprozess zu finden. Stationäre und ambulante Reha-Verfahren sollen sich ergänzen.

Fußgymnastik kann bei polyneuropathischen Füßen trophischen Störungen und einer verminderten Durchblutung entgegenwirken.

Die Anpassung des Kreislaufs an die aufrechte Körperhaltung soll so früh wie möglich trainiert werden, anfangs mit einem Stehbrett, später durch Sitzen auf der Bettkante oder im Rollstuhl. Die Behandlung im Bewegungsbad oder auf dem Schlingentisch reduziert durch Auftrieb das Körpergewicht, sodass der Patient mit geringen Muskelkräften Bewegungen leichter ausführen kann.

Ergotherapie

Die in der Physiotherapie angebahnten Bewegungsmuster werden in der Ergotherapie durch handwerkliche Tätigkeiten wie z. B. Weben, Peddigrohrarbeiten, Töpfern, Makramee, Holzarbeiten, Batiken, Drucken etc. sowie durch besonders adaptierte Spiele mit automatischen Gebrauchsbewegungen ergänzt. Diese funktionelle Therapie verbessert die Grob- und Feinmotorik und fördert Kraft, Ausdauer, Geschicklichkeit und Koordination. Die Sensibilität wird durch eine besondere Auswahl des Therapiematerials wie z. B. rauhes Jutegarn, weiche Wolle oder nachgiebiger Ton angeregt.

Physio- und Ergotherapie bedeuten für die Kranken eine wichtige Bestätigung ihrer verbliebenen Leistungsfähigkeit, die dadurch eine zusätzliche Anregung erhält. Die Stimulierung bestimmter Handlungsabläufe aktiviert die zentralen Neurone und fördert deren Koordination. Diese Therapien steigern das Selbstwertgefühl der Kranken und lenken durch die aktive Tätigkeit vom Krankheitsgeschehen ab. Ergänzend wirkt das ATL-Training, in dem An- und Ausziehen, Körperpflege und Haushaltsführung geübt werden.

Pflege

Lagerung

Bei schweren Lähmungen ist auf eine bequeme, schmerzlindernde Lagerung und eine richtige Stellung der Gelenke zur Vermeidung von **Kontrakturen** zu achten. Die Hände werden in physiologischer Mittelstellung, die Füße im Winkel von etwa 90 Grad zum Unterschenkel gelagert. Unterstützend können mehrmals täglich für etwa eine Stunde angelegte Schienen oder Turnschuhe mit hohem Schaft wirken. Da es auch bei schlaffen Lähmungen zu Gelenkversteifungen und Bänderkontrakturen kommen kann, müssen alle Gelenke täglich mindestens zweimal durchbewegt werden, am besten bei der Körperpflege. Am Oberarm, am Wadenbeinköpfchen und Ellenbogen liegen die **Nerven** oberflächlich und müssen **abgepolstert** oder geeignet gelagert werden: So wird z. B. bei der Rückenlage der Ulnarisnerv am Ellenbogen komprimiert, wenn man die Hände auf den Leib des Patienten und die Ellenbogen auf die Matratze lagert – geeignet wäre die Lagerung der Arme im Ellenbogen gestreckt und mit der Handfläche nach oben.

Auf die **Polsterung von Knochenvorsprüngen** ist in der üblichen Weise zu achten, besonders weil bei längeren Krankheitsverläufen die Muskelatrophie zunimmt.

Thromboseprophylaxe

Bei den oft wochenlang bestehenden schlaffen Lähmungen besteht ein nicht geringes Thromboserisiko, dem mit der Verordnung von AT-Strümpfen und Antikoagulanzien begegnet wird. Streichmassagen können ergänzend eingesetzt werden.

Bewegung

Bei den weniger dramatischen, oft chronischen Verläufen der Polyneuropathien ist besonders auf ein ständiges Bewegungstraining zu achten, das von den Physiotherapeuten oft nur einmal täglich für etwa 30 Minuten durchgeführt werden kann. Auch das Pflegepersonal und Angehörige sind in die Bewegungsübungen mit einzubeziehen. Beim Bettenmachen, Waschen und Essen muss der Kranke sein Bett verlassen und soll möglichst viel selbst erledigen.

Hautpflege

Die Haut ist besonders zu pflegen. Infolge von **Sensibilitätsstörungen** kann es zu Verbrennungen mit der Wärmflasche kommen. Trockene Haut muss mit Lotionen gegen Rissigkeit und **Superinfektionen** geschützt werden.

Verdauung

Auf regelmäßigen Stuhlgang ist besonders bei **autonomen** Polyneuropathien und schweren Lähmungen wegen des Bewegungsmangels zu achten. Mit Blasenstörungen ist gelegentlich ebenfalls zu rechnen (☞ Kap. 20, S. 415 ff.).

Missempfindungen

Gegen Missempfindungen kann man versuchsweise Wärme- oder Kälteanwendungen geben (Achtung: Verbrennungsgefahr!).

Muskelkrämpfe

Gegen Muskelkrämpfe helfen Wärmeanwendungen.

Fußpflege

Ein polyneuropathischer Fuß ist empfindlich und heilt schlecht. Die Patienten sollten lernen, **nie barfuß** zu gehen. Es empfehlen sich weiche dicke **Baumwollsocken** von weißer Farbe, da sie kochfest sind und Blutspuren leicht erkennen lassen. Die **Schuhe** sollten ausreichend weit und auf jeden Fall bequem sein. Kleine **Wunden** sollten ernsthaft und sorgfältig verbunden und gepflegt werden. Die Haut der Füße sollte **nicht** zu stark **entfettet** werden: seifenfreie Waschlotionen verwenden. Fachgerechte und besonders vorsichtige **Fußpflege** ist bei Zehennägel-Problemen und »Hühneraugen« indiziert.

Zusammenfassung

Als **Polyneuropathien** werden alle Erkrankungen mit diffusen Schäden an peripheren Nerven zusammengefasst. Die **Ursachen** sind mannigfaltig: neben den angeborenen steht die Gruppe erworbener Polyneuropathien mit metabolischen, toxischen, endokrinologischen, paraneoplastischen, entzündlichen und infektiösen Schädigungen; etwa 25% lassen sich keiner konkreten Ursache zuordnen (idiopathische Polyneuropathien). In Westeuropa sind die **diabetische** und die **alkoholtoxische** Polyneuropathie die häufigsten Formen. Das **Verteilungsmuster** ist in den meisten Fällen strumpf- oder handschuhförmig (distal-symmetrisch), es gibt aber auch proximal-asymmetrische Formen, die z. B. auf Durchblutungsstörungen zurückgehen. Das **Schädigungsbild** wird beherrscht von Sensibilitätsstörungen (Reiz- und Ausfallserscheinungen), Reflexabschwächungen und schlaffen Paresen mit Muskelatrophien und vegetativen Störungen. Der **Verlauf** kann langsam chronisch-progredient sein (z. B. toxisch-urämische Polyneuropathie), aber auch akut und schnell aufsteigend (z. B. Landry-Paralyse im Rahmen eines Guillain-Barré-Syndroms). Die **Therapie** richtet sich nach Möglichkeit gegen die auslösende Ursache und muss langfristig angelegt werden.

18 Muskelerkrankungen

Definition

Den Muskelerkrankungen (Myopathien) liegt ein pathologisches Geschehen im Muskel selbst oder im Bereich des Übergangs vom Nerv zum Muskel (neuromuskulärer Übergang, motorische Endplatte) zu Grunde. Der periphere Nerv ist nicht betroffen. **Leitsymptom ist die Muskelschwäche,** die als schlaffe Parese mit nur leichter Muskelatrophie erkennbar wird. Sensible und vegetative Störungen sowie Faszikulationen fehlen. Muskelschmerzen werden nur bei der entzündlichen Form, der Myositis, angegeben.

Ursachen und Entstehungsbedingungen

Primäre Muskelerkrankungen sind **erblich** und entstehen aus sich heraus. **Sekundäre Muskelerkrankungen** sind durch autoimmunologische Prozesse, Infektionen, Stoffwechselstörungen oder toxische Einflüsse bedingt und damit **erworben.** Eine Sonderstellung nehmen Erkrankungen des neuromuskulären Übergangs ein.

Übersicht 18.1: Übersicht der Myopathien

Primäre (erbliche) Myopathien
- Progressive Muskeldystrophie (gestörter Muskelstoffwechsel)
- Myotonie (verzögerte Muskelerschlaffung nach Kontraktion)
- Dystrophia myotonica

Sekundäre (erworbene) Myopathien
- Entzündliche Myopathie (Myositis)
- Endokrine Myopathie
- Medikamentös-toxische Myopathie

Myasthenie (abnorme Muskelschwäche bei Störung der neuromuskulären Reizübertragung)

Häufigkeit

Man rechnet mit etwa 30 Erkrankungen bei 100 000 Einwohnern. Am häufigsten ist die progressive Muskeldystrophie, gefolgt von Myositis, Myotonie und Myasthenie.

Symptomatik

Folgende Symptome (**Myopathisches Syndrom**) werden bei Myopathien beobachtet:
- weitgehend symmetrischer, meist proximaler Muskelbefall
- schlaffe Paresen ohne Sensibilitätsstörungen
- mäßig ausgeprägte Muskelatrophien, die durch Fettgewebe verborgen bleiben können. Sie fehlen bei der Myasthenie
- kein Faszikulieren (dieses ist Ausdruck einer motorischen Vorderhornzellschädigung)

- Abschwächung oder Erlöschen der Muskeleigenreflexe
- Muskelschmerzen vorwiegend bei Myositis
- langsames Fortschreiten der Erkrankung
- in einigen Fällen Erblichkeit (Heredität).

- **Biochemie und Laboruntersuchungen**
  - Bestimmung der Enzymaktivität der **Kreatinkinase (CK)** und der **Transaminasen (SGOT, SGPT)**. Beim Untergang von Skelettmuskulatur steigt die CK deutlich an, während die Transaminasen nur gering erhöht sind (sie sind z. B. bei Lebererkrankungen deutlich erhöht). Bei starkem Muskelzerfall (Rhabdomyolyse) lässt sich Myoglobin (roter Muskelfarbstoff) im Urin nachweisen.
  - **Nachweis antinukleärer Faktoren.** Sie weisen auf einen immunreaktiven Prozess hin. Bei der Myasthenie lassen sich im Serum Antikörper gegen Acetylcholinrezeptoren nachweisen.
  - Der **Liquor** ist unauffällig.

Diagnostik

- Die **Elektromyographie (EMG)** lässt für die Myopathie charakteristische Veränderungen erkennen: verkürzte, erniedrigte und polyphasische Einzelpotenziale sowie ein dichtes und niedriges Interferenzmuster. Spontanaktivität (sonst nur als Ausdruck einer neurogenen Schädigung) kann bei starkem Muskelzerfall (Polymyositis) auftreten. Auch bei der Myasthenie und Myotonie lässt das EMG typische Auffälligkeiten erkennen. Die Nervenleitgeschwindigkeiten sind normal.
  Bei speziellen Fragestellungen wird die aufwendige **Einzelfasermyographie** durchgeführt. Mit besonderer Technik gelingt es, elektrische Entladungen einzelner Muskelfasern abzuleiten. Die elektromyographischen Nadeluntersuchungen dürfen erst nach der Abnahme von Blut für die Muskelenzymbestimmung durchgeführt werden, weil die Muskelverletzung durch den Nadelstich zu einem Anstieg der Enzymaktivität führt.
- Die **Muskelbiopsie** soll die bereits vermutete Diagnose beweisen oder bei unklaren Befunden zur Klärung der Diagnose beitragen. Die Probeexzision darf nicht aus einem Muskel entnommen werden, der vorher durch die Nadeluntersuchung beim EMG verletzt wurde. Das exzidierte Muskelstück ist sorgfältig zu präparieren und schnell in ein Pathologisches Institut zu bringen.
  Die einfache mikroskopische Muskeluntersuchung kann durch histochemische Methoden ergänzt werden. Dabei werden die mikroskopischen Präparate einer Behandlung mit Enzymen unterzogen, um die einzelnen Zellen besser voneinander unterscheiden zu können (**Enzymhistochemie**). Noch bessere diagnostische Möglichkeiten können mit der **Elektronenmikroskopie** erreicht werden.
- Die **Kernspintomographie** lässt durch ein spezielles Signalverhalten Hinweise auf die Muskelstruktur erkennen.
- Durch eine **chemische Muskelanalyse** können Hinweise auf eine Stoffwechselstörung gewonnen werden.

Neben Muskelschmerzen und schnell zunehmenden Muskelatrophien sind Biochemie, Elektromyographie und Muskelbiopsie für die Diagnostik besonders wichtig.

18.1 Progressive Muskeldystrophie

Definition
Erblich. Langsam fort-
schreitende Muskelatrophie
und Schwäche.

Bei der progressiven Muskeldystrophie handelt es sich um eine erbliche, langsam fortschreitende Degeneration der Skelettmuskulatur, die wahrscheinlich auf einem Enzymdefekt beruht und zur Muskelschwäche und zum Muskelschwund führt.

Symptomatik

Hinsichtlich des **Erscheinungsbildes,** des Beginns der Erkrankung und des **Verlaufs** der progressiven Muskeldystrophie werden folgende Formen unterschieden:
- **Infantile Beckengürtelform,** Typ Duchenne. Es sind fast ausschließlich Jungen erkrankt, bei denen sich die Symptome im ersten bis dritten Lebensjahr bemerkbar machen und schnell an Deutlichkeit zunehmen. Das Kind kann sich nicht ohne Hilfe der Arme aus liegender Position aufrichten. Schwierigkeiten beim Treppensteigen. Watschelndes Gangbild bei ausgeprägter Lendenlordose. Eine leichte geistige Behinderung ist möglich.
- **Gutartige Beckengürtelform,** Typ Becker-Kiener. Die Symptome der infantilen Beckengürtelform treten etwas später auf und schreiten langsamer fort.
- **Gesichts- und Schultergürtelform,** Typ Emery-Dreifuß. Muskelschwäche und Muskelatrophie treten im Bereich der Schultern und Oberarme bei Jugendlichen und Erwachsenen beiderlei Geschlechts auf. Häufig ist auch die Gesichtsmuskulatur betroffen, die ein schlaffes Aussehen mit hängenden Augenlidern hat (**Facies myopathica**). Die Symptome schreiten sehr langsam fort, sodass die Lebenserwartung kaum verkürzt ist.

Therapie

Eine ursächliche Therapie ist nicht bekannt. Kortikoide und Vitamine zeigen keine Wirkung. Möglicherweise lässt sich der fortschreitende Krankheitsverlauf durch Nukleosid-Infusionen (Adenosin) aufhalten. Wichtig ist eine regelmäßige Physiotherapie mit isometrischen Spannungsübungen. Kontrakturen der Gelenke sind zu vermeiden. In fortgeschrittenen Fällen müssen orthopädische Hilfen in Anspruch genommen werden. Unterstützung erfahren die Kranken in der Ergotherapie. Auf die Übung der Feinmotorik und das Ausgleichtraining der verbliebenen Muskulatur sollte besonderer Wert gelegt werden. Eine genetische Beratung der Kranken ist wichtig.

18.2 Myotonie

Definition

Vorwiegend erbliche, schon im Säuglingsalter, aber auch erst später zu beobachtende verzögerte Erschlaffung der Muskulatur nach Kontraktion.

Symptomatik

Das auffällige Verhalten der Muskeln wird als **myotone Reaktion** bezeichnet. Die Anspannung der Muskulatur wird als Muskelsteife empfunden. Sie hält einige Sekunden an, bis es zur Erschlaffung kommt. Ein fest umfasster Gegenstand kann spontan nicht wieder losgelassen werden, die Hand löst sich nur langsam und unvollständig vom Gegenstand; oder eine geballte Faust kann nicht sofort wieder geöffnet werden. Beim Beklopfen der Muskulatur bleibt an der Schlagstelle für kurze Zeit ein Muskelwall bestehen.

Im EMG sind typische Serienentladungen zu sehen, die akustisch als ein besonderes Heulgeräusch wie bei einem »Sturzkampfbomber« wahrzunehmen ist.

Die angeborene Form der Myotonie wird als **Myotonia congenita** bezeichnet. Myotonische Reaktionen werden aber auch bei Polyneuropathien, Polymyositis oder der progressiven Muskeldystrophie (Dystrophia myotonica) beobachtet. Es handelt sich in diesen Fällen um eine **symptomatische Myotonie.**

Vorwiegend erblich. Verzögerte Erschlaffung der Muskulatur nach Kontraktion.

18.3 Dystrophia myotonica

Diese erbliche Muskelerkrankung ist nach der progressiven Muskeldystrophie die zweithäufigste Myopathie. Sie wurde nach den deutschen Internisten H. CURSCHMANN und H. STEINERT benannt und ist eine Kombination von Muskeldystrophie und Myotonie. Sie tritt vorwiegend bei Männern zwischen dem 15. und 40. Lebensjahr auf und schreitet nur langsam fort.

Bei den Männern kommt es zur Hodenatrophie und Stirnglatze; Frauen fallen durch struppiges Haar auf. Bei beiden Geschlechtern sind ein schlaffer Gesichtsausdruck (Facies myopathica) sowie die Mitbeteiligung anderer Organe (z. B. Herzrhythmusstörungen, Linsentrübung der Augen, psychische Auffälligkeiten) häufig zu beobachten.

Definition
Erblich. Muskeldystrophie mit myotoner Reaktion, Linsentrübung der Augen (Katarakt) und bei Männern Hodenatrophie.

Symptomatik

18.4 Entzündliche Myopathie (Myositis)

Entzündungen der Muskulatur treten auf als

- **Begleiterscheinungen allgemeiner Infektionskrankheiten**
  - **Bakterien:** z. B. Gasödemerkrankung, Lepra
  - **Parasiten:** z. B. Toxoplasmose, Zystizerkose, Trichinose
  - **Pilze:** Aktinomykose.
- **Autoimmunerkrankung.** Es finden sich Antikörper gegen Muskelgewebe. Da gewöhnlich viele oder auch alle Muskeln von dem entzündlichen Geschehen betroffen sind, wird auch von **Polymyositis** gesprochen. Kommen Hautveränderungen hinzu, handelt es sich um eine **Dermatomyositis.**

Ursachen

Hauptmerkmale:
Schwäche der Becken- und Schultermuskulatur, nur leichte Muskelschmerzen

18.4.1 Polymyositis

Die Polymyositis ist insbesondere durch eine Schwäche der Becken- und Schultergürtelmuskulatur und im weiteren Verlauf auch der Nacken- und Schlundmuskulatur (Schluckstörungen!) gekennzeichnet. Muskelschmerzen, die wie ein überstarker Muskelkater empfunden werden, verstärken sich unter Belastung. Deutliche Muskelatrophien sind selten, die Muskeleigenreflexe bleiben erhalten.

Die BSG ist mäßig beschleunigt, und im Serum sind die Muskelenzyme (Laktatdehydrogenase – LDH, Creatinkinase – CK, Aldolase) erhöht. Das Elektromyogramm (EMG) zeigt als Ausdruck der pathologischen Übererregbarkeit geschädigter Muskelfasern viele kleine und kurze Potenziale.

18.4.2 Dermatomyositis

Bei der Dermatomyositis kommt es neben den Muskelsymptomen zu bläulich-violetten Hautverfärbungen mit symmetrischer Anordnung im Gesicht, im Bereich der Augen und der Wangen sowie auch im vorderen Halsdreieck und an den Streckseiten der Extremitäten.

Therapie Die Therapie der Poly- und Dermatomyositis erfolgt mit gutem Ergebnis mit Kortikosteroiden und bei schweren Verläufen zusätzlich mit Azathioprin. Im akuten Stadium mit deutlicher Erhöhung der Kreatinkinase ist Bettruhe einzuhalten; aktive physiotherapeutische Maßnahmen sind zunächst nicht angezeigt.

18.4.3 Polymyalgia rheumatica

Entzündliche Erkrankung der kleinen Muskelarterien

Der Polymyositis im Erscheinungsbild ähnlich, aber von ihr zu unterscheiden, ist die **Polymyalgia rheumatica,** bei der die Muskelzellen nicht direkt geschädigt sind. Erkrankt sind die kleinen Muskelarterien durch das Auftreten so genannter Riesenzellen im Rahmen einer Entzündung. Diese **Riesenzellarteriitis** ist Ausdruck einer immunologisch bedingten Gefäßerkrankung (**Immunvaskulitis**), die bei etwa einem Drittel der an einer Polymyalgia rheumatica erkrankten Patienten auch an der Temporalarterie auftreten und zu heftigen Kopfschmerzen und zur Erblindung führen kann (**Arteriitis temporalis** ☞ S. 131).

Erkrankung des höheren Lebensalters

Muskelschmerzen und morgendliche Steifheit, keine Muskelschwäche. Stark beschleunigte BSG

Die Polymyalgia rheumatica tritt nach dem 50. Lebensjahr auf und nimmt an Häufigkeit mit zunehmendem Alter deutlich zu. Frauen sind etwa viermal so häufig wie Männer betroffen. Muskelschmerzen und morgendliche Steifigkeit vorwiegend im Schultergürtel-, weniger im Beckengürtelbereich ohne deutliche Paresen, aber mit einem allgemeinen Krankheitsgefühl und leichtem Fieber kennzeichnen das Krankheitsbild. **Labortechnisch** fallen eine stark beschleunigte BSG und eine Anämie auf, während im Gegensatz zur Polymyositis die Muskelenzyme normal sind und das EMG unauffällig ist.

Der **Krankheitsverlauf** erstreckt sich über mindestens 2–7 Jahre. Eine schlagartige Besserung der Beschwerden – aber keine Heilung der Erkrankung – bringen Kortikosteroide, die nach Abklingen der Krankheitserscheinungen oft noch über viele Jahre in geringer Dosierung (2–5 mg Prednisolon) genommen werden müssen.

Kortikosteroide über viele Jahre

18.5 Endokrine Myopathie

Proximal betonte Muskelschwächen können als Begleitsymptome verschiedener endokriner Erkrankungen auftreten. So kommt es bei der **Hyperthyreose** in gut der Hälfte der Fälle und bei der nicht oder unzureichend behandelten **Hypothyreose** in fast allen Fällen zu myopathischen Erscheinungen. Häufig sind Myopathien auch beim **Cushing-Syndrom** (Erhöhung von Kortisol bei Funktionsstörung der Nebennierenrinde, bei Tumoren des Hypophysenvorderlappens, beim Bronchialkarzinom und nach längerer Kortikosteroidbehandlung) zu beobachten.

18.6 Medikamentös-toxische Myopathie

Viele gängige Medikamente können bei normaler Dosierung in Einzelfällen zu **Muskelschädigungen** führen, die sich in Muskelschmerzen und Muskelschwäche äußern. Zu nennen sind beispielsweise das Malariamittel Resochin®, das Zytostatikum Vincristin (das auch eine Polyneuropathie verursachen kann) sowie harntreibende und abführende Mittel, die mit einem stärkeren Kaliumverlust einhergehen.

Viele Medikamente können im Einzelfall eine Myopathie verursachen.

Unter den toxischen Substanzen verursacht am häufigsten **Alkohol** neben einer Polyneuropathie auch eine schmerzhafte Myopathie mit Schwäche vorwiegend der Beckenmuskulatur.
Die Beschwerden gehen nach Weglassen der entsprechenden Medikamente und toxischen Stoffe relativ schnell zurück.

Besonders Alkohol kann auch zu einer Muskelschädigung führen.

18.7 Myasthenie

Bei der Myasthenie handelt es sich um eine gesteigerte Ermüdbarkeit und Erschlaffung der Skelettmuskulatur unter Belastung. Bei Ruhe erholt sich die Muskelkraft innerhalb von Minuten bis Stunden. Zu einer bleibenden Lähmung der Muskulatur kommt es nicht. Ursache ist eine Autoimmunkrankheit mit Störung der neuromuskulären Übertragung.

Definition
Biochemische Störung am neuromuskulären Übergang. Muskelschwäche, die anfangs mit Doppelbildern, Kau- und Schluckstörungen in Erscheinung treten kann.

Häufigkeit

Man rechnet mit vier Erkrankungen bei 100 000 Einwohnern. Die Erkrankung tritt zwischen dem 20. und 40. Lebensjahr auf. Frauen sind häufiger betroffen.

Ursachen und Entstehungsbedingungen

An den motorischen Endplatten im neuromuskulären Übergang kommt es infolge einer autoimmunologischen Reaktion durch das Ferment Cholinesterase zu einem Zerfall des für die Muskelfunktion erforderlichen Acetylcholins. Mit dem Prozess einher geht in vielen Fällen eine Vergrößerung der Thymusdrüse, in der Lymphozyten (so genannte T-Helfer-Zellen) entstehen, die Antikörper gegen Acetylcholin-Rezeptoren bilden.

Symptomatik

Erschlaffung der Gesichts-, Kau- und Schluckmuskulatur

Die ersten Krankheitserscheinungen können ein Hängen der Augenlider und das Auftreten von Doppelbildern sein. Es kommen eine Erschlaffung der Gesichtszüge (Facies myopathica) und eine Beeinträchtigung beim Kauen und Schlucken hinzu. Im weiteren Verlauf der Erkrankung treten zunächst proximal, später auch distal Muskelschwächen der Extremitäten auf, sodass das Gehen, Treppensteigen und der Gebrauch der Arme und Hände eingeschränkt sind. Bedrohlich wird es, wenn auch die Atemmuskulatur betroffen ist.

Diagnostik

Nach intravenöser Gabe eines Acetylcholinesterase-Hemmers bessert sich die Muskelfunktion für einige Minuten schlagartig (**Tensilon-Test**). Im **Elektromyogramm (EMG)** fällt bei wiederholter elektrischer Reizung ein Abfall der Amplituden der Aktionspotenziale auf. Im **Serum** lassen sich **Antikörper gegen Acetylcholin-Rezeptoren** nachweisen.

Therapie

Eine rasche und gute Besserung der Symptome ist mit **Cholinesterasehemmern** (Mestinom®, Prostigmin®, Mytelase®) zu erreichen. Wichtig ist dabei eine ausreichende, aber nicht zu hohe Dosierung. Deshalb ist auch vom Pflegepersonal auf Zeichen einer Überdosierung zu achten: verstärktes Schwitzen, häufiger Stuhlgang, Erbrechen, Unruhe, Angst und Muskelzittern (cholinerge Krise).

Zur Langzeittherapie werden **immunsuppressive Medikamente** wie Kortikosteroide und Azathioprin eingesetzt. Kommt es zu keiner anhaltenden Besserung der Beschwerden, ist zur Ausschaltung der Antikörperbildung eine operative Entfernung der Thymusdrüse (**Thymektomie**) zu erwägen.

Zusammenfassung

Myopathien sind degenerative (meist erbliche), entzündliche oder metabolisch-toxische Muskelerkrankungen ohne Beteiligung der zugehörigen Nerven. Eine Sonderform stellt die Myasthenie als Erkrankung des neuromuskulären Übergangs dar. Leitsymptom ist die Muskelschwäche. Elektromyographie (EMG), biochemische Laboruntersuchungen und die Muskelbiopsie sichern die Diagnose.

19 Entwicklungsstörungen des zentralen Nervensystems und frühkindliche Hirnschädigung

Die Entwicklung des zentralen Nervensystems fällt in die vorgeburtliche oder pränatale Zeit und gliedert sich in die

- **Embryonalzeit:** Von der Befruchtung bis zum Ende etwa der 12. Schwangerschaftswoche. In dieser Zeit beginnen sich die Organe zu entwickeln (**Organogenese**). Das Lebewesen wird als **Embryo** bezeichnet.
- **Fetalzeit:** Von Anfang etwa der 13. Schwangerschaftswoche bis zur Geburt. Das Lebewesen wird **Fetus** oder **Fötus** genannt.
Schädigungen des zentralen Nervensystems während seiner Entwicklung können zu verschiedenen Fehlbildungen und Defekten führen. Die Art der Fehlbildungen und Defekte hängt sehr vom Reifungsgrad des zentralen Nervensystems ab. In den verschiedenen Entwicklungsperioden des zentralen Nervensystems werden folgende Erkrankungen in der pränatalen Phase und während der ersten Lebensjahre beobachtet:

- **Gametopathien.** Gameten sind männliche und weibliche Keimzellen (Spermien und Eizellen). Da Eizellen vor der Befruchtung bereits längere Zeit bestehen, sind sie viel häufiger Schädigungen ausgesetzt als Spermien, die ständig neu gebildet werden. Eine vor der Befruchtung geschädigte Eizelle führt wie bei einer chromosomalen Störung häufig zu Fehlbildungen.

  Schädigungen an Eizellen, weniger an Samen

- **Embryopathien.** Schädigungen in der Zeit von der Befruchtung bis zum Ende des ersten Schwangerschaftsdrittels treffen ein sehr unreifes Organ, das noch nicht zur Gewebsreaktion und Narbenbildung des zentralen Nervensystems befähigt ist. Es kann zu auffälligen Fehlbildungen des Gehirns und Rückenmarks kommen wie z. B. zu einer **Anenzephalie** (Fehlen des Schädeldachs und wesentlicher Teile des Gehirns; sog. Froschkopf) oder zu einer **dysrhaphischen Störung** (Entwicklungsstörung beim Schließungsprozess des Rückenmarks). Ursächlich kommen u. a. Infektionen durch Röteln- oder Zytomegalieviren infrage.

  Schädigungen am entstehenden Gehirn

- **Fetopathien.** In den letzten zwei Dritteln der Schwangerschaft sind Schädigungsfolgen am reiferen Gehirn und Rückenmark differenzierter und gehen mit Narben- oder Höhlenbildungen sowie Defektbildungen einher. Ursächlich kommen Infektionen wie die Toxoplasmose und Lues sowie Sauerstoffmangelzustände, Schwangerschaftstoxikosen und mechanische Schädigungen infrage.

  Frühe Schädigungen am reifenden Gehirn

Embryopathien und Fetopathien werden zusammen auch als **pränatale Schädigungen** bezeichnet.

Späte Schädigungen am reifenden Gehirn

- **Perinatale Schädigungen.** Diese Schädigungen des Gehirns treten im Zusammenhang mit der Geburt durch Sauerstoffmangel und mechanische Einwirkungen (Hirnquetschung, Hirnblutung sowie epi- und subdurales Hämatom) auf.
- **Postnatale Schädigungen.** Schädigungen des Gehirns nach der Geburt bis zum Abschluss der Reifung des Nervensystems im 4. Lebensjahr fallen in die postnatale Phase. Es kommen alle Verletzungen, Entzündungen und Vergiftungen wie bei einem Erwachsenen infrage.

Schädigungen des Gehirns in der Fetal-, peri- und postnatalen Periode werden als **frühkindliche Hirnschädigung** zusammengefasst.

Leitsymptome frühkindlicher Hiernschädigungen

Leitsymptome vieler Entwicklungsstörungen des Gehirns bzw. der frühkindlichen Hirnschädigung sind
- geistige Behinderung und Verhaltensauffälligkeiten
- zerebrale Bewegungsstörungen
- epileptische Anfälle.

19.1. Geistige Behinderung

Beeinträchtigung der geistigen Entwicklung

Mit dem Begriff »Geistige Behinderung« kommt leicht etwas Minderwertiges und Abwertendes zum Ausdruck. Der Begriff wird deshalb zunehmend umschrieben und die geistige Behinderung als **Beeinträchtigung der geistigen Entwicklung** bezeichnet. Besteht lediglich der Verdacht auf eine geistige Behinderung, wird diese mit **Verzögerung in der geistigen Entwicklung** beschrieben.

Definition

Geistige Behinderung wird im Wesentlichen von intellektueller Minderbegabung (Oligophrenie) geprägt. Man rechnet mit etwa 2 % geistig behinderter Menschen in der Gesamtbevölkerung. Im Kindes- und Jugendalter ist die geistige Behinderung sogar die häufigste psychische Auffälligkeit.

Einschätzung und Bewertung der geistigen Behinderung aus pädagogischer und medizinischer Sicht.

Die Frage, ob geistige Behinderung eine Krankheit ist, wurde lange erörtert. Aus **pädagogischer Sicht** haben geistig behinderte Menschen einen geistigen Entwicklungsrückstand und oft einen anderen Lebensstil. Sie werden erst dann krank und zu Patienten, wenn eine gesundheitliche Störung hinzukommt.

Aus **medizinischer Sicht** ist festzustellen, dass geistig behinderte Menschen im Vergleich zu nicht geistig behinderten Menschen sehr viel häufiger angeborene und früh erworbene körperliche Schäden haben wie zum Beispiel Fehlbildungen des Hirns, der Wirbelsäule und der großen Gelenke sowie Epilepsien. Hinzu kommt, dass die Infektanfälligkeit erhöht ist und sie allgemein ungesünder leben als nicht geistig behinderte Menschen. Das führt zum Auftreten weiterer Gesundheitsstörungen. Psychisch liegt nicht nur eine intellektuelle Minderbegabung vor, sondern es mangelt vielen geistig behinderten Menschen an Einsicht, Besonnenheit und kritischem Urteilsvermögen. In gewissen Grenzen können diese Fähigkeiten eingeübt und gelernt werden, sie werden aber nicht annähernd ausgeglichen. Geistig behinderte Menschen können deshalb ihre Lebenssituation nicht oder nur unvollständig einschätzen, sie können hilflos und gefährdet sein. Diese Menschen haben – mehr oder weniger stark ausgeprägt – einen anderen Lebensraum, eine andere Gefühls- und Erlebniswelt. Zusammengefasst ist festzustellen, dass diese Menschen leichter krank werden. Und wenn sie krank werden, äußern sich die Krankheitserscheinungen mitunter »verschlüsselt«, anders als bei nicht geistig behinderten Menschen.

> Krankheiten können bei geistig behinderten Menschen »verschlüsselt« in Erscheinung treten.

Auch aus medizinischer Sicht ist die geistige Behinderung, also die verzögerte geistige Entwicklung, nicht als Krankheit zu bezeichnen. Kommen aber weitere seelische und/oder körperliche Auffälligkeiten hinzu, unter denen die Betroffenen leiden oder die das psychosoziale Umfeld erheblich belasten, ist von krankhaften Störungen auszugehen. Diese krankhaften Störungen sind bei geistig behinderten Menschen häufig zu beobachten und erfordern ärztliche und psychologische Hilfe.

> Geistige Behinderung keine Krankheit, zusätzlich aber viele krankhafte Störungen

Das **Einschätzen einer intellektuellen Minderbegabung** ist nicht einfach. Das Messen psychischer Leistungen mit normierten Verfahren erfasst den intellektuellen Zustand nur unvollkommen. Im Einzelfall sind immer auch der soziale Bezug zur Umwelt, der individuelle Lebensraum und das Vermögen der Lebensbewältigung zu berücksichtigen. Trotzdem wird unter Vorbehalt zur ersten Orientierung und Beurteilung eine Klassifikation durch **Bestimmung des Intelligenzquotienten (IQ)** vorgenommen. Dabei geht man davon aus, dass sich die normale Intelligenz zwischen den Intelligenzquotienten 80 und 120 bewegt. Menschen mit einem IQ unter 70 sind als intellektuell minderbegabt oder geistig behindert zu bezeichnen.

> Diagnostik
>
> Der Intelligenzquotient (IQ) beschreibt das intellektuelle Leistungsvermögen geistig behinderter Menschen nur sehr unvollständig.

Drei **Schweregrade der geistigen Behinderung** werden unterschieden:
- **leicht:** IQ 69 bis 50, eigene Versorgung unter günstigen Umständen möglich, einfache Sozialtechniken werden beherrscht, geringes Lese- und Schreibvermögen, einfache Arbeiten.
- **mittelschwer:** IQ 49 bis 20, ständige Aufsicht und Hilfestellung; Waschen, Anziehen und Essen sind alleine nicht möglich, Sprachfähigkeit häufig gestört, Arbeit in beschützten Werkstätten.
- **schwer:** IQ unter 20, ständige Pflege und Aufsicht, einfache Tätigkeiten nicht möglich, Sprache ist nicht entwickelt.

Die geistige Behinderung hat viele Entstehungsbedingungen. Wesentliche Schädigungsmuster sind in etwa 20 % neurometabolische und chromosomale und in etwa 50 % frühkindliche Hirnschädigungen. In etwa 30 % bleibt die verursachende Störung noch verborgen. Dieser Prozentsatz wird in Zukunft aber mit der Verbesserung diagnostischer Möglichkeiten

> Entstehungsbedingungen

insbesondere im Bereich der Neurochemie und der bildgebenden Verfahren (einfache und funktionelle MRT) kleiner werden.

Aufgaben der Psychologie und Pädagogik

Entscheidend für das Erscheinungsbild einer geistigen Behinderung ist die Tatsache, dass sich die Störungen nicht nur lokal am Gehirn auswirken, sondern dass sie die gesamte neuronale Vernetzung des noch unreifen Hirns beeinträchtigen und zu einer umfassenden Schädigung und damit Beeinträchtigung der Entwicklung führen. Es werden also aufgrund bestehender Vernetzungen auch Teile und Funktionsbereiche des Hirns geschädigt, die bei einer begrenzten Schädigung unbehelligt geblieben wären. Es ist Aufgabe der Heilpädagogik, diese beeinträchtigten neuronalen Vernetzungen mit geeigneten Methoden anzuregen, damit die verzögerte Entwicklung aufgeholt wird.

Behandlung und Betreuung

Die Behandlung und Betreuung der Menschen mit einer geistigen Behinderung ist nicht so ausweglos, wie es zunächst erscheinen mag. Wichtig ist der frühzeitige Beginn der Behandlung. Im medizinischen Bereich wird u. a. durch **Medikamente** Einfluss auf überschießende oder verlangsamte psychische Funktionen sowie spastische Syndrome genommen. Dämpfend wirken die herkömmlichen niederpotenten Neuroleptika (z. B. Truxal®, Dipiperon®) und als Vertreter der neueren atypischen, besser verträglichen Neuroleptika das Risperidon®. Anregend und stimulierend wirken Nootropika (z. B. Nootrop®, Normabrain®). Epileptische Anfälle werden mit verschiedenen Antiepileptika (☞ S. 317 ff.) behandelt; gelegentlich kommt auch eine neurochirurgische Therapie infrage. Die ärztliche Betreuung beachtet ferner die erhöhte Anfälligkeit gegenüber Infektionen, das häufige Auftreten von Magenbeschwerden, die Verordnung einer bestimmten Diät, die Neigung zu Verhaltensstörungen und abnormen seelischen Reaktionen sowie die psychagogische Führung der behinderten Menschen und die Beratung der Eltern und Angehörigen.

Aufgaben des ärztlichen Dienstes

Physio- und ergotherapeutische Versorgung

Zum medizinischen Bereich gehört auch die **Physiotherapie,** die auf neurophysiologischer Grundlage bestimmte motorische Entwicklungsstufen nachvollzieht und spastische Bewegungsabläufe hemmt. Besondere Bedeutung in der Betreuung geistig behinderter Menschen hat die **psychomotorische Übungsbehandlung** erlangt, die über psychische und sensibelsensorische Kontakte fördernde Einflüsse auf die minderentwickelten Körperfunktionen nimmt. Diese Förderung wird durch die **Beschäftigungs- und Arbeitstherapie (Ergotherapie)** unterstützt. Der **psychologische Dienst** entwickelt Behandlungsstrategien, arbeitet verhaltens- und gestalttherapeutisch, berät den heilpädagogischen Dienst und spürt Konflikte auf, um diese im Einzelfall zu lösen.

Psychologische Betreuung

Heilpädagogische Betreuung

Der seelische Entwicklungsrückstand der geistig Behinderten wird durch intensive **heilpädagogische Arbeit** nach- und aufgeholt. Bereits in der vorschulischen Erziehung erfolgt die seelische Stimulation durch das Üben sozialer Kontakte beim Spiel, bei Musik und Rhythmik, bei Bewegung und allgemein in der liebevollen und fürsorglichen Hinwendung der Erzieher zum Betreuten. Die Schule setzt die Leistungsförderung im Sinne praktischer Bildbarkeit fort mit dem Ziel weitestgehender Selbstständigkeit und sozialer Integration. Soweit es die Schwere der geistigen Behinderung erlaubt, wird der Übergang in das Arbeitsleben vorbereitet. Hierfür stehen **beschützte Werkstätten** zur Verfügung (Werkstätten für Behinderte, WfB).

Menschen mit ausgeprägter geistiger Behinderung, die vorwiegend pflegerisch betreut werden müssen, erfahren zusätzlich **Förderung** durch Anleitung zu einfachen Verrichtungen wie Hämmern, Sägen, Klopfen, Hören, Sehen, Schmecken und Fühlen. Elementare Reize stimulieren Nervensystem und Sinnesorgane (**basale Stimulation** ☞ S. 436).

19.2 Zerebrale Bewegungsstörungen

Bewegungsstörungen gehen oft auf umfangreiche Schädigungen der so genannten Pyramidenbahn und der Basalganglien zurück. Die meist doppelseitigen **Pyramidenbahnschädigungen** führen zu einer beinbetonten Tetraspastik. Die Oberschenkel werden aneinandergepresst und die Beine in Streckstellung gehalten. Das auffällige Gangbild wird nach dem Londoner Arzt W. L. LITTLE, der die **doppelseitige infantile Zerebralparese** 1862 beschrieben hat, als **Littlesche Gangstörung** bezeichnet.

Little-Krannkheit

Schädigungen der Basalganglien führen zu unkoordinierten, ausfahrenden und oft doppelseitig auftretenden **choreatischen** und **athetotischen** **Bewegungsstörungen.** Kommt es neben der geistigen Behinderung und choreo-athetotischen Bewegungsstörungen zu Verhaltensauffälligkeiten, die ausgesprochen aggressiv und selbstverletzend sein können, sowie zu einem zwanghaften Nachsprechen von Wörtern (insbesondere Schimpfwörtern) und Sätzen, ist an das **Gilles-de-la-Tourette-Syndrom** (☞ S. 197) zu denken (GILLES DE LA TOURETTE, französischer Internist 1857 – 1904). Eine erbliche Belastung ist wahrscheinlich.

Gilles-de-la-Tourette-Syndrom

19.3 Epileptische Anfälle

Viele Epilepsien (etwa ein Drittel der Anfallskranken) bestehen seit früher Kindheit und gehen zurück entweder auf eine

- **organische Hirnschädigung:** z. B. **BNS-Krämpfe** oder **West-Syndrom** (Blitz-Nick-Salaam-Krämpfe bei Kindern im 3. bis 8. Lebensmonat ☞ S. 313) und **Lennox-Gastaut-Syndrom** (tritt im 3. bis 5. Lebensjahr mit myoklonisch-astatischen Anfällen auf und entwickelt sich aus den BNS-Krämpfen). Ungünstiger Verlauf mit geistiger Behinderung – oder
- **genetische Verursachung:** z. B. **pyknoleptische Absencen** (verdichtetes, d. h. tägliches Auftreten von kurzen Bewusstseinsstörungen ☞ S. 314), **myoklonische Anfälle,** (1 . und 2. Lebensjahr, kurze Ausbrüche von

generalisierten Myoklonien) und **Rolando-Epilepsien** (2. bis 12. Lebensjahr, anfallsartig im Gesicht lokalisierte Missempfindungen und klonische Zuckungen ☞ S. 310). Günstiger Verlauf, keine geistige Behinderung.

Bei schweren Entwicklungsstörungen und Hirnschädigungen sind epileptische Anfälle oft schwer zu klassifizieren. Die Behandlung ist schwierig, manchmal sogar ohne Erfolg,

Auf einige Fehlbildungssyndrome und Formen der frühkindlichen Hirnschädigung soll nachfolgend näher eingegangen werden.

19.4 Dysrhaphische Störungen

In der Embryonalzeit kann es durch verschiedene Schädlichkeiten (z. B. Rötelninfektion, Alkohol, Medikamente, Röntgenstrahlen) zu Fehlbildungen bzw. Fehlentwicklungen des Gehirns und Rückenmarks kommen.

Spaltbildung von Wirbel- säule und Rückenmark

- **Spina bifida.** Beim Rückenmark entwickelt sich der Übergang von der Neuralplatte zum Neuralrohr fehlerhaft. Das Neuralrohr schließt sich nicht vollständig; Wirbelsäule und Rückenmark bleiben praktisch zweigeteilt (lateinisch bifidus). Eine solche Fehlbildung von Wirbelsäule und Rückenmark wird deshalb als **Spinal bifida** bezeichnet.

Offenes Neuralrohr, Rückenmark wölbt sich ungeschützt vor

- **Spina bifida aperta.** Bleiben Wirbelkanal und Rückenmark nach außen offen (**Spina bifida aperta**) und wird die Spaltbildung nicht durch Körperhaut abgedeckt, kommt es zu erheblichen Ausfällen wie Querschnittlähmung, Blasen- und Mastdarmstörung, Fußdeformitäten und häufig auch zu einem Hydrozephalus. Viele dieser Kinder sind nicht lebensfähig.

Von Haut beschützte Vorwölbung des Rücken- marks

- **Spina bifida cystica.** Ist nur der Wirbelkanal offen, das Rückenmark aber von der Rückenmarkhaut bedeckt, können sich unter der Haut Teile des Rückenmarks vorwölben (**Spina bifida cystica**). Häufigstes Beispiel ist die gedeckte **Meningomyelozele.**

Lediglich Spaltbildung der Wirbelsäule; Rückenmark ist geschützt

- **Spina bifida occulta.** Diskrete Fehlbildung, bei der es nur zu einer kleinen Spaltbildung der Wirbelsäule kommt; sie wird als **Spina bifida occulta** bezeichnet. Sie ist häufig und hat gesundheitlich keine Bedeutung.

Zu den dysrhaphischen Störungen gehört auch die **Syringomyelie,** eine zentrale Höhlenbildung vorwiegend im oberen Rückenmark. Sie wird auf S. 342 f. besprochen.

19.5 Alkohol-Embryopathie

Mit zunehmendem Alkoholkonsum bei Frauen werden Alkoholschäden bei Kindern häufiger beobachtet. Bereits während der Embryonalzeit kommt es zu Wachstums- und Entwicklungsverzögerungen. Die Kinder kommen zu klein, mit einem kleinen Kopf (Mikrozephalus) und leichten Missbildungen im Gesicht und an den Extremitäten zur Welt. Außerdem besteht eine geistige Behinderung.

19.6 Neurokutane Störungen

Es handelt sich um überwiegend genetisch bedingte Fehlbildungen, die während der Embryonalzeit vor allem diffus im Nerven- und Hautgewebe entstehen. Die Fehlbildungen können kleine Tumoren, Zysten und Gefäßprozesse sein. An der Haut treten sie als linsenförmige (Linse = Phako, griechisch), tumorartige und oft weiße Flecken in Erscheinung. Deshalb werden die neurokutanen Störungen auch als **Phakomatosen** bezeichnet. Einige der zahlreichen Fehlbildungssyndrome sollen genannt werden.

Angeborene und genetisch bedingte Fehlbildungen des Nerven- und Hautgewebes

19.6.1 Neurofibromatose

Diese von dem deutschen Pathologen F. von Recklinghausen 1882 beschriebene Krankheit tritt mit fibrösen Knötchen und Wucherungen an der Haut, an den peripheren Nerven und im Gehirn, wo sie raumfordernd wirken können, in Erscheinung. An der Haut finden sich größere hellbraune Flecken (Café-au-lait-Flecken).

19.6.2 Tuberöse Sklerose

Der französische Neurologe D. M. Bourneville beschrieb 1880 dieses Krankheitsbild mit folgenden Symptomen:
- gelbliche Papeln und derbe Knötchen, die sich schmetterlingsförmig im Gesicht um die Nase anordnen (Adenoma sebaceum)
- schwere und unbefriedigend zu behandelnde epileptische Anfälle
- geistige Behinderung.

19.6.3 Sturge-Weber-Krankheit

Bei der nach zwei Londoner Ärzten (1879 und 1922) benannten Krankheit handelt es sich um Gefäßmissbildungen. Diese treten halbseitig im Gesicht (Versorgungsbereich des N. trigeminus) als blau-rote Verfärbung der Haut (Flammennävus) und im Gehirn bei der Röntgenuntersuchung als verkalkte Gefäßknäuel in Erscheinung. Es kommt häufig zu epileptischen Anfällen und einer geistigen Behinderung.

19.7 Chromosomale Störungen

Chromosomenanomalien durch Verlust, Austausch oder Verdopplung eines Chromosomenstücks

Der Mensch besitzt 23 Chromosomenpaare, von denen sich 22 Paare bis auf kleine Abweichungen in Form und Lage sehr ähnlich sind (normale Chromosomen oder **Autosomen**). Ein Paar, das Geschlechtschromosom, zeigt große Unterschiede, indem der weibliche Chromosomensatz mit XX, der männliche mit XY gekennzeichnet wird (Heterochromosomen oder **Gonosomen**). Durch Verlust, Austausch oder Verdopplung eines Chromosomenstücks ändert sich die Chromosomenstruktur. Diese Veränderungen werden als **Chromosomenaberration** bzw. **Chromosomenanomalie** bezeichnet. Dadurch entstehen eine Reihe angeborener Defektbildungen, die sich an verschiedenen Organen auswirken und zu Syndromen zusammengefasst werden. Sie sind bei etwa 0,5 % aller Neugeborenen zu beobachten.

Down-Syndrom

Definition

Die bekannteste Chromosomenanomalie ist das Down-Syndrom (Mongolismus, Trisomie 21). Das Chromosom 21 ist dreifach vorhanden; es handelt sich um eine **numerische autosomale Chromosomenaberration.** Erstbeschreiber dieses Syndroms ist der englische Arzt J. L. DOWN (1866).

Häufigkeit

Man rechnet mit etwa 2 Fällen unter 1 000 Neugeborenen. In der Gesamtbevölkerung kommt etwa ein Mensch mit einem Down-Syndrom auf 4 000 Einwohner.

Symptomatik

Das **Erscheinungsbild** ist durch folgende Auffälligkeiten gekennzeichnet: geistige Behinderung, Kleinwuchs, kurzer Schädel, Schrägstellung der Lidspalten (Mongolismus), Hautfalte am inneren Augenwinkel, weiter Augenabstand, überstreckbare Gelenke, Vierfingerfurche an den Händen und offener Mund. Häufig bestehen noch ein Herzfehler, eine Hypothyreose und eine vermehrte Infektanfälligkeit. Die Lebenserwartung ist verkürzt, aber infolge des medizinischen Fortschritts heute deutlich länger als noch vor 50 Jahren.

Ursache

Mütter von Kindern mit einem Down-Syndrom sind häufig älter. Welche Faktoren sonst noch für das Auftreten eines Down-Syndroms verantwortlich sind, ist unklar – im Gespräch sind u. a. Röntgenstrahlen und Virusinfekte. Die Chromosomenanomalie kann bereits während der Schwangerschaft aus Fruchtwasserzellen nachgewiesen und ein Schwangerschaftsabbruch erwogen werden. Nach der Geburt wird die Diagnose durch eine zytogenetische Untersuchung gesichert.

Frühzeitig wird mit einer heilpädagogischen Förderung der oft freundlichen und liebenswerten Kinder begonnen. Der weitere Verlauf ist durch die vermehrte Infektanfälligkeit (auch hinsichtlich Hepatitis B), eine zunehmende Dekompensation bei einem bestehenden Herzfehler (oft Septumdefekt) und eine vorzeitige Alterung gekennzeichnet. Im Endstadium lassen die meist bettlägerigen Down-Patienten ausgeprägte Myoklonien als Ausdruck einer fortgeschrittenen Hirndegeneration besonders im Hirnstammbereich erkennen.

Therapie und Verlauf

19.8 Frühkindliche Hirnschädigung

Zur frühkindlichen Hirnschädigung werden die Schädigungen während der letzten beiden Drittel der Schwangerschaft (pränatal), unter der Geburt (perinatal) und bis zum 4. Lebensjahr (postnatal) gerechnet. Gekennzeichnet sind sie durch geistige Behinderung und Verhaltensstörungen, durch Bewegungsstörungen und durch epileptische Anfälle. Allerdings müssen nicht alle Störungen gleichzeitig auftreten. Bei etwa 25 % der Kinder mit einem frühkindlichen Hirnschaden kommt es zu einer spontanen Besserung der Störungen. Bei etwa 50 % der Kinder lässt sich durch frühzeitige Behandlung der Bewegungsstörungen und der epileptischen Anfälle sowie durch heilpädagogische Maßnahmen Besserung erzielen. Bei den restlichen 25 % bleibt ein schwerer Hirnschaden bestehen.

Hauptsymptome sind geistige Behinderung, Verhaltens- und Bewegungsstörungen, epileptische Anfälle.

Pränatale Hirnschädigungen treten während der Schwangerschaft durch Infektionskrankheiten der Mutter (z. B. Röteln, Lues, Toxoplasmose), aber auch durch Medikamente, Nikotin, Alkohol, Blutgruppenunverträglichkeit (Überschwemmung der Hirnzellen mit dem aus dem Blutzellabbau stammenden Farbstoff Bilirubin – Kernikterus) und Sauerstoffmangel (Plazentastörungen mit Blutungen während der Schwangerschaft, Nabelschnurumschlingung) auf. Diese Schädigungen können Missbildungen und eine verzögerte Entwicklung des Embryos bewirken.

Pränatale Hirnschädigungen

Perinatale Hirnschädigungen entstehen meist durch mechanische Beeinträchtigungen des kindlichen Kopfes während des Geburtsablaufs (enges Becken, lange Geburt). Arterielle und venöse Durchblutungsstörungen führen zu Schädigungen im Hirngewebe mit nachfolgender Narben- oder Höhlenbildung. Nach Blutungen in den Subarachnoidalraum kann es zu Verklebungen und Verwachsungen der Hirnhäute und damit zu Liquorzirkulationsstörungen kommen, die einen Hydrozephalus zur Folge haben.
Eine Beurteilung der Lebenstüchtigkeit des Neugeborenen erfolgt nach dem APGAR-Schema, das die amerikanische Anästhesistin VIRGINIA APGAR entwickelt hat. Mit den Buchstaben ihres Namens lassen sich die zu prüfenden Funktionen gut merken:

Perinatale Hirnschädigungen

- A – Atmung
- P – Puls
- G – Grundtonus
- A – Aussehen und
- R – Reflexe.

Postnatale
Hirnschädigungen

Postnatale Hirnschädigungen sind häufig nach schweren Infektionskrankheiten zu beobachten, die im Gehirn zu Gefäßverschlüssen durch Embolien und Thrombosen führen. In der Folge bilden sich Narben, Zysten und Hirnatrophien. Große Zysten- und Höhlenbildungen im Marklager werden als **Porenzephalie** bezeichnet. Besonders gefährdet sind die Gehirne Frühgeborener (Geburtsgewicht unter 2500 g).

19.9 Hydrozephalus

Definition

Hydrozephalus bedeutet Wasserkopf. Die äußeren und inneren Liquorräume sind im Verhältnis zum Hirngewebe weiter oder größer. Dieses Missverhältnis kann durch einen Schwund des Hirngewebes (Hydrocephalus e vacuo) oder eine Liquorzirkulationsstörung dadurch entstehen, dass bei gleichbleibender Liquorproduktion der Abfluss oder die Aufnahme des Liquors in das Blutsystem behindert wird.

Anatomie

Der Liquor wird im Plexus chorioidei der Hirnkammern gebildet und fließt über den dritten Ventrikel durch den Aquädukt in den vierten Ventrikel und von dort in die Kleinhirnzisterne und den Subarachnoidalraum. Von hier wird der Liquor durch die Pacchioni-Granulationen in die großen Hirnvenen und damit in den Blutkreislauf aufgenommen.

Ursachen und Entstehungsbedingungen

Hirnatrophie:
H. e vacuo
Abflussbehinderung:
H. occlusus
Resorptionsstörung:
H. aresorptivus

Beim **Hydrocephalus e vacuo** sind Liquorzirkulation und Liquorresorption nicht gestört; der Liquordruck ist deshalb normal. Die Erweiterung der inneren und äußeren Liquorräume kommt durch einen Schwund des Hirngewebes, meistens infolge einer altersbedingten Hirnatrophie oder einer traumatischen (auch frühkindlichen) Hirnschädigung zustande. Liquorzirkulationsstörungen können durch eine Behinderung des Abflusses im dritten und vierten Ventrikel sowie im Aquädukt, also im Bereich der hinteren Schädelgrube, bedingt sein. Als Ursachen kommen Tumore oder Verklebungen nach Entzündungen (**Hydrocephalus occlusus** – Verschlusshydrozephalus) oder eine mangelnde Resorption (**Hydrocephalus aresorptivus**) infrage.

Erhöhung des Liquordrucks

Weil beim Verschlusshydrozephalus die Verbindung von den inneren zu den äußeren Liquorräumen unterbunden ist, wird er auch als **nichtkommunizierender Hydrozephalus** bezeichnet. Wenn dagegen nur die Resorption ungenügend ist, handelt es sich um einen **kommunizierenden Hydrozephalus.** Beiden gemeinsam ist aber der vermehrte Liquordruck, der sich mit Kopfschmerzen, epileptischen Anfällen und Bewusstseinsstörungen äußern kann. Bei Kindern unter vier Jahren ist eine Größenzu-

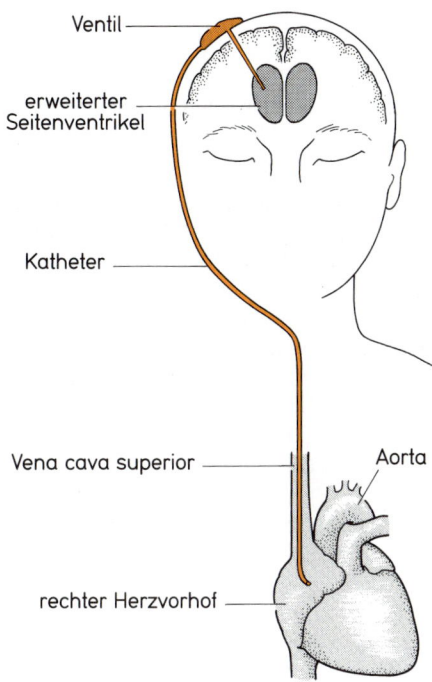

Ventil

erweiterter Seitenventrikel

Katheter

Vena cava superior

Aorta

rechter Herzvorhof

Abb. 19.1: Ventrikeldrainage; Verbindung zwischen Seitenventrikel und rechtem Herzvorhof

nahme des Hirnschädels zu erwarten, weil die Schädelhälften noch nicht fest verwachsen sind und bei Druck auseinandergehen.

Eine Sonderform ist der **Normaldruckhydrozephalus,** bei dem es sich um einen chronischen kommunizierenden Hydrozephalus im höheren Lebensalter handelt. Dieser ist klinisch durch eine auffällige Gangstörung (unsicheres, breitbeiniges, stolperiges Gangbild), eine fortschreitende Demenz und Harninkontinenz gekennzeichnet. Es wird eine Abflussbehinderung im Subarachnoidalraum angenommen; der Liquordruck kann allerdings vorübergehend erhöht sein (☞ S. 186).

Normaldruckhydrozephalus

Der Hydrozephalus ist am einfachsten durch das Computertomogramm nachzuweisen. Ein erhöhter Liquordruck (am häufigsten infolge eines Hydrocephalus occlusus) wird durch die Ableitung des vermehrten Liquors über einen Ventilkatheter in den rechten Vorhof des Herzens vermindert. In eine Seitenkammer des Hirns wird durch ein Bohrloch ein Katheter eingebracht, der mit einem Ventil und einer Pumpe versehen ist. Das Ventilsystem verhindert den Rückfluss von Blut in die Ventrikel und reguliert den vom Liquordruck abhängigen Liquorfluss. Die Ableitung erfolgt in den rechten Herzvorhof (Ventrikulo-Aurikulostomie, ☞ Abb. 19.1). Die Liquorableitung kann auch in den Bauchraum geschehen.

Diagnostik und Therapie

Ventrikeldrainage

Zusammenfassung

Entwicklungsstörungen des zentralen Nervensystems führen zu verschiedenen Fehlbildungen und Defekten, deren Art und Ausprägung vom Zeitpunkt der Schädigung abhängen. Störungen der Keimzellen werden Gametopathien, Störungen im ersten Drittel der Schwangerschaft Embryopathien, in den letzten zwei Dritteln der Schwangerschaft Fetopathien, unter der Geburt perinatale Schädigungen und bis zum Ende des vierten Lebensjahres postnatale Schädigungen genannt. Leitsymptome vieler Entwicklungsstörungen des Gehirns sind geistige Behinderung mit Verhaltensauffälligkeiten, zerebrale Bewegungsstörungen und epileptische Anfälle.

Geistige Behinderung stellt eine Beeinträchtigung und Verzögerung der geistigen Entwicklung dar. Sie wird mit heilpädagogischen sowie physio- und ergotherapeutischen Methoden gefördert und nachgeholt.

Entwicklungsstörungen führen auch zu Fehlbildungen des Gehirns und Rückenmarks (z. B. Spina bifida) mit teilweise erheblichen neurologischen Ausfällen. Fehlbildungen des zentralen Nervensystems können auch erblich bedingt sein (z. B. Neurofibromatose, Tuberöse Sklerose). Eine an das Chromosom 21 gebundene Krankheit ist die Trisomie 21 oder das Down-Syndrom. Frühkindliche Hirnschädigungen, die unter der Geburt und bis zum Ende des vierten Lebensjahres entstehen, können neben einer geistigen Behinderung und epileptischen Anfällen zu Narben- und Höhlenbildungen im Gehirn sowie zu einem Hydrozephalus führen.

Teil 3: Spezielle Pflegehinweise

20 Besonderheiten der Pflege bei neurologisch kranken Menschen

20.1 Einleitung und Grundlagen: der Pflegeprozess

Der **Pflegeprozess** muss – nicht nur in der Neurologie – vielen Wünschen, Vorstellungen und Notwendigkeiten genügen, die von den Patienten, den Pflegepersonen, dem ärztlichen Dienst und auch von der Politik geäußert werden. Dieser Vielfalt pflegerischer Arbeit liegen verschiedene **Pflegetheorien** zugrunde.

Die von unterschiedlichen Ausgangspunkten entwickelten Pflegetheorien (ausgehend von den Lebensaktivitäten: NANCY ROPER; ausgehend von der Selbstpflege und deren Defiziten: DOROTHEA OREM; ausgehend von den Grundbedürfnissen: VIRGINIA HENDERSON usw.) lassen bei aller Unterschiedlichkeit doch einige übereinstimmende grundlegende Auffassungen zur Pflege erkennen: vor allem das professionelle, geplante und ganzheitliche Bemühen um den Patienten in seinem individuellen Bedingungsgefüge.

Professionelle, geplante und ganzheitliche Pflege und Betreuung

Ausgehend von den Leitbildern der Pflegetheorien werden Krankenhäuser und Pflegeeinrichtungen eigene Schwerpunkte und Ausrichtungen ihrer Pflege entwickeln, die den Lebensbedürfnissen ihrer Patienten angepasst sind. Dies führt zu einer Vielzahl von Pflegekonzepten und erklärt die zahlreichen oft nur kleinen Modifikationen der Pflegearbeitsbögen.

Achtung der individuellen Persönlichkeit des Patienten

Der **Pflegearbeitsbogen** ist die Dokumentation für den zielgerichteten Pflegeprozess. Im Arbeitsbogen werden die aufeinander abgestimmten **Pflegemaßnahmen** und **-handlungen** notiert. Sie sind für jede Pflegeperson einsehbar, verbindlich und kontrollierbar.

Im Alltag muss die Pflege häufig unter dem Druck der zu erledigenden Arbeit geschehen und sich auf das Wesentliche beschränken. Bei Neuaufnahmen werden im Erstkontakt mit dem Patienten und den Angehörigen in möglichst effektiver Weise Informationen gesammelt, die der Erstellung des **Pflegestatus** dienen und die über die **Pflegeplanung** gezielte Pflegemaßnahmen und -handlungen ermöglichen. Die ausgeübte Pflege wird in einem **Pflegebericht** protokolliert, der den nachfolgenden Pflegepersonen übergeben wird.

Pflegeplanung im Alltag

Der Pflegeprozess muss sich auch an gesetzlichen Bestimmungen orientieren.

- **Pflegepersonalregelung:** Für jeden Patienten wird der Pflegeaufwand zeitlich in Minuten festgestellt, in drei Schweregrade eingeteilt und dokumentiert. Der Aufwand für die allgemeine Pflege wird von dem für die spezielle Pflege unterschieden.

Dreistufiges A1- bis 3- und S1- bis 3-System

- **Allgemeine Pflege (A):** »Grundpflege«, z. B. Hilfe bei der Körperpflege, Ernährung, Ausscheidung, Mobilisierung und Lagerung.
  Schweregrade: 1 – Patient ist selbstständig
  2 – Patient braucht Unterstützung
  3 – Patient ist pflegeabhängig.

- **Spezielle Pflege (S):** »Behandlungspflege«, medizinisch-pflegerische Leistungen neben der allgemeinen Pflege:
  - Erfassung der Vitalfunktionen wie Messwerte für Blutdruck, Puls, Atmung, Blutzucker, Körpertemperatur
  - Überwachung des Bewusstseinszustandes und der Wundverhältnisse
  - Beobachtung des psychischen Verhaltens
  - Verabreichung von subkutanen Injektionen und Austeilung der Medikamente sowie Kontrolle der Medikamenteneinnahme.
  Auch bei der speziellen Pflege werden drei Schweregrade unterschieden.

- **Pflegeversicherung:** Mit der 1995 eingeführten Pflegeversicherung erhalten alle Bundesbürgerinnen und -bürger bei Pflegebedürftigkeit Leistungen, die nach drei Pflegestufen bemessen werden: erhebliche, schwere und schwerste Pflegebedürftigkeit. Die Feststellung der Pflegebedürftigkeit liegt beim Medizinischen Dienst der Krankenkassen (MDK).

Zusammenarbeit mit anderen Berufsgruppen

Um den kranken Menschen bemühen sich viele Berufsgruppen, von denen die Pflegenden zweifellos den ausgiebigsten Kontakt mit den Patienten haben: sie sind »rund um die Uhr« auf der Station für den Patienten ansprechbar, sie organisieren neben der Pflege viele weitere Grundbedürfnisse der Kranken wie die nach Kommunikation und Kontakt, sie sind oft Ansprechpartner für die drängenden Fragen des Alltags, die sich durch die Krankheit aktualisiert haben, und sind Vermittler zu anderen Berufsgruppen, wie zu den MTAs in den diagnostischen Abteilungen, zu den Arzthelferinnen, Sekretärinnen, Physiotherapeuten, sowie zur Hauswirtschaft und Verwaltung, zum Ärztlichen Dienst und zu den Angehörigen.

Zusammenarbeit mit den Ärzten

Der Arzt der Neurologischen Klinik hat eine ähnliche Rolle wie der in der Inneren Medizin und in anderen nicht-operierenden Fächern. Er arbeitet viel auf der Station, wesentliche Tagesschwerpunkte sind die Visite, die Untersuchung und Aufnahme neuer Patienten, die Sichtung der täglich eintreffenden Untersuchungsergebnisse, Gespräche mit Angehörigen und mit Patienten in besonderer Lage sowie die Abfassung der vorläufigen Entlassungsberichte. Täglich muss mit dem Pflegeteam eine Absprache stattfinden über die Pflege- und Therapieziele der einzelnen Patienten. Meistens werden die neuen Patienten und besondere Problemfälle nachmittags dem zuständigen Oberarzt vorgestellt.

Dokumentation

Die Notwendigkeit einer Dokumentation und präzisen Übermittlung aller wesentlichen Informationen entsteht nicht nur aus der Vielzahl der

Kommunikationsebenen, sondern nicht zuletzt daraus, dass jede einzelne Schwester und jeder einzelne Pfleger nur in ihrer bzw. seiner Schicht auf der Station ist und dann die Arbeit anderen überlässt, tags und nachts, werktags und am Wochenende. Viele Pflegepersonen arbeiten nicht vollzeitig, sondern mit reduzierter Stundenzahl, und wollen anhand der Pflegedokumentation schnell einen umfassenden Überblick gewinnen. Dazu liegen **Pflegestatus** und **Pflegearbeitsbogen** zur Einsicht bereit. Sie vermitteln die Pflegemaßnahmen und -handlungen.

Ein weiterer Teil der Pflegedokumentation ist der **Pflegebericht,** der Auskunft über den Pflegeverlauf gibt.

Pflegebericht

Die gesamte Dokumentation ist einsehbar für alle Pflegepersonen und den Ärztlichen Dienst. Sie ist fortzuführen und bei Bedarf zu ergänzen.

Die »Kurve« und das »Krankenblatt« sind die zentrale Dokumentationsstelle aller Leistungen am Patienten, seiner Messwerte und Befunde. Das Krankenblatt enthält die OP-Berichte und Konsiliarentscheidungen ebenso wie Arztaufzeichnungen, Pflegebericht und -dokumentation sowie die täglichen Visiten-Anordnungen. Die »Kurve« wird im Stationszimmer aufbewahrt und von den Pflegepersonen geführt.

Grundsätzlich unterscheidet sich der Pflegeprozess in der Neurologie nicht von dem anderer Fachrichtungen. Das **Besondere bei der Pflege neurologisch kranker Menschen** liegt bei Hirnbeteiligungen im Auftreten psychischer Störungen, die von Vergesslichkeit und Reizbarkeit über Verwirrtheit bis hin zur Bewusstlosigkeit reichen. Wegen der Schwere und schlechten Besserungstendenz sowie des chronischen Verlaufs einiger neurologischer Erkrankungen kann es reaktiv zu Verstimmungen und abnormen Verhaltensweisen kommen. Eine besondere Bedeutung hat die **neurologische Rehabilitation** erlangt, die zur Überwindung des lähmenden therapeutischen Nihilismus geführt hat.

Besonderheiten der Pflege bei neurologisch kranken Menschen

20.2 Erstkontakt

Für die Pflegeperson erfolgt der erste Kontakt mit einem neurologisch kranken Menschen in der Notaufnahme eines Krankenhauses oder auf der Station. Falls die Situation es zulässt, sollten der Patient und seine Begleitung zunächst begrüßt und mit der Situation und den Räumlichkeiten vertraut gemacht werden. Meist wird ergänzend eine Informationsbroschüre ausgehändigt, die alle Details und Besonderheiten des Krankenhauses enthält. In Notfallsituationen wird dies nachgeholt, sobald es zwanglos möglich ist.

Begrüßung

Neben dem Kranken sind auch die begleitenden Personen in die Aufnahmesituation miteinzubeziehen und mit den räumlichen Gegebenheiten und dem Ärztlichen Dienst bekannt zu machen. Es ist wichtig zu erfahren, wer den Kranken begleitet, wer die nächsten Angehörigen sind und wie es um besondere Gewohnheiten des Kranken steht. Ist er Diabetiker oder Allergiker, welche Medikamente nimmt er ein, und was ist bei der Ernährung, beim Stuhlgang oder Wasserlassen zu beachten? Welcher Pflege- und Betreuungsaufwand war vorher notwendig?

Gespräch mit den Angehörigen

Bewusstseinslage und Orientierung

Es ist zu prüfen, ob der Patient wach, voll ansprechbar und orientiert ist. Er kann benommen, bewusstseinsgetrübt oder gar komatös und zusätzlich zeitlich, örtlich und zur eigenen Person nicht orientiert und hinsichtlich seines Gedächtnisses und seiner Merk- und Konzentrationsfähigkeit beeinträchtigt sein. Abzugrenzen sind aphasische Störungen, die einer Verwirrtheit zunächst ähnlich sein können. Bei Medikamentenunverträglichkeiten kann es auch zu Halluzinationen kommen.

Merke

> Bei einem bewusstlosen Patienten darf nie in seiner Gegenwart über seine Krankheit und deren Prognose gesprochen werden. Es besteht immer die Möglichkeit, dass der bewusstlos erscheinende Patient etwas wahrnimmt und versteht.

Bewegungsfähigkeit

Lähmungen können bekannt oder neu aufgetreten sein; bei manchen neurologischen Erkrankungen (z. B. Multipler Sklerose) können sie wechselhaft sein. Neben einer organischen Störung der motorischen Nervenbahnen kann es sich um Pseudolähmungen bei erheblichen Schmerzen oder bei unbewältigten psychologischen Problemen und Konflikten handeln. Hier ist besonders die diagnostische Fähigkeit der Ärzte gefordert, die aber gern die Beobachtungen der Pflegepersonen aufnehmen werden.

Falls Hinweise auf eine Verletzung der Extremitäten oder der Wirbelsäule bestehen, ist besondere Vorsicht bei der Lagerung geboten. Besonders bei Frakturen im Bereich der Halswirbelsäule kann es bei unsachgemäßer Bewegung und Lagerung zu irreversiblen, also nicht wieder rückgängig zu machenden Schädigungen des Rückenmarks kommen.

Hyperkinesen sind im weitesten Sinne motorische Überaktivitäten, deren unterschiedliche Erscheinungsbilder zu beschreiben und bestimmten Krankheitsbildern zuzuordnen sind. Am bekanntesten sind der Tremor bei Parkinsonpatienten und die anfallsweise auftretenden Zuckungen und Verkrampfungen bei den Epilepsien.

Schmerzen

Schmerzen sind häufig Anlass für eine Aufnahme ins Krankenhaus. Sie haben erhebliche Auswirkungen auf die Pflege. Manchmal werden mobilisierungshemmende Therapiekonzepte vereinbart, z. B. eine Stufenlagerung bei Lumboischialgie oder eine zervikale Manschette bei Nacken-Schulter-Arm-Schmerzen. Auf jeden Fall wird eine Schmerztherapie (meist mit Bedarfsmedikation) vereinbart werden.

Allgemeiner körperlicher Zustand

Zur Erfassung des ersten Gesamteindrucks gehört bei neurologischen Patienten auch das körperliche Erscheinungsbild. Ist der Patient gepflegt oder vernachlässigt, über- oder unterernährt, ausgetrocknet, und riecht er nach Alkohol oder Keton? Die Haut ist zu betrachten und nach Verletzungen und Druckgeschwüren abzusuchen. Sind Ödeme in den Beinen und Zeichen einer Kurzatmigkeit und Zyanose erkennbar? Auch der psychische Ausdruck (Angst, Erregung, Verzweiflung, Bedrückung?) ist zu beachten.

Am Ende des Erstkontaktes werden auf Grund der erhaltenen Angaben zum Krankheitsgeschehen und der gemachten Beobachtungen das **Pflegestammblatt** mit dem **Pflegestatus** und den ersten Aufzeichnungen zur **Pflegeplanung** angelegt. Viele Stationen besitzen eine Pflege-Plantafel, die alle erforderlichen Maßnahmen erkennen lässt. Spätestens bei der nächsten Pflegebesprechung/Übergabe sind alle verfügbaren Mitarbeiter kurz und präzise zu informieren.

Dokumentation und Information

20.3 Lagerung

Der gesunde Mensch verändert – auch im Schlaf – ständig seine Lage. Der in seiner Bewegung eingeschränkte kranke Mensch braucht zur Veränderung seiner Lage Hilfe, damit er bequem, entspannt und vor Druckstellen geschützt liegen kann.

Die richtige Lagerung gelähmter oder bewusstloser Patienten, mit der so früh und konsequent wie möglich begonnen werden soll, ist für das Pflegepersonal eine schwierige Aufgabe. Die Lagerungstechnik sollte mit der Physiotherapeutin abgesprochen werden.

Mit der Lagerungstechnik sofort beginnen

Ziele einer richtigen Lagerung sind:
• **Physiologische Gelenkstellung** (Mittelstellung).
• **Normaler Muskeltonus.** Bei spastischer Lähmung Hemmung der gesteigerten Muskelreflexe durch Vermeidung von Überanstrengung (z. B. kein Bettbügel als Aufrichthilfe), starken Schmerzen und belastender Raumgestaltung. Bei schlaffer Lähmung Aufbau des Muskeltonus durch passives Durchbewegen und Lagern gegen zunehmenden Widerstand.

Minderung unerwünschter Spastik

• **Anbahnen von Bewegungen** durch Aktivierung der von unserem Willen bewusst geplanten Muskelkontraktion (z. B. Aufstellung des Betts so im Raum, dass der Patient angeregt wird, seine Bewegungen über die gelähmte Seite auszuführen; der Nachttisch steht an der gelähmten Seite ☞ S. 161). In alle Bewegungen des täglichen Lebens sind die gelähmten Extremitäten miteinzubeziehen.

Bahnung von Bewegungsmustern

• **Prävention.** Durch die Förderung der Beweglichkeit wird Kontrakturen, Dekubiti und Pneumonien vorgebeugt.

Ein bewegungsunfähiger Patient wird in der Regel alle 2–3 Stunden umgelagert, wobei die unterschiedlichen Lagerungen auf dem Rücken, auf der betroffenen und auf der nicht betroffenen Seite je nach Belastbarkeit des Patienten und Notwendigkeit angewandt werden.
Gelähmte Patienten sollten möglichst flach im Bett liegen. Die Lagerung muss vom Patienten toleriert werden. Besonders ältere Patienten sind oft mit dem Kopf oder Oberkörper höher zu lagern – z. B. bei einer Herzinsuffizienz.

Alle 2–3 Stunden umlagern

Die Lagerungstechnik geht auf Erfahrungen des Londoner Ehepaars KAREL und BERTA BOBATH (Neurologe und Physiotherapeutin 1965, 1970)

Lagerungstechnik nach Bobath

Idee des Bobath-Konzepts

zurück. Das **Bobath-Konzept** geht davon aus, dass die spastische Tonuserhöhung nicht allein auf eine Schädigung der Pyramidenbahn (zentrales motorisches Neuron), sondern auf eine umfassendere Störung der Hirnfunktion zurückzuführen ist und durch spezielle Behandlungsmethoden beeinflusst werden kann. Ein Beispiel möge das verdeutlichen: Ein Patient mit einer zentralen Armlähmung wird aufgefordert, ein Buch mit der Hand des gelähmten Arms zu greifen. Er stellt sich gedanklich auf die Bewegung ein, auch wenn er sie nicht oder nur unvollständig ausführen kann. Das Bewegungsmuster »Buchgreifen« entsteht und muss geübt werden. Dabei wirken Einflüsse aus dem sensiblen System (z. B. Schwere- und Druckgefühl), den Basalganglien und der Formatio reticularis mit (☞ S. 165 f.).

Bei allen Lagerungen ist darauf zu achten, dass der Patient seine Stellung als angenehm empfindet und sie bis zu 2 bis 3 Stunden tolerieren kann. Nicht vergessen werden darf die Klingel. Sie muss in Reichweite des Patienten liegen oder angebracht sein, und er muss sie bedienen können. Die nachfolgend genannten Lagerungstechniken lehnen sich an das Bobath-Konzept an.

20.3.1 Lagerung auf der betroffenen Seite

Beste Lagerungsart

Bei Lagerung auf der betroffenen Seite (☞ Abb. 20.1 a) kann sich der Patient mit den nichtgelähmten Extremitäten bei allen Bewegungen **aktiv** beteiligen. Aus therapeutischer Sicht ist dies die **beste Lagerungsart.**

Durchführung

Kopf:
- von einem Kissen gestützt
- in leicht gebeugter Haltung.

Rumpf:
- mit einem Kissen gestützt
- parallel zur Bettkante (Raumorientierung).

Gelähmter Arm:
- Schulter durch Unterfassen des Schulterblattes nach vorn ziehen
- gestreckt etwa 90° nach vorn
- Ellenbogen, Handgelenk und Finger gestreckt
- Handfläche nach oben (Supination).

Gelähmtes Bein:
- Hüfte gestreckt und diskret nach vorn gezogen
- Knie gering gebeugt.

Gesunder Arm:
- beliebig.

Gesundes Bein:
- in 90° Schrittstellung auf einem dickeren Kissen vor dem Rumpf
- evtl. Bettgitter (Halt).

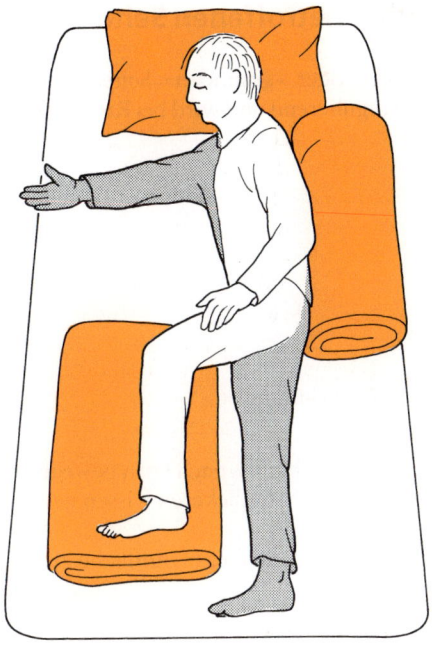

a   Lagerung auf der gelähmten Seite

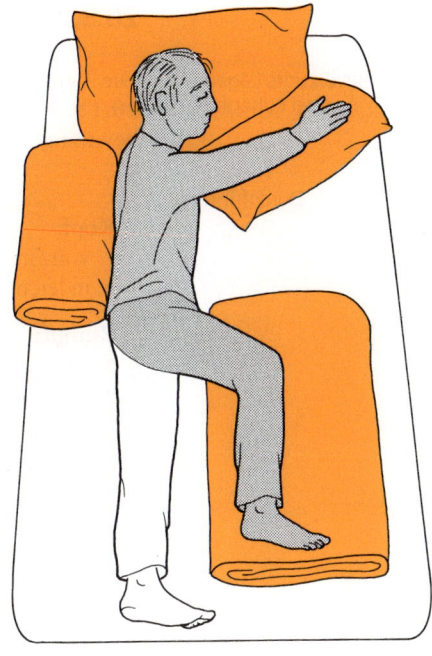

b   Lagerung auf der gesunden Seite

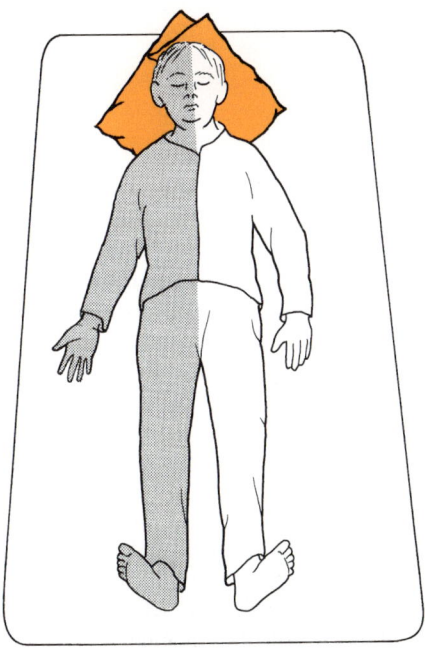

c   Rückenlage

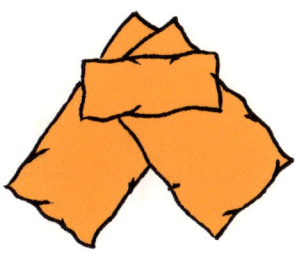

d   Drei-Kissen-Lagerung

Abb. 20.1: Lagerung eines Patienten mit Halbseitenlähmung

20.3.2 Lagerung auf der nichtbetroffenen Seite

Bevorzugte Lagerung
bei Ruhephasen

Die Lagerung auf der nichtgelähmten oder »gesunden« Seite (☞ Abb. 20.1 b, S. 421) wirkt ebenfalls **tonusregulierend** und wird bei **Ruhephasen** bevorzugt.

Durchführung

Kopf:
- von einem Kissen gestützt
- in leicht gebeugter Haltung.

Rumpf:
- leicht zur Bauchlage gedreht
- parallel zur Bettkante (Raumorientierung).

Gelähmter Arm:
- Schulter durch Unterfassen des Schulterblattes nach vorn bewegen
- Arm wie zum Gruß gehoben und auf einem dickeren Kissen gelagert
- Hand, als ob man sich am Kopf kratzen wolle, Handfläche zum Kissen.

Gelähmtes Bein:
- in mäßiger Schrittstellung gebeugt vor dem Rumpf auf einem Kissen gelagert
- Fuß darf nicht vom Kissen herabhängen!

Gesunder Arm:
- beliebig.

Gesundes Bein:
- Hüfte gestreckt, Knie leicht gebeugt.

20.3.3 Lagerung auf dem Rücken

Ungünstige Lagerung

Die Rückenlage (☞ Abb. 20.1 c, S. 421) ist **ungünstig,** weil sie die **Reflexaktivität** fördert. Sie ist aber bei bestimmten Verletzungsfolgen, Hüftluxationen oder älteren Menschen mit Herzproblemen nicht zu umgehen. Bei Rückenlagerung werden Kopf, beide Schulterblätter und eventuell der betroffene Arm durch gekreuzt gelegte Kissen gut unterstützt. Über die beiden länglichen größeren Kissen, die in umgekehrter V-Form angeordnet sind, kann für den Kopf noch ein kleines Kissen quer gelegt werden (☞ Abb. 20.1 d, S. 421). Diese »Drei-Kissen-Lagerung« oder »V-Lagerung« hat sich bewährt. Rumpf und Beine liegen flach im Bett. Um eine Überstreckung der Kniegelenke zu vermeiden, können diese leicht (maximal 4 cm) unterlagert werden. Der Druck auf die Fersen kann durch ein gefaltetes Handtuch reduziert werden, welches unter die Achillessehne gelegt wird. Die Unterschenkel dürfen nicht auf einem Kissen gelagert werden, weil dadurch die Knie- und Hüftstellung ungünstig beeinflusst werden.

Zur **Spitzfußprophylaxe** gibt es keine verbindlichen Regeln. Einerseits werden Fußkiste und Sandsack gemieden, weil durch den Druck auf den Vorfuß eine Streckspastik ausgelöst werden kann. Andererseits können solche taktilen Reize die Fußmuskulatur stärken. Keinen Fehler wird man machen, wenn die Füße gegen ein Federkissen oder eine weiche Wolldecke gelagert werden. Die beste Spitzfußprophylaxe ist die frühzeitige Mobilisation des Patienten durch regelmäßiges Stehen und Sitzen.

Spitzfußprophylaxe

20.4 Drehen im Bett

Ausgangslagen sind die Seiten- oder Rückenlage im Bett. Möglichst früh sollte der Patient durch Mitmachen in die passive Drehung einbezogen werden, damit er die aktive Drehung »erarbeitet«.

Durchführung

> 1. Blickwendung
> 2. Kopfwendung
> 3. Schulter-, Arm- und Rumpfwendung
> 4. zuletzt Beindrehung.
>
> In Rückenlage kann die Drehung angebahnt werden durch
> - Beckenanhebung (s.u.)
> - Ausstrecken der Arme mit gefalteten Händen vor dem Rumpf.
>
> Pflegende unterstützen die Drehung aus der Rückenlage durch Unterfassen und Nachvorneziehen des Schulterblatts und Beckens. Das hintere Bein kann dabei angestellt werden wie zum »Beckenanheben«; das vordere Bein bleibt gestreckt.

20.5 Beckenanheben, »Bridging«

Im Liegen kann schnell das Beckenanheben (»Bridging«) erlernt werden. Die Hacken werden unter Abstützung mit den Oberarmen auf der Matratze nah an das Gesäß gezogen. Dabei stabilisieren Oberarme und Ellenbogen seitlich auf der Matratze den Rumpf. Das Beckenanheben ist ein elementarer Bewegungsablauf.

Vorteile des Beckenanhebens:
- dient der Rumpfstabilisierung und der Spitzfußprophylaxe
- Hilfe bei Pflegearbeiten: Steckbecken, Laken glätten
- Ausgangslage weiterer Mobilisierung (zur Bettkante, »nach oben« bewegen)
- trainiert die Beine für die Gewichtsaufnahme beim Stehen.

Durchführung

> Helfer können das Knie des paretischen Beins in die Achselhöhle nehmen und einen leichten Zug auf den Oberschenkel ausführen und gleichzeitig den Fuß aufdas Bett drücken (Spitzfußprophylaxe).

20.6 Im Bett »nach oben« bewegen

Wenn ein an den Armen gelähmter oder bewusstloser Patient im Bett nach oben gezogen werden soll, darf ihm dabei nicht unter die Arme gegriffen werden. Es kann zu Kapselverletzungen im Schulterbereich oder Nervenplexuszerrungen und über die Schmerzen zu einer Förderung der Spastik kommen.

Durchführung

> - Patient liegt flach im Bett.
> - Kissen nur unter dem Kopf, damit der Patient leichter über die Matratze gleiten kann.
> - Patient hebt – falls möglich – das Becken an (»Bridging«).
> - Rumpf des Patienten wird seitlich unterstützt/angehoben und möglichst von zwei Pflegekräften nach oben bewegt.
> - Auf das Kommando »Kopf anheben und abstoßen!« schiebt sich der Patient mit Unterstützung nach oben.

20.7 Aufrechtes Sitzen im Bett

Zwar kann ein ungünstiges Sitzen die Spastik fördern, ein aufrechtes Sitzen hat aber auch Vorteile:
- erleichterte Nahrungsaufnahme
- verbesserte Kommunikation und Raumwahrnehmung
- Kreislauf- und Atemtraining.

Durchführung

> - Patient ausreichend hoch zum Kopfende bewegen.
> - Beine gespreizt flach lagern.
> - Kopfteil sehr weit hochstellen, evtl. zusätzliche Kissen zur Unterstützung der LWS geben, damit das Becken etwa 90° gebeugt ist!
> - Falls möglich, das ganze Bett leicht mit dem Fußende hochkippen, damit der Patient nicht abrutscht und bequem sitzt.

20.8 Bewegen an den Bettrand/Sitzen auf der Bettkante

- Becken anheben und wieder absinken lassen (Spannung im Rumpf aufbauen).
- Der Patient faltet die Hände (betroffener Daumen oben) und streckt beide Arme senkrecht nach oben (symmetrische Bewegung zum Tonusaufbau).
- Die Pflegeperson fasst breit unter das Schulterblatt, und auf das Kommando »Kopf anheben« verlagert sie das Gewicht des Patienten nach unten, dreht ihn dabei auf die Seite und zieht ihn zur Bettkante (der Rücken liegt jetzt parallel zur Bettkante).
- Der Patient liegt bereits in einer Sitzhaltung seitlich auf der Matratze. Die Unterschenkel werden vor die Bettkante geschoben, und der Patient wird über die Seite aufgerichtet, wobei er mit dem unten liegenden Ellenbogen oder der Hand der Gegenseite mithelfen soll.

20.9 Transfer auf einen Stuhl

Dabei kann es sich am einen Sessel, aber auch um einen Roll- oder Toilettenstuhl handeln.

- Patienten auf die Bettkante setzen (falls möglich, aktiv setzen lassen).
- Füße sollen fest auf dem Boden stehen.
- Stuhl am Kopfende neben das Bett stellen (beim Zurückführen ins Bett steht der Stuhl am Fußende).
- Der Transfer wird immer über die betroffene Seite durchgeführt.
- • Patient soll mit gefalteten Händen hinter den Nacken der Pflegeperson fassen.
- • Mit den Knien der Pflegeperson werden die Knie des Patienten fixiert und später zum Aufrichten gestreckt.
- • Pflegeperson fasst mit beiden Händen das Becken des Patienten, verlagert das Gewicht nach hinten, drückt mit den eigenen Knien die Knie des Patienten durch, bis er steht (evtl. zusätzliche Hilfsperson).
- Dann wird der Patient zum Stuhl gedreht und durch Lockerung der Kniefixierung hingesetzt.

Alternativ zu den Doppelpunkten • • kann sich der Patient zur nichtbetroffene Seite neigen und nach vorne beugen, während die

Pflegeperson unter der Achsel des Patienten weit auf den Rücken fasst (Kopf des Patienten auf der Schulter der Pflegeperson). Dann fasst die andere Hand der Pflegeperson unter das Becken der betroffenen Seite und zieht diese vom Bett auf den Stuhl, wobei der Patient mit seinem nichtbetroffenen Bein gut mithelfen und die Pflegeperson wie oben beschriebene die Knie des Patienten kontrollieren kann.

20.10 Sitzen und Lagern im Stuhl

Das Sitzen im Stuhl (☞ Abb. 20.2) ist den Lagerungen im Bett immer vorzuziehen, wenn von ärztlicher Seite keine Einwände bestehen. Es ist psychologisch förderlich und einfach »normal«. Sowohl für die Tonusregulation als auch für das Bewusstmachen der Umgebung ist das Sitzen die deutlich bessere Position. Im Sitzen wird das Gleichgewichtssystem mehr aktiviert als im Liegen. Auch kann der Patient im Sitzen die Vorgänge im Zimmer oder Aufenthaltsraum besser verfolgen, ohne den schweren Kopf anheben zu müssen. Die frühzeitige Mobilisation hat zudem positive Auswirkungen auf die »Grundprophylaxe«; das Sitzen stellt einen Schutz gegen Dekubitus, Pneumonie und Kontraktur dar. Der Stuhl oder Rollstuhl sollte eine gerade Sitzfläche und eine feste durchgehende Rücken- und Armlehne haben.

Durchführung

- Das Gesäß des Patienten berührt hinten die Rückenlehne des Stuhls.
- Die Füße stehen mit den Fersen auf dem Boden parallel und hinter den Knien auf dem Boden (und nicht auf den Fußrasten des Rollstuhls).
- Der untere Rumpf (LWS) wird im Rücken durch ein Kissen unterstützt und somit der Oberkörper in Vorlage gebracht.
- Vor den Stuhl kann ein Tisch gestellt werden, auf dem sich der Patient abstützen kann.
- Die Vorlage des Körpers fällt leichter, wenn zwischen Thorax und Tisch und unter dem paretischen Arm ein Kissen gesteckt wird. Der betroffene Arm kann jetzt auf dem Tisch oder dem Kissen gelagert werden.

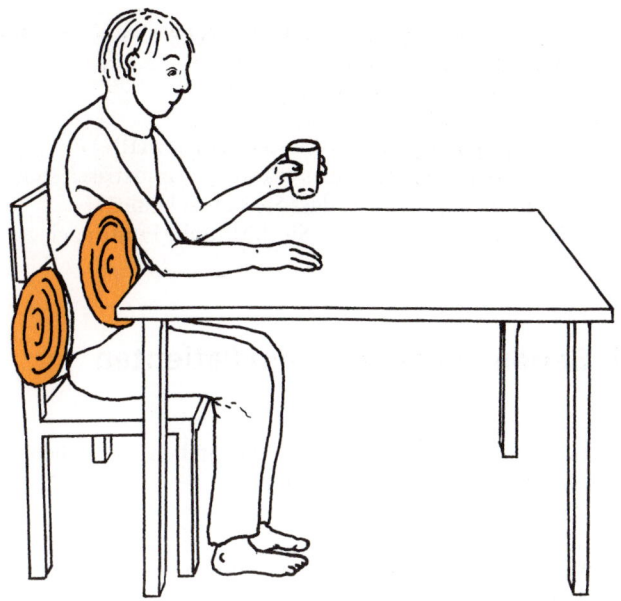

Abb. 20.2: Sitzen am Tisch bei Halbseitenlähmung rechts (nach Mauritz, K.-H.: Rehabilitation nach Schlaganfall, W. Kohlhammer Verlag, 1994)

20.11 Stehtraining

Nach den Erfahrungen in der Schlaganfallrehabilitation hat es sich bewährt, das Stehtraining möglichst früh zu beginnen und nicht unbedingt eine ausreichende Sitzkontrolle abzuwarten. Frühzeitig sollten die Vorteile des symmetrischen und freien Stehens geübt werden gegenüber dem einseitigen Stand auf dem gesunden Bein, dem Festhalten an Geländern oder Haltegriffen.

Vorteile sind:
- Hemmung ungünstiger spastischer Haltungen durch frühzeitige Spitzfußprophylaxe und bessere Hüft- und Beinhaltung
- frühzeitiges Kreislauftraining
- Pneumonieprophylaxe
- Osteoporoseprophylaxe
- Anregung der Darmtätigkeit
- günstiger psychologischer Effekt.

Durchführung

- Beginn wie beim Transfer: erst aufrecht auf die Bettkante setzen, dann unterfassen und hinstellen mit Kontrolle der Knie (s. dort).
- Erste Stehversuche besonders für ungeübte Helfer zu zweit einfacher: Der Erfahrenere macht die Kommunikation und leitet die Übung; der assistierende Helfer soll zu erkennen geben, wieviel er hilft.

> - Unterstützung des Rumpfes! Kein Zug oder Schub an schlaffen paretischen Gliedern (Verletzungsgefahr)!
>
> Patient soll
> - möglichst aufrecht stehen (»Nun wachsen Sie mal!«)
> - Belastung des paretischen Beines erlernen; symmetrisch stehen
> - Balance spüren (»Spüren Sie, dass Sie sich anlehnen?)«
> - sich nicht verdrehen (»Schieben Sie die kranke Hüfte nach vorn!«).

20.12 Gehen mit gelähmtem Patienten

Das Gehen kann geübt werden, sobald das Stehen ausreichend gelingt. Vorzeitige Gehversuche sind nachteilig.

Durchführung

> - Der Helfer steht auf der gelähmten Seite neben (bis leicht hinter) dem Patienten.
> - Falls keine ausreichende Kniekontrolle besteht, ist ein zweiter Helfer zur Kontrolle des instabilen Knies vorteilhaft.
> - Bei Para- und Tetraparesen sind zwei symmetrisch unterstützende Helfer erforderlich.
> - Der erste Schritt wird mit dem nichtgelähmten Bein getan (dabei vorsichtige Gewichtsverlagerung und Kontrolle des Knies), dann folgt das gelähmte Bein.

20.13 Kontrakturprophylaxe

Kontrakturen führen zu Gelenkversteifungen

Kontrakturen entstehen vor allem durch Bewegungsmangel, Inaktivität und Ruhigstellung. Sie können Folge sein einer

- zentral bedingten spastischen Lähmung
- peripher bedingten schlaffen Lähmung
- Schonhaltung
- unphysiologischen Lagerung.

Die Bewegungseinschränkung führt über eine Verkürzung der Muskeln zu einer Schrumpfung der Gelenkkapsel und Versteifung des Gelenks.
Bei einer zentralen Lähmung ist im Bereich der Arme die Beugemuskulatur verkürzt: **Beugekontraktur**; im Bereich der Beine die Streckmuskulatur: **Streckkontraktur**.

Prophylaxe

Die wichtigste Maßnahme zur **Kontrakturprophylaxe** ist die schnellstmögliche Wiederherstellung der normalen Beweglichkeit. Solange dies aktiv nicht möglich ist, muss passiv bewegt und physiologisch sowie

spastikmindernd gelagert werden, in der Regel in mittlerer Funktions-
stellung:

- Oberarme leicht abduziert
- Ellenbogen etwas gebeugt
- Hände leicht zur Streckseite bewegt
- Hüften gestreckt bei nur leicht gebeugten Knien
- Füße berühren ein weiches Kissen
- abwechselndes Lagern in Streckung und Beugung.

Außerdem erfolgt bei Bedarf eine ausreichende Schmerzmedikation. Zum
aktiven Durchbewegen müssen viele Patienten immer wieder angehalten
werden. Die Durchführung gelingt besser, wenn die Patienten über Sinn
und Ziel der Maßnahmen aufgeklärt und ihnen die Folgen einer Gelenkversteifung verdeutlicht werden.

Die **Anleitung zu Bewegungsübungen** geben die Physiotherapeuten. Die
Pflegepersonen unterstützen die Therapie und versuchen, diese bei ihren
Tätigkeiten fortzuführen. Sofort nach Auftreten der Lähmung ist mit
Bewegungsübungen zu beginnen. Bei völliger Bewegungsunfähigkeit sind
die Übungen passiv. Sind Bewegungen möglich, wird der Patient aufgefordert, seine Extremitäten aktiv zu bewegen, auch gegen einen Widerstand. Das Durchbewegen kann für die Patienten sehr schmerzhaft sein.
Es darf nicht mit Gewalt gearbeitet werden; viel physiologischer ist ein
längeres (20 Sek.) gedehntes Halten kurz vor der Schmerzgrenze.

Zur Vermeidung der Schulterkontraktur bei Armparesen kann der Patient angeleitet werden, mit gefalteten Händen (paretischer Daumen oben!)
den paretischen Arm emporzuheben und die Hände bis hinter den Kopf zu
führen. Meist ist bei diesem Manöver ein aktives Bewegen beider Schultern (»Flügelschlagen«) möglich (gut im Liegen durchführbar).

20.14 Dekubitusprophylaxe

Normalerweise verlagert der Mensch unbewusst ständig sein Körpergewicht, um druckbelastete Hautpartien zu schützen; während des Schlafs
z. B. dreht er sich etwa viermal pro Stunde um. Sind Beweglichkeit und
Wahrnehmung gestört, kann vor allem über Knochenvorsprüngen (besonders Steißbein und Fersen) die Hautdurchblutung derart beeinträchtigt sein, dass sich bereits innerhalb weniger Stunden ein Druckgeschwür
der Haut und des darunterliegenden Gewebes bildet.

Ein Druckgeschwür kann begünstigt werden durch
- schlechte Durchblutungsverhältnisse der Haut im höheren Lebensalter
  und bei schlechtem körperlichen Allgemeinzustand,
- Reizung der Haut (Falten des Bettlakens, feste Krümel im Bett, vermehrtes Reiben),

Marginalien:

Schnellstmöglicher Beginn
der Bewegungsübungen bei
physiologischer Lagerung

Bewegungsübungen
werden passiv, assistiert
oder aktiv durchgeführt.

Beispiel aktiver Übung

Druck auf die Haut führt zu
Durchblutungsstörungen,
Geschwürbildung und
Nekrose.

- feuchte, aufgeweichte Haut (vermehrtes Schwitzen, Einnässen),
- neurologische Störungen (Lähmungen, Störung der Berührungs- und Schmerzempfindung, Bewusstseinsstörung bis hin zum Koma).

Prophylaxe

Wichtige **Prophylaxemaßnahmen** sind:
- **Zweistündliches Umlagern** zur Druckentlastung der Haut. Gefährdete Stellen sind neben Steißbein und Fersen die Rollhügel der Oberschenkel, die Schulterblätter, die Fußknöchel und die Ohrmuscheln. Bettlägerige kommen aus der Rückenlage in die 30-Grad-Seitenlage, welche Rollhügel, Knöchel und Schultern am besten entlastet.
- **Täglich zweimaliges Inspizieren der druckgefährdeten Hautpartien.** Erstes Alarmzeichen: eine umschriebene Hautrötung lässt sich nicht wegdrücken.
- **Weichlagerungssysteme** (z. B. Schaumgummi-Lochmatratze, maschinelle Wechseldruckmatratze), wenn die zweistündliche Umlagerung nicht ausreicht.
- **Hautpflege:** Säubern mit pH-neutralen Seifen. Trockenhalten (aber nicht mit Franzbranntwein, der zwar als angenehm empfunden wird, die Haut aber zu sehr austrocknet und fettarm macht).

Vier Schweregrade der Dekubitusbildung können unterschieden werden. Sie werden in Tab. 20.1 zusammen mit pflegerischen und therapeutischen Maßnahmen dargestellt.

Tab. 20.1: Stadieneinteilung bei der Dekubitusentstehung und pflegerisch-therapeutische Maßnahmen

	Haut- und Gewebezustand	Pflege und Therapie
Stadium I	Die umschriebene Rötung der noch intakten Haut lässt sich nicht mehr wegdrücken, verschwindet aber nach Druckentlastung.	Druckentlastung. Haut trocken halten, Hautspray, kein Puder!
Stadium II	Die Haut ist oberflächlich geschädigt und sieht bläulich aus. Es kann zur Blasenbildung kommen.	Druckentlastung. Förderung der Hautepithelisierung z. B. durch Bepanthen®-Salbe.
Stadium III	Der Hautdefekt reicht in die Tiefe und kann sich infizieren; Muskeln, Sehnen und Bänder werden sichtbar.	Druckentlastung. Trocken- und Sauberhalten der Wunde (z. B. Fibrolan®-Salbe). Bei Infektion Rivanol®- oder Betaisodona®-Lösung.
Stadium IV	Haut und Gewebe sind defekt; es bilden sich trockene oder nässende Geschwüre (Nekrosen). Eventl. Knochenbeteiligung.	Druckentlastung. Chirurgische Entfernung der Nekrosen. Säubern der Wunden durch eiweißspaltende Fermente wie z. B. Leukase®-Kegel und Anregung der Granulation und Epithelisierung.

20.15 Pneumonieprophylaxe

Bettlägerige, zudem alte, schwerkranke sowie benommene oder bewusstlose Patienten sind von einer **Bronchopneumonie** bedroht, die als Herdpneumonie von den kleinen Bronchien auf das umgebende Lungengewebe übergeht. Es tritt Fieber auf, Puls und Atemfrequenz steigen an, der Kreislauf ist belastet und das Allgemeinbefinden verschlechtert sich schnell, zumal häufig nicht genug getrunken wird. Erschwerend kommt hinzu, dass die Patienten zum Verschlucken neigen und nicht richtig abhusten können.

Rückenlagerung vermeiden, halbhohe Lagerung des Oberkörpers, Atemübungen (Giebelrohr), frühzeitiges Absaugen.

Um einer Bronchopneumonie vorzubeugen, sollte der Patient weniger auf dem Rücken, sondern mehr auf der Seite liegen und dabei die Arme kopfwärts lagern. Bei Seitenlagerung wird zum Abstützen des Körpers ein großes festes Kissen gegen den Rücken geschoben und das oben liegende Bein auf einem Kissen gelagert entsprechend der Position in Abb. 20.1 b oder c (☞ S. 421). Auch die Hochlagerung des Körpers kann angezeigt sein. Zweistündliches Umlagern ist nötig, um die Belüftung der Lungen zu verbessern und den Hustenreflex anzuregen. Mit dem Absaugen sollte nicht zu lange gezögert werden. Der Patient ist immer wieder aufzufordern, tief durchzuatmen und zu husten. Hilfreich ist dabei das Atmen in ein Giebel-Rohr bei abgeklemmter Nasenatmung. Dabei wird die mit Kohlendioxyd angereicherte und ausgeatmete Luft wieder eingeatmet und das Atemzentrum angeregt. Einreibungen mit Pinimenthol® werden wegen der freigesetzten ätherischen Öle als sehr angenehm und atemerleichternd empfunden. Auf unerwünschte Nebenwirkungen wie asthmaähnliche Reaktionen ist zu achten. Zusätzlich ist die Luft zu befeuchten (z. B. Ultraschallvernebler).

Prophylaxe

20.16 Thromboseprophylaxe

Zu einer **Thrombose** und damit zur Gefahr einer **Lungenembolie** kann es bei gelähmten und damit bettlägerigen Patienten kommen, besonders dann, wenn sie schwer krank sind und eine Herzinsuffizienz besteht. Die wichtigste Prophylaxe besteht in einem **Bewegungstraining**, das frühzeitig zu beginnen ist. Soweit es die Lähmung erlaubt, sind im Bett Fußbewegungen, das Aufstellen der Beine und Anheben des Gesäßes sowie Bewegungen wie beim Radfahren angezeigt. Möglichst bald sollte sich der Patient aufsetzen und das Bett verlassen. Das faltenfreie Wickeln der Beine mit elastischen Binden oder besser noch oberschenkellange Stützstrümpfe (**Antithrombosestrümpfe**) bewirken eine Kompression der oberflächlichen Venen und damit eine Verbesserung des Blutflusses in den tiefergelegenen großen Venen. Bettlägerige Patienten erhalten – abhängig vom Körpergewicht und den Risikofaktoren – außerdem zweimal täglich 7 500 oder 5 000 IE Heparin subcutan zur Vermeidung einer Embolie.

Frühzeitige Bewegungsübungen insbesondere der Beine, frühzeitiges Aufsetzen und Aufstehen, oberschenkellange Stützstrümpfe, Heparinisierung.

20.17 Nahrungs- und Flüssigkeitszufuhr

Ausreichende Flüssigkeitszufuhr (2,5 – 3 Liter täglich). Trinken bei aufgerichtetem Oberkörper, Vermeiden einer Aspiration, Mundpflege.

Bei einigen neurologischen Erkrankungen wie beim Schlaganfall, bei bewusstseinsgestörten Patienten, bei der Amyotrophen Lateralsklerose und im Endstadium des Parkinson-Syndroms und der Multiplen Sklerose kann es zu Schluckstörungen und damit zur ungenügenden Nahrungs- und Flüssigkeitsaufnahme kommen. Allgemein rechnet man mit etwa 2,5 bis 3 Liter Flüssigkeit täglich, besonders bei fieberhaften Zuständen mit vermehrtem Schwitzen. In ausreichendem Maß sind ferner Kohlenhydrate, Eiweiße, Fett, Ballaststoffe sowie Elektrolyte und Vitamine erforderlich.

Hilfe beim Essen und Trinken

Ist das Schlucken beeinträchtigt, sollte der Patient beim Essen und Trinken aufrecht im Bett sitzen, den Kopf leicht nach vorne halten und nach Möglichkeit die Beine nicht gestreckt haben. Ungünstig ist es, wenn der Patient liegt oder den Kopf zur Seite hält. Mit kleinen Löffelportionen werden zunächst die Lippen berührt, um das Öffnen des Mundes zu erreichen. Dann werden die Portionen in den vorderen Mundbereich gegeben (nicht zu weit hinten wegen der Gefahr des Würgens), und das Schlucken abgewartet oder durch besondere Kiefergriffe angebahnt. Beim Trinken testet man zunächst mit kleinen Teelöffelmengen, ob das Schlucken überhaupt möglich ist (Getränke evtl. andicken). Das Trinken mit einem Strohhalm ist mitunter der Schnabeltasse vorzuziehen. Die Trinkmenge ist zur Beurteilung der Flüssigkeitsbilanz auf einer Trinkliste, die sich im Patientenzimmer befindet, zu dokumentieren.

Förderung der Eigeninitiative beim Essen und Trinken

Bei allen diesen Ess- und Trinkbemühungen ist darauf zu achten, dass der Patient möglichst selbstständig agiert. Dazu müssen eventuell Hilfsmittel (geeignetes Besteck und Geschirr) bereitgestellt werden. Ein großes Problem ist, dass die Kranken häufig angehalten werden müssen, überhaupt zu essen und zu trinken; und wenn sie es tun, dauert es lange, und mitunter kleckern sie tüchtig. Das bedeutet Geduld vom Pflegepersonal. Es darf nicht geschehen, dass aus Gründen der Zeitersparnis und der Vereinfachung den Patienten das Essen gegeben wird. Kommt es zur Aspiration, muss notfalls der Mund mit den Fingern der Pflegeperson ausgeräumt werden. Der auf dem Bauch liegende Patient wird an den Hüften angehoben und der sitzende Patient weit nach vorne gebeugt. Durch kräftige Schläge auf den Rücken wird versucht, den Hustenreflex anzuregen. Sofort ist der Arzt zu informieren. Das Absauggerät und das Intubationsbesteck sind bereitzuhalten.

Erste Hilfe bei Aspiration

Mundpflege

Die Patienten müssen zum Kauen angeregt werden, um einer Soorinfektion und Ohrspeicheldrüsenentzündung (Parotitis) vorzubeugen. Bei der **Mundpflege** ist der Mund- und Rachenraum aufmerksam zu untersuchen. Bei einer Lähmung der Wangenmuskulatur einer Seite können dort Speisereste verbleiben, die bei Umlagerung des Kranken unbemerkt in die freie Mundhöhle gelangen und zur Aspiration führen.

Sondenernährung

Bestehen über eine längere Zeit Schluckstörungen oder eine ungenügende Nahrungs- und Flussigkeitsaufnahme, wird eine Magensonde erforderlich.

- **Nasogastrale Sonde:** Durch den Nasen-Rachen-Raum wird eine Magensonde in den Magen geführt. Die richtige Lage im Magen wird dadurch erkannt, dass Magensaft aspiriert wird oder dass nach Einblasen von Luft diese mit dem Stethoskop als Blubbern über dem Magen wahrgenommen wird.
- **Perkutane endoskopische Gastrostomie, PEG:** Unter gastroskopischer Sicht wird eine Sonde durch die Bauchdecke in den Magen geführt und an der Bauchdecke mit einer Naht fixiert. Die Sonde kann wochen- bis monatelang liegen bleiben. Ein wöchentlicher Verbandwechsel ist erforderlich.

Lagekontrolle der Magensonde

Sondenernährung bevorzugt durch PEG

Die Sondennahrung muss genau nach Vorschrift mit zimmerwarmem Wasser zubereitet und in kleinen Portionen verabreicht werden.

20.18 Obstipation

Die Darmentleerung wird über das vegetative Nervensystem gesteuert. Ein verzögerter Transport des Darminhalts im Dickdarm und eine gehemmte Entleerung im Mastdarm führen zur Obstipation.
Die Ursachen einer Obstipation liegen vorwiegend im funktionellen Bereich, d. h. dass die Kost schlackenarm ist, zu wenig getrunken wird (großes Problem bei alten Menschen) und die Bewegung zu gering ist. Hinzu können Stress, Angst und Depression kommen. Auch einige Beruhigungsmittel und Opiate führen zur Verstopfung.

- Faserreiche (schlackenreiche) Kost (Vollkornbrot, Obst, frisches Gemüse, rohes Sauerkraut). Ein Glas Obstsaft morgens auf nüchternen Magen kann sehr hilfreich sein. Ausreichend trinken!
- Aktive Bewegung, speziell das Gehen fördern.
- Regelmäßige Stuhlgangzeiten und die individuellen Gewohnheiten bei der Stuhlentleerung sind einzuhalten.
- Wahrung der Hygiene und Intimsphäre.

Prophylaxe

Merke

> Es hat sich bewährt, die Frequenz des Stuhlgangs zu kontrollieren und erst aktiv einzuschreiten, wenn sich am dritten Tag nichts zu tun scheint. Bei neu aufgenommenen Patienten sollte auch der Frage nach dem letzten Stuhlgang nachgegangen werden.

Abführen

Es erscheint aus ärztlicher Sicht sinnvoll, dem informierten Pflegeteam in der Frage des Stuhlgangs standardisiert größtmöglichen Handlungsspielraum zu lassen. So können bewährte **Quell- und Gleitmittel** wie eingeweichte Kleie, Leinsamen, Backpflaumen etc. analog zur natürlichen Nahrung vom Pflegedienst empfohlen und gegeben werden. Natürlich muss dazu reichlich getrunken werden, damit der Darminhalt lockerer wird; das wird leider oft vergessen.

Osmotisch wirkende Abführmittel enthalten schwer resorbierbare Substanzen, die Wasser binden und die Stuhlkonsistenz lockern. Bekannte Präparate sind Laktulose (Bifiteral®) und Macrogol (Movicol®), das nicht so sehr zu Blähungen führt. Wichtig ist, dass gleichzeitig zur Einnahme reichlich getrunken wird.

Nur zur kurzfristigen Einnahme können in besonderen Fällen **stimulierende Abführmittel** gegeben werden, die zur Schleimhautreizung im Darm und zum Kaliumverlust führen können. Präparate sind u. a. Bisacodyl (Dulcolax®) und verschiedene Abführtees (Sennesblätter).

Günstig wirken sich auch **Massagen der Bauchdecken** aus.

Kommt der Stuhlgang nach drei Tagen nicht in Gang, muss das aktive Abführen eingeleitet werden. Zur Anregung des Entleerungsreflexes können ein Lecicarbon®-Zäpfchen und zur Verbesserung der Gleitfähigkeit ein Glycilax®-Zäpfchen.gegeben werden. Klistiere und Einläufe ergänzen die Maßnahmen.

20.19 Harnentleerungsstörung

Überwiegend zentrale
Steuerung
der Harnentleerung

Zur Harnentleerung wird die Blase sowohl vom Gehirn (Hirnrinde und Hirnstamm) als auch über das vegetative Nervensystem vom unteren Rückenmark gesteuert. Weitere Harnentleerungsstörungen können durch Erkrankungen der Blase selbst und der harnableitenden Wege (z. B. Prostataleiden) bedingt sein.

Harninkontinenz

Der Urin bzw. Harn kann willkürlich nicht zurückgehalten werden, sodass er unfreiwillig abgeht. Unterschieden werden:

Spontane, sturzartige
Entleerung

- **Dranginkontinenz:** Der Patient ist nicht in der Lage, den Entleerungsimpuls willentlich zu unterdrücken, z. B. um die Toilette aufzusuchen. Es kommt zu spontanen und häufigen Miktionen. Ursachen können Störungen der zentralen Steuerung im Gehirn (deshalb auch kortikale Inkontinenz), Blasenentzündungen und Steinleiden sein.

Tröpfeln

- **Belastungsinkontinenz:** Infolge einer erschlafften Beckenbodenmuskulatur kommt es z. B. beim Lachen, Husten, Niesen, Heben oder Bücken zu unwillkürlichem Urinabgang, häufig als Träufeln, besonders bei älteren Frauen.

Unkontrollierte Entleerung

- **Reflexinkontinenz:** Die reflexgesteuerte Blasenentleerung auf Rückenmarksniveau (Segment S 2) funktioniert, kann aber nicht vom übergeordneten Zentrum des ZNS beeinflusst werden. Urin geht ohne Harndrang unkontrolliert ab; z. B. bei Multipler Sklerose und Querschnittpatienten.

Ständiger Harndrang,
ständiges Tröpfeln

- **Überlaufinkontinenz:** Entweder durch Einengung der Harnröhre (Prostatavergrößerung) oder durch Beeinträchtigung des Reflexbogens zwischen Blase und Rückenmark (Segment S 2) durch neurogene Störungen z. B. bei Diabetes mellitus und Überdehnung der Blasenwand. Ständig abgehender Urin in kleinen Mengen.

Harnverhaltung

Die gefüllte Blase kann spontan nicht entleert werden. Ursache können eine mechanische Harnabflussbehinderung oder eine neurogene Störung vorwiegend im Verlauf des spinalen Reflexbogens sein (z. B. Bandscheibenvorfall, Multiple Sklerose).

Therapie- und Pflegeprinzipien

»Hinsetzen«: Die Entleerung der Blase gelingt im Sitzen oder Stehen deutlich besser als im Liegen, weil der Entleerungsreflex dann weniger gehemmt ist.

Wasserlassen im Sitzen und Stehen besser als im Liegen

Trinkmenge: Viele Inkontinente sind ausgetrocknet, weil sie wegen der unangenehmen Inkontinenz zu wenig trinken. Das ist keine Lösung!

Trotz Inkontinenz reichlich trinken

»**Trinkstoß**«: Die tagesüblichen Flüssigkeitsmengen werden nicht kontinuierlich aufgenommen, sondern stoßartig zu bestimmten Zeiten, am einfachsten zu den Mahlzeiten. Die plötzlich anflutende Harnmenge erhöht den Entleerungsreiz der Blase.

Ein Flüssigkeitsschwall fördert die Blasenentleerung.

Beckenbodengymnastik: Sie kann hilfreich sein bei der Belastungsinkontinenz, insbesondere bei Erschlaffung der Beckenbodenmuskulatur.

Gymnastik

Blasentraining: Darunter versteht man die Förderung des reflexartigen Entleerens der Blase und zwar möglichst vollständig. Mehrmals am Tag wird versucht, die Blase spontan zu entleeren, bis die Entleerung mit einem erträglichen Rhythmus wieder selbstständig ausreichend gelingt, (Restharnmenge unter 100 ml). Zweckmäßig sind:

Speicherfähigkeit und Entleerungsrhythmus der Blase trainieren

- fester Entleerungsrhythmus
- Förderung der Entleerung durch Hautreize, Klopfen auf den Unterleib, Kühlen im Bereich des Unterbauchs und der oberen Oberschenkelinnenseiten
- Ausdrücken der Blase.

Blasenkatheter. In Akutsituationen (Notfall- und Intensivmedizin) ist es nicht zu vermeiden, eine künstliche Urinableitung aus der Blase, einen Katheter, zu legen. Diese Maßnahme wird erforderlich zur

Blasenkatheter zur künstlichen Urinableitung

- **Kontrolle der Urinausscheidung** (Diurese) in der Intensivmedizin: Bilanzierung des Flüssigkeitshaushaltes,
- **Pflege des Patienten** bei Harnentleerungsstörungen, insbesondere bei Bewusstlosigkeit.

Drei Möglichkeiten der **Blasenkatheterisierung** stehen zur Verfügung:

- **Transurethraler Katheter:** Der Zugang über die Harnröhre kann für eine einmalige oder kurzfristige Katheterisierung bei Notfällen gewählt werden. Die Infektionsgefahr ist groß, weil Keime von der äußeren Harnröhrenmündung mit dem Katheter selbst oder zwischen Katheterwand und Harnröhrenwand in die Blase gelangen können. Für die Daueranwendung kommt der transurethrale Blasenkatheter nicht mehr infrage.

Nur für Notfälle, keine Dauerableitung

Bevorzugte Dauerableitung

- **Suprapubische Ableitung:** Die gefüllte Blase wird oberhalb der Symphyse (Verbindungspunkt beider Schambeine) direkt durch die Bauchdecke punktiert. Diese suprapubische Blasenpunktion ist ein kleiner, gefahrloser und kaum schmerzhafter chirurgischer Eingriff. Eine Keimeinschleppung in die Blase ist praktisch auszuschließen, sodass sich dieser Weg als Dauerabfluss eignet.

Selbsthilfe

- **Einmal-Katheterismus:** Das wiederholte Einmalkatheterisieren sollten Patienten mit therapieresistenter Reflex- und Überlaufinkontinenz erlernen. Einmalsets stehen zur Verfügung und gewährleisten ein steriles Vorgehen. Vorübergehend findet das Einmalkatheterisieren auch Anwendung beim Blasentraining, um eine eventuell verbleibende Restharnmenge zu kontrollieren. Eine entleerte Blase lässt sich leichter trainieren als eine halbvolle!

Problematisch sind **Vorlagen** oder **Windeln** sowie **Urinauffangsysteme** wie das Urinalkondom für den Mann und der Urinauffangbeutel für die Frau, weil es leicht zu einer Infektion der harnableitenden Wege kommt. Diese Systeme können vorübergehend im häuslichen Bereich angewandt werden.

20.20 Selbsthilfetraining

Förderung der Selbstständigkeit

Im Sitzen fällt dieses Training leichter. Deshalb sollten die Patienten frühzeitig in einen passenden Rollstuhl gesetzt werden, der auch die nötige Mobilität erlaubt. Der Patient sollte möglichst bald zur Benutzung des Waschbeckens angeleitet werden. Schon etwas mehr Selbstständigkeit und motorisches Geschick ist beim Anziehen erforderlich.

Das Selbsthilfetraining basiert auf der Einübung regelmäßiger Bewegungsabläufe (z. B. beim Waschen, Zähneputzen, Anziehen und Essen und bei den Ausscheidungen), ohne dass der Patient dabei überfordert wird und resigniert. Immer wird die gelähmte Seite zuerst in den Bewegungsablauf einbezogen. Unterstützung findet die Pflegeperson bei der Physio- und Ergotherapie.

20.11 Basale Stimulation

Auch bewusstlose und komatöse Patienten erhalten Anregung durch einfache Reize wie Berührung, Temperaturunterschiede, Geräusche.

Das Reaktionsvermögen bewusstloser oder komatöser Patienten ist sehr viel ausgeprägter, als früher angenommen wurde. Ausgehend von den Erfahrungen der Sonderpädagogik (ANDREAS FRÖHLICH) werden durch einfache Reize wie Berührung, Kälte- oder Wärmeeinwirkung, Geräusche und Lichteffekte die Wahrnehmung und die Gehirntätigkeit stimuliert. Es kommt zur Entwicklung neuer Nervenfortsätze (Dendriten) und zur Verbesserung der neuronalen Vernetzung.

Die Techniken dieser **Basalen Stimulation** wurden 1991 von CHRISTEL BIENSTEIN in die Krankenpflege übernommen. Sie kommen nicht nur bei bewusstlosen Patienten, sondern auch bei Patienten mit Schlaganfall, Hirnverletzung, apallischem Syndrom und Demenz zur Anwendung. Gleich nach Einsetzen der Hirnschädigung wird mit der basalen Stimulation begonnen, indem z. B. durch wohltuende Berührung, geruchsanregende Stoffe, mit gutschmeckenden Substanzen, durch Lichtreize und angenehme Musik die Wahrnehmung stimuliert wird. Damit werden die zentralen Funktionen und die personale Integration gefördert. Beim Betten, Waschen und Essengeben sind die Erkenntnisse der Basalen Stimulation zu berücksichtigen, die die Physio- und Ergotherapie ergänzen.

Zusammenfassung

Neurologische Pflege setzt eine genaue Beobachtung des Kranken und Einschätzung seiner körperlichen und geistigen Leistungsfähigkeit voraus. Verschiedene Pflegetheorien sind Grundlage für die Aufstellung eines Pflegeplans, dessen Pflegemaßnahmen und -handlungen im Pflegearbeitsbogen dokumentiert werden. Große Aufmerksamkeit gilt der Lagerung und Aktivierung gelähmter Patienten unter Beachtung des Bobath-Konzeptes. Die Entwicklung einer übermäßigen Spastik soll verhindert und Kontrakturen und Dekubitus sowie Thrombose und Pneumonie vorgebeugt werden. Pflegerische Maßnahmen bei Obstipation und Harnentleerungsstörungen einschließlich des Katheterisierens der Harnblase werden besprochen. Bei bewusstseinsgestörten Patienten ist eine Anregung über die basale Stimulation angezeigt.

21 Umgang mit neurologisch kranken Menschen

Viele Menschen mit ernsthaften Erkrankungen fühlen sich bedrückt, betroffen und »vom Schicksal geschlagen«. Ihre Lebensplanung, Hoffnungen und Wünsche sind jäh erschüttert worden. Diese Menschen brauchen neben der medizinischen Behandlung vor allem seelische Zuwendung, auch und insbesondere vom Pflegepersonal.

Ernstnehmen des Kranken, Zuhören und einfühlsamer Umgang

Aufklärung des Kranken und Heranführen an die neue Realität

Seelische Zuwendung besteht in einem Ernstnehmen der Beschwerden und Klagen, einem Zuhören und Mitfühlen. Von ärztlicher Seite muss eine umfangreiche Aufklärung zum Krankheitsgeschehen erfolgen, damit der Patient sich auf die neue Lebenssituation einstellen kann. Die positiven Anteile des Lebens müssen herausgestellt und gefördert werden. Die Pflegeperson unterstützt diese Haltung durch Verstärkung positiver Fortschritte der Genesung.

21.1 Der alte Patient

Zerebrale Durchblutungsstörungen, dementive Erkrankungen und Parkinson-Syndrom sind Erkrankungen, die besonders häufig im höheren Lebensalter auftreten. Ihre Zahl nimmt weiter zu, weil immer mehr Menschen das höhere Lebensalter erreichen. Die **Pflege des alten Menschen** setzt einen besonderen Umgang und besondere Kenntnisse der Pflegeperson voraus. Sie muss sich auf das Verhalten und die Wesensart des alten Menschen einstellen und die im Alter häufig zusätzlichen Leiden und Behinderungen beachten.

Psychosoziale Situation alter Menschen

Alte Menschen spüren zunehmend ein Nachlassen ihrer seelischen und körperlichen Kräfte. Sie haben Angst, ihre Selbstständigkeit zu verlieren und eines Tages in ein Alten- oder Pflegeheim umziehen zu müssen.
Sie haben aber auch Angst vor einem leid- und schmerzvollen Siechtum. Andererseits verschweigen viele alte Menschen ihre Beschwerden und Behinderungen, um in ihrer Wohnung und im vertrauten sozialen Umfeld zu bleiben und um Angehörigen nicht zur Last zu fallen.

Neben der neurologischen Grunderkrankung können im Alter folgende Erkrankungen hinzukommen: Diabetes mellitus, Osteoporose, degenerative Gelenkerkrankungen, Bluthochdruck, koronare Herzerkrankungen, Schwerhörigkeit, Augenkatarakt sowie Depression und Demenz (**Multimorbidität**). Damit verbunden ist ein labiler Gesundheitszustand. Der Krankheitsverlauf ist bei alten Patienten mitunter anders als bei jüngeren. So werden Hirntumoroperationen von älteren Patienten mit vermehrten Komplikationen und Schädel-Hirn-Verletzungen mit verzögerter Rückbildung der Ausfallerscheinungen häufig nur schwer und unvollständig überwunden.

Der alte Patient kann, wenn er in die Klinik kommt, durch den Wechsel seiner Umgebung Anpassungsschwierigkeiten bekommen sowie verwirrt und unruhig werden. Die Pflegeperson ist ihm beim Einleben auf der Station behilflich; sie zeigt ihm die Toilette, das Dienstzimmer, den Tagesraum und die Bedienung der Rufanlage. Das Essen darf nicht einfach hingestellt werden, sondern die Pflegeperson vergewissert sich, ob der Patient allein essen kann und ob auch alles aufgegessen und getrunken wird. Dann ist genau nach den Medikamenten zu fragen, die der alte Patient zu Hause eingenommen hat, und wie es mit dem Wasserlassen und Abführen funktioniert. Überhaupt sollte sich die Pflegeperson bemühen, sich auf Eigenheiten und eingefahrene Gewohnheiten der alten Patienten einzustellen.

Besonders kritisch ist häufig die erste Nacht im Krankenhaus. Der alte Mensch findet sich mitunter, wenn er nachts aufwacht und zur Toilette möchte, nicht zurecht. Er kann aus dem Bett fallen oder im Zimmer stolpern. Die Nachtwache muss häufiger nachsehen und sich nach den Bedürfnissen erkundigen. Aus einer falschen Bescheidenheit heraus möchte der alte Mensch die Nachtwache häufig nicht bemühen.

Bei der allgemeinen Pflege alter Menschen ist zu überprüfen, ob die Kranken genügend essen und trinken, ob sie regelmäßig Wasser lassen und Stuhlgang haben, ob sie sich ausreichend sauber halten, ob die Haut intakt ist und sie nicht durchliegen und ob sie sich auch genug bewegen.

Große Probleme bereitet immer wieder die zu geringe Flüssigkeitsaufnahme, weil bei alten Menschen allgemein kein Bedürfnis zum Trinken besteht. Etwa zweieinhalb bis drei Liter Flüssigkeit pro Tag sind erforderlich, damit der Spannungszustand von Haut und Gewebe sowie die Blutzirkulation aufrechterhalten bleiben und der Stuhl nicht zu fest wird.

Das **Essverhalten bei alten Menschen** mit Parkinson-Erkrankung oder nach einem Schlaganfall kann durch die Einschränkung der Motorik, insbesondere bei Schluckstörungen, beeinträchtigt sein, sodass eine Assistenz beim Essen erforderlich ist. Gegen den nachlassenden Appetit sollten Lieblingsspeisen oder besonders gewürzte Gerichte angeboten werden. Dabei ist auf eine kalzium- (Milch, Milchprodukte) und ballaststoffreiche Kost zu achten. Auf eine längere Esszeit ist Rücksicht zu nehmen.

Inkontinente Patienten – falls sie nicht mit einem suprapubischen Katheter versorgt sind – müssen immer wieder trocken gebettet und eventuell mit Windeln versehen werden. Regelmäßige Entleerungszeiten sind einzuhalten, um dem spontanen Urinabgang zuvorzukommen. Wichtig sind krankengymnastische Übungen der Beckenbodenmuskulatur.

Die Pflegeperson benötigt für ältere Patienten mehr Zeit. Wenn sie diese aufbringt und die Patienten verständnisvoll pflegt, wird sie überrascht sein, wie dankbar gerade ältere Menschen sein können. Auch von ärztli-

Randbemerkungen:

Multimorbidität

Verzögerte Rückbildung der Ausfallerscheinungen

Anpassungsschwierigkeiten im Alter

Eingewöhnung im Krankenhaus und Heim

Assistenz beim Essen

Toilettentraining

cher Seite muss mit alten Patienten behutsam umgegangen werden. Dabei sind Medikamente vorsichtig zu dosieren, eingreifendere Untersuchungen überlegt einzusetzen, die Verordnungen und sonstige Maßnahmen ruhig und langsam zu erklären und die Entlassung rechtzeitig anzukündigen.

21.2 Der depressive Patient

Vor Beginn der Therapie psychischer Störungen steht immer die eingehende psychiatrische Diagnostik. Beim depressiven Syndrom ist zu klären, ob es seine Ursache in einer hirnorganischen Erkrankung (z. B. zerebrale Durchblutungsstörung, Demenz oder Hirntumor) oder in einer reaktiven Verstimmung auf die belastende Erkrankung oder die Lebensumstände hat oder ob das depressive Syndrom Ausdruck einer endogenen Psychose ist.

Suizidtendenzen bei erschwerter Krankheitsverarbeitung

Bei allen depressiven Zuständen besteht die **Gefahr des Suizids.** Hier versucht die Pflegeperson, ein besonders vertrauensvolles und verstehendes Verhältnis zum Kranken aufzubauen und genau auf seine Äußerungen und Stimmungsschwankungen zu achten und diese dem Arzt mitzuteilen. Diagnostische und therapeutische Hilfen sind auch vom Psychologischen Dienst zu erwarten.

Betreuung von Patienten mit symptomatischer Depression

Bei der **symptomatischen Depression,** die Ausdruck einer hirnorganischen Erkrankung ist, richtet sich die Therapie zunächst nach dem Grundleiden. Hirndurchblutung und Hirnstoffwechsel sind zu verbessern. Mit Unruhe einhergehende depressive Verstimmungen werden durch kleine Dosen eines Neuroleptikums (z. B. 3 x 25 mg Taxilan®, 2 x 1 bis 2 x 2 mg Risperdal®) beeinflusst. Depressive Hemmungen werden mit Antidepressiva (z. B. 3 x 25 mg Aponal® oder Saroten®) aufgelockert. Immer ist das beruhigende, ermutigende und zuhörende Gespräch notwendig. Hauptsache ist, dass überhaupt jemand mit dem bedrückten Kranken spricht; das kann auch der Seelsorger oder der ehrenamtliche Helfer sein. Es kommt entscheidend darauf an, wie die Mitarbeiter einer Station das »Stationsklima« prägen und wie wohl und geborgen sich der Patient auf der Station fühlt.

Betreuung von Patienten mit endogener Depression

Die **endogene Depression** gehört in die Behandlung des Psychiaters und erfordert den Einsatz höherer Psychopharmaka-Dosen. Das Pflegepersonal muss die Wirkung der Medikamente auf den Stimmungszustand sehr genau beobachten und Äußerungen der Patienten aufmerksam wahrnehmen. Wenn der Antrieb wiederkehrt und die Stimmungsaufhellung noch nicht eingetreten ist, sind die Patienten in dieser labilen und erregten Phase besonders suizidgefährdet.

Betreuung von Patienten mit depressiver Verstimmung

Bei der **depressiven Verstimmung** als **Ausdruck einer abnormen seelischen Reaktion** steht das therapeutische Gespräch zur Entschärfung des Konfliktes an erster Stelle. Unterstützend können kleine Dosen von Neuroleptika oder Antidepressiva gegeben werden. Tranquilizer wie Valium®, Adumbran® und Lexotanil® sollten trotz guter Wirksamkeit gegen Angst und allgemeiner Unruhe wegen der drohenden Gefahr der Abhängigkeit nicht oder nur vorübergehend verordnet werden.

21.3 Der verwirrte Patient

Gerade ältere Patienten mit stärkeren zerebralen Durchblutungsstörungen oder nach längerer »Austrocknung« infolge unzureichender Flüssigkeitszufuhr (Dehydration) können besonders nachts verwirrt werden. Sie sind nicht orientiert, verkennen Person und Situation und geraten in einen ängstlichen Unruhezustand. Ungeahnte Kräfte können frei werden, sodass Handgreiflichkeiten und Sachbeschädigungen möglich sind. Die Pflegeperson bemüht sich, gelassen und ruhig mit dem verwirrten Patienten zu sprechen, ihn zu berühren, zu streicheln und sich zu ihm zu setzen. Man sollte versuchen herauszufinden, was dem Patienten unbehaglich ist. Es sollte ihm etwas zum Trinken angeboten werden. Ist keine Besserung zu erzielen, muss die Pflegeperson bestimmt und zielgerichtet handeln, darf aber nicht ungeduldig werden und sich angegriffen fühlen. Medikamentös können dämpfende Neuroleptika (z. B. Taxilan®, Truxal®) oder vorübergehend auch Benzodiazepine (z. B. Diazepam) gegeben werden. Immer wieder wird beobachtet, dass eine Tasse Kaffee oder entsprechend Koffein zur Beruhigung führt, weil dadurch die zerebralen Durchblutungsverhältnisse verbessert werden. Nie sollte der verwirrte und dadurch auch unruhige Patient »fixiert« werden. Besser ist es, ihn vorübergehend auf eine psychiatrische Wachstation zu verlegen.

Verwirrten Patienten gelassen und einfühlsam begegegnen

21.4 Der aggressive Patient

Patienten mit Kopfverletzungen, zerebralen Durchblutungsstörungen oder auch einer Epilepsie können ausgesprochen aggressiv werden. Sie können Pflegepersonen, Betreuer und Mitpatienten verletzen oder Gegenstände zerstören. Teilweise sind sie gleichzeitig auch verwirrt. Die Pflegeperson muss sich ständig in Acht nehmen, nicht angegriffen zu werden. Sie bemüht sich aber, gelassen und ruhig auf den Kranken einzugehen, aber eine gewisse Distanz zu bewahren. Sie sollte keine Diskussion beginnen oder fortführen und den Wutausbruch abwarten. Hat der Patient sich beruhigt, kann versucht werden, mit ihm über die aggressionauslösende Situation zu sprechen. Er sollte dabei spüren, dass seine Sorgen und sein Ärger ernst genommen werden.
Die Pflegeperson darf sich nicht provozieren lassen und muss immer in dem Bewusstsein handeln, dass sie es mit einem kranken, seelisch gestörten Menschen zu tun hat. Fixierungen sind zu vermeiden. Häufig beruhigt sich der aggressive Patient, wenn er in eine ruhige und reizarme Umge-

Aggressives Verhalten muss ernst, aber nicht persönlich genommen werden.

bung kommt. Unterstützend können Neuroleptika wie Neurocil® und Truxal® in höherer Dosierung wirken.

21.5 Der schwierige Patient

Grenzen setzen

Anspruchsvolle, eigenwillige, geltungssüchtige und stimmungslabile Patienten gelten häufig als schwierig. Die Pflegeperson muss diese besonderen Charaktereigenschaften erkennen und den Kranken zunächst so annehmen wie er ist, gleichzeitig aber zu erkennen geben, welche Grenzen dem Patienten gesetzt sind.

Zuerst geht es um die sachliche Abklärung der Krankheit, wegen der er ins Krankenhaus kommt. Langsam lernt man den Kranken und seine Familie kennen und ist dann besser in der Lage, seine auffällige Charaktereigenschaft einzuschätzen. Nach einigen Tagen kann die Pflegeperson dann ruhig und bestimmt und ohne Aggressivität mit dem Kranken umgehen und ihm deutlich machen, dass er sich an die Gegebenheiten im Krankenhaus oder an die durch seine Krankheit veränderte Lebenssituation anpassen, eventuell auch zurückstecken und sich bescheiden muss.

21.6 Der Schmerzpatient

Schmerzerleben

Schmerzen gehen mit einer Störung der Befindlichkeit und der Stimmung einher und beeinflussen je nach Persönlichkeitsstruktur das Verhalten und die Einbindung der betroffenen Menschen in das persönliche Umfeld (reizbar, ungeduldig, klagend, passiv, zurückgezogen).

Organischer Schmerz

Klagen Patienten über Schmerzen, ist es für Pflegepersonal und Ärzte gleichermaßen schwierig, die Notwendigkeit der Verabreichung eines Schmerzmittels abzuschätzen. Treten die Schmerzen im Zusammenhang mit einem Hirntumor, einer Meningitis, einer Subarachnoidalblutung, eines Bandscheibenvorfalles oder einer Trigeminusneuralgie auf, ist bei diesen **organischen Schmerzen** ohne Bedenken ein Schmerzmittel vorübergehend zu geben.

Psychische Mitverursachung des Schmerzerlebens

Ist jedoch für den Schmerz eine belangvolle körperliche Ursache nicht erkennbar, und ist der Schmerz außerdem chronisch, ist stets an eine psychische Mitverursachung oder gar an eine rein psychogene Entwicklung des Schmerzgeschehens zu denken.

Psychosomatischer Schmerz

Der **psychosomatische Schmerz** ist zwar auf eine funktionelle Organstörung zurückzuführen, wird aber durch eine abnorme seelische Verarbeitung bei chronischem Konflikt oder außergewöhnlicher Charaktereigenschaft verstärkt empfunden und entsprechend ausdrucksstark geäußert. Dabei kommt es zu einer stärkeren Irritation des vegetativen Nervensystems.

Der **konversionsneurotische Schmerz** geht ohne jegliche Beeinträchtigung des Erfolgsorgans einher. Es handelt sich um die Umwandlung (Konversion) einer durch den psychischen Konflikt nicht realisierbaren Triebenergie in körperliche Erscheinungen, nämlich den Schmerz.

Konversionsneurotischer Schmerz

Bei den psychisch verursachten oder mitbedingten Schmerzzuständen reagieren Pflegepersonen und Ärzte nicht selten mit einer abwehrenden, hilflosen Haltung. Das darf nicht passieren. Der Schmerz muss als Ausdruck eines besonderen psychischen Befindens ernstgenommen werden. Er ist wirklich da und wird in der Regel nicht simuliert. Nicht selten sind es zunächst die Pflegepersonen, denen der Schmerz anvertraut wird, weil die Patienten von diesen eher Zuwendung und ein Schmerzmittel erhoffen. Auch haben die Patienten zuweilen Hemmungen, über alle Leiden mit dem Arzt zu sprechen, der häufig nur kurz bei der Visite erreichbar ist.

Schmerzen ernstnehmen

Die Pflegeperson hat die Schmerzäußerungen des Patienten ernstzunehmen und sein Schmerzmittelbegehren ohne Stellungnahme an die Stationsleitung oder den Arzt weiterzuleiten. Jetzt werden Überlegungen angestellt, wie der Schmerz einzuschätzen ist. Der Arzt entscheidet, welches Medikament gegeben wird oder ob der Patient versuchen soll, den Schmerz vorerst auszuhalten. Neben der Verordnung von Schmerzmitteln kommen auch Neuroleptika und Antidepressiva infrage. Tranquilizer sind nicht geeignet. Die Verabreichung eines Plazebopräparates sollte man sich überlegen, weil dies letztlich ein Betrug ist und einer ehrlichen Haltung dem Patienten gegenüber nicht entspricht.

Umgang mit Schmerzpatienten und Wahl der Schmerzmittel

Wird die psychische Mitverursachung des Schmerzes deutlich, kann auch die Pflegeperson nach Rücksprache mit dem Stationsdienst bei weiterer Schmerzäußerungen des Patienten dahingehend auf ihn einwirken, dass der Patient die Schmerzmittel reduziert, dass er sich ablenkt und versucht, die Schmerzen zu ertragen und sie als Schicksal anzunehmen. Diese Verhaltenstherapie, die durch Physiotherapie und Kneippsche Anwendungen zur Beeinflussung des vegetativen Nervensystems ergänzt werden kann, reicht häufig aus. Eine eingehende psychologische Beratung sollte eingeleitet werden, eine Psychotherapie wird nur in seltenen Fällen nötig sein.

Verhaltenstherapie

Schmerzmittel sind keineswegs harmlos. Unter den nichtopioidhaltigen Schmerzmitteln können Acetylsalicylsäure (z. B. Aspirin®, ASS) und Diclofenac (z. B. Voltaren®) Magen- und Darmgeschwüre mit Blutungen sowie Leber- und Nierenstörungen hervorrufen. Opioidhaltige Schmerzmittel (z. B. Tramadol®) Tilidin-Naloxon und das stark wirkende Temgesic® können ein süchtiges Verhalten fördern und zur Verstopfung und Benommenheit führen. Bei vorübergehend heftigen und ausweglosen Schmerzzuständen sind Schmerzmittel jedoch auf jeden Fall angezeigt.

Einsatz von Schmerzmitteln

21.7 Der bewegungseingeschränkte Patient

Bewegungseinschränkungen nehmen im höheren Lebensalter deutlich zu. Die Bewegungen werden langsamer, in der Zielrichtung ungenauer und

Bewegungseinschränkungen im Alter

steifer. Der Gang wird kleinschrittig und unsicher. Folge können Stürze durch Stolpern und Ausrutschen sein. Diese wiederum führen zu Knochenbrüchen und Schädel-Hirn-Verletzungen. Die Beweglichkeit ist besonders bei Patienten mit Parkinsonerkrankung, mit Polyneuropathie und nach Schlaganfall verringert.

Die in der Beweglichkeit eingeschränkten Patienten werden regelmäßig physio- und ergotherapeutisch betreut. Die Übungen reichen aber nicht aus. Auch die Pflegepersonen sollten die Kranken so häufig wie möglich bewegen und aufstehen bzw. sich hinsetzen lassen. Häufige Bewegungen sind wichtig, damit einer Thromboembolie und Kontrakturbildung der Gelenke vorgebeugt wird. Die Bewegungsübungen sind ebenso wichtig für das seelische Befinden der oft hilflosen Kranken, die durch die intensive betreuende Zuwendung wieder Mut fassen, ihre Krankheit besser zu überwinden. In einigen Fällen müssen unter Anleitung eines Orthopäden und eines Orthopädiemechanikers Stütz- und Bewegungshilfen angepasst werden.
Diese Betreuung kann aber zum Teil auch den Angehörigen übertragen werden, die dazu angeleitet werden müssen. Angehörige sollten nicht nur am Bettrand sitzen und erzählen. Sie können dem Pflegepersonal auch bei seiner schweren Arbeit des Hebens und Tragens behilflich sein. Pflegepersonal, ehrenamtliche Helferinnen und Helfer und besonders Angehörige begleiten die Kranken – wenn dies möglich ist – zum Kiosk der Klinik, zum Friseur, in die Cafeteria oder in den Garten.

21.8 Der bewusstlose Patient

Besonders aufmerksam und gründlich wird der bewusstlose Patient, der durch Außenreize nicht oder kaum erweckbar ist und die Augen geschlossen hält, versorgt. Er ist besonders bezüglich eines Dekubitus, einer Infektion und Thromboembolie sowie einer nicht ausreichenden Ernährung sehr gefährdet. Unbedachte Bemerkungen in Gegenwart bewusstloser Patienten dürfen nicht gemacht werden. Rücksichts- und verständnisvoll ist mit den Angehörigen umzugehen, die außerordentlich besorgt sind, während das Pflegepersonal routinemäßig bei der Arbeit ist. Außerordentlich wichtig sind das Befeuchten der trockenen Lippen und das Sauberhalten von Mund und Nase. Auf die Möglichkeit der basalen Stimulation wurde ☞ auf S. 436 f. hingewiesen.

21.9 Der geistig behinderte Patient

Werden Menschen mit einer geistigen Behinderung krank, können die Krankheitserscheinungen »verschlüsselt« auftreten. Der geistig behinderte Mensch nimmt die Symptome mitunter anders wahr, er erlebt sie anders und stellt sie anders dar als der nicht behinderte Mensch. So können heftige Schmerzen, die auf einen Hirntumor oder einen Bandscheibenvorfall hinweisen, ausbleiben. Andererseits neigen diese Menschen dazu, ihre Unzufriedenheit mit verschiedenen Schmerzen und Verhaltensauffälligkeiten zu äußern. Mit viel Verständnis, Geduld und pädagogischem Geschick müssen diese geistig behinderten Menschen betreut und in das Stationsleben integriert werden. Überraschenderweise sind die geistig behinderten Menschen im Krankenhaus häufig leichter zu führen als in ihrer Wohngruppe im Heim, weil sie im Krankenhaus mehr Ruhe vor ihren Mitbewohnern haben können und im Krankenhaus eine Sonderstellung einnehmen, die sie als interessant, neu und abwechslungsreich empfinden. Häufig gehen Aggressionen im Krankenhaus spontan zurück. Wegen ihrer vielfachen Unselbständigkeit benötigen die Behinderten vermehrt Hilfe und Pflege zur Erledigung ihrer täglichen Aufgaben.

> Symptome können bei geistig behinderten Menschen anders, abgewandelt, »verschlüsselt« in Erscheinung treten.

21.10 Der sterbende Patient

Darüber ist viel geschrieben worden; jede Pflegeperson verhält sich anders, und jeder Mensch muss seinen eigenen Tod sterben. Viele Menschen mit neurologischen Erkrankungen sterben im höheren Lebensalter. Dramatisch kann das Sterben bei der akuten Polyneuritis verlaufen, wenn sich nach längerer Beatmung der Tod einstellt. Über viele Wochen kann sich das Sterben bei Kranken mit einem bösartigen Hirntumor oder einer fortschreitenden Demenz hinziehen.

> Jeder Mensch stirbt seinen eigenen Tod.
>
> Jede Pflegeperson hat ihr eigenes Verhältnis zum Sterbenden.

Quälend ist das Sterben bei Patienten mit amyotropher Lateralsklerose, weil sie bei vollem Bewusstsein erfahren, dass sie nicht mehr schlucken, sprechen und schließlich nicht mehr atmen können; sie ersticken, weil man eine Beatmung bei diesem Krankheitsverlauf nicht beginnen wird.

Die Pflegeperson hat neben den Angehörigen den längsten und engsten Kontakt mit dem Sterbenden. Sie pflegt ihn bis zuletzt mit allem Aufwand und versucht, seine Wünsche zu verstehen und nach Möglichkeit zu erfüllen. Der Sterbende sollte die Wahrheit über seinen nahenden Tod erfahren, wenn er dies verstehen und erfassen kann. Bei bewusstseinsgestörten und psychisch veränderten Patienten wird man mit dieser Wahrheit zurückhaltend sein.

> Wahrheit über den Tod, Seelsorge

Auf keinen Fall darf die Pflegeperson aus eigener Angst vor dem Tod diesen verneinen und dem Patienten unberechtigt Hoffnung machen. Wichtig ist der Kontakt zu den Angehörigen, die bestürzt und hilflos beim Sterbenden sitzen. Die Angehörigen werden ausführlich darüber informiert, wie er gepflegt und medizinisch versorgt wird, wie er sich nachts verhält und was die Ärzte denken und planen. Das Gespräch muss von der Pflegeperson ausgehen, die auch immer wieder das Gespräch mit dem Arzt und Seelsorger vermittelt. Den Pflegepersonen sollte für diese schwierige und verantwortungsvolle Aufgabe die Möglichkeit der Supervision angeboten werden.

> Kontakt der Ärzte und Pflegepersonen zu den Angehörigen

> Supervision für das Pflegepersonal

Zusammenfassung

Beim **Umgang mit neurologisch kranken Menschen** sind besonders häufig psychische Auffälligkeiten zu berücksichtigen. Die Patienten können depressiv, aggressiv, verwirrt oder auch bewusstseinsgestört sein. Mitunter ist ein hirnorganisches Psychosyndrom mit Gedächtnis- und Merkfähigkeitsstörungen zu beobachten. Unter Dauerschmerzen leidende Patienten können missmutig, ungeduldig und auch schwierig sein. Neurotische Entwicklungen und seelische Fehlhaltungen sind zu beachten. Ein großer pflegerischer Einsatz ist bei bewegungsbehinderten und bewusstlosen Patienten erforderlich. Menschen mit einer geistigen Behinderung brauchen verständnisvolle und konsequente Zuwendung. Wichtig sind immer ein ehrlicher und offener Umgang mit dem Kranken und ein guter Kontakt zu den Angehörigen.

Stichwortverzeichnis

A

Ableitung
– bipolare 82
– Quellen- oder toposelektive 82
– Referenz- 82
– suprapubische 436
Absencen 63, 303, 314
Acetylcholin 53
Achsenzylinder 34
Adrenalin 52
Adversiv-Anfall 310
Affektinkontinenz 66
Affektivität 66
Affektlabilität 66
Aggressivität 441
Agnosie 61
AIDS 255
AIDS/HIV-Infektion 261
Akalkulie 61
Akathisie 193, 198
Akinese 175
Aktionspotenzial 34-35
Aktivität 66
Aktivitätsmuster 88
Akustikusneurinom 282
Alexie 61
Alkohol-Embryopathie 409
Alkoholentzugsdelir 270
Alpha-Wellen 83
Alter 438
Altgedächtnis 66
Alzheimer-Krankheit 203
Amantadin 180
Amaurose 253
Ambivalenz 66
Ammonshorn-Sklerose 307
Amnesie
– anterograde 66, 227
– retrograde 66, 227
Amyotrophe Lateralsklerose (ALS) 339
Amyotrophie 44
Analgesie 49
Analgetika-Kopfschmerz 272

Anämie
– makrozytäre 269
Anästhesie 49
Anenzephalie 403
Anfall
– atonischer 304
– Beobachtung 322
– einfacher fokaler 309
– epileptischer 62, 211, 303, 407
– fokaler 304, 309
– generalisierender 304
– generalisierter 312
– idiopathischer 304
– komplexer fokaler 311
– kryptogener 304
– myoklonisch-astatischer 313
– myoklonischer 304
– partieller 304
– pseudoepileptischer 315
– psychogener 315, 323
– psychomotorischer 303, 311
– sensorischer 309
– symptomatischer 304
– tonischer 304
– unklassifizierbarer 314
– vegetativer 310
Anfallsbereitschaft 306
Angiitis 130
– primäre des ZNS 130
Angiographie 212
– MR- 73
– digitale Subtraktions- 78
– interventionelle 78
– spinale 78
– zerebrale 76
Angiomblutung 152
Angioplastie 150
Anisokorie 56, 253
Anosmie 53
Anteriorinfarkt 125
Anti-Cardiolipin-AK (ACA) 131
Anti-Phospholipid-AK (APA) 131
Anticholinergika 180

Antiepileptika
– herkömmliche 318
– Nebenwirkungen 319
– neue 319
Antikoagulation 130, 140, 149
Antikonvulsiva-Blutspiegel 110
Antivertiginosa 284
Antrieb 66
Anulus fibrosus 353
Anziehtraining 169
APC-Resistenz 131
APGAR-Schema 411
Aphasie 60, 162
– amnestische 60
– globale 60
– motorische 60
– sensorische 60
Apomorphin 177
Apomorphin-Test 179
Apraxie 61
Arachnoidea 25, 326
Arboviren 258
Armplexus 370
Arteria
– basilaris 114
– carotis 113
– carotis communis 114
– carotis externa 114
– carotis interna 114
– cerebelli inferior anterior (AICA) 114
– cerebelli inferior posterior (PICA) 114
– cerebelli superior 114
– cerebri anterior 114, 115
– cerebri media (MCA) 114, 115
– cerebri posterior 114, 116
– communicans anterior 114
– communicans posterior 114
– spinalis anterior 114, 329
– vertebralis 113-114
Arterien
– extrakranielle 113
– hirnversorgende 113
– intrakranielle 115
Arteriengröße, Einteilung nach 123
Arteriitis temporalis 130-131
Aspergillen 256
Astrozytome 208, 219
Ataxie 43, 253, 269, 291
– autosomal-dominante zerebelläre 199
– idiopathische 200
– sensible 380
– spinale (Hinterstrangataxie) 43
– Therapie 200
– toxische 200
– zerebellare (Kleinhirnataxie) 44

Athetosen 43, 190
Atrophie 44
– myogene 44
– neurogene 44
Aufklärung 70
Aura 273, 310-312
Aussaat, hämatogene 249
Aussprossen 367
Autoimmunerkrankung 288, 388
Autoregulation 100, 118-119
Axon 366
Axonhügel 32, 35
Axonotmesis 349, 367
Azathioprin 298

B
Balkenstrahlung 287
Bandscheibendegeneration 353
Bandscheibenvorfall 353
Barthel-Index (BI) 147
Basale Stimulation 239, 436
Basalganglien 26, 171
Basilaris-Infarkt 126
Bauchlagerung 299
Begleiterkrankungen 38
Behinderung, geistige 404, 444
Beinplexus 370
Benignität 208
Benommenheit 65
Berührungsempfindung 49
Besinnung 65
Beta-Interferon 297
Beta-Wellen 83
Bewegungseinschränkungen 443
Bewegungskrankheit 281
Bewegungsstörungen 171
Bewegungsstörungen
– zerebrale 407
Bewegungstremor 176
Bewusstlosigkeit 444
Bewusstsein 65
Biopsie 96, 213
Blasenentleerungsstörungen 102, 168, 291
Blasenkatheter 435
Blepharospasmus 191
Blickrichtungsnystagmus 59
Blitz-Nick-Salaam-Anfall 313
Blutung
– intrakranielle 150
– intrazerebrale 150-151
– sub- und epidurale 150
– subarachnoidale 150
– traumatische intrakranielle 153
Bobath-Konzept 165, 420
Botulinumtoxin 192-193, 299

Brücke 27
Brunnstrom-Methode 166
BSE 265
Bubbles 99, 101
Bulbärhirnsyndrom 231
Bulbärparalyse, progressive 339
Bursts 197

C
Candida albicans 256
Carotis-Operation 150
Carotisstenose, asymptomatische 133
Cauda equina 328
Cauda-Syndrom 352
CCT 72
Chemonukleolyse 364
Chemotherapie 217
Chorea 43, 194
– Therapie 196
Chorea Huntington 112, 173, 194
Chorea Sydenham 195
Choreoathetosen 195
Churg-Strauss-Arteriitis 130
Circulus Willisii 114
Claudicatio spinalis 354
Cloward-Operation 364
Cochlea 280
Coiling 103
Commotio cerebri 226, 228
Comprehensive Care 317
Computertomographie 70, 72
COMT-Hemmer 179
Contusio cerebri 226, 229
Conus medullaris 326
Creutzfeldt-Jakob-Erkrankung 265
Critical-illness-Polyneuropathie 386
Cross-Flow 117

D
Dämmerattacken 62, 311
Dämmerzustand, epileptischer 316
Darmentleerungsstörung 168
Dekompression der hinteren Schädelgrube (Ventrikel-
   drainage) 144
Dekubitusprophylaxe 429
Delta-Wellen 83
Demenz 67
– epileptische 317
– fortgeschrittene 205
Demyelinisierung 349
Dendriten 33
Denken 67
Denkstörung
– formale 67
– inhaltliche 67

Depolarisation 35
Depression 66, 440
Dermatomyositis 400
Desorientiertheit 66
Detrusor-Sphinkter-Dyssynergie 291
Déviation conjuguée 151
Diplopie 290
Diskektomie 363
– perkutane 364
Diszitis 356
Dopamin-Test 177
Dopaminagonisten 179
Doppelbildaufzeichnung, simultane 82
Doppler
– Effekt 98
– Sonographie 98
Down-Syndrom 410
Drehschwindel 64
Duplexsonographie, farbkodierte 99, 103
Dura mater 25, 326
Duralsack 326
Dysästhesien 49
Dysdiadochokinese 44, 198
Dysmetrie 198, 291
Dysplasie, fibromuskuläre 131
Dysraphische Syndrome 342
Dysregulation, vegetative 270
Dysrhythmie, paroxysmale 83
Dyssynergie 198
Dystonie 190, 192
– Therapie 193
Dystrophia myotonica 399

E
Echinokokken 256
Echoenzephalographie 98
EDSS-Skala 293
EEG (Elektroenzephalographie) 80, 212
Einklemmung 209, 210
– obere 231
– untere 231
Einmal-Katheterismus 436
– intermittierender 300
Einzelfasermyographie 89, 397
Elektroneurographie (ENG) 89
Elektrostimulation 180
Elektrotherapie 361
Embolie 100, 128
– Detektion 100, 101
Embryonalzeit 403
Embryopathien 403
EMG 86, 379
Emotionen 187
Empfindungsstörungen, dissoziierte 50, 328, 330
Endarteriektomie 149

Endokarditis lenta 250
Endoneurium 378
Enolase, neuronenspezifische (NSE) 265
Enteroviren 258
Entzug 187
Enzephalitis 245
– parainfektiöse 246
Enzephalomyelitis disseminata 286
Enzephalopathie
– Asterixis bei 268
– chronisch-hypoxische 268
– Flapping tremor bei 268
– hepatische 268
– hypertone 159
– subcorticale arteriosklerotische (= vaskuläre
   Enzephalopathie) 159
– toxische 270
– urämische 268
Enzymhistochemie 397
Eosinophilie 256
Ependymom 220
Epilepsie 303
– posttraumatische 235
– Chirurgie 321
Epineurium 378
Epiphyse 26
Erbrechen, schwallartiges 211
Erfolgsmuskel 90
Ergotherapie 169, 185
Erkrankungen, metabolische 187, 267
Erstkontakt 417
Erstversorgung, notfallmedizinische 135
Erythema migrans 254
Euphorie 66

F
Facettensyndrom 356
Facialislähmung 375
Facies myopathica 398, 402
Fahrradergometer-Test 268
Fallhand 371
Falx cerebri 25, 209
Farbkodierung 103
Faszikel 366
Faszikulationen 339
Faszikulieren 45
Fazialisparese 95
Fazilitationstechniken 166
fazilitieren 299
Fehlbewegungen (Synkinesien) 367
Felsenbeinkanal 375
Fetalzeit 403
Fetopathien 403
Fibrillationspotenziale 88
Fibulaköpfchen 374

Fluktuationen 178
Flüssigkeitszufuhr 432
Folsäure-Mangel 269
Formatio reticularis 27
Freezing 178
Fremdreflexe 47
FRENZEL-Brille 280
Frequenzspektrum-Analyse 98
Frischgedächtnis 66
Frontallappen-Epilepsie 311
Frühdyskinesien 192
Frühsommer-Meningoenzephalitis (FSME) 258
Fußheberschwäche 374
Funktionseinheit, neuromuskuläre 85

G
Gametopathien 403
Ganglien, prävertebrale 29, 31
Ganglion Gasseri 278
Gangstörung, Littlesche 407
Gedächtnis 66
Gefäßdissektion 129
Gefäßentzündungen/Vaskulitiden 130
Gehirnerschütterung 228
Gelegenheitsanfall 305
Gerinnungsstörungen 110
Gesichtsfelddefekte 55
Gesichtsschmerz 272
– atypischer 278
Geste, antagonisierende 190-191
Gilles-de-la-Tourette-Syndrom 407
Glasgow-Koma-Skala 230
Gleichgewichtsorgan (Vestibularorgan) 279
Gleichgewichtsstörung 177, 278
Gleichgewichtszentrum, Einflüsse auf das 279
Gliazellen 34
Gliederung, somatotopische 172
Glioblastome 208, 219
Glycerin 218
Golgi Apparat 33
Grand-mal-Anfall 303, 312
Grenzgebiete 117
Grenzstrang 29, 31
Grenzzoneninfarkt 128
Großhirn 24
Guillain-Barré-Syndrom 387
Gürtelrose 260, 390

H
Hagedorn-Quotient 253
Halbfeld-Stimulation 94
Halluzination 67
Halo-Fixateur 359
Haltereflexe, Störung der 177
Haltetremor 176

Hämatom
- epidurales 233
- subdurales 233
Harnentleerungsstörung 434
Harninkontinenz 434
Harnverhaltung 435
Harnwegsinfekt 300
Hautpflege 260
- bei Zoster-Effloreszenz 260
HbA1c 109
Hemianopsie 55
- heteronyme 55
- homonyme 55
Hemikraniektomie 143
Herdenzephalitis, embolische 246, 250
Heredoataxie
- spinale 340
- zerebellare 340
Herpes labialis 259
Herpes-simplex-Enzephalitis 259
Herpesviren 258
Hinterhauptlappen 25
Hinterhorn 29
Hinterstrangataxie 43
Hirnabszess 246, 248-249
Hirnatrophie
- natürliche 202
- pathologische 202
Hirnbiopsie 97
Hirndruck 208-209, 223
- Behandlung 142
- Therapie 218
Hirngefäße 113
Hirngewebstod 119
Hirnleistungsschwäche 67, 236
Hirnmetastasen 221
Hirnödem 208, 234, 248
- Behandlung 219
Hirnorganisches Psychosyndrom 67
Hirnquetschung 229
Hirnschädigung
- frühkindliche 403-404, 411
- perinatale 411
- postnatale 412
- pränatale 411
- Schweregrad 226
Hirnstamm 26
- Anfälle 291
Hirnstrombild 80
Hirnszintigraphie 75
Hirntod 236
Hirntumoren 207
Hirntumorsymptome 210
- allgemeine 211
- spezielle 211

Hirnvenen 116
Hirnvenenthrombosen 157
Hirnverletzung, offene 231
Histologie 213
HIV-Enzephalopathie/AIDS-Demenz 262
HIV-Meningoenzephalitis, akute 262
HIV-Myelopathie 262
HLA-System 288
Höhenschwindel 281
Horner-Syndrom 370
Hörsturz 63
Hunt und Hess 155
Hunter-Zunge 269
Hydrozephalus 412
- malresorptivus 248
- occlusus 248
- posttraumatischer 235
Hypästhesie 49
Hyperakusis 375
Hyperkinesen 43, 173
Hypersalivation 177
Hyperthyreose 187
Hypertrophie 44
Hypokinesen 173, 175
Hypophyse 26
Hypophysenadenom 221
Hypothalamus 26
Hypoxie 117

I
i.m.-Injektion, Technik der 374
Illusion 67
Immunglobulin
- Adsorptions-Behandlung 389
- Gabe von 389
Immunglobuline 298
Immunvaskulitis 400
Impression, basiläre 343
Impulsiv-Petit-mal-Anfall 314
Inaktivitätsatrophie 45
Infarkt, lakunärer 126
Infektionen
- bakterielle 247
- opportunistische 261, 263
Informationsübermittlung 35
Intelligenzquotient 405
Intentionstremor 43-44, 176, 188, 291
Interponat 368
Intoxikationen 267
Intrinsic-Faktor 269
Inzidenz 120, 277
Ischämie 117
Ischialgie 347
Ischiasnerv 349

J

Jackson-Anfall 63, 310
Janetta-Operation 278, 282

K

Kallosotomie 321
Kaposi-Sarkome 263
Kapsel, innere 28
Karpaltunnelsyndrom 372
Katheter, transurethraler 435
Kausalgie 49
Kerngebiete, basale (Basalganglien) 26
Kernspintomograpie 73
Kinesiologe 164
Kleinhirn 27, 279
Kleinhirn-Brücken-Winkel 282
Kleinhirnataxie 44
Klinking 103
Klonus 42, 47
Koagulopathien/Gerinnungsstörungen 131
Kollagenosen 111
Kollateralversorgung 116
Koma 65
Koma-Polyneuropathie 382
Komplikationen, zerebrovaskuläre 263
Konfabulation 66
Kontaktaufnahme 38
Kontrakturprophylaxe 428
Konus-Kauda-Syndrom 331
Konvergenzreaktion 55
Koordination 43
Kopfschmerz 272
– Analgetika-induzierter 276
– symptomatischer 275
Kopfschmerzkalender 275
Kopfschmerzklassifikation, internationale 273
Kornealreflex 56
Korsakow-Syndrom 66, 270
Kortison 218
Krallenhand 372
Krallenstellung 370
Krampfanfall
– großer 303
– großer generalisierter 62
Krampfbereitschaft, erhöhte 305
Krampfpotenziale 84
Kraniopharyngeom 221
Krankengymnastik 164, 184, 225
Kreatinkinase 397
Krise, akinetische 178
Kryptokokken 256
Kupferstoffwechsel 111

L

Laboruntersuchungen 109
Lactat-Ischämie-Test 112, 268
Lactatazidämie 118
Lageempfindung 50
Lagenystagmus 59
Lagerung 167, 419
Lagerungsproben 281
Lagerungsschwindel, benigner paroxysmaler 281
Lagesinn 279
Lähmungen 40
Laminektomie 364
Landry-Paralyse 388
Langzeit-EEG 82
Latenz, distale motorische 91
Lebensführung, Hilfe zur 323
Lebererkrankungen 187
Lendenlordose, physiologische 362
Lennox-Gastaut-Syndrom 313
Leukenzephalopathie, progrediente multifokale 261
Leukodystrophien 267
Lhermitte-Zeichen 290
Limbisches System 311
Liquor 248, 257
– bakteriell 248
– Befund 108, 245
– blutiger 108
– xanthochromer 108
– Serum-Quotient 295
– Druckmessung 108
– Puntions-Tablett 107
– Untersuchung 104, 213
Listerien-Meningitis/Enzephalitis 255
Lithium 200
Logopädie 225
Lues 251
– cerebrospinalis 252
– latens 251
Lumbago 346
Lumbalgie 363
Lumbalpunktion (LP) 105
Lumboischialgie 347
Lupus anticoagulant (LA) 131
Lupus erythematodes 130, 387
Lyme-Krankheit 254
Lymphome 208
– des ZNS 220, 263

M

Magnetresonanztomographie (MRT) 73
Magnetstimulation 95
Makroangiopathie 123
Malaria 256
Malignität 208
Manie 66
Mantelkante 116
MAO-B-Hemmer 179
Mark, verlängertes (Medulla oblongata) 27

Markscheide 34
Massenblutung, hypertensive 151-152
Massenreduktion 215
Medikamentenpumpe 299
Medulla oblongata 27
Medulloblastome 208, 220
Meige-Syndrom 192
Meningeome 208, 220
Meningeosis carcinomatosa 213, 221
Meningismus 244
Meningitis 244
– aseptische 243
– bakterielle 247
– frühluische 252
– lymphozytäre 243
– tuberkulöse 250
Meningokokkenmeningitis 248
Metastasen 207
Migräne 63, 273
Migräneaura 273
Mikroangiopathie 123
Miller-Fisher-Syndrom 388
Minderbegabung, intellektuelle 405
Minirin 300
Minussymptome 162
Miosis 55, 252
Mitochondrien 33
Mitochondrien-Erkrankungen 267
Mittelhirn 27
Mittelhirnsyndrom 231
Mobilisierung 167
Mononeuropathie 377
Morbus Fahr 186
Morbus Friedreich 199
Morbus Menière 282
Morbus Parkinson, idiopathischer 174
Motilitätsschwankungen (Fluktuationen) 178
Motorische Einheit, Definition 86
Multi-System-Atrophie 175, 186, 200
Multimorbidität 439
Multiple Sklerose 286
– Prophylaxe 297
– Schub 292
Mundpflege 168, 432
Muskelatrophie, spinale 338
Muskelbiopsie 96
Muskeldystrophie, progressive 398
Muskeleigenreflexe 45
– gesteigerte 46
Muskelerkrankungen (Myopathien) 396
Muskelermüdungen 187
Muskelrelaxation
– nach JACOBSEN 274
– progressive 275
Muskelsonographie 104

Muskeltonus 41, 166
Myasthenie 401
Mydriasis 55
Myelinolyse, pontine 270
Myelinschädigung 91, 379
Myelitis 247, 337
Myelographie 78, 332
Myelopathie, zervikale 332, 355
Mykosen 256
Myoklonien 43, 63
Myopathie 263, 396
– endokrine 401
– entzündliche (Myositis) 399
Myositis 399
Myotonia congenita 399
Myotonie 398
Myxoviren 258

N
Nachblutung 77, 155
Nadel-Elektromyographie (EMG) 86
Nausea 280
Neglect 61, 170
Neoplasie 263
Nerven(fasern)
– afferente 29
– efferente 29
Nerven, periphere 365
Nervenbiopsie 97
Nervenfaser-Bündel 378
Nervenfasern 33
– parasympathische 53
– sympathische 52
Nervenleitgeschwindigkeit 379
Nervenleitung 34
Nervennaht
– primäre 368
– sekundäre 368
Nervenplexus 348
Nervenschädigung, interstitielle 379
Nervensystem
– peripheres 24, 29
– vegetatives 24, 30, 51
– zentrales 24
Nervenzelle (Neuron) 32
Nervenzellkörper 33
Nervus
– abducens 56
– accessorius 58
– axillaris 371
– cochlearis 58
– facialis 53, 57
– femoralis 373
– glossopharyngeus 53, 58
– hypoglossus 58

– ischiadicus 373
– mandibularis 57
– maxillaris 57
– medianus 372
– oculomotorius 53, 56
– olfactorius 53
– ophthalmicus 56
– opticus 53
– peronaeus 374
– radialis 371
– statoacusticus 57
– suralis 375
– tibialis 374
– trigeminus 56
– trochlearis 56
– ulnaris, Schädigung 372
– vagus 53, 58
– vestibularis 57
Neuralgien 49
Neurapraxie 349, 367
Neurinom/Neurofibrom 208, 220
Neurit 34
Neuritis, retrobulbäre 290
Neuroakanthozytose 112, 195
Neuroborreliose 253-254
Neurofibromatose 409
Neurographie, fraktionierte 90
Neurolyse 373
Neuron 32
– motorisches 40
Neuropathia vestibularis 281
Neuropathie
– multifokale motorische 390
– periphere 262
Neuroplastizität 32
Neuroradiologie 70
Neurotmesis 367
Nissl-Substanz 33
NLG
– motorische 89
– sensible 91
Normaldruckhydrozephalus 175, 186, 413
Nucleus pulposus 353
Null-Linien-EEG 237
Nykturie 291
Nystagmus 59, 280

O
Oberflächensensibilität 48-49
Obstipation 301, 433
Ödem
– perifokales 222
– Behandlung 239
Ohnmacht (Synkope) 63
Ohrgeräusche (Tinnitus) 58, 64

Okzipitallappen-Epilepsie 312
Oligodendrogliom 219
Oligophrenie 404
Ommaya-Reservoir 222
Operation 215
Operationsmikroskop 215, 363
Ophthalmica-Anastomose 116
Opisthotonus 244
Orientierung 66
Osmotherapie 143
Osteoporose 357
Oszillopsie 280

P
Pallidum 172
Panarteriitis nodosa 130
Pancoast-Tumor 370
Papille 53
Parasiten 255
Parästhesien 49, 290
Parasympathikus 30
Parese 40, 350
Parietallappen-Epilepsie 312
Parkinson-Syndrom 173, 174, 175
Parotisschwellung 257
Partialanfall 63
– komplexer (Dämmerattacke) 62
PEG-Sonde 433
Penumbra 123
Periarteriitis nodosa 387
Periarthropathia humerosca-pularis 346
Perineurium 378
PET 76
Pflegearbeitsbogen 417
Pflegebericht 415, 417
Pflegedokumentation 417
Pflegeplanung 415
Pflegeprinzipien 435
Pflegeprozess 415
Pflegestandards 39
Pflegestatus 417
Pflegetheorien 415
Phantomschmerzen 49
Physiotherapie 225
Pia mater 25, 326
PICA-Infarkt 126
Pick-Krankheit 205
Pilze 256
Plasmaphorese 389
Plasmodium falciparum 256
Plexus 30
– chorioideus 104
– lumbosacralis 370
– zervikobrachialis 366, 370
Plexuslähmung

– obere 370
– untere 370
Plexusschädigung 369
Plussymptome 162
Pneumenzephalographie 70
Pneumocystis carinii-Pneumonie 261
Pneumokokkenmeningitis 249
Pneumonieprophylaxe 431
Poliomyelitis 337
Polyarthritis, primär chronische 387
Polymerase-Chain-Reaktion (PCR) 111
Polymyalgia rheumatica 400
Polymyositis 400
Polyneuritis 377
– akute 387
– bei Borreliose 390
– bei Diphtherie 391
– bei Herpes zoster 390
– chronische inflammatorische
  demyelinisierende 389
Polyneuropathie 111, 270, 377, 384
– alkoholische 386
– angeborene 381
– diabetische 385
– erworbene 381
– hereditäre 384
– medikamentös-toxische 387
– paraneoplastische 387
– vaskuläre 387
Polysklerose 286
Porphyrie, akute intermittierende 268
Posteriorinfarkt 126
(Post-)Zoster-Neuralgie 261
Potenziale
– akustisch evozierte (AEP) 94
– magnetisch evozierte (MEP) 95
– sensibel evozierte (SEP) 94
– somato-sensorisch evozierte 94
Prävalenz 277
Primäraffekt 251
PRIND 124
Prion 264
Progressive Paralyse 253
Prolaps 353
– sequestrierter 353
Protozoen 255
Protrusion 353
Pseudo-Parkinson-Syndrom 174, 185
Pseudo-Spondylolísthesis 357
Psychopathologie 65
Pulsionsneigung 177
Pupillen 55
Pupillenstarre 253
Putamen 172
Pyknolepsie 314

Pyramidenbahn 40
– zentrale 291

Q
Queckenstedt 106, 108
Querschnittlähmung, traumatische 333
Querschnittsmyelitis 247
Querschnittsyndrom 328, 331

R
Radikulitis 348
Reaktion, myotone 398
Rebound-Phänomene 143
Reflex, vestibulo-okulärer (VOR) 280
Reflexbogen 45
– monosynaptischer 45
– polysynaptischer 47
Reflexe 45
Regelkreise 173
Rehabilitation 240
Reinnervation 367
Reithosen-Sensibilitätsstörung 352
Remyelinisierung 287
Repolarisation 35
Repräsentanz 368
Residualepilepsien 307
Restharn 292
Restless-legs 269
– Syndrom 198
Rezeptoren 36
Riesenzellarteriitis 130
Rigor 42, 175
Rolando-Epilepsie 310
Romberg-Versuch 44, 58
Röntgenaufnahme, native 71
Rood-Methode 166
Rückenmark 28
– Abszess 337
– Entzündungen 336
– Erkrankungen, degenerative 337
– Tumoren 331
– Verletzungen 333
Ruhepotenzial 35
Ruhetremor 42, 176
Rumpfataxie 44

S
Salbengesicht 177
Sauerstoff-Inhalation 275
Schädel-Hirn-Verletzung 226
Schädelbruch 228
Schädelprellung 228
Schädigung
– axonale 379
– perinatale 404

– postnatale 404
– pränatale 404
Schaumstoffkragen 359
Scheitellappen 25
Schläfenlappen 25
Schlafentzug 84
Schlaganfall 119 ff.
– Akuttherapie 134
– Basistherapie 135
– Einteilung 121
– hämodynamischer 122
– ischämischer 128
– Körperpflege 168
– lakunärer 122
– NIH-Skala 145
– Primärprävention 133
– Risikofaktoren 132
– Schweregrad 123
– Sekundärprävention 148
– Verlauf 123
– Verlaufsdokumentation 145
– vollständiger 124
– voranschreitender 124
Schlaganfallstation 126
Schlaganfallsyndrome 124
Schleudertrauma der Halswirbelsäule 333
Schlucken 432
Schlucktraining 168
Schmerzcharakteristik 274
Schmerzempfindung 49
Schmerzen 442
Schmerzkrankheit 272
Schnellschnitt-Untersuchungen 213
Schock, spinaler 328, 333, 335
Schreibkrampf 192
Schreibtraining 169
Schulter-Hand-Syndrom 164
Schwankschwindel 64
– phobischer 283
Schwannsche Zelle 34
Schwindel (Vertigo) 64, 278
– als sensorischer Konflikt 279
– nichtvestibulärer 279, 283
– pathologischer 279
– physiologischer 281
– vestibulärer 279
– zentral-vestibulärer 283
Schwurhand 372
Seborrhoe 177
Sehkraft 55
Sehnerv 53
Seite
– ipsilaterale 125
– kontralaterale 125
Seitenhorn 29

Sekundärstadium 251
Serienentladungen 87
Shy-Drager-Syndrom 200
Singultus 209
Sinusvenen 116
Sinusvenenthrombose 157
Sklerose, mesio-temporale 311
Sklerose
– mesio-temporale (Ammonshorn-Sklerose) 307
– tuberöse 409
Sofortmaßnahmen 134
Somnolenz 65
Sonde, nasogastrale 433
Sondenernährung 432
Sopor 65
Spannungskopfschmerz 274
Spasmus hemifazialis 197, 375
Spastik 42, 47, 163, 291, 299
Spätdykinesien 193
Spätschäden
– neurologische 235
– psychische 236
SPECT 76, 214
spike-wave-Komplexe 83
Spina bifida 342, 408
Spinalerkrankung, funikuläre 341
Spinalganglien 260
Spinalis anterior-Syndrom 330
Spinalkanal, enger 332, 354
Spinalparalyse, spastische 338
Spinalwurzel 348, 365
Spirochäten 251
Spitzfußprophylaxe 423
Spondylolísthesis 357
Spontanaktivität 366
– pathologische 87
Spontaneität 66
Spontannystagmus 59
Sprachtherapie 162
Spritzenschäden 373
Stammganglien 171
Stationsbesprechungen 39
Status epilepticus 315, 321
Stauungspapille 54, 211
Stehtraining 427
Stemmführungen nach Brunkow 362
Steppergang 374
Sterben 445
Stirnlappen 25
Stoffwechselerkrankungen 111, 267
Störungen
– chromosomale 410
– dysrhaphische 408
– neurokutane 409
– neuropsychologische 59

– psychische 64
Strahlentherapie 216
Streckkrämpfe 231
Striatum 172
Stroke Unit 126
Sturge-Weber-Krankheit 409
Sturzanfall 313
Stützzellen (Gliazellen) 34
Subarachnoidalblutung (SAB) 154
– spinale 330
Subarachnoidalraum 25
Subclavia-Entzugs-Syndrom 129
Subokzipitalpunktion (SOP) 108
Substantia nigra 172
Substanz
– graue 26, 28, 286
– weiße 26, 28, 286
Subtraktionsverfahren 77
Sulcus-ulnaris-Syndrom 372
Supination 370
Sympathikus 30
Synapse
– chemische 36
– elektrische 36
Syndrom 289
– apallisches 232
– delirantes 66
– enzephalitisches 246
– Kleinhirn- 212
– meningitisches 244
– myopathisches 396
– postkommotionelles 229
– postpunktionelles 107
– Scheitellappen- 212
– Schläfenlappen- 212
– Stirnhirn- 212
Synergismen, spastische 166
Synkinesien 367
Synkope 63
Syphilis 251
Syringomyelie 342
System, limbisches 311

T
T-Lymphozyten 288
T4-Helferzellen 261
Tabes dorsalis 252
Taktgeber 185
Temperament 66
Temperaturempfindung 50
Temporallappen-Epilepsie 311
Temporallappenresektion 321
ten-twenty-System 81
TENS 261
Tensilon-Test 402

Tentorium 209
– cerebelli 25
– schlitz 209
Tertiärstadium 251
Thalamus 26, 172
Therapeutisches Team 39
Therapieprinzipien 435
Theta-Wellen 83
Thoraxapertur, Syndrome der oberen 370
Thrombolyse
– lokal intraarterielle 139
– systemische 137
Thrombose
– lokale 128
– Prophylaxe 431
Thrombozytenfunktionshemmung, frühe 141
TIA 124
Tics 43
Tiefensensibilität 48, 50
Tinnitus 58, 64
Tonuserhöhungen, spastische 165
Torticollis spasmodicus 191
Tourette-Syndrom 173
Toxoplasmose 255
– Enzephalitis 261, 263
TPHA-Titer 109
Transmitter 36
Transplantation 180
Tremor 176, 186
– beim Parkinson-Syndrom 188
– dystoner 188
– essenzieller 186, 188
– Mittelhirn 189
– orthostatischer 188
– physiologischer 188
– psychogener 189
– Therapie 189
– zerebellärer 188
Treponema pallidum 251
Trias 186
Trigeminusneuralgie 277
– atypische 300
Truncus 366
– brachiocephalicus 114
Tumor
– extraduraler 331
– extramedullärer 331
– intramedullärer 331
Tuschefärbung 256

U
Überträgerstoff (Transmitter) 36
Uhthoff-Phänomen 300
Ultraschall-Untersuchungen 98
Unterkühlung 187

Untersuchungen
– bakteriologisch-serologische 110
– genetische 112
Ursache, hämodynamische 128

V
Vaskulitis 130
Vasomotorenreserve 100
Vasospasmus 155
Ventrikeldrainage 144
Vergiftung 269
Vertigo 64, 278
Verwirrtheit 441
Vestibularisparoxysmie 282
Vestibularorgan 279
Vibrationsempfindung 50
Vigilanz 65
Viren 256
Virusgruppen 258
Vitamin B12-Mangel 341
Vitamin-B-Mangel 386
Vitaminmangel-Erkrankungen 269
Vojta-Methode 167
Vorderhorn 29

W
Wachheit (Vigilanz) 65
Wahrnehmung 66
Wallersche Degeneration 366, 379
Wärmeanwendungen 361
Waterhouse-Friderichsen-Syndrom 249
Watson-Test 385

Wegenersche Granulomatose 130
Wellen, positive scharfe 88
Wernicke-Enzephalopathie 269
Wernicke-Mann-Haltung 163
Wesensänderung 67
– epileptische 316
– organische 236
Wirbelgleiten 357
Wirbelsäule 345
Wurmerkrankungen 256
Wurzelausriss 369
Wurzelkompression, spinale 345
Wurzelkompressionssyndrom, spinales 363
Wurzelsyndrom, spinales 348

Z
Zahnradphänomen 175
Zentralwindung
– hintere 25
– vordere 25
Zervikalstützen 359
Zervikobrachialgie 345
Zervikozephalgie 345
Zielübungen 44
Zoster ophthalmicus 390
Zoster-Radikulitis 260
Zosterneuralgie 390
Zusatzuntersuchungen, technische 69
Zwangsgedanken 197
Zwischenhirn 26
Zystizerken 256
Zytostatika 298